医疗设备
使用质量检测技术指南

Technical Guidelines for Use Quality Testing
of Medical Equipment

上 册

国家卫生健康委医院管理研究所　组织编写

马丽平　谢松城　主编

U0194849

化学工业出版社

·北 京·

内容简介

《医疗设备使用质量检测技术指南》由国家卫生健康委医院管理研究所组织编写，全书共分为十章，首先介绍了医疗设备使用质量检测技术的发展历史和现状、技术要求、参考标准及规范，然后分章介绍了影像设备、生命支持与急救设备、放射治疗设备、内窥镜设备、医疗器械消毒灭菌设备、集成化与智能化设备和实验室与体外诊断设备的分类、原理、进展，以及其质量检测技术标准、要求、检测项目、指标及检测方法。本书深入分析了当前医疗设备使用质量检测存在的问题和难点，结合国内外先进的检测技术和经验，列举大量实操案例，内容全面翔实，重点突出，实用性强。

本书可作为临床医学工程技术人员的工具书，也可供医院管理人员、医疗设备企业质量管理人员和第三方医疗服务机构质量检测技术人员等参考使用。

图书在版编目（CIP）数据

医疗设备使用质量检测技术指南/国家卫生健康委医院管理研究所组织编写；马丽平，谢松城主编 .
北京：化学工业出版社，2024.12. -- ISBN 978-7-122-46029-5

Ⅰ. R197.36-62；TH77-62

中国国家版本馆 CIP 数据核字第 2024JM8785 号

责任编辑：王 玮 宋林青   装帧设计：史利平
责任校对：李露洁

出版发行：化学工业出版社
　　　　　（北京市东城区青年湖南街 13 号　邮政编码 100011）
印　　装：大厂聚鑫印刷有限责任公司
787mm×1092mm 1/16 印张 48 字数 1184 千字
2024 年 11 月北京第 1 版第 1 次印刷

购书咨询：010-64518888　　　售后服务：010-64518899
网　　址：http://www.cip.com.cn
凡购买本书，如有缺损质量问题，本社销售中心负责调换。

定　　价：228.00 元（全 2 册）　　版权所有　违者必究

《医疗设备使用质量检测技术指南》编委会

沈乐忱　浙江大学医学院附属妇产科医院
张　龙　河南省人民医院
张乔冶　浙江省人民医院
陈　杰　西门子医疗系统有限公司
陈宏文　南方医科大学南方医院
茅维嘉　杭州市西溪医院
金　伟　无锡市人民医院
金　雯　杭州市职业病防治院
金　磊　新疆医科大学附属肿瘤医院
郑　伟　河南驼人医疗器械集团有限公司
郑　焜　浙江大学医学院附属儿童医院
郑沅水（美）　广州泰和肿瘤医院
郑彩仙　浙江大学医学院附属儿童医院
郑蕴欣　上海市第六人民医院
钟晓茹　深圳市人民医院
姜瑞瑶　上海市第六人民医院
娄海芳　浙江省中医院
贺光琳　杭州海康慧影科技有限公司
夏慧琳　内蒙古自治区人民医院
顾晓晨　温州医科大学附属眼视光医院
钱雷鸣　杭州市红十字会医院
徐晓峰　温州市中医院
高　辉　通用电气医疗系统贸易发展（上海）有限公司
郭云剑　国家卫生健康委医院管理研究所
姬　慧　杭州市中医院
黄天海　浙江大学医学院附属第二医院
常省委　河南驼人医疗器械集团有限公司
崔飞易　南方医科大学南方医院
崔笑颜　福禄克测试仪器（上海）有限公司
章浩伟　上海理工大学健康科学与工程学院
董　硕　首都医科大学宣武医院
谢松城　浙江医院
楼晓敏　杭州市红十字会医院
赖建军　浙江医院
虞　成　杭州市第一人民医院
路鹤晴　上海市第一妇婴保健院
蔡　剑　深圳迈瑞生物医疗电子股份有限公司

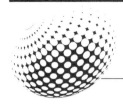

序言

　　医疗设备作为支撑医疗服务的重要基础，其使用质量直接关系到患者的生命安全与健康福祉。在医疗服务的每一个环节，从最初的诊断到后续的治疗，再到患者的监测与康复，医疗设备都发挥着至关重要的作用。设备使用的准确性、稳定性、一致性及可靠性是确保医疗效果、降低医疗风险的关键所在，任何一点小小的偏差或故障都可能对患者产生不可逆的影响，设备的准确性和稳定性直接影响着医疗服务的质量和患者的生命安全。《医疗器械监督管理条例》（中华人民共和国国务院令第 739 号）和《医疗器械临床使用管理办法》（国家卫生健康委员会令第 8 号）均要求对医疗设备使用质量进行定期检测，确保其性能达到最佳状态，同时实现不同医疗机构检查的结果互认，具有极其重要的意义。

　　医疗设备使用质量检测是一项技术性很强的工作，涉及检测方法、技术、标准和评价等多个层面。医疗设备使用质量检测技术的研发和应用受到重视，越来越多的国家建立了严格的标准体系。我国的医疗设备使用质量检测工作虽起步较晚，但取得了较大的进展。由于医疗设备的品种型号很多，新技术、新产品应用更新发展十分迅速，医疗机构医学工程人员在实施医疗设备质量检测工作中面临多重难题，在检测方法、技术、标准方面需要不断地学习、知识更新和技术指导。

　　国家卫生健康委医院管理研究所组织编写的《医疗设备使用质量检测技术指南》一书，深入分析了当前医疗设备使用质量检测存在的问题和难点，结合国内外先进的检测技术和实践经验，列举大量实际操作案例，为广大医疗设备使用者和维护人员提供全面、实用、先进的检测技术指导，对帮助他们掌握医疗设备质量检测的核心要点，提升检测技能具有很高的指导价值。我们相信本书一定会成为广大医疗设备使用者和维护人员的良师益友，在提升医疗服务质量、保障患者安全方面发挥重要作用。

王 凯

2024 年 5 月

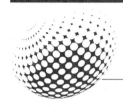

随着使用时间的推移，医疗设备在临床使用过程中，由于各种原因，其性能指标、安全性会发生变化，直接影响医疗质量和患者安全。为保障医疗质量和安全，世界卫生组织也将医疗设备检测列入设备维护的主要内容之一，医疗设备检测属于医疗技术管理的范畴。

国内很多法律、法规、标准、指南都要求对在用的医疗设备进行必要的安全、性能检测。国务院 2021 年修订的《医疗器械监督管理条例》（中华人民共和国国务院令第 739 号）中规定"医疗器械使用单位对需要定期检查、检验、校准、保养、维护的医疗器械，应当按照产品说明书的要求进行检查、检验、校准、保养、维护并予以记录，及时进行分析、评估，确保医疗器械处于良好状态，保障使用质量"；国家卫生健康委员会 2021 年发布的《医疗器械临床使用管理办法》（国家卫生健康委员会令第 8 号）规定"医疗器械保障维护管理应当重点进行检测和预防性维护。通过开展性能检测和安全监测，验证医疗器械性能的适当性和使用的安全性"；国务院办公厅《关于加强三级公立医院绩效考核工作的意见》（国办发〔2019〕4 号），在医疗质量的三级指标"大型医用设备维修保养及质量控制管理"中明确指出"关注医用设备的维修保养和质量控制，配置合理维修人员及必备的检测和质量控制设备"； 2022 年 2 月国家卫生健康委、国家中医药管理局、国家医疗保障局、中央军委后勤保障部卫生局联合发布的《医疗机构检查检验结果互认管理办法》（国卫医发〔2022〕6 号）中要求"医疗机构开展检查检验所使用的仪器设备、试剂耗材等应当符合有关要求，并按规定对仪器设备进行检定、检测、校准、稳定性测量和保养"；《中华人民共和国计量法》规定"用于贸易结算、安全防护、医疗卫生、环境监测方面的列入强制检定目录的工作计量器具，实行强制检定；列入计量设备目录中的医疗设备，应按规定定期进行计量检测"。

目前，医疗设备使用质量检测的相关标准很多，主要有国家标准、国家计量技术规范、医药行业标准、卫生行业标准、地方标准、团体标准、企业标准等。不同产品、不同厂家的医疗设备检测方法、标准、要求也不一致。这些标准适用范围不同，在医院医疗设备使用质量检测工作中也需要根据法律法规结合实际工作正确理解和理顺关系。

开展医疗设备使用质量检测十分重要，医疗设备使用质量检测工作已经是医院临床医学工程技术人员必须掌握的一项基本技能，也是一项技术性很强的专业技术工作。如果医院临床医学工程技术人员缺乏专业知识、专业培训，很难胜任实际工作的要求。同时，医疗设备检测技术发展也很快，涵盖各个医学专业领域，还有数字化集成和人工智能医疗设备的发展应用，自动化、智能化的检测方式方法也在不断发展。医院临床医学工程技术人员在医疗设备使用质量检测方面需要知识更新。目前，国内外这方面的专业书籍很少，给医院全面开展医疗设备使用质量检测工作带来了很大困难。为落实相关法律法规，尤其是落实国家卫生健康委员会《医疗器械临床使用管理办法》（国家卫生健康委员会令第 8 号），需要有一本针对医疗设备使用质量检测技术的专业工具书，指导医疗机构医学工程技术人员开展医疗设备使用质量检测工作的开展。

为了落实相关的法律法规，适应发展形势的需要，国家卫生健康委医院管理研究所组织编写了《医疗设备使用质量检测技术指南》一书。本书全面阐述了医疗设备使用质量检测的历史背景、现状、基本理论、基本知识、基本技能及技术要求，对设备安全性、医学影像设备、生命支持与急救设备、放射治疗设备、内窥镜设备、消毒与灭菌设备、集成化智能化医疗设备、体外诊断设备及实验室设备等方面的质量检测技术进行介绍。为辅助说明，本书图文中可能出现个别公司或某些制造商的产品，但这并不意味着我们推荐这些公司或制造商的产品。为了更好地体现专业性、实用性和可操作性，本书由医疗机构长期在一线从事医疗设备使用质量检测工作的临床工程专家、医疗设备生产企业和从事质量检测的企业专业人员共同参与编写。本书适合从事或关注在用医疗设备质控的相关人员，如医院管理人员、医院临床医学工程技术人员、医疗设备企业相关质量管理人员、第三方医疗服务机构质量检测技术人员等，特别适合为医院从事医疗设备质控的一线临床医学工程技术人员和管理人员提供工作参考。

本书的编写由于时间有限，不足之处在所难免，敬请各位读者批评指正。编写过程中一些企业提供了技术资料等支持，特此致谢。

马丽平　谢松城
2024 年 4 月

企业鸣谢

上海联影医疗科技股份有限公司

深圳迈瑞生物医疗电子股份有限公司

福禄克测试仪器（上海）有限公司

飞利浦（中国）投资有限公司

西门子医疗系统有限公司

通用电气医疗系统贸易发展（上海）有限公司

河南驼人医疗器械集团有限公司

力康生物医疗科技控股有限公司

杭州海康慧影科技有限公司

北京万东医疗科技股份有限公司

东软医疗系统股份有限公司

广州广电计量检测集团股份有限公司

Preface

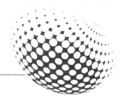

  During the clinical use of medical equipment, the performance indicators and safety of the equipment will change over time due to various reasons, directly affecting the quality of medical care and patient safety. To ensure the quality and safety of medical care, the World Health Organization (WHO) has included medical equipment testing as one of the main components of equipment maintenance, falling under the category of Healthcare Technology Management (HTM).

  Many domestic laws, regulations, standards and guidelines require necessary safety and performance testing for medical equipment in use. In 2021, the State Council issued the revised Regulations for the Supervision and Administration of Medical Device (State Council Order No. 739, 2021), which stipulates that "medical device users should conduct regular inspections, tests, calibrations, maintenance, and necessary maintenance of medical devices in accordance with the requirements of the product instructions, and provide timely analysis and evaluation to ensure that the medical devices are in good condition, ensuring the quality of use". The Clinical Use Management Measures for Medical Devices (National Health Commission Order No. 8, 2021) issued by the National Health Commission also states that "maintenance management of medical equipment should focus on testing and preventive maintenance. Verification of the appropriateness of medical device performance and its safety through performance testing and safety monitoring". The State Council Office's "Opinions on Strengthening the Performance Appraisal of Grade III Public Hospitals" (2019 State Office Document No. 4) specifically requires, under the third-level indicators of medical quality "maintenance and quality control management of large medical equipment", "necessary testing and quality control equipment must be provided for the maintenance and quality control of large medical equipment". In addition, the 2022 "Management Measures for the Mutual Recognition of Medical Institutions' Inspection and Testing Results" jointly issued by the National Health Commission, the National Medical Insurance Administration, the National Administration of Traditional Chinese Medicine, and the Health Bureau of the Logistics Support Department of the Central Military Commission, requires that "the instruments and equipment, reagents and consumables used for inspection and testing by medical institutions shall meet relevant requirements, and instruments and equipment shall be verified, inspected, calibrated, for stability measurements and maintenance as required". The "Metrology Law of the People's Republic of China" stipulates that measuring instruments included in the mandatory verification directory for trade settlement, safety protection, medical care, and environmental monitoring shall be subject to mandatory verification. Medical equipment included in the metrological equipment directory shall be regularly tested in accordance with the regulations.

Currently, there are many standards related to the quality testing of medical equipment, mainly including national standards, national metrological verification regulation, healthcare industry standards, local standards, group standards, and enterprise standards. The testing methods, standards, and requirements for different products and manufacturers of medical equipment are also different. The scope of application of these standards and their relationships need to be correctly understood and clarified based on laws and regulations combined with practical work in hospitals.

It is extremely important to carry out the quality testing of medical equipment. Medical quality testing of equipment has become a basic skill that clinical medical engineers in hospitals must master, and it is also a highly technical professional work. Without professional knowledge and training, it is difficult for clinical medical engineers to meet the requirements of practical work. At the same time, the development of medical equipment technology is fast, covering various medical specialties, including the development and application of digital integration and artificial intelligence medical equipment. Automated and intelligent testing methods are also continuously developing, requiring constant updating of knowledge in the field of medical equipment quality testing. Currently, there are few professional books on this subject domestically and internationally, posing great difficulties for the comprehensive implementation of medical equipment quality testing work. In order to implement relevant laws and regulations, especially to implement "The Clinical Use Management Measures for Medical Devices" (National Health Commission Order No. 8, 2021) issued by the National Health Commission, there is a need for a professional reference book on the technology of the quality testing of medical equipment to guide clinical medical engineers in carrying out the quality testing of medical equipment.

To implement relevant laws and regulations and meet the needs of the development, National Institute of Hospital Administration of the National Health Commission organized the writing of the book *Technical Guidelines for Use Quality Testing of Medical Equipment*. This book comprehensively explains the basic theory, knowledge, and skills of medical equipment quality testing, from the historical background and current situation, technical requirements, safety testing technology, imaging equipment, life support and emergency equipment, radiotherapy equipment, endoscopy equipment, disinfection and sterilisation equipment, artificial intelligence medical equipment, in vitro diagnostic equipment and laboratory equipment. As an aid to illustration, the products of individual companies or certain manufacturers may appear in the illustrations in this book, but this does not imply that we endorse or recommend the products of those companies or manufacturers. In order to better demonstrate professionalism, practicality, and operability, the book was jointly written by clinical engineering experts who have long been engaged in the front line quality testing of medical equipment in medical institutions, medical equipment manufacturing companies, and professional personnel engaged in quality testing in third-party service organizations. This book is suitable for personnel involved in the quality control of in-use medical equipment, such as hospital managers, clinical engineers in hospitals, quality management personnel in medical equipment companies, and quality testing technical personnel in third-party service organizations. It is especially suitable as a reference for front line clinical medical engineering and technical personnel and managers in hospitals engaged in the quality control of in-use medical equipment.

Due to time constraints in the writing of this book, shortcomings are inevitable. It would be much appreciated if you could provide any constructive criticism and/or feedback. During the writing process, some companies provided technical materials and other support, and we are especially grateful for their help.

Ma Liping   Xie Songcheng
April, 2024

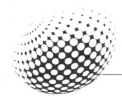

目录

1 ▶ 第一章 概述

第一节 医疗设备使用质量检测发展历史与现状 —————————— 1

一、医疗设备使用质量检测的发展历史 ·············· 1

二、国内外医疗设备使用质量检测工作现状与展望 ·········· 6

第二节 国内外医疗设备使用质量检测相关法规与管理体系 ——————— 10

一、国内外医疗设备使用质量检测相关法规 ············ 10

二、国内外医疗设备使用质量检测相关管理体系和机构 ········ 14

第三节 医疗技术管理与医疗设备使用质量检测 —————————— 17

一、医疗设备使用质量检测的基本理念和意义 ··········· 17

二、医疗技术管理、医疗设备质量控制与使用质量检测 ········ 18

三、医疗设备使用质量检测工作的考核、评价与检查 ········· 18

参考文献 ———————————————————————— 21

23 ▶ 第二章 医疗设备使用质量检测技术要求

第一节 医疗设备使用质量检测技术相关标准、方法 ————————— 23

一、医疗设备使用质量检测相关的技术标准分类及举例 ········ 23

二、医疗设备使用质量检测中标准的适用范围与选择 ········· 30

第二节 医疗设备使用质量检测设备的配置、管理与环境要求 —————— 31

一、医疗设备使用质量检测设备（工具）的分类 ·········· 31

二、各类医疗设备使用质量检测设备的配置 ············ 32

三、医疗设备使用质量检测设备的使用管理 ············ 33

第三节 医疗设备使用质量检测人员的配置与资质要求 ——————————— 34

一、医疗设备使用质量检测人员的配置 ·············· 34

二、医疗机构医疗设备使用质量检测人员培训与资质要求 ········ 35

第四节 医疗设备使用质量检测类型、程序与流程 ————————— 36

一、医疗设备使用质量检测类型 ················· 36

二、医疗设备使用质量检测周期 ················· 42

三、医疗设备使用质量检测工作程序与流程 ············ 44

第五节 医疗设备使用质量检测记录、数据分析与处理 —————————— 48

一、医疗设备使用质量检测结果记录的方式与标记 ········· 48

二、医疗设备使用质量检测记录的数据分析与挖掘 ……………………… 49

第六节　医疗设备使用质量检测信息化管理中智能化数字化技术应用 ——————— 49

一、医疗设备使用质量检测中信息化技术应用的管理需求 …………… 49

二、医疗设备使用质量检测中信息化技术应用与发展趋势 …………… 51

三、医疗设备使用质量检测中信息化技术应用范例 ……………………… 57

参考文献 ————————————————————————————— 64

65 ▶ 第三章　医疗设备使用安全性检测技术

第一节　医疗设备电气安全检测技术 ———————————————————— 65

一、医疗设备电气安全的基本概念 ……………………………………… 65

二、医疗设备电气安全检测参考标准 …………………………………… 67

三、电气安全检测的项目、定义和要求指标 …………………………… 68

四、电气安全性能检测设备要求和管理 ………………………………… 72

五、检测流程与作业指导 ………………………………………………… 73

第二节　医疗设备使用环境安全检测技术 ————————————————— 78

一、医疗设备使用环境安全的基本概念 ………………………………… 78

二、医疗设备使用环境安全检测参考标准 ……………………………… 78

三、医疗设备使用环境安全检测项目、检测设备性能要求和检测流程与作业
指导 …………………………………………………………………… 80

四、医疗设备使用环境安全检测原始记录表 …………………………… 94

第三节　医疗设备工作场所放射防护检测技术 ——————————————— 96

一、医疗设备工作场所放射防护检测原理、方法和进展 ……………… 96

二、医疗设备工作场所放射防护检测相关标准和要求 ………………… 98

三、医疗设备工作场所放射防护检测内容及要求 ……………………… 99

参考文献 ————————————————————————————— 113

115 ▶ 第四章　医学影像设备使用质量检测技术

第一节　医用 X 射线诊断设备使用质量检测技术 ————————————— 115

一、医用 X 射线诊断设备基本原理、分类与技术进展 ………………… 115

二、医用 X 射线诊断设备质量检测相关标准和要求 …………………… 117

三、X 射线透视和摄影设备性能检测指标、术语与定义 ……………… 118

四、X 射线透视和摄影设备质量检测设备与模体 ……………………… 118

五、X 射线透视和摄影设备质量检测指标与要求 ……………………… 121

六、X 射线透视和摄影设备质量检测方法与作业指导 ………………… 126

七、X 射线透视和摄影设备质量检测结果记录与分析 ………………… 140

第二节　X 射线计算机体层成像装置影像质量检测技术 —————————— 147

一、X 射线计算机体层成像装置原理、组成与技术进展 ……………… 147

二、X-CT 质量检测相关标准和要求 …………………………………… 151

三、X-CT 性能检测指标、术语与定义 ···································· 151

四、X-CT 性能质量检测设备 ·· 153

五、X-CT 检测指标与要求 ·· 155

六、X-CT 检测方法与作业指导 ·· 157

七、X-CT 检测结果记录与分析 ·· 165

第三节　医用磁共振成像设备使用质量检测技术 ————————— **168**

一、医用磁共振成像设备原理、组成与技术进展 ···················· 168

二、MRI 使用质量检测相关标准与要求 ······························ 171

三、MRI 使用质量检测内容、各项性能指标定义 ···················· 171

四、MRI 使用质量检测设备 ·· 172

五、MRI 使用质量检测方法与作业指导 ······························ 173

六、MRI 使用质量检测结果记录 ······································ 177

第四节　数字减影血管造影设备质量检测技术 ————————— **179**

一、数字减影血管造影设备原理、组成与技术进展 ·················· 179

二、DSA 设备质量检测技术标准和要求 ······························ 180

三、DSA 设备性能检测指标、术语与定义 ···························· 181

四、DSA 设备性能检测的设备与要求 ································ 181

五、DSA 设备检测指标与要求 ·· 182

六、DSA 设备检测方法与作业指导 ··································· 182

七、DSA 设备检测结果记录与分析 ·································· 183

第五节　核医学影像诊断设备使用质量检测技术 ———————— **184**

一、核医学影像诊断设备分类、原理及技术进展 ···················· 184

二、核医学影像诊断设备质量检测相关标准 ························ 186

三、核医学影像设备稳定性检测所用设备及模体 ··················· 187

四、核医学影像设备性能检测项目及要求 ·························· 187

五、核医学影像设备检测方法与作业指导 ·························· 190

六、核医学影像设备检测结果记录 ·································· 203

第六节　医用超声成像设备使用质量检测技术 ————————— **206**

一、医学超声成像设备分类、基本原理与最新技术进展 ············· 206

二、医用超声成像设备质量检测相关标准与要求 ···················· 211

三、医用超声成像设备质量检测内容、各项指标的定义与解析 ······· 212

四、医用超声成像设备质量检测设备 ································ 215

五、医用超声成像设备质量检测方法与作业指导 ··················· 216

六、医用超声成像设备质量检测结果记录与分析 ··················· 222

参考文献 ————————————————————————————— **224**

226 ▶ 第五章　生命支持与急救设备使用质量检测技术

第一节　多参数监护仪使用质量检测技术 ————————————— **226**

一、多参数监护仪设备分类、基本结构、原理与技术进展 ··········· 226

二、多参数监护仪使用质量检测相关标准和要求 ···················· 229

三、多参数监护仪使用质量检测内容、各项性能指标定义 ……… 230
四、多参数监护仪性能检测设备原理与要求 ………………… 231
五、多参数监护仪性能检测操作步骤与作业指导 …………… 232
六、多参数监护仪检测结果记录与分析 ……………………… 238

第二节 体温测量设备使用质量检测技术 ——————————— **240**
一、体温测量设备分类、基本原理与新技术进展 …………… 240
二、体温测量设备使用质量检测相关标准和要求 …………… 242
三、耳腔式红外体温计使用质量检测指标的定义 …………… 243
四、耳腔式红外体温计检测方式、方法、检测设备 ………… 243
五、耳腔式红外体温计使用质量检测流程与作业指导 ……… 244
六、耳腔式红外体温计使用质量检测记录与处理 …………… 247

第三节 呼吸机和麻醉机使用质量检测技术 ——————————— **248**
一、呼吸机和麻醉机的分类、基本原理、组成与新技术进展 …… 248
二、呼吸机和麻醉机质量检测相关标准和要求 ……………… 252
三、呼吸机和麻醉机使用质量检测内容、各项性能指标的定义 …… 253
四、呼吸机和麻醉机的检测方式、方法及检测设备 ………… 255
五、呼吸机和麻醉机使用质量检测流程与作业指导 ………… 256
六、呼吸机和麻醉机使用质量检测结果记录与分析 ………… 258

第四节 婴儿培养箱使用质量检测技术 ——————————— **263**
一、婴儿培养箱设备分类、基本原理与新技术进展 ………… 263
二、婴儿培养箱使用质量检测相关标准和要求 ……………… 264
三、婴儿培养箱使用质量检测内容、各项性能指标的定义 … 265
四、婴儿培养箱使用质量检测方式、方法、检测设备 ……… 266
五、婴儿培养箱使用质量检测流程与作业指导 ……………… 267
六、婴儿培养箱使用质量检测结果记录与分析 ……………… 273

第五节 血液透析系统使用质量检测技术 ——————————— **275**
一、血液透析系统基本原理、结构、分类与新技术进展 …… 275
二、血液透析系统使用质量检测相关标准和要求 …………… 277
三、血液透析系统使用质量检测内容、各项性能指标的定义 …… 278
四、血液透析系统使用质量检测方法、检测设备 …………… 281
五、血液透析系统使用质量检测流程与作业指导 …………… 283
六、血液透析系统使用质量检测记录与处理 ………………… 289

第六节 除颤器使用质量检测技术 ——————————— **293**
一、除颤器原理、组成、分类与技术进展 …………………… 293
二、除颤器使用质量检测相关标准和要求 …………………… 297
三、除颤器使用质量检测内容、各项性能指标定义 ………… 297
四、除颤器性能检测设备原理与要求 ………………………… 298
五、除颤器使用质量检测方法、步骤与作业指导 …………… 299
六、除颤器使用质量检测结果记录与分析 …………………… 304

第七节 输注泵使用质量检测技术 ——————————— **305**
一、输注泵分类、原理、结构与技术进展 …………………… 305

二、输注泵使用质量检测相关标准和要求 ·················· 309

三、输注泵使用质量检测内容、各项性能指标定义 ········· 309

四、输注泵性能检测设备原理与要求 ······················ 311

五、输注泵使用质量检测步骤与作业指导 ·················· 311

六、输注泵使用质量检测结果记录与分析 ·················· 314

第八节　高频电外科手术设备使用质量检测技术 —————— **317**

一、高频电外科手术设备分类、基本原理与新技术进展 ····· 317

二、高频电外科手术设备使用质量检测相关标准和要求 ····· 320

三、高频电外科手术设备（高频电刀）使用质量检测内容、
　　各项性能指标定义 ·································· 321

四、高频电外科手术设备性能检测设备与要求 ············· 322

五、电外科手术设备质量检测操作步骤与作业指导 ········· 323

六、电外科手术设备使用质量检测结果记录与分析 ········· 330

第九节　体外膜肺氧合（ECMO）设备使用质量检测技术 —— **332**

一、ECMO 基本原理与最新技术进展 ······················ 332

二、ECMO 设备质量检测要求及相关标准 ·················· 337

三、ECMO 设备使用质量检测内容、各项性能指标的定义与解析 ····· 337

四、ECMO 设备质量检测设备 ···························· 338

五、ECMO 设备使用质量检测步骤与作业指导 ·············· 339

六、ECMO 设备使用质量检测记录与处理 ·················· 342

参考文献 ————————————————————————— **344**

下册简明目录

347 ▶ 第六章　放射治疗设备使用质量检测技术

484 ▶ 第七章　医用内窥镜设备使用质量检测技术

534 ▶ 第八章　医疗器械消毒灭菌设备使用质量检测技术

571 ▶ 第九章　集成化与智能化医疗设备使用质量检测技术

617 ▶ 第十章　实验室与体外诊断设备使用质量检测技术

第一章

概　述

■ 第一节　医疗设备使用质量检测发展历史与现状

一、医疗设备使用质量检测的发展历史

（一）国外开展医疗设备使用质量检测工作的发展历史

1. 早期阶段

医学最基本的道德原则是 *primum non nocere*（拉丁语，即首先不要伤害）。自医学诞生以来，医者已认识到在医疗中首先应避免医疗干预行为造成患者病情的恶化。医疗设备的广泛使用，促进了医学技术的发展，但医疗设备技术的应用就其本质会带来一定的临床使用风险，包括使用或维护不当造成对患者的伤害。

20 世纪 60～70 年代，大量的医疗设备进入医院临床使用，由此引发的电气安全事件频发。特别是 1971 年著名记者、消费者权益代言人 Ralph Nader 发表文章声称"每年至少有 1200 多人在医院被电击致死或受伤"，更是将医疗设备安全问题推向高潮，引起医疗机构、社会各界及政府部门的高度重视。尽管文章的内容夸大了实际情况，但是医疗设备安全事故频发是事实。这促使政府管理部门、医疗机构及设备制造商采取一系列措施保障医疗设备的临床使用安全。"电气安全恐慌"事件也帮助医院认识到了工程技术支持对患者医疗安全的意义，包括医疗设备的选购、检测和预防性维护及使用质量控制。事实上，在推进医院临床工程技术发展方面，"电气安全恐慌"事件起的积极作用尚未被其他技术事件所超越。此后，美国的卫生管理机构积极推动在大的医疗中心和具有 300 张床位以上的医院建立临床工程部门，负责开展医疗设备的维护、安全质量检测和使用培训等，有效提高了医疗设备的安全性和有效性。医疗设备的使用质量检测也得到越来越多的关注。特别是美国退伍军人事务部管理局较早开设了生物医学工程技术技师的培训课程，帮助其附属医院（也是美国最大的公立医院系统）开展医疗设备的维护、维修和质量检测，并由此发展出以风险管理为基础的一整套医疗设备质量控制理论与实践方法。

20 世纪 60～70 年代，美国医院临床工程的先驱者已在医院内开展一些医疗设备维护、维修及检测工作，当时很多检测设备自行组装，如心电监护仪模拟测试信号发生器、除颤仪放电测试电路、新生儿蓝光治疗箱光照度测试仪等，结合市场上的信号发生器、

示波器等通用设备，对相关生命支持类医疗设备进行检测。同时，相关企业开始探索更多不同类型的医疗设备的检测方法与检测手段。在此背景下，涌现了一批专业生产医疗设备质量检测装置的企业，如美国的 DNI 公司（后被福禄克公司收购）、瑞典的 METRON 公司、德国的 PTW 公司、美国的福禄克公司等，生产的检测产品涉及电气安全测试仪、气流分析仪、输液设备分析仪、生命体征模拟信号发生器、X 射线剂量测试仪等，并形成一个新兴的产业，该产业满足了医疗设备质量检测的需求，也客观上促进了医疗器械检测工作的开展。

2. 发展阶段

20 世纪 70 年代中期，欧美生物医学工程技术发展迅猛，临床工程师和技师作为一种社会认可的正式职业进入医院，主要从事医疗设备的使用管理、质量控制（使用质量检测、预防性维护、维修）、临床培训和技术保障等，并承担了医疗设备不良事件的分析和报告，以及对高风险医疗设备的安全、性能指标进行定期检测。相关行业协会、学会也相继推出了一系列与医疗设备相关的《质量控制指南》《临床工程质量保证和风险管理程序设计指南》《医疗器械检测维护规范》等，为医院质量管理和医疗设备应用质量控制提供了大量的方法和依据。医院不同程度地开展了医疗设备在临床使用中的质量检测与预防性维护，积累了大量的成功经验。医疗设备使用质量管理的制度和体系也逐步完善，如美国医疗仪器促进协会（AAMI）建立了临床工程师和临床工程技师资格认证体系，对美国各医疗机构的所有临床工程师和临床工程技师进行上岗资格认证（即 CCE 认证及 CBET 认证）。医疗设备的质量检测工作由专职的生物医学设备技师按照制定的质量检测计划进行，并借助信息化手段如医疗设备的计算机维护管理系统（CMMS）等进行管理。

3. 成熟阶段

从 20 世纪 90 年代起，欧美国家在医疗设备管理中引入了风险管理的概念，将风险定义为"在规定的使用条件下，对医疗技术用于解决特定的医疗问题及对相关人员所造成伤害的可能性"；同时将风险归纳为三种类型，即物理风险（如电击、机械损伤、易燃易爆物失控造成的损伤等）、临床风险（如操作错误或不合理操作、技术上应用不当造成的损伤等）、技术风险（如医疗设备检测误差或性能指标的下降造成的不良后果等），并对风险进行评估、量化，抓住了设备维护和管理工作的主要矛盾。此外，风险管理还包括一套应对风险的策略，其中开展医疗设备使用质量检测作为控制风险的重要手段，得到广泛的认同和实践。美国医院评审联合委员会等在医院评审中对医疗设备维护及质控检测的要求，又进一步促进及规范了医疗设备的质量检测工作。

随着医疗行业的飞速发展，医疗和患者安全成为国际关注的热点。2002 年召开的第 55 届世界卫生大会便以"保健质量：患者安全"为大会主题。2003 年世卫执委会第 113 届会议形成了 113/37 号文件，其中第十一条为："督促会员国为在医疗器材和设备方面确保患者、卫生工作者和社区安全，应在以下领域大力开展活动：政策和计划、质量和安全、规范与标准、技术管理以及能力建设。"2005 年美国发布了《2005 患者安全与质量改进法》。日本于 2008 年发布了《为确立高质量医疗保障制度医疗法修正法案》。

（二）国内开展医疗设备使用质量检测工作的发展历史

国内开展医疗设备使用质量检测工作的发展历史有以下几个重要节点。

1. 医疗设备使用质量检测早期发展历史

在国际早期发展医疗设备使用质量检测的同时期，我国行政管理部门和医疗机构也意识到加强医疗仪器设备管理的重要性，宣武医院、南京军区总医院及解放军总医院成为较早成立医疗器械科/电子室的医疗机构。在工作实践中，这些医疗机构深切体会到医院现代化建设、现代医学的发展，需要临床医学、医学基础和医学工程三方面专业人才共同努力。为适应这一需要，医疗器械科的工作内容向深度与广度扩展，各医疗机构陆续成立医学工程科。其中，宣武医院医学工程科于1982年成立，既负责实施医院内"临床医学工程"的全部任务，又有正规的教学和科研开发，还参与医院发展与规划方面的决策。临床医学工程工作主要包括医疗仪器设备的供应和管理，如医疗仪器设备的验收、安装、调试、维修、计量和质量检测等内容。该医院是国内医疗机构中最早开始探索医疗设备质量检测的单位之一，其在影像设备质量检测方面的研究成为后期国家质量技术监督局对大型医用设备质量检测的主要依据。

从2005年开始，部队医院系统开始推进医疗设备安全质量检测工作，2006年5月中国人民解放军总后勤部卫生部正式批准解放军总医院（301医院）、北京军区总医院、南京军区总医院和成都军区昆明总医院等4家医院作为医疗设备质量控制工作试点单位，批准了其实施方案，配置了各种检测设备，确定以临床风险高、与患者生命安全关系密切的生命支持类、急救类设备为主开展工作试点，如呼吸机、麻醉机、多功能监护仪、除颤器、高频电刀、输液泵、医用X射线机、高压消毒锅、体外起搏器等11种设备或项目作为安全、质量检测首批试点。此外，陆续制定了《军队医疗设备质量控制目录》《军队医疗设备质量控制实施规范》《军队医疗设备质量控制评价指标体系》，并在军队计量系统乃至全国各级计量系统广泛推广应用。按照上述规范对4家军队试点医院实施了质量检测。检测结果统计显示，4家医院在用的医疗设备性能检测结果，呼吸机未通过率达44%，麻醉机未通过率达36%，除颤仪未通过率达19%，输液泵未通过率达16%，高频电刀检测未通过率达12%。

2. 临床工程教学发展

1983年，在美国民间健康基金HOPE基金会的支持下，当时的浙江医科大学正式成立了临床医学工程专业。之后，HOPE基金会还在上海第二医科大学（现并入上海交通大学）建立了临床医学工程专业教育项目（包含瑞金医院和新华医院）。HOPE基金会的临床工程项目以培养临床工程师为目标，弥补了国内医院从事医疗设备维护管理的临床工程师的空白，为在医学院校开设临床医学工程专业提供帮助和支持。此外，该项目还对医院工程师和技术人员进行了再培训，多次派遣专家（很多是美国临床工程先驱者，如Robert Morris、George Johnston）来相关院校指导、讲学，并帮助培训医院临床工程人员赴美学习交流等。该项目促进了医学院校临床工程学科的发展，在医院开创了临床工程新的管理理念，如检测、预防性维护（IPM）管理模式等，包括质量检测内容、方法。这是医疗设备使用质量检测概念首次较系统性地进入国内医院设备管理者的视野。

3. 医疗设备管理质量控制中心建立

国内医疗设备管理质量控制中心的建立起源于卫生部世界银行贷款《区域卫生发展项目》。1988年世界银行贷款《区域卫生发展项目》（卫Ⅲ项目）启动，项目实施地区包括浙江金华市、江西九江市、陕西宝鸡市和河南洛阳市。项目计划配置各种先进医疗设备，促进区域卫生发展，为了保证设备正常使用，根据前两期项目的经验教训，世界银行贷款项目官员向卫生部世界银行贷款办公室提议，项目中增加医疗设备管理与维护内容，设立医疗设备管理维修中心（medical equipment management and service center）。浙江省作为项目地区之一，按照世界银行《区域卫生发展项目》的设备管理要求，浙江省卫生厅于 1989 年 3 月颁布浙卫（1989）87 号文件批准建立"浙江省医疗设备管理维修中心"（以下简称"浙江中心"），挂靠在浙江医院。"浙江中心"开始的任务是对项目地区开展医疗设备管理的区域性技术支援和服务。"浙江中心"利用卫Ⅲ项目资金，充实和培训工作人员、配备医疗设备质量检测设备与计算机系统。浙江省卫生厅医政处前瞻性地将"浙江中心"纳入医疗质量管理体系，任务包括协助卫生行政部门行政法规落实、决策建议及开展对医疗设备的质量管理和质控检测工作，在国内率先开展全省性的医疗设备质量检测工作的实践。2004 年"浙江中心"更名为"浙江省医疗设备管理质量控制中心"，之后二十年，在全省 11 个地、市、县相继建立了医疗设备管理质控中心，初步形成了全省医疗设备管理质控的省、市、县三级网络。浙江省是全国最先成立省级医疗设备质控中心的省份，在 1991 年首次组织了浙江省医疗设备管理学术研讨，有全省和部分兄弟省市代表近 100 人，探讨医疗设备质量管理的内容，包括预防性维护和质量检测。

1993 年 10 月，首都医学院（1994 年更名为首都医科大学）决定成立"首都医学院医学仪器质量控制研究中心"，1994 年更名为"首都医科大学医学仪器质量控制技术研究中心"（以下简称"首都医科大学中心"），"首都医科大学中心"设在宣武医院医学工程科，下设"医学影像仪器质量控制研究室"和"医学仪器安全性研究室"。"首都医科大学中心"配备有各种人体生理参数及医学影像质量检测的仪器、设备和工具，如 X 线透视/电影、X 线数字减影、乳腺摄影、计算机体层摄影（CT）、磁共振成像（MRI）、超声成像等所用质量检测模体、X 线管焦点测量装置、X 线多用途辐射测量装置，以及医学电子仪器电气安全性检测与分析仪器等。"首都医科大学中心"具备良好的科研环境、较完善的检测仪器和数据图像处理设备，并拥有一支由临床医学与医学工程两个专业组成的精干的人才队伍；先后开展的医疗设备应用质量研究工作主要包括：医学影像设备质量评估、医用电生理仪器的质量评估、麻醉机和人工肾系统的应用质量评估；参加了国家九五"X 线数字减影血管造影系统的研究开发"中有关"影像质量控制"研究项目，并参与了国家经济贸易委员会下达的关于"磁共振成像质量保证鉴定规范"研究项目。

1994 年 2 月，"首都医科大学中心"与北京市计量科学研究所（后更名为北京市计量检测科学研究院）建立长期技术合作，共同从事医学影像设备，如 CT、X 线诊断设备等新设备的验收检测和计量检测；共同制定有关仪器设备检定的规程与法规；共同探索与开发医院能够从事的医疗仪器设备稳定性检测的专用工具、模型、仪器等。首都医科大学宣武医院作为全国电离辐射计量技术委员会（MTC15）（1994 年 12 月成立）的十二个成员单位之一，调研、搜集、查阅并翻译国内外相关技术资料，访问及邀请国内外专家交流，进行了大量临床试验、检测和评价，并起草、编写和审定国家技术法规，先后完成 JJG 961—2017《医用诊断计算机断层摄影装置（CT）X 射线辐射源国家计量检定规程》、JJG 744—2004《医用诊断 X 射线辐射源国家计量检定规程》、JJG 961—2017《医用诊断螺旋计算机断层摄影装置（CT）X 射线辐射源国家计量检定规程》，以及北京市地方计量技术规范 JJF（京）3002—2018《医用磁共振成像系统（MRI）检测规范》等。上述规程和规范填补了我国在此领域的空白，也为保证临床医疗工作中的辐射安全和提高医疗质量提供了必备的技术条件。

2005 年，"上海市医疗设备器械管理质控中心"成立，隶属于上海市卫生健康委员会，由来自全市 120 多家三级和二级医院的医学工程专家组成。2009 年，"内蒙古自治区医疗设备管理质量控制中心"正式成立，挂靠在内蒙古自治区人民医院，隶属于内蒙古自治区卫生健康委员会医政医管局。之后各省市陆续建立医疗设备管理质量控制中心。目前全国有山西、安徽、湖北、广东、新疆、福建、重庆、湖南、海南、江苏等 13 个省市成立了省级质控中心，开展电气安全、生命急救类设备和大型医学影像设备的质量检测与评估工作。

2014 年 8 月，各省市医疗器械管理质控中心在浙江杭州联合举办了"第一届全国医疗器械使用管理与质量控制高峰论坛"，之后又分别举办了多届"高峰论坛"，全国各省市质控中心均有代表参加。2018 年 9 月，国家卫生健康委员会医院管理研究所在北京组织医疗设备质量控制讨论会，此后又举办了 8 次全国医疗设备质控研讨会。2023 年 4 月 21 日在南京召开国家医学装备质控中心申报筹备工作会。

4. 大型医疗设备使用质量检测工作开展

卫生部于 1995 年发布《大型医用设备配置与应用管理暂行办法》（卫生部令〔1995〕第 43 号），推动了大型医用设备使用质量检测工作的开展。43 号令的发布和实施是推动国内大型医用设备使用质量检测工作开展的重要历史节点。

由于当时国内医院大量进口使用国外医院淘汰的二手 CT 机，二手 CT 机占国内 CT 机总装机量的 30%～40%，其中有不少二手 CT 机的影像质量不合格，达不到临床诊断要求。在这一历史背景下，为促进医疗卫生事业健康发展，规范市场秩序、保障医疗质量，合理配置和有效利用大型医疗设备，卫生部发布 43 号令，要求对投入使用前和正在使用中的设备进行质量检测和应用技术评审；设立"全国大型医用设备应用技术评审委员会"，负责全国大型医用设备应用安全、卫生防护、技术质量评审等管理工作，其中规定大型医用设备投入使用前，应经省级大型医用设备应用技术评审委员会进行应用技术评审，经检测评审合格者，颁发《大型医用设备应用许可证》。各省的卫生行政部门也纷纷设立了大型医疗设备质量检测评审机构，负责行政区域内大型医疗设备的质量检测与评审工作。1998 年，国家质量技术监督局与卫生部共同发布 GB/T 17589—1998《X 射线计算机断层摄影装置影像质量保证检测规范》，从 1999 年 6 月 1 日起实施，2012 年 5 月 1 日废止。为开展 CT 机质量检测评价工作，1998 年，卫生部在全国组织 CT 机质量检测人员技术培训，考试合格后颁发资格证书，CT 机使用质量检测工作进入法治化和规范化管理。

1999 年，北京市卫生局和浙江省卫生厅相继组织开展对区域内各级医疗机构 CT 机进行应用质量检测。浙江省从 1999 年底到 2003 年初，组织完成了全省 300 多台 CT 机应用质量检测工作（二轮检测），省卫生厅对检测不合格的设备公开通报，停止使用，限期校正或报废。

5. 临床医学工程研究基地建立

2009 年 3 月，原卫生部医院管理研究所成立临床工程研究部，首批在全国 6 个省市建立临床工程研究基地，分别是北京、内蒙古、上海、江苏、浙江和湖北。后来又扩大到 10 个省市。研究基地成立后，首先配合卫生部医政司制定《医疗器械临床使用安全管理规范》。在全国第一批六个省市临床医学工程研究基地（包括北京、内蒙古、上海、江苏、浙江和湖北）范围内，组织《在用医疗设备应用质量检测和风险评估》课题的研究。选择医院六类生命支持和急救用医疗设备开展使用质量检测调研，包括呼吸机、除颤器、监护仪、输注泵、婴儿培养箱和高频电刀等。在各省市相关医疗机构的合作下，通过对国内近 400 家医疗机构、1200 台设备的现场检测，较全面地收集了六类生命支持和急救用医疗设备的性能和安全性数据。

通过数据统计分析，客观反映当时我国医疗系统中在用的医疗器械的临床使用质量问题和现状，该研究优化了急救设备质量检测流程，对急救设备进行了质量检测和数据分析并提出了相关建议，有力地推动了国内医疗机构全面开展质量检测工作；为"卫生部医管司"制定《医疗器械使用安全管理规范》（以下称《规范》）提供相关资料信息支持，且为《规范》在全国范围的贯彻和执行提供技术支持，规范了医院内部对医疗设备的预防性维护、质量检测和校准工作。

二、国内外医疗设备使用质量检测工作现状与展望

（一）国外医疗设备使用质量检测的工作现状

1. 美国医疗设备质量检测工作现状

自 20 世纪 70 年代初起，美国绝大多数的医院设立了临床工程部门或通过外包方式开展了临床工程项目，主要负责医疗设备的全生命周期管理。为提高临床工程师和医疗器械技师对医疗设备的管理和应用水平、保障临床使用安全，美国医疗仪器促进协会建立了临床工程师和技术员资格认证体系，对美国各医疗机构的所有临床工程师和临床工程技师进行上岗资格认证。自 2002 年开始，临床工程师认证统一由美国临床工程学会负责，并定期对通过认证的临床工程师进行资格复审。美国临床工程师的首要工作是基于风险的维护策略对应该维护的设备进行优先级设置，并按照优先级进行相对应的医疗设备维护工作。医疗设备的质量检测工作由专职的生物医学设备技师按照制定的质量检测计划进行，并借助信息化手段如医疗设备的计算机维护管理系统进行管理。此外，美国医院评审联合委员会在对医院进行认证时，很重要的一部分就是考察医院是否建立了医疗设备质量控制和风险管理系统，并对其中生命支持类医疗设备预防性维护及时完成率和常规医疗设备预防性维护及时完成率有非常高的要求和标准。发展至今，美国的医疗设备质量检测工作已具有成熟的法规体系和监管制度，有专职的医疗设备质量检测工程师，并有比较成熟稳定的第三方服务市场。

据美国统计资料，通过实施严格的安全与质量控制，医院因设备质量问题引起的医疗事故与纠纷下降了约 85%。美国医院临床工程部门质量管理包括预防性维护和质量检测的工作比例逐年加大，目前已达到总体工作量的一半以上。同时，第三方服务提供商及规模大、技术能力强的医院还承担大型医疗集团及其周边中、小型医疗机构的设备质量检测任务，并签订相关合作协议。

2. 日本医疗设备质量检测工作现状

自 20 世纪 70 年代以来，日本医护人员对仪器和设备处置不当或操作失误导致患者死亡的医疗事故频发，在日本社会中引起很大反响。加上当时日本的医院由于过分依赖医疗器械厂商的服务，对仪器和设备的管理制度很不完善，造成大批高技术含量、价格昂贵的医疗仪器和设备未能在医院临床中充分发挥其应有的作用。为此，日本社会各界纷纷要求培养一批既具备必要的医学知识、又掌握一定工程技术知识和能力、医工结合的复合型专业人员。这些人员既负责在临床一线与患者生命安危直接相关的医疗仪器和设备的操作，又负责这些仪器和设备的日常保养和管理工作。

日本于 1987 年颁布了《临床工学技士法》，以法律的形式规定了临床工程师资格。1988年又颁发了《临床工学技士法实施细则》，较为完善地建立起临床工程技师的岗位职责、职

业资格认证制度和执业资格准入制度。通过国家组织的统一职业资格考试后，临床工程师还可通过各专业学会的认定成为某类设备的专职工程师。日本厚生省19号省令发布的《临床工程技士业务守则》规定临床工程技士的业务范围为"在呼吸治疗、人工心肺、血液净化、手术室、重症监护病房（ICU）和高压氧治疗中有关生命维持装置的准备、运转和管理，包括这些装置使用前和使用后的保养、检查和定期测试等一系列相关业务工作"。与维修相比，日本临床工程师的工作侧重点在于仪器的运行保障及操作等事务。目前日本约50%的临床工程师专职从事某类医疗设备的临床操作和保养管理工作，约10%的临床工程师从事临床服务管理工作，约20%的临床工程师从事患者安全管理工作，约20%的临床工程师从事卫生技术管理工作和教育工作。医疗设备的质量检测工作（点检）由设备专职工程师和医学工程（medicine engineering，ME）部门的临床工程师负责，是日本临床工程师的主要工作内容。

（二）国内医疗设备使用质量检测工作现状

1. 医疗设备使用质量检测工作状况

近年来，国家相继颁布的《医疗器械监督管理条例》《医疗器械临床使用管理办法》《医疗器械使用质量监督管理办法》《三级医院评审标准（2020年版）实施细则》及《三级公立医院绩效考核指导意见》均对医疗设备的使用质量检测做了明确的规定，医疗设备的使用质量检测也越来越得到医院临床工程师的认可，根据中国医师协会临床工程师分会2020年调查统计，医疗机构90%以上的临床工程师认为质量检测应成为临床工程技术人员的必要工作之一。全国约有78%的医院开展了医疗设备校准、验证和性能检测工作，但由于缺乏专业人员和专业检测设备，能自行全面开展多种医疗设备质量检测工作的医疗机构不多，统计数据表明，能自行开展6种以上医疗设备质量检测工作的医疗机构比例为32%，68%的医疗机构只能开展5种以下的医疗设备质量检测（图1.1.1）。

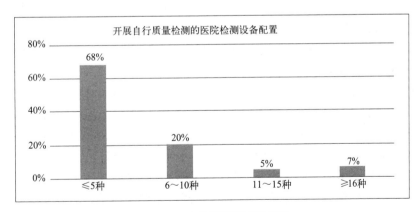

图 1.1.1 医院检测设备配置状况

从医疗设备检测设备配置的市场情况调查来看，2015～2022年全国配置医疗设备检测设备的三甲医院约900家，占比约55%。

根据《中国临床工程发展研究报告（白皮书）》2015年对282家医疗机构的调查统计数据，自行开展设备使用质量检测的项目中，开展比例最高的项目是电气安全测试，占56.38%，其他项目能开展的医疗机构均不超过50%（表1.1.1）。

表 1.1.1 已开展设备质量与安全测试的类型统计表

测试类型	数量（家）	比例（%）
电气安全测试	159	56.38
除颤仪能量检测	135	47.87
输液泵流量测试	134	47.52
气体流量测试	122	43.26
输液泵测试	99	35.11
药物冰箱温度测试	94	33.33
电刀能量测试	85	30.14
其他：血透、超声	62	21.99

由于缺乏专业人员和检测设备等原因，医疗设备质量检测的开展有待进一步提高。

2. 医疗设备使用质量检测的实施模式

由于医院医疗设备的增长速度远大于医院医学工程人员的增长，检测设备、工具的配置缺乏，技术能力的限制，医院的医疗设备使用质量检测工作已经很难完全由医院医学工程部门临床工程师独立完成，医疗机构可与设备制造商（OEM）、独立的第三方服务机构（如 ISOs）建立服务合同，或者三者相结合。医疗设备技术越来越先进，越来越多的质量检测工作要依靠医疗设备制造商和第三方的服务来完成，尤其是大型医用设备，形成了"三足鼎立"的局面（图 1.1.2）。外包设备比例最大的是大型医疗设备，外包的三级医院和二级医院均在 40% 以上。

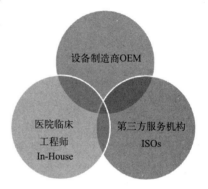

图 1.1.2 医疗设备使用
质量检测的实施模式

不同医疗机构中三者比例不一样，很多医疗机构采用不同比例的外包方式，如有的医院将医疗设备的维修维护完全外包给第三方负责，包括医疗设备使用质量检测；有的是部分外包，如大型医用设备 CT、MRI、直线加速器等购买保修服务，使用质量检测作为生产厂家和第三方服务机构售后服务的内容；临床检验体外诊断设备的维修和使用质量检测工作由检验试剂供应商负责"捆绑"服务等。据中国医师协会临床工程师分会 2020 年调查统计，采用不同比例外包方式的三级医院和二级医院达到 40%。基于医疗机构具体的设备和人员的能力，医疗机构需要决定哪些检测维护活动由医疗机构临床工程部门自己完成；哪些检测维护工作需要由第三方服务承包商或其他外部服务提供商实施；哪些由生产厂家提供服务。不管采用哪种模式，医疗机构有必要建立使用质量检测服务监管体系，对服务提供者的技术能力、质量和工作状况进行监管和评价，确保提供所需服务的质量能满足服务协议相关条款的要求。

3. 医疗设备使用质量检测工作存在的问题

近年来，我国医疗设备的使用质量检测工作虽然得到了重视和发展，但仍存在诸多问题，主要有以下 5 方面。

（1）缺少体系化建设

开展医疗设备使用质量检测需要体系化建设，尽管国家相关法规对医疗设备使用质量检测工具有明确要求，但组织管理体系、实施方法没有进一步落实。各个医疗机构在具体管理制度、操作规范、检测方法和标准等方面没有统一，评价指标体系也没有完全建立，同时也缺乏有效的监管体系。医疗设备使用质量检测工作是医疗质量安全管理的重要内容，需要纳入医疗机构医疗质量管理体系中，但目前很多医院还没有完全纳入医疗质量管理体系。在缺乏管理体系的情况下，医疗设备使用质量检测很难形成制度化、规范化和常态化。

（2）缺乏量化的绩效评价体系

医疗机构的医学工程人员每年都要完成大量检测工作，但绩效评价方面存在缺陷：如因缺乏量化的绩效评价指标，无法评估经济价值；因开展质量检测造成降低设备短期在用率，导致部分医护人员配合度不够高；由于使用质量检测工作量大、重复性高等原因，造成质量检测人员工作积极性和主观能动性不高、成就感不强等；在对医院临床工程部门进行考核时，对医疗设备质量检测工作的绩效管理没有具体要求，也造成医院领导对质量检测工作的认可度不高。因此，人员配置、物质投入不足，甚至单纯从直接经济效益考虑放弃管理职能，完全委托第三方服务替代。

（3）第三方服务质量的监管问题

目前，第三方检测机构受医疗机构委托开展医疗设备质量检测业务已经十分普遍，以帮助缺乏专业人员和专业检测设备的医疗机构开展医疗设备质量检测工作，特别是在基层医疗机构，这一现象更加普遍。但是，这会削弱医院原有医疗器械管理部门的职能，管理上会出现新的问题，如医院会出现放手不管。在目前存在第三方服务质量良莠不齐的情况下，如何对第三方服务质量有效监管成为十分突出的问题。由于医疗设备使用质量检测工作规范和质量评价的标准缺乏，医疗机构医学工程部门对第三方服务质量的监管和评价也基本上是空白。

（4）信息化管理程度亟须提高

目前大部分医疗机构开展医疗设备使用质量检测普遍存在信息化管理程度不高的问题，还停留在人工操作、手工记录的方式。在检测结果的数据记录、资料保存、数据统计、分析和挖掘利用等方面面临挑战，需要实现医疗设备质量检测的信息化、智能化。医疗机构应开发、引进医疗设备质量检测的自动化、智能化及信息管理软件，减少检测人员的工作量，改进数据分析方法，增加数据分析、挖掘利用的深度和广度。

（5）医疗设备技术发展、新技术应用对使用质量检测工作的挑战

医疗设备已经进入数字化、智能化时代，在设备检测、维护方面有很多新的问题，面临许多挑战，如手术机器人等智能治疗设备越来越多，人工智能（artificial intelligence，AI）类医疗设备也开始进入临床且应用领域越来越广，其使用风险也越来越受到关注。对智能医疗设备的使用质量检测不仅是硬件的质检，还要对其软件及数据进行质量评价，如何检测及何时对其进行验证需要形成动态的管理并且建立有针对性的模型。使用安全质量检测难度加大，是当前面临的新课题。

数字化、一体化手术室的应用已经越来越普及，对医疗设备集成应用带来的新的安全、质量问题，如何开展使用质量检测？如何解决智能化医疗设备 AI 应用决策过程中存在的"黑匣子"问题？很多医疗领域的 AI 产品已经进入临床应用，尤其在辅助影像和病理诊断方面发展迅速。对 AI 在医疗领域应用的安全质量保证，需要制定质量标准和规范，解决 AI 算法和模型对测试数据的准确性和性能的检测与评价。2022 年 7 月 6 日，国家药监局网站发布 YY/T 1833.1—2022《人工智能医疗器械 质量要求和评价 第 1 部分：术语》，于 2023

年 7 月 1 日实施。在人工智能医疗器械质量要求和评价方面，该文件规定了人工智能医疗器械全生命周期使用的数据集的通用质量要求和评价方法，该文件适用于人工智能医疗器械研发、生产、测试、质控等环节使用的数据集的开发和评价。但人工智能医疗器械的使用质量检测方面的很多具体问题需要进一步解决。

（三）国内医疗设备使用质量检测工作发展的展望

1. 医疗设备使用质量检测技术信息化应用的发展

随着现代科学技术的发展，医疗设备的系统功能变得越来越复杂，对设备进行质量检测的技术要求越来越高，对医疗机构临床工程师提出了很大的挑战。同时，医疗机构拥有的医疗设备的种类和数量不断增多，特别是大型的医疗机构，医疗设备众多，地点分散，有总院区、分院区、托管院区等分布在不同地点的医院。医学工程师团队人数与工作任务相比明显人手不足，导致使用传统方式难以完成任务。目前，很多新型号的医疗设备已经具有网络数据传输功能和接口软件，借助信息化、智能化的手段，自动完成质控检测，已经成为未来的发展趋势。

2. 数字诊疗设备、智能医疗设备、人工智能医疗设备的应用和发展

数字诊疗设备、智能医疗设备、人工智能医疗设备的应用领域越来越广，如手术机器人、智能手术刀、自动机械臂、导航系统，人工智能决策系统等。数字化、智能化医疗设备具有自身特性，往往是软硬件结合，包括医疗器械（software as medical device，SaMD）和医疗器械内含的软件（software in medical device，SiMD），其安全有效性评价体系已成为国际、国内医疗器械监管领域的研究焦点之一。对数字化、智能化医疗设备的使用质量检测提出新要求，不仅要对设备硬件进行质量检测，还要对其软件及数据进行评价、动态管理并且建立有针对性的新模型，是医疗设备使用质量检测的必然趋势。

3. 检测数据的挖掘利用

随着国内医院医疗设备信息化管理的普遍开展，很多医院建立了医疗设备的计算机维护管理系统（computerized maintenance management system，CMMS）来实现辅助管理，但是产生的大量数据如各种设备验收、预防性维护、安全性能检测、故障维修、安全不良事件监测等，没有很好地进行挖掘、利用，数据应用价值很低，无法满足智能化管理要求。在 5G、物联网、大数据、人工智能技术应用普及的背景下，数据挖掘、利用是医疗设备维护管理的必然趋势。目前，在数据的挖掘、利用方面的进展有很多例子，如近几年国外提出的预测性维护（predictive maintenance，PdM）概念。通过实时采集的大量医疗设备运行、检测与预防性维护产生的各类数据信息，提取设备使用质量检测产生的各种特征数据，建立数学模型，通过人工智能算法对数据进一步分析，智能化预测最佳维护时间、内容，可以实现设备维护管理的个性化，优化维护决策。

■ 第二节　国内外医疗设备使用质量检测相关法规与管理体系

一、国内外医疗设备使用质量检测相关法规

（一）国外医疗设备使用质量检测相关法规

1. 世界卫生组织的《医疗器械技术序列——准入、质量和使用》丛书

多年来，WHO 肩负执行规范和标准、为各成员国提供各项政策方案和技术指导的任

务，推动了全球卫生技术的发展。为促进全球临床使用医疗器械的管理并为各成员国提供技术指导，WHO 于 2012 年发布了《医疗器械技术序列——准入、质量和使用》丛书（Medical Device Technical Series——Admittance，Quality and Use），这是 WHO 首次提出的关于医疗器械的系统性、指导性书籍。该丛书主要内容分为监管、评估、管理、研究与开发，共计十九册，用于加强医疗器械准入、质量和使用管理的改进。本套技术系列丛书从国家和政府层面提出监管框架，从医疗机构层面提出指导原则和操作方法，对医疗器械如何管理提出了完整的指导体系，无论是对监管部门还是医疗机构都有重要的借鉴意义。

该丛书已由中华医学会医学工程学分会组织翻译，于 2018 年 2 月正式出版，目前共翻译出版了 9 册，包括：《医疗器械政策制定》《医疗器械监管》《医疗器械卫生技术评估》《医疗器械采购流程与资源指南》《医疗器械需求评估》《医疗器械捐赠》《医疗设备资产信息管理概论》《医疗设备维护管理概论》和《维护管理信息系统》。该丛书主要面向医疗机构的设备使用者、维护者和管理者，为临床工程部门开展医疗器械技术管理提供了宝贵的参考指导，其中医疗设备维护管理概论明确了医疗设备维护管理中检测与预防性维护的定义、内容及其重要性。

2. 世界卫生组织的《医疗产品良好监管规范》

医疗器械产品能对公众健康产生直接影响，且种类和技术复杂多样，因此对其质量、安全性和有效性开展评估非常重要，同时也是挑战。由于产品开发、生产、供应和监督的复杂性，医疗器械产品是需要严格监管的行业之一。因此，监管机构应确保其监管方式能够实现公共政策目标，建立能连贯实施的法律框架，保证所需的监督水平，同时促进创新，从而获得安全、有效和高质量的医疗产品。为响应监管机构提出适当监管要求，WHO 于 2020 年 8 月发布了《医疗产品良好监管规范》（Good Regulatory Practices，GRP），以协助会员国建立新的医疗产品监管体系。

3. 认证评审

某些医院评审机构的评审标准也值得借鉴，如美国医院评审联合委员会和挪威船级社。美国医院评审联合委员会（The Joint Commission，TJC）主要对美国国内的医院进行评审，美国以外的医疗机构评审由其分支国际医疗卫生机构认证联合委员会（JCI）进行。TJC 发布的《医院评审手册》（Comprehensive Accreditation Manual for Hospitals，CAMH）对医疗设备的质量检测等有相应的规定。挪威船级社（Det Norske Veritas，DNV）是一家全球性的专业风险管理服务机构。DNV GL 是 DNV 的医疗评审公司，也是获得美国联邦政府医保和医助服务中心批准进行医院认证服务的机构，其认证标准中也有医疗设备质量检测的相关要求和标准。

4. 其他国家法规

（1）美国《医疗器械修正案》

美国于 1976 年通过了《医疗器械修正案》，加强了对医疗器械的监督和管理，并建立了对医疗器械实行分类管理的办法。之后，美国又先后通过了《医疗器械安全法案》（Safe Medical Device Act，SMDA）、《乳腺 X 射线设备质量标准法案》（MQSA）、《FDA 监管现代化法案》（FDAMA）、《医疗器械申报费用和现代化法案》（MDUFMA）、《医疗器械申报费用稳定法案》（MDUFSA）、《FDA 修正法案》（FDAAA）、《21 世纪治愈法案》、《FDA 再授权法案》（FDARA）及《医疗器械质量管理体系规范》（QSR）等来保障医疗设备的质量。其中 QSR 因位于美国联邦法规第 21 卷第 820 部分，也称为 21CFR820 PART GQR，这是美国医疗器械制造商以及拟将产品销往美国的医疗器械制造商必须遵守的质量管理体系法规，它要求所有医疗器械制造商建立并保持一个完整有效的质量管理体系，包括验证试验方法应确保器械性能得到准确测量。

（2）欧盟新版《医疗器械法规》

欧盟新版的《医疗器械法规》（Medical Device Regulation，MDR，EU 2017/745）于2021年5月26日正式施行，为欧盟使用的医疗器械的质量指标和上市后监督制定了统一的规范。MDR规定认证机构需要依照法规的要求，对医疗器械企业和产品进行符合性认证，并定期监督检查生产企业的质量体系，同时各成员国负责医疗器械上市后的监管，通过构建医疗器械上市后的信息反馈网络，对生产企业和认证机构的合规性进行动态的持续追踪。

（3）日本《药事法》

日本与医疗设备相关的法规为《药事法》，2014年修订后更名为《关于药品、医疗器械、再生细胞治疗产品、基因治疗产品和化妆品质量保证、功效和安全的法案》。该法案对医疗器械、体外诊断试剂、处方药、药品和化妆品，以及再生和细胞治疗产品的生产、销售、认证制度及上市后安全监管等方面进行了规定。

（4）马来西亚《医疗设备良好的工程维护管理实践守则》

马来西亚与医疗设备相关的执行标准为马来西亚国家标准《医疗设备良好的工程维护管理实践守则》（MS 2058：2009 Code of Practice for Good Engineering Maintenance Management of Active Medical Devices），所有医疗设备进入市场后的维护方法和执行方法均参考MS 2058标准执行；2012年发布的《医疗器械法案》（Medical Devices Act737 Part3，session 43，MDA）明确要求使用者负责医疗设备的合法、安全、有效、正确使用以及测试、维护等。

（二）国内医疗设备使用质量检测的相关法规

为保证医疗设备的临床使用安全，我国陆续出台了一系列与医疗设备使用质量检测相关的法律法规，如《医疗器械监督管理条例》《医疗器械使用质量监督管理办法》《医疗器械临床使用安全管理规范》等。

1. 《医疗器械监督管理条例》

《医疗器械监督管理条例》是我国医疗器械监管的最高法律，为医疗器械的监督管理奠定了法律地位，于2000年4月1日起施行（国务院令第276号）。它对规范医疗器械研制、生产、经营、使用活动，加强医疗器械监督管理，保障医疗器械安全有效，促进产业发展等起到了积极作用。为适应社会经济发展，《医疗器械监督管理条例》分别于2014年、2017年及2020年进行了修订，新版本于2021年6月1日起正式实施（国务院令第739号）。新版本《医疗器械监督管理条例》第五十条规定："医疗器械使用单位对需要定期检查、检验、校准、保养、维护的医疗器械，应当按照产品说明书的要求进行检查、检验、校准、保养、维护并予以记录，及时进行分析、评估，确保医疗器械处于良好状态，保障使用质量；对使用期限长的大型医疗器械，应当逐台建立使用档案，记录其使用、维护、转让、实际使用时间等事项。记录保存期限不得少于医疗器械规定使用期限终止后5年"。《医疗器械监督管理条例》推动了医疗器械使用质量检测工作的发展。另外，2024年《中华人民共和国医疗器械管理法》立法已经启动，以实现更加科学的管理。

2. 《医疗器械使用质量监督管理办法》

为加强使用环节的医疗器械质量管理及其监督管理，保证医疗器械使用安全、有效，根据《医疗器械监督管理条例》的内容，国家食品药品监督管理总局于 2015 年颁布了《医疗器械使用质量监督管理办法》，第十五条规定："医疗器械使用单位应当建立医疗器械维护维修管理制度。对需要定期检查、检验、校准、保养、维护的医疗器械，应当按照产品说明书的要求进行检查、检验、校准、保养、维护并记录，及时进行分析、评估，确保医疗器械处于良好状态。并对未按照产品说明书的要求进行定期检查、检验、校准、保养、维护并记录的医疗器械使用单位作出处罚规定"。《医疗器械使用质量监督管理办法》对医疗器械的质量检测作出了更详细的规定。

3. 《医疗器械临床使用管理办法》

为指导各级各类医疗机构临床使用医疗器械的监督管理工作，卫生部 2010 年颁布了《医疗器械临床使用安全管理规范（试行）》，国家卫生健康委员会 2021 年 3 月发布了《医疗器械临床使用管理办法》（国家卫生健康委员会令第 8 号），为医疗机构医疗器械的具体管理提出了要求。8 号令中明确规定："二级以上医疗机构应当设立医疗器械临床使用管理委员会，并配备相应的医学工程及其他专业技术人员、设备和设施，医疗器械保障维护管理应当重点进行检测和预防性维护，通过开展性能检测和安全检测，验证医疗器械性能的适当性和使用的安全性；医疗机构应当监测医疗器械的运行状态，对维护与维修的全部过程进行跟踪记录，定期分析评价医疗器械整体维护情况"。8 号令将医疗设备的质量检测纳入医学工程部门的日常工作中。

4. 其他法规和管理要求

（1）国务院办公厅《关于加强三级公立医院绩效考核工作的意见》和国家卫健委《国家三级公立医院绩效考核操作手册》

为了提高公立医院医疗质量，加强和完善公立医院管理，落实公益性，调动积极性，引导三级公立医院进一步落实功能定位，提高医疗服务质量和效率，推进分级诊疗制度建设，2019 年国务院办公厅发布了《关于加强三级公立医院绩效考核工作的意见》（国办发〔2019〕4 号）。三级公立医院绩效考核指标分为医疗质量、运营效率、持续发展和满意度评价 4 个方面。其中医疗质量的考核指标中提到"大型医用设备维修保养及质量控制管理，引导医院专注医用设备的维修保养和质量控制，配置合适维修人员和维修检测设备"，将医疗设备的质量检测作为评价指标的一部分，促进了医疗设备质量检测的开展和普及。

为贯彻落实国务院办公厅《关于加强三级公立医院绩效考核工作的意见》（国办发〔2019〕4 号）要求，保证三级公立医院绩效考核工作规范化、标准化、同质化，国家卫生健康委员会三级公立医院绩效考核工作领导小组相继发布《国家三级公立医院绩效考核操作手册（2019 版）》《国家三级公立医院绩效考核操作手册（2020 版）》，根据实际工作需要和最新政策要求，对操作手册进行了修订完善，2022 年 3 月发布《国家三级公立医院绩效考核操作手册（2022 版）》，要求各级医疗机构提交年度绩效考核数据，并由各省级卫生健康委员会进行在线审核。《国家三级公立医院绩效考核操作手册（2023 版）》第 12 条规定："引导医院关注医用设备的维修保养、质量控制和网络安全，配置合适维修人员和维修检测设备。"

（2）《医疗机构检查检验结果互认管理办法》相关要求

2022 年 2 月，国家卫生健康委、国家医保局、国家中医药局、中央军委后勤保障部卫生局印发《医疗机构检查检验结果互认管理办法》（国卫医发〔2022〕6 号），规定："按照'以保障质量安全为底线，以质量控制合格为前提，以降低患者负担为导向，以满足诊疗需求为根本，以接诊医师判断为标准'的原则，开展检查检验结果互认工作。检查结果是指通过超声、X射线、磁共振成像、电生理、核医学等手段对人体进行检查，所得到的图像或数据信息；检验结果是指对来自人体的材料进行生物学、微生物学、免疫学、化学、血液免疫学、血液学、生物物理学、细胞学等检验，所得到的数据信息。"《医疗机构检查检验结果互认管理办法》要求加强检查检验科室的质量管理，建立健全质量管理体系，对医疗机构开展检查检验所使用的仪器设备、试剂耗材等应当符合有关要求，并按规定对仪器设备进行检定、检测、校准、稳定性测量和保养。

（3）国家卫生健康委《三级医院评审标准（2022版）》相关要求

2022年12月，国家卫生健康委公布了《三级医院评审标准（2022版）》及其实施细则，这是国家卫生健康委在《三级医院评审标准（2020版）》及实施细则基础上进行的"更新式"修订，其中对医疗设备的质量控制、维护维修、检测等提出了明确的要求和评审方法。

二、国内外医疗设备使用质量检测相关管理体系和机构

（一）国际医疗器械标准管理体系

1. 世界卫生组织医疗器械技术系列

世界卫生组织在多次世界卫生大会上敦促成员国制订评估及管理医疗器械的适宜的国家战略及计划，并在卫生技术政策实施方面为成员国提供技术指导。世界卫生组织医疗器械技术系列（以下简称技术系列）是全球卫生技术倡议项目的一部分，用于加强医疗器械准入、质量和使用管理的改进。其中与医疗设备质量检测相关的是第八册《医疗设备维护管理概论》、第九册《维护管理信息系统》，用于帮助医疗机构建立或提高医疗设备的使用管理、质量检测和维护规划。

2. 国际电工委员会标准体系

国际电工委员会（International Electrotechnical Commission，IEC），是由各国电工委员会组成的世界性标准化组织。截止到2018年12月底，IEC已制定发布了10771个国际标准，其中很多与质量检测相关，如IEC/TR 60930《管理、医疗、护理人员安全使用医用电气设备导则》，我国参考该标准制定了GB/T 17995—1999《管理、医疗、护理人员安全使用医用电气设备导则》。

3. 国际标准化组织ISO13485体系

国际标准化组织（International Organization for Standardization，ISO）是目前世界上最大、最具权威性的国际标准化专门机构，是非政府性的国际组织。其ISO 13485体系是国际标准化组织制定的质量管理体系，是ISO 9000在医疗行业的特殊运用，以促进医疗器械的质量安全。我国曾引用ISO 13485标准改编推出了YY/T 0287体系，欧盟改编推出了EN ISO 13485体系。ISO 13485对医疗器械质量管理体系提出了具体的要求，主要在设计、开发、生产、安装和服务以及相关服务的设计、开发和提供等方面制定了统一标准。该标准也可用于内部和外部（包括认证机构）评定组织验证医疗器械是否满足使用者和法规要求。

4. 美国标准化体系

美国采用自愿性标准体制，即自愿参加编写、自愿采用。因此，美国标准化的一大特点是行业学会和专业学会在标准化活动中发挥主导作用，目前大约有超过50%的标准由民间

组织制定。美国国家标准学会（American National Standards Institute，ANSI）是美国主要的非政府标准体系的管理部门，负责组织协调国家标准的制定、修订工作，批准国家标准，建立国家标准体系，其中很多标准与医疗设备质量检测有关。

5. 欧洲标准化体系

欧洲负责制定医疗器械相关标准的管理机构主要是欧洲电工标准化委员会（European Committee for Electro Technical Standardization，CENELEC）和欧洲标准化委员会（European Committee for Standardization，CEN）。CENELEC 负责协调各成员国的电工电子标准，主管医用电气设备领域的标准化工作。CEN 负责管理除医用电气设备外的其他医疗器械领域的标准化工作，实行合格评定制度，旨在消除技术贸易壁垒。CEN 与 CENELEC 大量采用国际标准，与 ISO、IEC 标准的文本内容基本一致。欧洲医疗器械标准也得到了很多国家的认可，并被转化为本国标准使用。

6. 国际质量检测实验室认证体系

（1）国际认可论坛

国际认可论坛（The International Accreditation Forum，IAF）是全球合格评定和认可机构，以及涉及管理体系、产品、服务、人员和其他类似合格评定程序的评估团体的联合会，成立于 1993 年，致力于在世界范围内建立一套唯一的合格评定体系。目前由中国合格评定国家认可委员会（CNAS）保持我国认可机构在 IAF 的正式成员地位及多个领域多边互认证协议签约方的地位。

（2）国际实验室认可合作组织认证

国际实验室认可合作组织（International Laboratory Accreditation Cooperation，ILAC）前身是 1977 年产生的国际实验室认可大会，其宗旨是通过提高对获得认可的实验室出具的检测和校准结果的接受程度，以便在促进国际贸易方面建立国际合作。1996 年 ILAC 成为一个正式的国际组织，以建立一个相互承认协议的网络，目前已有 100 多个成员。我国 1996 年就已成为第一批正式成员，之后签署了 ILAC 多边互认协议（ILAC-MRA）。目前由 CNAS 保持我国认可机构在 ILAC 中实验室认可多边互认协议方的地位。因此，通过 CNAS 认证的机构在出具的检验报告上也可以使用 ILAC-MRA 标志。

（3）亚太认可合作组织

亚太认可合作组织（Asia Pacific Accreditation Cooperation，APAC）是由亚太实验室认可合作组织和太平洋认可合作组织于 2019 年合并成立的区域性认可合作组织，管理和扩大亚太地区认可机构间相互承认协议（MRA），以促进一个国家/地区获准许可的实验室所出具的检测或校准的数据与报告可被其他签署机构所在的国家/地区承认和接受。CNAS 于 2019 年 6 月接受 APAC 同行评审。

（4）美国实验室认可

美国实验室的认可方案由各级政府和私营机构来共同管理，以满足政府和私人公司的特殊需要。根据需求不同，有三种不同层次的认可方案，即联邦政府实验室认可方案、州政府和地方政府实验室认可方案及私营实验室认可方案。美国标准与技术研究院（NIST）制定了《全国自愿性实验室认可方案》（NVLAP）作为实验室认可标准，此方案与 ISO 17025 基本内容一致，适用于官方和私营的检测实验室和校准实验室。

（5）英国实验室认可

英联邦认可服务机构（The United Kingdom Accreditation Service，UKAS）是英国政

府承认的负责对某一组织的胜任能力进行评审和认可的专门机构，负责测量、测试和检测机构及质量管理体系、产品和人员的认证机构，是 EA、ILAC 和 IAF 的会员。

（6）澳大利亚国家实验室认可

澳大利亚国家实验室认可协会（The National Association of Testing Authorities Australia，NATA）是全球第一个评定实验室能力的国家机构，成立于 1946 年，负责澳大利亚全国的测试、测量和校准机构的认可工作，是 ILAC 和 IAF 的会员。

（二）国内医疗器械相关标准管理体系

国内与医疗器械相关的标准管理体系由于近几年国家机构改革，变化较大，目前标准管理工作主要由国家市场监督管理总局和国家卫生健康委员会相关标准委员会负责。

1. 国家标准化管理委员会

我国医疗器械标准化工作一直遵循《中华人民共和国标准化法》和《医疗器械监督管理条例》。根据《中华人民共和国标准化法》，国家标准化管理委员会统一管理全国标准化工作。

国家标准化管理委员会（Standardization Administration of the People's Republic of China），原来是国务院下属的组织机构，2018 年 3 月国家机构改革后，职责划入国家市场监督管理总局（State Administration for Market Regulation），对外保留牌子以国家标准化管理委员会名义，下达国家标准计划，批准发布国家标准，审议并发布标准化政策、管理制度、规划、公告等重要文件；开展强制性国家标准对外通报；协调、指导和监督行业、地方、团体、企业标准工作；代表国家参加国际标准化组织、国际电工委员会（IEC）和其他国际或区域性标准化组织；承担有关国际合作协议签署工作；承担国务院标准化协调机制日常工作。

医疗器械相关的国内标准以国家市场监督管理总局名义负责发布，标准有 GB、GB/T 国家标准；JJG、JJF 国家计量技术规范；YY 国家医药行业标准。

2. 国家卫生健康标准委员会

国家卫生健康标准委员会目前下设有卫生健康信息、医疗卫生建设装备、传染病、寄生虫病、地方病、营养、环境健康、学校卫生、卫生有害生物防制、医疗机构管理、医疗服务、医院感染控制、护理、临床检验、血液、基层卫生健康、消毒、老年健康、妇幼健康、职业健康、放射卫生等 21 个标准专业委员会。其中与医疗设备相关的如放射卫生标准专业委员会，标准工作范围包括放射诊疗设备质量控制检测标准、辐射检测监测标准，放射防护设施与防护器材标准等。相关标准由国家卫生健康委委员会负责发布，标准有 WS、WS/T 卫生行业标准，以及 GBZ 国家职业卫生标准等。

3. 国家药品监督管理局医疗器械标准管理中心

根据 2017 年发布的《医疗器械标准管理办法》（国家食品药品监督管理总局令第 33 号），医疗器械标准由国家食品药品监督管理局依据职责组织制修订，依法定程序发布，是在医疗器械研制、生产、经营、使用、监督管理等活动中遵循的统一的技术要求。具体工作由国家药品监督管理局医疗器械标准管理中心负责，组织开展医疗器械标准的制修订工作，并组织医疗器械标准化技术委员会负责对医疗器械标准送审稿进行技术审查。2018 年根据国务院机构改革方案，国家市场监督管理总局成立，组建国家药品监督管理局，由国家市场监督管理总局管理。医疗器械行业标准也统一由国家市场监督管理总局发布。

■ 第三节　医疗技术管理与医疗设备使用质量检测

一、医疗设备使用质量检测的基本理念和意义

（一）医疗设备使用质量检测的基本理念

世界卫生组织《医疗器械技术管理指南系列丛书·医疗技术维护管理》一册中，定义医疗设备质量检测属于医疗技术管理（HTM）范畴，其中包括医疗设备技术维护。医疗设备维护被分为两大类：检测和预防性维护（IPM）、维修维护（CM）（图 1.3.1），维护管理是医疗技术管理（HTM）建立全面规划的一部分，医疗设备检测是其中主要内容。

在图 1.3.1 中，检测和预防性维护与维修维护是一个整体，IPM 包括了确保设备功能和防止故障或失效的所有预定活动；检测是验证设备适当功能和确保安全使用的过程。检测和预防性维护在实际工作中往往同时进行，一些文献也将检测称为三级维护，预防性维护（PM）称为二级维护。

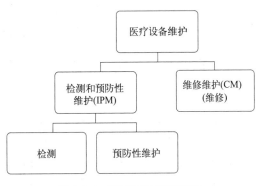

图 1.3.1　医疗设备维护管理架构

医疗机构开展医疗设备使用质量检测工作，需要医院医疗设备技术管理部门（医学工程部）制订相应的工作计划（程序），适用于不同的医疗机构工作，设计合适的程序来满足他们自己特定的需求。由于医疗机构医疗设备配置和技术资源的水平不同，计划制订的原则需要考虑可行性和可操作性，既要关注一般原则又不能是一个僵化的模型。

（二）医疗设备使用质量检测工作的意义

1. 医疗设备使用质量检测是医疗设备维护管理的重要组成部分

医疗设备维护管理包括检测和预防性维护，以及维修维护。检测是确保医疗设备的正确运行，确保设备对患者和操作者都是安全的；预防性维护旨在延长设备的使用寿命并降低故障率。然而，进行设备检测只能确保设备在检测时处于良好的运行状态，并不能排除在未来使用时发生故障的可能性，维修维护可以恢复故障设备的功能并使它继续正常工作。由于医疗设备使用时一些隐藏的安全、质量问题可能会在检测时被发现，所以质量检测可以指导预防性维护工作的开展及帮助维修工程师正确发现、判断故障。三者结合是医疗设备使用安全质量的有力保障，是医疗设备使用质量管理的重要组成部分。

2. 医疗设备使用质量检测的工作价值

（1）保障医疗设备正常运行状态，降低医疗风险，提高医疗质量与安全

很多医疗设备在使用生命周期中存在着质量与安全风险，轻则影响医疗质量，损害患者的健康，重则会酿成重大医疗事故，甚至导致患者死亡。医疗设备进行质量检测可以及时发现医疗设备存在的质量与安全问题，所以对保障医疗质量与安全有着十分重要的意义。例如呼吸机输出气体的潮气量、氧浓度随时影响着患者的生命能否延续；除颤器的输出能量能否正常作用在患者抢救中决定了患者能否起死回生；电刀的高频漏电流如果超标，可能烧伤患者；如果患

者监护仪不能捕捉到心律异常情况可能就导致诊断失误，等等。只有通过医疗设备使用质量检测，才能发现和有效地降低医疗设备的使用安全隐患，降低医疗风险，提高医疗质量。

（2）提高医疗设备使用率、节省医疗设备运行成本

实践证明，开展医疗设备质量检测，可以明显减少设备维修量，提高设备使用率。医疗设备使用质量检测可以发现大量的安全性能隐患，及时处理、校正，在故障维修中可以更快地确定故障原因，缩短维修时间，减少设备故障停机时间。根据 2018 年 5 月中华医学会医学工程分会代表团考察日本临床工学的调研报告，在日本岛根省立医院考察，该院共有临床工学技士 17 名，医院每年开展质量检测量的医疗设备为 24180 件，人均质量检测量为 1422 件，年设备维修量为 1177 件，维修/质量检测比为 5%，说明开展医疗设备使用质量检测，明显减少了设备日常维修量，提高了设备使用率，节约了维修费用。

二、医疗技术管理、医疗设备质量控制与使用质量检测

（一）医疗技术管理

关于医疗设备使用质量检测与医院医疗技术管理以及医疗设备质量控制的关系，世界卫生组织执委会 113 届会议 113/37 文件指出，医院医疗设备管理属于医疗（卫生）技术管理（healthcare technology management，HTM）的范畴。医疗技术是指医疗机构及其医务人员以诊断和治疗疾病为目的，对患者疾病作出判断并消除疾病、缓解病情、减轻痛苦、改善功能、延长生命、帮助患者恢复健康而采取的医学专业手段和措施。很多新的医疗技术的准入依靠新的医疗设备的临床使用。所以，医疗设备的技术管理是医疗技术管理不可分割的一个组成部分，在保障医疗技术的安全、有效等方面发挥着不可替代的作用。

（二）医疗设备质量控制

医疗设备的质量控制就是运用管理和医学工程技术手段，以保障医疗质量和患者、医务人员的安全为目的，实施的确保医疗设备应用质量的一项系统工程，也是医疗技术管理的主要内容。医疗设备质量控制贯穿医疗设备使用的整个生命周期。内容包括设备验收、使用培训、使用行为管理、安全风险管理（使用安全、不良事件）、设备维护（IPM、CM），直至报废的全过程。使用质量检测是医疗设备使用质量控制工作的具体工作内容之一。

（三）医疗设备使用质量检测

医疗设备使用质量检测是医院医疗技术管理中的一项具体工作，内容包括验收检测、日常维护检测、维修后检测。使用质量检测是医疗设备质量控制的重要内容之一，但不是全部。目前，很多文章中往往把医疗设备使用质量检测工作简称为"质控"。尽管有些片面和不够严谨，但也表明医疗设备使用质量检测工作在医疗设备使用质量控制工作中的重要性。医疗设备使用质量检测是一项技术性很强的工作，也是医疗机构临床工程技术人员必须掌握的一项基本技能。

三、医疗设备使用质量检测工作的考核、评价与检查

国家卫健委发布的《医疗器械临床使用管理办法》（国家卫生健康委员会令第 8 号）第十七条规定："医疗机构应当每年开展医疗器械临床使用管理自查、评估、评价工作，确保医疗器械临床使用的安全、有效。"医疗设备使用质量检测工作是医疗器械临床使用管理的重要内容之一，医疗机构医学工程部门应对医疗设备使用质量检测工作进行分析、评估、评

价，包括每年提供医疗设备使用质量检测工作总结报告、开展满意度调查及相关管理部门的检查，作为医院对医学工程部门工作考核的内容之一。

（一）工作评价报告

1. 质量检测工作完成情况年度总结

医疗机构医学工程部门进行质量检测工作完成情况年度统计（表1.3.1），作为科室年度工作总结的内容之一，也作为临床工程技术人员的工作量考核的指标。

表1.3.1 质量检测工作完成情况年度统计

验收检测	新设备数量（台）	检测数量（台）	检测率（%）	合格数量（台）	合格率（%）
检测和预防性维护（IPM）	IPM计划设备数量（台）	检测数量（台）	检测率（%）	合格数量（台）	合格率（%）
维修后检测	维修数量（台）	检测数量（台）	检测率（%）	合格数量（台）	合格率（%）

2. 使用质量检测结果数据分析评价（参考模板）

使用质量检测结果数据分析评价的内容包括但不限于使用科室检测合格率、品牌检测合格率、异常原因统计、IPM合格率趋势等，图1.3.2~图1.3.5以呼吸机为例说明。

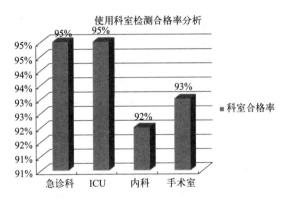

图1.3.2 使用科室检测合格率分析

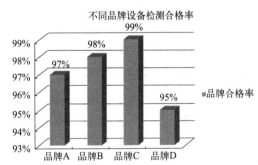

图1.3.3 不同品牌设备检测合格率

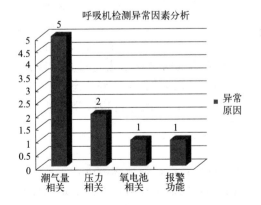

图1.3.4 呼吸机检测结果异常原因分析

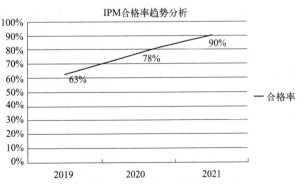

图1.3.5 IPM合格率趋势分析

（二）工作满意度调查

1. 临床科室的设备负责人对医工部门预防性维护、质量检测工作满意度调查

根据年度工作计划或任务目标，医学工程部门制定年度考核、评分标准，各临床科室的设备负责人对预防性维护、质量检测工作进行工作满意度评分并提出建议，满分 10 分，见表 1.3.2，这项工作也可以作为医院管理部门对医学工程部门年终考核的内容之一。

表 1.3.2　临床科室对预防性维护、质量检测工作满意度评分表

临床科室	评分	评分、改进意见与建议
ICU		
急诊科		
手术室		
...		

2. 医学工程部 IPM 工作自评

医院医学工程部门根据年度计划、工作任务与分工，每年对负责开展检测与预防性维护的工作人员进行工作考核评分，统一评分标准，由上一级主管对下一级人员评分，满分 10 分，见表 1.3.3。这项工作也可以作为医学工程部门对内部人员年终考核的内容之一。

表 1.3.3　检测与预防性维护工作人员年度评分表

相关人员	评分	评分、改进意见与建议
医工部负责人		
IPM 工作组长		
质量检测工程师 1		
质量检测工程师 2		

（三）上级管理部门检查评价

1. 医疗器械监督管理部门执法检查

《医疗器械监督管理条例》规定："负责药品监督管理的部门应当对医疗器械的研制、生产、经营活动及使用环节的医疗器械质量加强监督检查；卫生主管部门应当对医疗机构的医疗器械使用行为加强监督检查。"

关于具体检查的项目及惩罚措施，《医疗器械监督管理条例》规定："执法检查发现有下列情形之一的，由负责药品监督管理的部门和卫生主管部门依据各自职责责令改正，给予警告；拒不改正的，处 1 万元以上 10 万元以下罚款。其中包括有：对需要定期检查、检验、校准、保养、维护的医疗器械，医疗器械使用单位未按照产品说明书要求进行检查、检验、校准、保养、维护并予以记录，及时进行分析、评估，确保医疗器械处于良好状态。"

药品监督管理的部门会不定期对医疗机构进行"飞行检查"，对医疗机构医疗器械的使用质量进行监督检查。

2. 卫生行政管理部门监督检查

国家卫生健康委员会《医疗器械临床使用管理办法》规定，医疗器械保障维护管理应当重点进行检测和预防性维护；通过开展性能检测和安全监测，验证医疗器械性能的适当性和使用的安全性。同时要求县级以上地方卫生健康主管部门应当加强对医疗机构医疗器械临床使用行为的监督管理，并在监督检查中有权行使以下职责：包括进入现场实施检查、抽取样

品；查阅、复制有关档案、记录及其他有关资料等。医疗机构应当积极配合卫生健康主管部门的监督检查，并对检查中发现的问题及时进行整改。县级以上地方卫生健康主管部门应当组织对医疗机构医疗器械临床使用管理情况进行定期或者不定期抽查，并将抽查结果纳入医疗机构监督管理档案。

具体检查工作一般由医疗质量管理部门执行，包括下属的各级质控中心，如组织医疗设备质控中心、临床检验质控中心、放射影像质控中心、血液透析质控中心等联合检查，检查评价结果统一发布内部通报。

3. 医院等级评审检查评价

医院评审是卫生健康行政部门履行监管职能、推动医院高质量发展的重要抓手，对促进医院提高自我管理水平、实现医疗服务高质量发展有重要作用。为保障医院评审标准与现行政策的一致性，充分发挥医院评审工作在推动医院加强内涵建设、完善和落实医院管理制度、提高管理水平和保障医疗质量安全中的作用，国家卫生健康委员会发布《三级医院评审标准（2022年版）》及实施细则，进行了"更新式"的修订。根据2020年以来国家新颁布的政策要求，补充或更新了医疗技术临床应用管理、护理管理、检查检验结果互认等医疗设备管理相关的评审内容，涉及近20条现场评审条款，就医院医疗器械管理体系、医学工程开展情况结合临床现场管理进行全面评审评估，包括医疗技术临床应用管理、风险管理、医疗器械生命周期全程技术管理、检查检验结果互认的相关质控管理等内容。

4. 三级公立医院绩效考核

为持续深入贯彻落实国务院办公厅《关于加强三级公立医院绩效考核工作的意见》（国办发〔2019〕4号）要求，保证三级公立医院绩效考核工作规范化、标准化、同质化，三级公立医院绩效考核指标体系由医疗质量、运营效率、持续发展、满意度评价4个方面构成，医疗设备使用质量检测相关内容属于：医疗质量指标中的质量安全的第12条——大型医用设备维修保养和质量控制管理部分。《国家三级公立医院绩效考核操作手册（2022版）》要求医院关注医用设备的维修保养和质量控制，配置合适维修人员和维修检测设备。该指标属于定性指标，考核年度大型医用设备在医院使用期间的维修保养和质量控制管理状况。考核方式是医院提供考核年度（当年）的相应佐证材料，包括开展医用设备的维修保养和质量控制，配置合适维修人员和维修检测设备等。

本章编写人员：马丽平，谢松城，郑焜，夏慧琳，冯靖祎，董硕

参考文献

[1] 高关心，张强，郑焜. 世界卫生组织医疗器械技术系列：医疗设备维护管理概论（翻译版）[M]. 北京：人民卫生出版社，2017.

[2] 陈以桢，高惠君. 美国、欧盟医疗器械法规概况及与我国法规的对比 [J]. 中国医疗器械杂志，2008，（3）：218-226.

[3] 林晓君. 欧盟 MDR 法规下医疗器械产品监管机制解读 [J]. 大众标准化，2020，（13）：146-148.

[4] 肖忆梅，欧阳昭连，白杨，等. 欧盟医疗器械标准体系发展现状探析 [J]. 医学信息学杂志，2016，37（11）：66-69.

[5] 许慧雯，王越，杨晓芳，等. 医疗器械标准体系进展 [J]. 中国医疗器械杂志，2018，42（1）：49-52.

[6] 谢松城，严静. 医疗器械管理与技术规范 [M]. 杭州：浙江大学出版社，2016.

[7] 国家卫计委医院管理研究所，中华医学会医学工程学分会. 中国临床工程发展研究报告（白皮书）[M]. 武汉：湖

北科学技术出版社，2015.

[8] 王新．医疗设备维护概论［M］．北京：人民卫生出版社，2017.

[9] 谢松城，郑焜．医疗设备使用安全风险管理［M］．北京：化学工业出版社，2018.

[10] 陈绵康，夏冠群，鲍俊成，等．医院医疗设备质量控制工作回顾与展望［J］．医疗卫生装备，2016，37（6）：127-129，138.

[11] 刘媛，李玉衡，靳婷，等．医疗器械安全隐患触目惊心［J］．首都医药，2005，（21）：20-25.

[12] 冯晓刚．关于大型医疗设备应用质量检测工作的回顾与思考［J］．医疗卫生装备，2009，30（5）：110-111.

[13] 陈晓红，任国荃，周丹，等．医疗设备质量控制体系构建实践与研究［J］．解放军医院管理杂志，2008，（4）：384-386.

[14] 曹德森，刘光荣，吴昊．医疗设备质量控制与维护管理［J］．中国医院院长，2007，（7）：53-56.

[15] 周丹．医院医疗设备质控体系的建立和实施［J］．中国数字医学，2007，2（8）：18-21.

[16] 夏慧琳，高关心，朱永丽，等．医疗机构医疗器械应用质量管理概述［J］．中国医疗设备，2015，30（11）：6-9.

[17] 沈翀．美国临床工程学会临床工程师认证体系概述［J］．环球视野，2010，25（11）：147-148.

[18] 刘岳，吴永亮，李小龙．浅谈美国标准生成机制［J］．航天标准化，2019，（4）：37-41.

[19] 郑佳，易力，李静莉．美国医疗器械认可共识标准管理体系研究［J］．中国医疗器械杂志，2018，42（2）：119-121，132.

[20] 李非，陈荣谅，马艳斌，等．美国医疗器械认可推荐性共识标准管理体制研究及其对我国的启示［J］．中国食品药品监管，2020，（1）：78-87.

[21] 高关心，夏慧琳．中国临床工程师职业发展报告［M］．北京：北京大学医学出版社，2020.

第二章

医疗设备使用质量检测技术要求

■ 第一节　医疗设备使用质量检测技术相关标准、方法

一、医疗设备使用质量检测相关的技术标准分类及举例

2018 年 1 月 1 日，《中华人民共和国标准化法》修订后正式实施，明确了我国标准体系由国家标准、行业标准、地方标准和团体标准、企业标准等组成。医疗设备使用质量检测涉及的标准和规范介绍如下。

（一）国家标准

国家标准是由国家标准化行政主管部门批准并公开发布、对我国经济技术发展有重大意义、需要在全国范围内统一制定的技术要求，分为强制性国家标准（GB）、推荐性国家标准（GB/T）和指导性国家标准（GB/Z）。强制性国家标准指涉及保障人身健康安全、生命财产安全、国家安全、生态环境安全以及满足经济社会管理基本需要的技术要求。推荐性国家标准是指满足基础通用要求、对各有关行业起引领作用的技术要求，与强制性国家标准相配套。强制性国家标准所规定的技术要求是全社会应遵守的底线要求，其他标准技术要求都不应低于强制性国家标准的相关技术要求，国家标准由国家市场监督管理总局及国家标准化管理委员会共同发布。

医疗设备使用质量检测相关的国家标准举例如下。

1. 强制性国家标准

与医疗设备相关的强制性国家标准主要为 GB 9706《医用电气设备》系列标准。该系列标准分为通用标准、并列标准和专用标准。

医疗设备相关的国家标准通常与相应国际标准对应，如 GB 9706.1 对应 IEC 60601—1。国家标准会根据国际标准的修订和版本变化做出修订，替代原有标准。如 GB 9706.1—2020《医用电气设备 第 1 部分：基本安全和基本性能的通用要求》由国家市场监督管理总局、国家标准化委员会于 2020 年 4 月 9 日发布，2023 年 5 月 1 日实施，修改采用了 IEC 60601.1—2012，代替原 9706.1—2007《医用电气设备第 1 部分：安全通用要求》和原 GB 9706.15—2008《医用电气设备 第 1-1 部分：安全通用要求并列标准：医用电气系统安全要求》。

　　GB 9706.1—2020《医用电气设备 第1部分：基本安全和基本性能的通用要求》规定了医用电气设备和医用电气系统的基本安全和基本性能的通用要求，适用于医用电气设备和医用电气系统。考虑到特定的医用电气设备，GB 9706中的专用标准可能会修改、替代或删除通用标准中的适用要求，并可能增加其他基本安全和基本要求。专用标准的要求优先于通用标准。医用电气设备配套的并列标准也已全部发布，专用标准正逐步发布。已发布的GB 9706系列标准见表2.1.1。

表 2.1.1　医疗设备质量检测相关国家系列标准

序号	国家标准号	标准名称
1	GB 9706.204—2022	《医用电气设备 第2-4部分：心脏除颤器的基本安全和基本性能专用要求》
2	GB 9706.222—2022	《医用电气设备 第2-22部分：外科、整形、治疗和诊断用激光设备的基本安全和基本性能专用要求》
3	GB 9706.202—2021	《医用电气设备 第2-2部分：高频手术设备及高频附件的基本安全和基本性能专用要求》
4	GB 9706.213—2021	《医用电气设备 第2-13部分：麻醉工作站的基本安全和基本性能专用要求》
5	GB 9706.224—2021	《医用电气设备 第2-24部分：输液泵和输液控制器的基本安全和基本性能专用要求》
6	GB 9706.225—2021	《医用电气设备 第2-25部分：心电图机的基本安全和基本性能专用要求》
7	GB 9706.236—2021	《医用电气设备 第2-36部分：体外引发碎石设备的基本安全和基本性能专用要求》
8	GB 9706.218—2021	《医用电气设备 第2-18部分：内窥镜设备的基本安全和基本性能专用要求》
9	GB 9706.219—2021	《医用电气设备 第2-19部分：婴儿培养箱的基本安全和基本性能专用要求》
10	GB 9706.226—2021	《医用电气设备 第2-26部分：脑电图机的基本安全和基本性能专用要求》
11	GB 9706.227—2021	《医用电气设备 第2-27部分：心电监护设备的基本安全和基本性能专用要求》
12	GB 9706.208—2021	《医用电气设备 第2-8部分：能量为10kV至1MV治疗X射线设备的基本安全和基本性能专用要求》
13	GB 9706.216—2021	《医用电气设备 第2-16部分：血液透析、血液透析滤过和血液滤过设备的基本安全和基本性能专用要求》
14	GB 9706.229—2021	《医用电气设备 第2-29部分：放射治疗模拟机的基本安全和基本性能专用要求》
15	GB 9706.239—2021	《医用电气设备 第2-39部分：腹膜透析设备的基本安全和基本性能专用要求》
16	GB 9706.265—2021	《医用电气设备 第2-65部分：口内成像牙科X射线机的基本安全和基本性能专用要求》
17	GB 9706.243—2021	《医用电气设备 第2-43部分：介入操作X射线设备的基本安全和基本性能专用要求》
18	GB 9706.254—2020	《医用电气设备 第2-54部分：X射线摄影和透视设备的基本安全和基本性能专用要求》
19	GB 9706.244—2020	《医用电气设备 第2-44部分：X射线计算机体层摄影设备的基本安全和基本性能专用要求》
20	GB 9706.245—2020	《医用电气设备 第2-45部分：乳腺X射线摄影设备和乳腺摄影立体定位装置的基本安全和基本性能专用要求》
21	GB 9706.217—2020	《医用电气设备 第2-17部分：自动控制式近距离治疗后装设备的基本安全和基本性能专用要求》
22	GB 9706.103—2020	《医用电气设备 第1-3部分：基本安全和基本性能的通用要求 并列标准：诊断X射线设备的辐射防护》
23	GB 9706.201—2020	《医用电气设备 第2-1部分：能量为1MeV至50MeV电子加速器基本安全和基本性能专用要求》
24	GB 9706.228—2020	《医用电气设备 第2-28部分：医用诊断X射线管组件的基本安全和基本性能专用要求》
25	GB 9706.211—2020	《医用电气设备 第2-11部分：γ射束治疗设备的基本安全和基本性能专用要求》

续表

序号	国家标准号	标准名称
26	GB 9706.260—2020	《医用电气设备 第2-60部分:牙科设备的基本安全和基本性能专用要求》
27	GB 9706.263—2020	《医用电气设备 第2-63部分:口外成像牙科X射线机基本安全和基本性能专用要求》
28	GB 9706.205—2020	《医用电气设备 第2-5部分:超声理疗设备的基本安全和基本性能专用要求》
29	GB 9706.206—2020	《医用电气设备 第2-6部分:微波治疗设备的基本安全和基本性能专用要求》
30	GB 9706.203—2020	《医用电气设备 第2-3部分:短波治疗设备的基本安全和基本性能专用要求》
31	GB 9706.1—2020	《医用电气设备 第1部分:基本安全和基本性能的通用要求》
32	GB 9706.212—2020	《医用电气设备 第2-12部分:重症护理呼吸机的基本安全和基本性能专用要求》
33	GB 9706.237—2020	《医用电气设备 第2-37部分:超声诊断和监护设备的基本安全和基本性能专用要求》

2. 推荐性国家标准

推荐性国家标准指的是生产、交换、使用等方面,通过经济手段或市场调节,自愿采用的国家标准。尽管推荐性标准为企业自愿采用,但一经企业接受并采用,或各方同意纳入经济合同中,就成为各方必须共同遵守的技术依据;或由企业自我声明符合某推荐性标准时(如在产品包装、说明书上明示),具有法律上的约束性。

3. 指导性标准

指导性标准是指在生产、交换、使用等方面,由组织(企业)自愿采用的国家标准,不具有强制性,也不具有法律上的约束性,只是相关方约定参照的技术依照,起指导和规范某项活动的作用。

4. 国家职业卫生标准

国家职业卫生标准(GBZ)是专业性的国家标准,以保护劳动者健康为目的,对劳动条件(工作场所)的卫生要求做出的技术规定,是实施职业卫生法律、法规的技术规范,是卫生监督和管理的法定依据。如GBZ 128—2019《职业性外照射个人监测规范》、GBZ 130—2020《放射诊断放射防护要求》、GBZ 121—2020《放射治疗放射防护要求》、GBZ 120—2020《核医学放射防护要求》等。

(二)行业标准

行业标准是对没有国家标准而又需要在全国某个行业范围内统一技术要求所制定的标准。行业标准由国务院有关行政主管部门制定,并报国务院标准化行政主管部门备案。行业标准不得与有关国家标准相抵触。行业标准由行业标准归口部门统一管理,如卫生行业标准由国家卫生健康委员会归口管理。

医疗设备质量检测相关行业标准主要有:卫生行业标准(WS),由国家卫生健康委员会发布;医药行业标准(YY),由国家药品监督管理局发布。

1. 卫生行业标准

卫生行业标准是医疗机构开展医疗设备的质量检测的主要参照依据。部分已发布的与医疗设备使用质量检测相关的卫生行业标准见表2.1.2。

表 2.1.2　部分已发布的与医疗设备质量检测相关的卫生行业标准

序号	安全管理规范	序号	质控检测规范
1	WS/T 654—2019《医疗器械安全管理》	10	WS 519—2019《X射线计算机体层摄影装置质量控制检测规范》
2	WS/T 602—2018《高频电刀安全管理》	11	WS/T 263—2006《医用磁共振成像（MRI）设备影像质量检测与评价规范》
3	WS/T 603—2018《心脏除颤器安全管理》	12	WS 262—2017《后装γ源近距离治疗质量控制检测规范》
4	WS/T 655—2019《呼吸机安全管理》	13	WS 582—2017《X、γ射线立体定向放射治疗系统质量》
5	WS/T 656—2019《麻醉机安全管理》	14	WS 523—2019《伽玛照相机、单光子发射断层成像设备（SPECT）质量控制检测规范》
6	WS/T 657—2019《医用输液泵和医用注射泵安全管理》	16	WS 674—2020《医用电子直线加速器质量控制检测规范》
8	WS/T 659—2019《多参数监护仪安全管理》	17	WS 667—2019《机械臂放射治疗装置质量控制检测规范》
9	WS 76—2020《医用X射线诊断设备质量控制检测规范》	18	WS 531—2017《螺旋断层治疗装置质量控制检测规范》

　　行业标准会根据技术发展不断修订并替代原有的标准，如国家卫生健康委员会 2020 年 10 月发布的 WS 76—2020《医用 X 射线诊断设备质量控制检测规范》，代替原 WS 76—2017《医用常规 X 射线诊断设备质量控制检测规范》、WS 518—2017《乳腺 X 射线屏片摄影系统质量控制检测规范》、WS 520—2017《计算机 X 射线摄影（CR）质量控制检测规范》、WS 521—2017《医用数字 X 射线摄影（DR）系统质量控制检测规范》、WS 522—2017《乳腺数字 X 射线摄影系统质量控制检测规范》、WS 530—2017《乳腺计算机 X 射线摄影系统质量控制检测规范》和 WS 581—2017《牙科 X 射线设备质量控制检测规范》。

　　2. 医药行业标准

　　医药行业标准详情可关注国家药品监督管理局定期发布的医疗器械行业标准公告。近年来，国家药品监督管理局每年组织制修订 100 项左右医疗器械标准，现行有效的行业标准 1564 项，其中强制性标准（YY）303 项，推荐性标准（YY/T）1261 项。

　　医药行业标准大多数适合医疗器械生产企业使用，检测项目、方法不完全适用医疗机构开展使用质量检测使用，但也有部分适用于医疗器械使用单位使用质量检测，如 YY/T 0316—2016《医疗器械 风险管理对医疗器械的应用》；YY/T 0841—2023《医用电气设备 医用电气设备周期性测试和修理后测试》等。

　　（三）计量技术规范

　　计量技术规范（JJ），由国家市场监督管理总局发布。计量技术规范是测量活动中量值传递溯源，以及计量器具评价的方法、程序、判定等的技术依据，是测量活动的重要技术支撑。计量技术规范主要包括计量检定系统表、计量检定规程、计量校准规范、计量器具型式评价大纲等。根据国家市场监督管理总局 2022 年 6 月 28 日发布的《关于加强计量技术委员会建设的指导意见》，计量技术规范体系以国家计量技术规范为主体，部门、地方（区域）计量技术规范为补充。计量技术规范分为计量检定规程（JJG）和计量校准规范（JJF）。

　　医疗设备相关的主要计量技术规范介绍如下。

1. 计量检定规程

计量检定规程是计量检定时对计量器具的适用范围、计量特性、检定项目、检定条件、检定方法、检定周期，以及检定数据处理等所作出的技术规定。计量检定规程适用的对象一般是计量法明确规定的强制检定的计量器具（见《中华人民共和国强制检定的工作计量器具检定管理办法》）。国家发布的强制检定的计量器具目录会根据实际情况变化不断调整，2020 年 11 月 10 日国家市场监督管理总局发布了《市场监管总局关于调整实施强制管理的计量器具目录的公告（2020 年第 42 号）》，其中包括用于医疗卫生的强制计量管理器具，见表 2.1.3。实施强制管理的医疗设备计量器具所适用的国家计量检定规程见表 2.1.4。

表 2.1.3　实施强制管理的医疗设备相关计量器具目录（2020 版）

一级序号	二级序号	一级目录	二级目录	监管方式	强检方式	强检范围及说明
1	(1)	体温计	体温计	型式批准强制检定	玻璃体温计只做型式批准和首次强制检定，失准报废；其他体温计周期检定	用于医疗卫生：医疗机构对人体温度的测量
14	(18)	血压计（表）	无创自动测量血压计	型式批准强制检定	周期检定	用于医疗卫生：医疗机构对人体血压的测量
	(19)		无创非自动测量血压计	型式批准强制检定	周期检定	用于医疗卫生：医疗机构对人体血压的测量
15	(20)	眼压计	眼压计	型式批准强制检定	周期检定	用于医疗卫生：医疗机构对人体眼压的测量
21	(26)	听力计	纯音听力计	型式批准强制检定	周期检定	用于医疗卫生：医疗机构对人体听力的测量
	(27)		阻抗听力计	型式批准强制检定	周期检定	用于医疗卫生：医疗机构对人体听力的测量
22	(28)	焦度计	焦度计	型式批准强制检定	周期检定	用于医疗卫生：医疗机构、眼镜制配场所对眼镜镜片焦度的测量
23	(29)	验光仪器	验光仪、综合验光仪	型式批准强制检定	周期检定	用于医疗卫生：医疗机构、眼镜制配场所验光使用
	(30)		验光镜片箱	型式批准强制检定	周期检定	用于医疗卫生：医疗机构、眼镜制配场所验光使用
	(31)		角膜曲率计	型式批准强制检定	周期检定	用于医疗卫生：医疗机构、眼镜制配场所测量角膜曲率使用
34	(46)	放射治疗用电离室剂量计	放射治疗用电离室剂量计	强制检定	周期检定	用于医疗卫生：医疗机构对人体放射剂量的测量
35	(47)	医用诊断X射线设备	医用诊断X射线设备	强制检定	周期检定	用于医疗卫生：医疗机构对人体进行辐射诊断和治疗
36	(48)	医用活度计	医用活度计	强制检定	周期检定	用于医疗卫生：医疗机构以放射性核素进行诊断和治疗的核素活度的测量

续表

一级序号	二级序号	一级目录	二级目录	监管方式	强检方式	强检范围及说明
37	（49）	心脑电测量仪器	心电图仪	强制检定	周期检定	用于医疗卫生：医疗机构对人体心电位的测量
	（50）		脑电图仪	强制检定	周期检定	用于医疗卫生：医疗机构对人体脑电位的测量
	（51）		多参数监护仪	强制检定	周期检定	用于医疗卫生：医疗机构对人体心电、脉搏、血氧饱和度等测量

注：上表摘录自国家市场监管总局发布的《市场监管总局关于调整实施强制管理的计量器具目录的公告（2020年第42号）》附录。

表 2.1.4　实施强制管理的医疗设备计量器具所适用的计量检定规程

序号	计量检定规程
1	JJG 111—2019《玻璃体温计检定规程》
2	JJG 1162—2019《医用电子体温计检定规程》
3	JJG 1164—2019《红外耳温计检定规程》
4	JJG 692—2010《无创自动测量血压计检定规程》
5	JJG 574—2004《压陷式眼压计检定规程》
6	JJG 1141—2017《接触式压平眼压计检定规程》
7	JJG 1143—2017《非接触式压平眼压计检定规程》
8	JJG 388—2012《测听设备 纯音听力计检定规程》
9	JJG 991—2017《测听设备阻 耳声阻抗/导纳测量仪器检定规程》
10	JJG 580—2005《焦度计检定规程》
11	JJG 1097—2014《综合验光仪(含视力表)检定规程》
12	JJG 892—2022《验光仪检定规程》
13	JJG 1011—2018《角膜曲率仪检定规程》
14	JJG 912—2010《治疗水平电离室剂量计检定规程》
15	JJG 744—2004《医用诊断 X 射线辐射源检定规程》
16	JJG 1145—2017《医用乳腺 X 射线辐射源检测规程》
17	JJG 377—2019《放射性活度计检定规程》
18	JJG 543—2008《心电图机检定规程》
19	JJG 1041—2008《数字心电图机检定规程》
20	JJG 1042—2008《动态(可移动)心电图机检定规程》
21	JJG 1043—2008《脑电图机检定规程》
22	JJG 954—2019《数字脑电图机检定规程》
23	JJG 1163—2019《多参数监护仪检定规程》

　　此外，还有部分医疗设备最新调整后虽然已经不在强制计量管理的目录内，但原检定规程依然有效，如 JJG 639—1998《医用超声诊断仪超声源检定规程》等。

2. 计量校准规范

计量校准规范指计量检定规程所不能包含的其他具有综合性、基础性的计量技术要求和技术管理方面的规定，一般针对非强制管理的计量器具。国家市场监督管理总局颁布的一系列医疗设备计量校准规范（JJF），针对非强制计量、高风险的医疗设备进行计量校准。表2.1.5是部分已发布的医疗设备相关计量校准规范。

表 2.1.5　医疗设备相关计量校准规范（部分）

类别	名称	计量校准规范
生命支持类计量器具	呼吸机	JJF 1234—2018《呼吸机校准规范》
	麻醉呼吸机	JJF 1234—2018《呼吸机校准规范》
	注射泵/输液泵	JJF 1259—2018《医用注射泵和输液泵校准规范》
	除颤监护仪	JJF 1149—2014《心脏除颤器校准规范》
	婴儿培养箱	JJF 1260—2010《婴儿培养箱校准规范》
	血液透析机	JJF 1353—2012《血液透析装置校准规范》
	高频电刀	JJF 1217—2009《高频电刀校准规范》
	肺功能仪	JJF 1213—2008《肺功能仪校准规范》
临床检验类医用计量器具	离心机	JJF(浙)1117—2015《医用离心机校准规范》
	显微镜	JJF 1402—2013《生物显微镜校准规范》
	干燥箱、培养箱	JJF 1101—2019《环境试验设备温度、湿度参数校准规范》
	药品冷藏箱	JJF 1101—2019《环境试验设备温度、湿度参数校准规范》
	血液冷藏箱	JJF 1101—2019《环境试验设备温度、湿度参数校准规范》
	水浴锅	JJF 1030—2023《温度校准用恒温槽技术性能测试规范》
	医用热力灭菌设备	JJF 1308—2011《医用热力灭菌设备温度计校准规范》
	尿液分析仪	JJF 1129—2005《尿液分析仪校准规范》
	液相色谱质谱联用仪	JJF 1317—2011《液相色谱-质谱联用仪校准规范》
	聚合酶链反应分析仪	JJF 1527—2015《聚合酶链反应分析仪校准规范》
	血流变分析仪	JJF 1316—2011《血液黏度计校准规范》

（四）地方标准

地方标准（DB）是指对没有国家标准和行业标准而又需要在省、自治区、直辖市范围内统一技术要求所制定的标准。地方标准在本行政区域内适用，不得与国家标准和行业标准相抵触。地方标准为推荐性标准，地方标准的编号由地方标准代号、地方标准顺序号和年代号三部分组成。省级地方标准代号，由汉语拼音字母"DB"加上其行政区划代码前两位数字组成。市级地方标准代号，由汉语拼音字母"DB"加上其行政区划代码前四位数字组成。例如：DB 61/T 1207—2018《在用医用电子内窥镜系统检验规范》是一个陕西省的地方标准，其中61是陕西省地区代码的前两位，1207是标准的顺序号，2018是发布年度。地方标准的技术要求不得低于强制性国家标准的相关技术要求，并要做到与有关标准之间的协调配套。地方标准可以通过"地方标准信息服务平台"查询。

（五）团体标准

团体标准是由团体按照团体确立的标准制定程序自主制定发布，由本团体成员约定采用或者按照本团体的规定供社会自愿采用的标准。团体（association）是指具有法人资格，且具备相应专业技术能力、标准化工作能力和组织管理能力的学会、协会、商会、联合会和产业技术联盟等依照《社会团体登记管理条例》等规定成立并在民政部登记的社会团体。团体标准是推荐性标准，鼓励企业在自律的基础上，按照标准生产，以提高品质为核心，以质量安全为保证，保障消费者权益，树立产品品牌。团体标准编号依次由团体标准代号、社会团体代号、团体标准顺序号和年代号组成，如团体标准 T/CAME 24—2020 是中国医学装备协会制定的《数字化手术室建设标准》，T 为团体标准代号，CAME 代表中国医学装备协会，24 为顺序号，2020 为年代号。团体标准的技术要求不得低于强制性国家标准的相关技术要求。

从 2017 年《团体标准管理规定（试行）》发布后，我国团体标准发展很快。团体标准可以通过"全国团体标准信息平台"查询。

（六）企业标准

企业标准是对企业范围内需要协调、统一的技术要求、管理要求和工作要求所制定的标准，是企业组织生产、经营活动的依据。企业标准虽然是我国标准体系中最低层次的标准，但这不是从标准的技术水平的高低来划分的。制定标准时要求，企业标准的技术要求应不低于行业标准，行业标准又不低于国家标准。

企业标准原则上只是在企业内部有效，但企业标准是针对自己生产的具体产品制定的，相关技术指标往往体现在产品使用说明书和技术参数表（data sheet）中。因此，企业标准在医疗设备使用质量检测中可以作为验收时性能检测指标的参考依据。

二、医疗设备使用质量检测中标准的适用范围与选择

（一）医疗设备使用质量检测中标准的适用范围

上述各个标准中都有各自的适用范围，在标准"范围"一节中有详细说明。如 WS 519—2019《X 射线计算机体层摄影装置质量控制检测规范》在适用范围中规定："本标准规定了 X 射线计算机体层摄影装置（简称 CT）质量控制检测的要求和方法。本标准适用于诊断用 CT 的质量控制检测，包括验收检测、使用中 CT 的状态检测及稳定性检测。放射治疗中模拟定位 CT、核医学用 CT 可参照本标准执行。本标准不适用于锥形束 CT（CBCT），如牙科 CT、乳腺 CT 等；也不适用于专用于头颅检查的移动式 CT。"医疗机构在开展医疗设备使用质量检测中参考的标准选择需要关注标准的适用范围。

（二）医疗设备使用质量检测工作中相关参考标准的选择

1. 选择顺序

关于医疗设备使用质量检测中相关参考标准的选择，在各种标准中国家标准的指标是必须执行的。行业标准只是对该标准相对应的本行业适用。企业标准只是在企业内部有效。通常情况下我们选用标准时的顺序为：国家标准→行业标准→团体标准→企业标准，要根据具体情况参考决定。如医疗设备的电气安全标准可选择国家标准，如 GB 9706.1—2020《医用电气设备 第 1 部分：基本安全和基本性能的通用要求》。性能检测参考标准首先选择卫生行业标准（WS 标准）（表 2.1.4），但是 WS 标准项目较少，也可以

参考计量技术规范中的相关内容。

新注册上市的医疗设备，尤其是新颖的医疗设备，往往没有相关的国家标准、行业标准可供参考，根据国务院《医疗器械监督管理条例》规定，可以按照产品说明书的要求作为质量检测的参考依据。

2. 不同检测的参考标准选择

医疗设备验收检测比较特殊，在满足相应国家标准、行业标准的前提下，由于不同厂家、不同规格型号、不同系统功能配置的医疗设备功能、性能指标差异很大，检测方法也不同，不能按照统一的标准进行检测，可以按照企业标准，根据厂家使用说明书、技术参数表以及合同提供的产品性能参数针对性地制定个性化的验收标准。

在状态检测、稳定性检测中选择参考卫生行业标准，可操作性相对更好；计量检测必须按照计量技术规范执行。

3. 检测指标和方法选择

（1）检测指标的选择

医疗设备使用质量检测的目的是保障医疗设备临床使用的安全、有效。选择与临床使用安全性、有效性相关的指标（包括性能指标和功能性指标）是首先要考虑的。

检测指标的可操作性选择方面，医疗设备使用质量检测指标与生产企业的产品检测指标有一定差异，生产企业的产品检测指标在使用质量检测中不一定适用。如医学影像设备性能评价指标生产企业采用量子检出效率（DQE），但检测方法的计算太复杂，在医院影像设备使用质量检测中不宜使用，通常选择空间分辨率、低对比可探测能力等指标，来反映设备的检测能力。

安全性指标，通常包括通用电气安全指标和专用安全指标。例如，超声诊断设备既要考虑电气安全又要考虑声输出安全。针对电安全的指标主要是漏电指标，即患者漏电流、外壳漏电流和对地漏电流；针对声输出安全的指标主要有峰值负声压、输出波束声强和空间峰值-时间平均声强（SPTA）。JJG 639—1998《医用超声诊断仪超声源检定规程》规定："其输出声强一般应不大于 10mW/cm^2，对超出 10mW/cm^2 的仪器，应公布其输出声强值，并在明显位置警示'严禁用于孕产妇'；患者漏电流＜$100\mu\text{A}$"。

功能性指标的选择，根据临床使用风险，考虑一些功能性的指标检测。尤其是验收检测中要参考产品功能相关指标。

（2）检测方法与工具的选择

医疗设备使用质量检测的方法与工具选择的原则是在保障医疗安全与质量前提下，考虑检测的可行性和可操作性。在医院现场检测环境下，优先选择对检测环境条件要求不过于严格、检测步骤简便易行的方法；在满足检测指标、检测精度的条件下，优先选择通用的多参数检测设备，提高工作效率。

■ 第二节 医疗设备使用质量检测设备的配置、管理与环境要求

一、医疗设备使用质量检测设备（工具）的分类

1. 标准模体

标准模体是一种用模型代替人体的标准化检测设备，常用的标准模体有：仿组织超声模

体，剂量模体，CT性能模体、MRI性能模体、骨密度模体、乳腺模体等。

2. 模拟器

模拟器是模拟人体组织、生理信号和生理参数的一类检测设备，如模拟肺，模拟眼，心电模拟器，血压模拟器，血氧模拟仪等。也有多参数组合的模拟器。

3. 标准物质

标准物质包括化学成分标准物质、物理化学特性标准物质和工程特性标准物质，可以是气、液、固三态。如体外诊断设备的标准质控液（生化分析仪）、标准血（血细胞分析）、标准pH液，标准气体（O_2、CO_2、N_2O）等。

4. 性能测试分析仪器

性能测试分析仪器用于测试各类医疗设备各项性能参数输出值，以判断被测试的设备性能是否合格。如电气安全分析仪、气流分析仪、高频电刀分析仪、呼吸机/麻醉机检测仪器、X线剂量仪等。

5. 测试软件

测试软件用于设置测试各类医疗设备的程序和检测结果的计算、分析。测试软件包括内置软件和独立软件。

二、各类医疗设备使用质量检测设备的配置

开展医疗设备使用质量检测需要配置相应的检测设备、工具与体模。表2.2.1是各种医疗设备对应的质量检测设备配置方案。

表2.2.1 各种医疗设备对应的质量检测设备配置方案

医疗设备	检测设备	检测功能要求
常规有源电子医疗设备	电气安全分析仪	具有基本的电气安全测试功能,包括电源电压、接地(保护接地)电阻、绝缘电阻、各种设备漏电流以及导联(患者)漏电流测试等
监护类设备(包括监护仪、心电图机、血氧仪和电子血压计等)	生命体征模拟器	可模拟心电图波形(包括胎儿心电图与心律失常)及呼吸、体温、有创血压、心输出量/心导管、无创血压、血氧饱和度等信号
除颤仪	除颤仪/经皮起搏器分析仪	可测量输出能量(单相和直流双相能量,脉冲双相能量)、最大能量、心脏电复率、充电时间过冲峰值和平均电流、电压、ECG/性能波形等
呼吸机、麻醉机	气流分析仪	可测量各种呼吸参数:潮气量、呼吸速率、吸气与呼气时间比(I：E),可检测PEEP肺顺应性、氧浓度、温度和湿度等测量功能
输液泵、注射泵	输液设备分析仪	测量瞬时流量、平均流量、阻塞压力和单/双流量测试,容积测量
高频电刀	电刀分析仪	可检测高频电刀的各项指标,包括输出功率、电流、频率、波峰因子和负载电阻范、高频漏电流、回路阻抗监测、功率分布曲线、血管闭合性等
耳温计	耳温枪检测仪	35～45℃多点温度检测
婴儿培养箱、辐射保暖台	婴儿培养箱/辐射保暖台分析仪	可同步测量湿度、气流、噪声强度和6个不同点的温度(5个对流温度或表面温度),选配可测试培养箱皮肤温度传感器
血液透析设备	血液透析检测仪	可测量透析液电导率、温度、透析液流量、动脉压与静脉压、透析用水pH等

医疗设备	检测设备	检测功能要求
超声成像诊断设备	超声成像模体；多普勒仿血流模体；超声功率计	超声成像模体可检测：探测深度、轴向分辨力、侧向分辨力、盲区、几何位置示值误差和囊性病灶直径误差等二维灰阶成像性能参数； 多普勒仿血流模体检测项目应包括：血流速度读数准确度、血流探测深度、取样游标准确度和方向识别能力等； 超声功率计可以测量超声探头的功率输出，脉冲或连续波模式测量总功率
常规放射影像设备（DR/CR）	X射线质量评估系统；数字X射线成像模体	X射线质量评估系统测量参数：千伏值、剂量、剂量率、半值层、曝光时间、脉冲数、剂量/脉冲、帧数、剂量/帧、毫安值、管电流时间积等； 数字X射线成像模体测量：准直/射束一致性、动态范围、空间分辨率、对比度分辨率、均匀性
计算机体层成像（CT）装置	CT机性能检测模体，剂量模体＋电离室	CT机性能检测模体检测项目：定位光精度、扫描架倾角精度、重建层厚偏差、CT值（水）、均匀性、噪声、高对比分辨力、低对比可探测能力、CT值线性； 剂量模体可用于CTDI测量
乳腺成像设备	乳腺机X线质量评估及乳腺模体	模体内的物体模拟钙化、体内导管的纤维性钙化和肿瘤群，对乳腺摄影系统的性能进行测试
牙科成像设备	牙科性能模体	空间分辨力、低对比度分辨力、射线垂直度、动态伪影等
数字减影血管造影（DSA）	DSA性能检测模体	可检测项目：动态范围、DSA对比敏感度、DSA视觉空间分辨率、伪影、非线性衰减补偿（对数误差）等
医用磁共振成像设备（MRI）	磁场强度计；MRI性能检测模体	可检测项目：空间分辨率（高分辨率）、密度分辨率（低对比度）、信噪比、T_1及T_2值、几何线性、噪声、均匀性、图像一致性、水当量值等

三、医疗设备使用质量检测设备的使用管理

（一）检测设备的计量管理

医疗设备使用质量的检测设备一般属于计量器具，应按照计量器具管理，定期做好检测设备的计量检定、校准工作，保证检测工具的计量准确性、有效性。检定、校准证书和文件作为技术档案资料保管。

根据计量器具管理制度，有下列情况之一的质量检测设备不得使用：①未经检定或检定不合格；②超过检定周期；③无有效合格证书或印鉴；④在有效使用期内发现失准失灵；⑤未经政府计量行政部门批准使用的非法定计量单位的质量检测设备；⑥修理后的检测设备未经相关质监部门重新检定或校准。

（二）检测设备的使用管理制度

使用质量检测设备的部门应制定相应的使用操作规程。使用人员必须严格按照说明书有关规定、标准及操作规程操作质量检测设备，不得随意改动质量检测设备的参数和基准，出现问题要及时向管理人员报告，不得擅自拆卸检测设备。

由专人负责质量检测设备的使用与保养工作，负责使用、借用登记。

质量检测设备发生故障时，应及时报设备管理员处理，送专业维修部门检修，使用部门和个人无权擅自修理质量检测设备，维修后的设备须重新送检。

医疗机构使用的各类质量检测设备须建立管理档案，每台设备建卡、建档，内容包括产品名称、型号、生产厂家、出厂时间、出厂编号，以及定期计量检定、校准的合格证书等技术档案。

在用质量检测设备必须有校准证书或合格标记，发现合格证书丢失或超期及时办理补证或送检手续。

（三）检测设备的使用场所管理

依据《三级公立医院绩效考核指标》的要求，医疗机构须配置维修场地，用作维修、维护和质量检测使用。具体工作场所的要求可以根据医疗机构不同级别、规模建立质控检测实验室。

1. 场地选择

根据医疗机构设备配置量，配置质控检测实验室，医学工程部门在工作场所中有专门质控检测场所，建议面积不小于20平方米。三级医院医学影像部门、放射治疗科室、血液透析科室通常配备专职工程师、技师、物理师负责质控检测工作，可以在科室中设置相应的检测工作场所。

2. 管理原则

所有实验室按照"5S"管理原则，质控检测设备按功能分区的标识存放，并做好标识，存放于固定位置。不同的质控检测区域做好功能区域的标识，分区明确，保持整洁。

3. 操作流程

质控实验室墙上张贴质控检测操作流程，操作流程最好张贴于质控检测设备摆放位置上方。

4. 资料管理

质控室配置存档书柜，各类质量检查检测的历史记录按设备分类和标识存放，包括各类质控检查相关的管理文件。质量检测设备工具每年的计量溯源证书须独立存档。

开展医疗设备使用质量检测信息化管理的单位，应配置计算机、网络设备、数据库软件，与医疗设备的计算机维护管理系统（CMMS）联网。

■ 第三节　医疗设备使用质量检测人员的配置与资质要求

一、医疗设备使用质量检测人员的配置

1. 医疗机构开展医疗设备使用质量检测人员的配置

医疗机构医疗设备使用质量检测人员的配置是开展医疗设备使用质量检测工作的基本保障，建议由人员配备适当、组织健全的临床工程部门制定恰当的维护保养计划并进行定期检测维护保养。医疗机构医疗设备使用质量检测人员的配置人数目前没有统一的标准，同时，考虑到医疗设备使用质量检测工作不是一项独立的工作，往往与设备维修、预防性维护工作同时进行，工作人员可以是医疗机构医学工程部门或医技科室的技术人员，可以专职或工作分工兼任。具体有下面两种方式。

（1）按实际检测工作量考虑质量检测人员的配置。医院医学工程部门根据医疗机构实际医疗设备装备数量，核算实际承担检测工作的工作量，落实人员配置。

（2）按专业考虑质量检测人员的配置。如血液透析管理相关规定，20台血液透析机要

求配置一名工程技术人员负责透析机的维护工作；三级医院医技科室往往专门配置专业工程技术人员如放射影像科室的技师、放疗的物理师，负责设备的日常维护、检测。

2. 委托第三方负责医疗设备使用质量检测的人员配置

完全委托第三方负责医疗设备使用质量检测的医院，提供服务的第三方应按照委托协议（合同）合理配置驻院医疗设备使用质量检测的人员和资深专业检测技术人员；部分委托第三方负责医疗设备使用质量检测的医院，医疗机构作为委托方，必须有专职的临床工程人员负责监督与工作考核评价。

二、医疗机构医疗设备使用质量检测人员培训与资质要求

（一）医院医疗设备使用质量检测人员培训

医疗机构从事医疗设备检测的人员应接受过相关培训，了解被测设备的各项检测指标及国家关于医疗设备检测的相关法律法规，如《医疗器械监督管理条例》《医疗器械临床使用管理办法》（国家卫生健康委员会令第 8 号）、《计量法》等。卫生行业标准 WS/T 654—2019《医疗器械安全管理》规定：从事医疗器械安全检测的人员，宜具备医学工程专业背景，且应经过相关技术培训并考核合格后从事该项工作。医疗机构应建立医疗器械安全检测的医学工程专业人员的技术档案。技术档案应包括其学历、培训经历、资历、职务和技术职称等方面的内容。

目前，国内相关的学会、协会都在组织医疗设备维护的岗位胜任力培训、职业技能培训，以及医疗设备和检测设备的生产厂家针对某一设备的技术培训。培训考核合格后，发给合格证书。

（二）第三方检测机构资质认证

根据相关法律法规，检测机构必须取得相应的资质方可开展医疗设备质量检测和计量检测。对于第三方检测机构的资质认证主要包括：国家认证认可监督管理委员会（简称国家认监委）授予的检验检测机构资质认定（China Inspection Body and Laboratory Mandatory Approval，CMA），中国合格评定国家认可委员会（China National Accreditation Service for Conformity Assessment，CNAS）授予的实验室认可证书。

根据《检验检测机构资质认定管理办法》，检验检测机构应当向国家认监委或者省级资质认定部门提出认证申请，资质认定部门依据检验检测机构资质认定基本规范、评审准则的要求，完成对申请人的技术评审。资质认定包括检验检测机构计量认证。只有通过计量认证并获得授权的机构才可从事计量检测工作和面向社会提供服务。CMA 资质认定证书有效期为 6 年，需要延续资质认定证书有效期的，应当在其有效期届满 3 个月前提出申请。

CNAS 是根据《中华人民共和国认证认可条例》的规定，由国家认监委批准设立并授权的国家认可机构，统一负责对认证机构、实验室和检查机构等相关机构的认可工作，第一方、第二方和第三方实验室均可申请认可。CNAS 参照 ISO 17025 实验室认证体系。ISO 17025 实验室认可体系是由国际标准化组织 ISO/CASCO（国际标准化组织/合格评定委员会）制定的实验室管理标准，全称为 ISO/IEC 17025：2017《检测和校准实验室能力的通用要求》。ISO 17025 标准的重点是评价实验室校准和检测能力是否达到预期要求。凡通过 ISO 17025 校准实验室提供的数据均具有法律效力，得到国际认可。

■ 第四节　医疗设备使用质量检测类型、程序与流程

一、医疗设备使用质量检测类型

（一）按使用生命周期不同阶段划分

按医疗设备的使用生命周期划分，医疗设备使用质量检测包括验收检测、状态检测、稳定性检测、使用前功能检测、维修后检测等。

1. 验收检测

验收检测是医疗设备安装完毕或重大维修后，为鉴定其影响质量的性能指标是否符合约定值而进行的检测。医疗设备验收分为商务验收、技术验收和临床验收。验收检测是对医疗设备到货安装完成后，正式投入临床使用前进行的一种检测，主要属于技术验收范畴。

（1）验收检测的内容

2021年国家卫生健康委员会《医疗器械临床使用管理办法》（国家卫生健康委员会令第8号）第二十一条规定："医疗机构应当建立医疗器械验收验证制度，保证医疗器械的功能、性能、配置要求符合购置合同以及临床诊疗的要求。医疗器械经验收验证合格后方可应用于临床。"

医疗设备制造商应提供注册的产品技术参数表，包括技术标准、性能指标、检测方法。验收检测内容包括医疗设备各项技术性能、功能指标是否达到医疗设备制造商声明的技术指标或招投标标书响应的技术指标（以两者中指标好的参数为准）。

（2）验收检测的适用标准

因为同一品种不同品牌、不同型号的医疗设备性能技术指标会有很大的差异。如高端后64排CT与普通16排CT性能指标、功能存在明显差异。为了验证新购置的设备是否能达到销售方在采购、招标中允诺的性能指标和功能，在产品满足相应国家标准、行业标准的前提下，验收检测应该按照生产厂家提供的产品技术参数表的性能参数和检测方法进行。一般生产厂家提供的产品技术参数表的指标会高于通用标准。同时，不同医院采购同一类医疗设备的功能配置也不相同，必须参照采购合同的功能配置（包括硬件和软件功能）进行验收检测。

在验收检测时，医疗设备供应商代表、使用单位的临床使用人员与工程技术人员均应到场参加。对于大型医疗设备的验收检测，还可以由生产厂家与有资质的检测机构人员参与。

对验收检测中技术性能不达标的情况，应与供应商联系解决，必要时可通过商检索赔方式处理，直到达到要求的技术性能指标。

（3）验收检测的记录

验收检测的实际结果数据记录应由参加检测人员、使用科室人员、设备供应商代表共同签字，并作为技术档案保存。验收检测的各项技术性能指标的检测数据，作为以后状态检测、稳定性检测与质量管理工作的基准数据。

2. 状态检测

状态检测是为评价设备运行状态而进行的检测。医疗设备使用一定时间后，设备性能会发生变化，需要对设备主要技术指标进行全面测试，属于定期性能检测。目的是确保医疗设

备始终处于最佳性能状态，及时发现医疗设备性能的变化程度。它是医疗设备应用质量保证中非常重要的一个措施。

设备状态检测的周期在符合国家有关法律法规、标准规定等的前提下可以根据一定周期执行。状态检测的内容，主要是对设备的主要性能指标进行检测，如呼吸机的潮气量、吸呼比、流量等；监护仪的心率、血压、血氧饱和度等。为使每次测试的结果有可比性，要求保证每次测试条件的一致性。此外，在检测方法上应具有可操作性，并规定每一项可接受的允许偏差范围及操作步骤，如果超出应加以注明。状态检测的检测项目比验收检测的项目相对要少。

3. 稳定性检测

稳定性检测是相对初始状态的性能变化是否符合质量控制标准范围而进行的检测，是对使用中的医疗设备的有关指标进行监控，验证性能指标的稳定性。稳定性检测的检测项目比状态检测少，检测的周期比状态检测短。稳定性检测主要用来确定系统的性能相对初始状态有没有发生超出容许范围的变化，如 CT 定期检测水的 CT 值变化，等等。稳定性检测结果用该参数的基线值及控制范围来评价，一般由医疗设备使用科室技术人员或指定临床工程人员完成。

稳定性检测的项目、方法和检测周期可根据相关应用质量检测规定，或参照医疗设备生产厂家在技术文件中使用的安全、维护计划的相关规定进行规划，包括每天、每周、每个月需要做的日常检测工作等。

表 2.4.1 是验收检测、状态检测和稳定性检测的比较。

表 2.4.1　验收检测、状态检测和稳定性检测比较表

	验收检测	状态检测	稳定性检测
检测目的	检测技术性能是否达到生产厂承诺达到的指标要求	检测性能指标是否达到检测规范或临床应用要求	检测性能指标的稳定性
检测特点	测量由厂方提供的技术指标和关键参数	按相关标准、规范要求的技术参数检测	日常检测
检查项目	按厂方技术文件中提供的测试方法、参数测量	按相关标准规定的方法、参数测量	主要技术参数,按规定的项目参数测量
参加检测部门	生产厂、使用单位或第三方检测部门	保修机构、使用单位或第三方检测部门	使用单位、第三方保修机构
检测时间、周期	第一次投入使用前或重新安装后	不同设备按计划决定定期检测	按计划定期检测或维修后

4. 使用前功能检查

国家食品药品监督管理总局 2015 年发布的《医疗器械使用质量监督管理办法》第十三条规定："医疗器械使用单位应当建立医疗器械使用前质量检查制度。在使用医疗器械前，应当按照产品说明书的有关要求进行检查。"为了最大限度降低患者使用风险，医疗设备在每次使用前需要进行质量检查，检查项目相对比较简单，一般不需要使用工具或测试设备。目前很多医疗设备带有自检功能，自动完成，如除颤仪每天自动检测。具体操作可以由临床使用人员或驻科室的临床工程师执行。使用前检查的结果应该以书面或电子格式记录保存。

5. 维修检测

维修检测包括两种不同的应用场景，即维修中检测和维修后检测。

（1）维修中检测

临床使用科室如果发现医疗设备无法在临床正常使用，报修或送修时，医院医工技术人员为了验证是否属于设备故障或是其他因素造成，需要对设备进行检测。例如，比较常见的临床工作中反映多参数监护仪血压检测结果不正确，影响诊断；护理工作中反映耳温计测量体温不正确等。临床使用人员无法判断是否出现设备故障，往往会向医院医工部门报修或送修。医工人员先对设备进行检测，判断是否是设备本身的问题。若检测结果存在问题，再进一步判断故障原因，进行维修、校正；若检测结果正常，可以进一步分析是否是使用操作问题、使用环境问题或患者本身的因素。

（2）维修后检测

医疗设备维修后，尤其是更换关键部件后性能参数是否达到要求，在重新投入使用之前需要进行检测验证，包括进行电气安全和性能指标的测试。

医疗设备维修后的检测可以参考相关标准进行，如医药行业标准 YY/T 0841—2023《医用电气设备 医用电气设备周期性测试和修理后测试》（注：该标准 2023 年 9 月 5 日正式发布，替代原 YY/T 0841—2011 标准，在 2025 年 9 月 15 日开始实施），要求在维修后进行电气安全检测；大型医用设备如 CT 设备"大修"更换关键部件，如更换球管、探测器等，要按照 WS 519—2019《X 射线计算机体层摄影装置质量控制检测规范》重新做验收检测，发现性能质量指标不合格须重新修理直至检测合格。计量设备故障或在计量检定中发现有部分项目不合格的，在维修后必须重新计量检定，直至达到规定的指标后才能进入正常使用。对维修后部分功能未恢复正常而临床又急需使用的，应有标记提示操作人员对设备功能使用的限制。

维修后安全性能检测的结果应该有书面或电子格式记录保存。

（二）按检测方式划分

按照检测方式的不同，医疗设备使用质量检测可以分为现场检测、实验室检测、自动检测、远程监测。

1. 现场检测

现场检测是指检测工作在医疗设备临床使用的现场进行。一些大型医疗设备如 CT 机、MRI 机、加速器等是无法移动的，需要在现场进行检测。

2. 实验室检测

对于一些检测条件（包括环境条件）有相关标准规定的，或者须进行批量检测的医疗设备，需要集中到医院医学工程部门或第三方检测实验室进行检测。

3. 自动检测

智能化医疗设备，一般都具有开机自检、系统故障自测、自动调零、自动校准，以及可设置的自动、定时实施状态检测的功能。这些医疗设备就可以采用自动检测。

4. 远程监测

随着物联网的不断普及和技术的广泛推广，物联网技术可实现医疗设备远程、实时工作状态监控，实时警报通知和在线故障诊断分析，尤其是设备使用分布面广、影响面大，需要及时了解设备状态的情况，如自动体外除颤器（AED）。目前各个城市已经在人员密集的场所开始配备 AED，需要实时了解 AED 的工作状态，人工巡回检测几乎不可能实现，AED 远程监测系统将 AED 蓝牙传输功能与专用路由器以及用户终端进行三位一体的有机结合，实现对 AED 进行有效管理和状态监测。通过网站、微信服务号等方式获取 AED 相关信息后，用户就可以在终端（如电脑、手机）对 AED 进行有效的管理和状态监测。

（三）按检测性质划分

按照检测性质的不同，医疗设备质量检测可分为计量检测和检测校准。

1. 计量检测

医院根据《中华人民共和国计量法》（以下简称《计量法》）规定对计量器具实施法治化管理。医疗机构使用的医疗设备中有一部分属于计量器具。医学计量是计量学与医学的结合，它是以传统计量科学为基础，结合医学领域广泛应用的物理、化学及相关医疗设备检测而建立起来的体系，主要用于医学领域的质量保障。

计量检测是通过对计量对象的对应参数进行一系列的测试，从而得到某种结果的过程。计量检测可分为计量检定、计量校准、计量比对。

（1）计量检定

计量检定（verification）是用高一等级准确度的计量器具对低一等级的计量器具进行比较，以达到全面评定被检计量器具的计量性能是否合格的目的，主要针对强制性检定计量器具。计量检定是按照国家计量检定规程的规定，查明和确认计量器具是否符合法定要求的过程，包括检测、加标记和出具检定证书。计量检定工作由法定计量技术机构承担。计量检定是一个自下而上的量值溯源过程。

（2）计量校准

计量校准（calibration）是指被校计量器具与高一等级的计量标准相比较，以确定被校计量器具的示值误差的全部工作。计量校准是按照计量校准规范的规定，评定计量器具是否符合规定要求，以确保被测量的测量结果单位量值的统一准确。计量校准是一个自上而下的量值传递过程。

（3）计量比对

计量比对（comparison）是指在规定条件下，对相同准确度等级的同类基准、标准或工作计量器具之间的量值进行比较，其目的是考核量值的一致性。计量检定和计量校准的区别见表 2.4.2。

表 2.4.2　计量检定和计量校准的区别

	计量检定	计量校准
检测性质	属于强制性的执法行为,属于法制计量管理的范畴	不具有强制性,属于组织自愿的溯源行为
检测对象	《实施强制管理的计量器具目录》中"强制检定"的计量器具	强制性检定之外的计量器具
适用标准	国家计量检定规程(JJG)	国家计量校准规范(JJF)
检测目的	属于自下而上量值溯源	评定计量器具是否符合规定要求,是自上而下的量值传递过程
检测方式	必须到有资格的计量部门或法定授权的单位进行。检定的周期必须按《检定规程》的规定进行	可以采用组织自校、外校,或自校加外校相结合的方式进行。校准周期由组织根据使用计量器具的需要自行确定
检测结论	依据 JJG 规定的量值误差范围,给出测量装置合格与不合格结论	只是评定测量装置的量值误差,确保量值准确,不要求给出合格或不合格的判定

2. 使用质量检测

医疗设备使用质量检测是验证医疗设备在使用过程中的功能、性能和安全性的过程，其从医疗质量管理角度保障医疗质量和患者安全，是医疗质量管理的一个重要环节，也是医疗质量控制的内容，是从医疗技术管理角度保障医疗设备使用中的安全、有效的技术手段。医疗设备使用质量检测一般由医院医学工程部门负责管理，由医院有资质的临床工程师具体执行；或者委托医疗器械生产企业或有资质的第三方服务机构完成。

医疗设备使用质量检测内容包含功能性检测、性能检测和安全性检测，在实际工作中通常与预防性维护工作一起开展。同时，由于医疗设备的差异性，在检测项目、检测方法方面除了参考相关标准外，还要参考生产厂家使用说明书的要求，个性化设计使用质量检测的程序。本书主要论述使用质量检测的相关内容。

3. 计量检测与使用质量检测的关系和差异

医学计量检测与使用质量检测的目的，都是对医疗设备的使用质量进行控制，保障医疗设备使用质量。两种检测既有相关性又有差异性，国内医疗设备使用质量检测主要是依据产品质量法、医疗器械监督管理条例、医疗器械临床使用管理办法及医疗设备的相关管理标准等，在实际操作中有些是参照医疗设备的使用说明书、出厂参数等要求进行检测，检测的范围包含所有临床在用的医疗设备，检测的项目包含与临床诊疗质量、安全有关的大多数内容。医学计量依据的是计量法，针对医疗设备中属于法定计量器具部分，主要检测的内容是检测参数的具体量值与不确定度。从某种意义上说，医学计量检测可以看成医疗设备质量检测内容中与"量"有关内容的单独成系统的检测，主要目的是保障医疗设备量值的准确。质量检测与医学计量各内容相互补充，共同为临床医疗服务提供强有力的支持和安全保障。计量检测与使用质量检测的关系和差异见表 2.4.3。

表 2.4.3　计量检测与使用质量检测的关系和差异表

	计量检测	医疗设备使用质量检测
目的	保障医疗设备量值准确	保障医疗设备使用安全、质量
适用法规	《计量法》	《医疗器械监督管理条例》《医疗器械临床使用管理办法》《医疗器械使用质量监督管理办法》等
检测范围	中华人民共和国依法管理的计量器具目录中的医疗设备	所有在用医疗设备
检测性质	法定检测	医疗质量控制
检测项目	具体量值与不确定度	临床诊疗安全、质量有关的内容
检测周期	按照计量检定规程和计量校正规范规定的周期	根据制造商规定的维护检测周期或在此前提下，结合风险评估来增加或设置检测频次

相较国际医疗设备使用质量检测和计量检测，中国起步较晚，检测的标准涵盖不全面，专用的检测标准器具不足，暂时不能满足日益发展的先进医疗设备的质量、安全检测工作的需要，有待进一步完善。

（四）按检测内容划分

按照检测内容的不同，医疗设备使用质量检测可以分为安全性检测、性能检测、功能检测等。

1. 安全性检测

医疗设备安全性检测可以分为电气安全检测和使用环境安全检测两个方面。

（1）电气安全检测

电气安全检测是有源医疗器械安全性检测的强制性要求。根据国家强制性标准 GB 9706.1—2020《医用电气设备 第 1 部分：基本安全和基本性能的通用要求》，不同医疗设备又有不同的专用要求（表 2.1.1）。电气安全检测由专门的电气安全性能测量仪器完成。

电气安全检测项目主要有接地电阻、绝缘电阻、外壳漏电流、对地漏电流、患者漏电流、患者辅助漏电流等，详见第三章第一节。

（2）使用环境安全检测

医疗设备使用环境安全检测包括使用环境对医疗设备使用安全性的影响因素和医疗设备使用时对环境安全的影响因素两个方面。前者包括环境噪声、电磁干扰等可能影响设备正常使用的检测；后者包括医疗设备使用造成环境污染的安全风险，以及电磁、电离辐射等对使用环境中人员（包含患者或工作人员）安全风险的检测。

医疗设备使用环境安全检测按照国际国内相关标准进行，详见第三章第二、第三节。

2. 性能检测

性能检测是对医疗设备的各项性能参数的量值、精度是否符合相关标准要求的检测。不同类型、不同型号、不同厂家的医疗设备性能参数、指标会有很大差异。尤其在验收检测中要按照厂家使用说明书的性能指标要求进行检测。属于计量器具管理的医疗设备在使用质量检测工作中，性能检测的工作内容往往与计量检测的工作交叉、重叠，计量检测中与使用质量检测相同项目的检测结果数据应该可以互认，可以作为使用质量检测相关的性能检测结果数据。

医疗设备使用质量检测中性能检测的项目、检测方法和具体要求，需要参考相关的标准要求，在保障医疗设备临床使用的安全、有效的前提下，以及根据医院环境、条件下实施检测的可行性和可操作性，选择检测项目和参数。

3. 功能性检测

功能检测包含的内容有报警功能、设置功能和配置功能的检测，这些功能通常涉及医疗设备使用的安全性、有效性，在使用质量检测中是一项重要检测内容。功能检测的指标一般是定性的，通过模拟实际工作状态检测或者开机检查，检测各项功能是否正常。

（1）报警功能检测

为了保障医疗设备使用安全，医疗设备产品设计时应设置各种报警功能，在产品使用说明书中有专门描述。报警功能分为生理报警和技术报警，报警功能的检测也就是针对这两个方面的检测。

生理报警通常是患者状态相关的报警功能，尤其是生命支持、急救设备，如呼吸机、监护仪、静脉注射泵等。如在 ICU 病区当患者出现病情变化，监护仪发现患者心率、血压、血氧饱和度异常，监测值超出监护仪设定范围上下限或检测到患者的危险状态信息，监护仪应发出报警，报警方式有：声或光报警、信息显示、参数闪烁等，提醒医护人员采取必要的医疗干预。生理报警功能检测一般是模拟患者生理参数的阈值，验证设备报警功能是否正常。

技术报警功能也称为系统错误信息报警功能，是指因操作不当或设备系统故障而造成医疗设备工作状态异常或无法正常运行，设备在屏幕中出现声、光和故障代码提示等报警信息的功能。如监护仪的导联电极脱落；呼吸机管道漏气；供气压力、流量异常；血液透析器渗血；输液泵管路气泡、输液速度异常等情况，报警方式有：声或光报警、显示参数闪烁提示等。有些工作状态异常，会造成设备损坏，如 CT、DSA 的 X 线球管过热报警、MRI 制冷和液氨泄漏报警，除了发出报警信息外，有的设备还有停机保护功能。此外，还有电池、电源供电异常报警等。

（2）设置功能检测

设置功能检测是指检测医疗设备使用操作相关的可设置功能是否正常，包括硬件、软件，如参数调节、设置，工作模式设置，存储打印功能，内置计算机系统软件操作功能等。设置功能检测是"个性化的"，不同类别、不同型号的医疗设备的操作功能是不同的，尤其是软件操作功能，必须按照医疗设备使用说明书的要求测试操作功能。操作功能检测在验收检测时是必需的。

（3）临床配置功能检测（验收检测适用）

医疗设备采购时医院会根据临床的需求配置各种硬件和功能软件。

硬件配置功能，如超声诊断设备与临床应用相关的各种超声探头配置；多功能监护仪配置的功能模块配置；CT 配置的球管热容量、探测器宽度、排数；MRI 的线圈配置，以及射频发射功率、梯度系统配置等。

软件配置功能，如 MRI 的各种功能成像配置：磁共振血管成像（MRA）；磁共振水成像（MRH）、弥散加权成像（DWI）、弥散张量成像（DTI）、脑功能成像（FMRI）、灌注加权成像（PWI）、磁共振波谱成像（MRS）等；CT 临床应用软件，如 CT 血管成像（CTA）、多平面重建（MPR）、任意曲面重建（CPR）、最大密度投影（MIP）、最小密度投影（MinIP）、表面三维重建、低剂量肺扫描软件等。

这些软硬件配置在医疗设备验收检测时需要按照采购合同的配置清单逐项验证，软件功能需要临床实际操作验证。

二、医疗设备使用质量检测周期

医疗设备使用质量检测计划制订的检测周期，应该根据制造商规定的维护检测周期进行，或在此前提下，结合风险评估来增加或设置检测频次。对于相关国家标准或行业标准有明确要求的，按照标准规定的周期进行检测。

1. 按生产厂家使用说明书的要求确定

《医疗器械监督管理条例》规定，医疗器械使用单位对需要定期检查、检验、校准、保养、维护的医疗器械，应当按照产品说明书的要求进行检查、检验、校准、保养、维护并予以记录，及时进行分析、评估，确保医疗器械处于良好状态，保障使用质量。因此，按照生产厂家医疗设备使用维修手册的建议确定检测周期是一种可行的方式。具体生产厂家医疗设备使用维修手册中没有明确时，应该向生产厂家售后服务部门咨询。

2. 按医疗设备风险等级确定

根据《医疗器械监督管理条例》等相关法律法规，我国将医疗器械分为三个风险等级，即高风险、中风险和低风险。国务院药品监督管理部门负责制定医疗器械的分类规则和分类目录，并根据医疗器械生产、经营、使用情况，及时对医疗器械的风险变化进行分析、评价，对分类规则和分类目录进行调整。IPM 维护检测周期可以根据设备本身的风险等级来决定（表 2.4.4）。

表2.4.4　设备风险等级与检测周期

风险分值	风险等级	描述	举例	典型的检测周期
3	高风险(Ⅲ)	生命支持设备	除颤仪、呼吸机、临时起搏器、主动脉内球囊反搏泵	半年一次
2	中等风险(Ⅱ)	复杂的监护、诊断、治疗设备	监护仪、注射泵、心电图机	半年/一年
1	低风险(Ⅰ)	使用线电压的辅助性护理、治疗设备	立式单头无影灯	一年/两年
0	极低风险	对不用电的康复器材,低电压或用电池驱动的设备	检眼镜、咽喉镜、姿势矫正镜	若使用说明书无要求,可不做定期检测

　　上表只是一个基本的检测周期确定方式,实际操作中可以结合故障情况、重要程度及厂家的建议设定,如血液透析机每月进行一次基本性能的检测,病房卫生间的患者呼叫铃每三个月检查一次。

　　3. 按照风险评估结果的风险值确定

　　通过对每台医疗设备的风险评估,确定其风险的高低程度,决定检测周期。而风险评估的方法又有多种,如通过量化每台设备的风险值来判定或通过分类来确定风险,各个医疗机构可根据自身的实际情况开展评估。下面就上述提到的两种评估方法进行介绍。

　　(1)通过量化风险值的评分系统来确定预防性维护周期

　　目前在国际上比较流行的做法是量化风险值的评分系统进行检测频率的评估,见表2.4.5。

表2.4.5　医疗设备综合风险评分系统表

评分标准——每个类别选择一个分数	权重	分数
设备的临床功能		
不接触患者	1	
设备可能直接接触患者,但是并不起关键作用	2	
设备用于患者疾病诊断或直接监护	3	
设备用于直接为患者提供治疗	4	
设备用于生命支持	5	
设备故障风险		
设备故障不会导致风险	1	
设备故障导致低风险	2	
设备故障会导致治疗失误,诊断错误或对患者监护失效	3	
设备故障可能导致患者或使用者的严重损伤乃至死亡	4	
预防性维护(PM)对设备的影响		
维护或检查对设备可靠性没有影响	1	
PM对避免常见设备故障的作用不明显	2	
PM能提示设备故障类型	3	
PM能避免常见设备故障	4	
特定的规定或制造商要求进行的PM或测试	5	
事故历史		
没有显著的事故历史	1	
存在显著的事故历史	2	

续表

评分标准——每个类别选择一个分数	权重	分数
制造商/管理部门的特殊要求		
没有要求	1	
有独立于数值评级体系的测试要求	2	
总分		
设定：0.0x　0.5x　1x　2x　3x　4x　（次/年进行测试）		

总分在 13 分以上的设备，被定义为每半年进行一次测试。总分在 9~12 分的设备，被定义为每年进行一次测试。总分在 8 分以下的设备不需要进行年度测试，可以进行两年一度的测试，或者不需要定期测试，其频率取决于临床应用的情况。

（2）检测周期的动态调整

医疗设备检测工作执行一段时间后须及时对已有的 IPM 计划和系统进行评估和分析，若有必要及时调整，做出修改，但不应低于使用说明书的要求。在充分、合理地利用有限的资源及有限的人力和物力的基础上，应首先保证风险等级高的医疗设备的检测和维护。具体可从以下两个方面加以评估。

① 检测频率是否合适

检测频率是否合适需对检测及预防性维护计划执行结果的反馈信息进行综合分析，再结合经验，参考表 2.4.6 中各个因素来评估现行检测频率是否太高或太低。各医疗机构的医学工程部门需要根据评估结果进行检测周期的调整。

表 2.4.6　检测频率合理性评价

检查频率过高	检测频率正常有效	检测频率过低
每次检测时设备安全、性能总是良好	每次检测结果安全、性能参数基本正常，仅需要略微调整，但不影响设备使用	检测后发现国际参数不正常，需要调整、定标，否则影响设备正常使用效果

② 检测内容是否合适

根据检测工作反馈的信息分析，除了 IPM 计划和制度是否合理、是否起到保障设备使用安全质量以外，应检查检测内容是否得当、是否有忽略的部分，但不应低于使用说明书的要求。例如，除颤监护仪内的可充电电池须周期性维护，如果 IPM 计划没有包括对电池的检查，电池引发的故障发生安全的风险会增加，检测内容需要调整。

三、医疗设备使用质量检测工作程序与流程

（一）程序设计基本要求

为了保证医疗设备使用质量检测工作正常进行，工作开展前医院临床工程部门必须选择或者编写检测工作程序。选择或编写工作程序的过程通常要求编写人员熟练掌握医疗设备的技术性能和相关程序模型设计。在为旧设备或新设备开发新的程序时，最好采取最保守的方法——用制造商的使用说明书中有关的维护要求作为基准程序。

（二）不同检测维护工作程序要求

医疗设备使用质量检测分为计划性检测和非计划性检测。

1. 计划性检测工作程序

计划性检测维护是按计划定期维护的模式，国内相关检测标准中也称为状态检测和稳定性检测，在具体实施中，通常是与预防性维护 PM 一起进行的，即称为 IPM。

计划性检测维护工作程序可以根据世界卫生组织（WHO）医疗设备维护管理的要求或建议总结制定，WHO 要求 IPM 工作程序如下。

（1）医院临床医学工程部门可以基于相关标准和/或制造商使用说明书的建议要求，制定 IPM 工作程序、流程，内容包括检测项目、周期、检测方法、检测工具等。具体工作应依照既定的程序完成。

（2）列入 IPM 计划的设备应该按事先程序认定维护日期，安排工作任务，维护工作任务列表可以由医疗设备的计算机维护管理系统（CMMS）自动生成。

（3）IPM 任务工作订单生成后，应分配给指定的临床医学技术人员，负责执行检测和预防性维护，以及其他重要的观察。

（4）当 IPM 工作成功完成后，负责的临床工程技术人员应生成文档记录，录入 CMMS 保存，设备将收到一个打印的 IPM 标签或其他指示其维护状态的标识。

（5）当 IPM 和文档完成，工作订单将在记录和/或 CMMS 内被更新。

（6）如果预定工作无法完成（如使用中的设备、设备无法定位），原因被记录在工作订单内。这项工作将在稍后日期跟进。

（7）如果 IPM 由外部服务供应商完成，医疗机构临床医学工程部门将通知服务供应商并安排维护服务。当维护和文档完成后，工作订单随后在记录和/或 CMMS 中被更新。

（8）需要 IPM 但仍在使用中的生命支持设备被安排在从患者处移除后才进行检测维护。技术人员应与临床部门紧密合作尽快安排维护。

（9）安排 IPM 但无法定位的设备，只能在共同努力定位之后才能认定为"无法定位"，设备所有者已经尽全力试图定位并且临床医学工程主管/管理者已经核准了该设备通过这种方式被标注。

（10）为了确保 IPM 质量，技术人员的能力、IPM 的正确执行、程序和实践可操作性需要临床工程管理部门评估。

（11）维护完成率和其他使用质量或性能相关的数据将至少在每个季度报告至医院医疗器械临床使用管理委员会或临床工程部门负责人员。

2. 非计划性检测工作程序

医疗设备非计划性检测工作包括验收检测和维修检测，无法按照计划安排给定工作时间。

（1）验收检测工作程序

验收检测是所有进入医院的临床使用的医疗设备在初次使用前必须进行的功能检测和性能检测。通过这些测试、评估，验收信息被记录并添加到医院设备台账信息和/或设备的维护管理系统中。验收检测应覆盖所有临床工程部门负责的临床使用医疗设备，不论所有权在哪里，在被允许进入医院使用之前必须通过验收检测。所有权种类包括：医院所有购置的医疗设备、用于示范或临床试验评估进入临床使用的医疗设备、捐赠/租赁医疗设备。验收检测工作程序如下。

① 当被通知医院收到新进入的临床使用医疗设备后，临床工程部门将启动一个验收工作订单。

② 临床工程部门为确保新购置设备进行验收检测工作进行，要完成如下工作程序：

a. 检查核实合同配置中能正常操作的所有功能、规格（包括硬件、软件是否与合同配置清单一致）。

b. 检查设备附带的标签和证书是否齐全。如操作手册和技术服务手册、图表，以及确保设备的预期用途的安全性和适用性已被国家或国际公认的测试实验室验证的合格证书。

c. 功能检测：验证设备的功能可操作性，检查合同或制造商的技术文件内配置的所有功能（包括软件功能）是否可以正常使用。

d. 检测各种报警功能是否正常（包括各种屏幕提示、声光报警）。

e. 检测电气安全，是否达到国家电气安全的通用、专用标准的要求。

f. 检测各项性能指标，是否达到制造商的技术文件的要求。

g. 如果设备通过了所有功能、安全、性能检测，医工人员将在设备可见的位置贴附临床设备维护检测标签或其他标识。

h. 执行验收检测的临床工程技术人员负责建立初始检测文档记录，录入设备的维护管理系统保存。

（2）维修检测工作程序

维修检测工作程序分两种情况，一是维修前判断和发现故障进行必要的检测，二是维修后验证设备安全、性能和功能性指标是否达到使用要求的检测。

维修前的检测：医疗设备临床使用中使用人员发现设备不能正常使用时，会向医工部门报修或送修，尤其是发现患者检测结果、参数异常，如患者监护仪无创血压检测值异常、耳温计测量结果不正确等，医工人员无法判断是设备问题，还是使用操作问题、患者因素或使用环境问题，维修前须进行必要的检测来判断和发现故障原因。

维修后的检测：医疗设备维修以后，尽管能正常开机工作，但可能存在下列隐患：一是由于维修人员的技术水平、工作疏忽，一些安全性、功能性问题（包括警报系统失效）维修时没有及时发现；二是在更换零部件后，如各种传感器，特别是更换使用非原厂的零部件，由于零部件参数匹配不一致，可能出现性能指标达不到要求；三是医疗设备大修、更换关键部件后，如更换 CT 球管、扫描架滑环等，需要测试校正。以上问题都需要通过安全、性能和功能检测来验证维修后的医疗设备的安全、性能和各项功能是否达到要求。如检测结果各项指标符合要求，该设备可以投入使用；如检测结果发现部分安全、性能和功能性指标不合格，需要重新检测维修、校正，重新检测，直到各项指标符合要求。

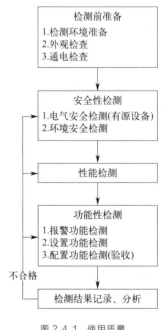

图 2.4.1 使用质量
检测工作流程

（三）使用质量检测工作流程

医疗设备使用质量检测工作的流程包括检测前准备、安全性检测、性能检测、功能检测、检测记录与分析 5 个部分，见图 2.4.1。

1. 检测前的准备

（1）检测环境条件准备

① 检测环境温湿度要求：工作场所检测环境温湿度应符合检测设备使用说明书要求，如耳温计检测环境温度应为 15～25℃，相对湿度应为 45%～75%（空调环境）。②检测环境电源要求：检查检测环境的供电电源的电压、电流是否符合要求；电源插座接地线、"左零右火"必须符合要求，否则会影响检测工作的正常进行，尤其在电气安全检测时。

（2）被检医疗设备和检测设备（含工具、模体、软件）信息登记

检测前，通过人工记录被检测医疗设备和检测设备的名称、型号、设备编号、使用科室等信息，录入纸质原始记录表单或登录电子记录表单。在实现信息化管理的条件下也可以通过扫码（UDI、医院设备编码二维码、RFID）方式，自动生成被检医疗设备和检测设备的相关信息。

（3）外观检查

按照一般设备检查程序和使用说明书中所描述的要求，在性能检测前检查设备可能影响检测结果的外观状态。

①查看医疗设备出厂标签、医院资产标签或 UDI 标签是否完整，记录下设备名称、生产厂商、规格型号、出厂日期、出厂序列号，以及使用科室、资产编号、启用日期等基本信息。②检查设备外壳是否损坏，操作面板、控制按钮、旋钮是否存在破损或影响正常操作，机械部件功能操作是否正常，如婴儿培养箱的轮子是否稳固、升降功能是否正常，舱门、操作窗门打开关闭是否正常。③查看设备配置的传感器、探头、工作部件电缆的外观有无损坏；检查电源接口、电源线、插头是否连接牢靠，以及外观是否破损等是否存在影响其电气安全性能的机械损伤（如电源线绝缘层脱落等）。

发现有上述异常状况，可能影响检测工作开展，应先处理、维修或更换后再进行检测。

（4）通电检查

①检查电源开关是否正常，如接通电源后，电源指示灯是否点亮。②是否通过自检，如屏幕显示是否正常，是否出现故障代码、报警信息（声光报警）等。③自检通过后，检查操作面板的各个旋钮、按钮（含软按键）的调节、参数设置、调节功能是否可正常操作。④特定产品、型号的产品检查要求，参考医疗设备使用维护手册，完成制造商说明书要求的每一步骤，检查发现的问题（不合格项）。

发现有上述不正常的状况须在性能检测前进行校正、维修。

2. 电气安全检测

电气安全检测是所有有源医疗器械强制性检测项目。美国、欧洲国家和世界其他地区都已经制定了电气安全标准，各地的标准具有各自不同的判别准则、测量方法和协议。我国对医用电气设备的电气安全制定了 GB 9706 系列标准，包括基本安全的通用要求和专用标准。

医疗设备电气安全检测执行的通用要求是 GB 9706.1—2020《医用电气设备 第 1 部分：基本安全和基本性能的通用要求》，该标准代替原 GB 9706.1—2007、GB 9706.1—2008 及对标国际标准（IEC 60601—1：2012）。不同医疗设备的专用电气安全标准见表 2.1.1。

此外，医院在电气安全检测中使用的标准还有行业标准 YY/T 0841—2023《医用电气设备 医用电气设备周期性测试和修理后测试》，对标国际标准 IEC 62353:2007，它与 GB 9706.1—2020 相似，适用于医院开展医疗设备电气安全检测。

3. 性能检测

性能检测分为 3 步：①被检测医疗设备与检测设备正确连接。②工作模式和参数设置。

在性能检测时，被检测设备和检测设备在很多情况要先设置工作模式和参数。如有些设备检测时先要进入维修模式或校正模式；CT 设备检测要选择扫描模式（轴扫描或螺旋扫描）、扫描参数设置（kV、管电流时间积、FOV 等），图像重建模式设置（标准重建、高分辨重建）；MRI 设备检测要设置扫描序列；呼吸机检测要设置通气模式、潮气量；耳温计检测仪温度测量设置点依次为 35.0℃、37.0℃ 和 41.5℃ 三点等。③检测操作步骤执行：按照检测设备（包括模体、软件）使用操作说明的操作步骤，完成全部检测工作。

4. 功能检测

功能检测包括报警功能检测和设置功能检测。报警功能检测包括生理报警和技术报警功能检测。设置功能检测包括可调节、设置参数检测，工作模式设置，存储打印功能等检测。

5. 检测记录与分析

检测结果数据记录入原始记录表单或人工录入信息系统，通过软件自动完成检测结果记录，自动生成数字化检测结果表单（见本章第五节）。被检测设备检测结果需要判定安全、性能指标是否合格，如认为检查结果合格，在被检测设备上粘贴检测合格标记，可以在临床使用，如图 2.4.2；如认为检查结果不合格，需要进行校正、维修后重新检测，直至达到合格标准为止。如果无法达到合格标准，可以考虑申请报废处理。

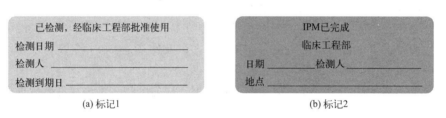

(a) 标记1　　　　　　　　　　　(b) 标记2

图 2.4.2　检测合格标记

■ 第五节　医疗设备使用质量检测记录、数据分析与处理

一、医疗设备使用质量检测结果记录的方式与标记

1. 检测结果的手工记录方式

检测过程中检测人员在原始记录表上手工记录检测结果数据，在没有实现信息化管理的情况下，手工记录是唯一的记录方式。缺点是结果数据的统计、分析、利用和处理工作量比较大，手工记录的差错概率也较高。

2. 检测结果的数字记录方式

数字记录是在实现设备检测信息化管理的前提下完成的，分为两种方式，一是检测结果数据人工录入信息系统，形成电子表单；二是通过软件自动完成检测结果记录，自动生成数字化检测结果表单。

第 1 种方式工作流程仅仅是用"电子化"记录代替纸质记录的作用，检测结果数据无法直接挖掘、利用，应用价值较低，同时也增加了检测人员数据录入的工作量；第 2 种方式工作效率更高，分析处理、利用数据更加方便，真正实现了医疗设备维护的数字化管理。但要求有专门软件来实现。

3. 检测记录标记

检测完成后使用标签进行标记。这种类型的标签应显示设备服务或检查的日期，以及下一次服务的时间。这些标签可以印成不同的颜色，不同颜色代表不同的年份或者检测周期，更方便确定设备是否需要检测。这种标签最好覆盖有塑料保护膜，以保护标签在设备清洗过程中不被损坏。

二、医疗设备使用质量检测记录的数据分析与挖掘

（一）检测记录的数据统计分析

《医疗器械临床使用管理办法》规定，医疗机构应当监测医疗器械的运行状态，对维护与维修的全部过程进行跟踪记录，定期分析评价医疗器械整体维护情况。

1. 分析内容

（1）检测工作计划年度完成情况统计分析：作为医学工程部门和人员的考核和合理改进工作流程的依据。

（2）开展 IPM 工作前后的检测结果对比分析：分析评价检测和预防性维护工作是否有效。

（3）性能检测结果的偏差统计分析：统计性能参数测试项目中偏离标准最大的项目，分析原因，改进 IPM 工作计划。

2. 统计分析报表

统计分析报表包括按设备类别统计分析报表、同一设备历史记录分析报表、按使用科室统计分析报表，以及智能化统计、分析报表。

（二）数据挖掘

数据挖掘指对于定量数据，通过从不同视角和维度分析、分类并总结潜在的联系和影响，以此提取模式的计算过程（来源于 ISO 16439:2014，3.13）。统计数据的挖掘利用是在检测数据统计分析信息化的基础上进一步深化挖掘数据利用价值，其结果与数据量和数据质量相关，大数据和人工智能技术应用是数据挖掘利用的有效方式，为数据的挖掘利用开拓了更广泛的应用前景，具体在第六节讨论。

■ 第六节 医疗设备使用质量检测信息化管理中智能化数字化技术应用

一、医疗设备使用质量检测中信息化技术应用的管理需求

（一）相关法规对信息化技术应用的要求

1.《医疗器械使用质量监督管理办法》的要求

2016 年 2 月 1 日起施行的《医疗器械使用质量监督管理办法》（国家食品药品监督管理总局令第 18 号）第四条指出"鼓励医疗器械使用单位采用信息化技术手段进行医疗器械质量管理"。在国家层面，这是最早提出医疗器械使用质量管理信息化的法规条目，对今后医疗机构医疗设备质控信息化建设的方向起到了指引作用。

2. 医疗机构的各项评审中对医疗设备质量控制的信息化要求

国家卫生健康委员会发布的《三级医院评审标准（2022年版)》要求，"应用数字化，加强医疗设备全生命周期日常管理"。

3.《医院智慧管理分级评估标准体系（试行)》的要求

2021年3月15日，国家卫生健康委员会办公厅发布的国卫办医函〔2021〕86号文件，推出《医院智慧管理分级评估标准体系（试行)》标准。医院智慧管理分级评估从智慧管理的功能和效果两个方面进行评估，评估结果分为0～5级。在项目代码04.3.4中，工作角色为"设备设施管理"；业务项目为"设备资质与证照管理、计量与检测管理、质控情况记录"，4级和5级的主要评价内容列举如下。

（1）4级主要评价内容

基本项目：①能够基于设备资产信息，分类设置和周期提醒计量计划和质控检测计划；②能够与实验室信息系统（laboratory information system，LIS）集成自动采集检验类设备质控数据。

非基本项目：①能够通过网络从设备管理部门的系统（如医工、信息、总务等）获取计量检测和质控数据；②能够自动采集生命支持类设备的质控数据，针对呼吸机、监护仪、输注泵、麻醉机、婴儿培养箱、血透机，至少实现2类。

（2）5级主要评价内容

① 能够统一展示和查询设备（包含医疗、后勤设备）计量和质控综合管理数据。

② 能够自动采集影像类设备（如CT、MR、DR、超声等）的质控数据。

③ 有质控指标分析与对比查看管理工具，能够进行历史数据对比。

4.《公立医院运营管理信息化功能指引》的要求

2022年4月19日，国家卫生健康委员会办公厅和国家中医药管理局办公室印发了《公立医院运营管理信息化功能指引》。在"综合管理域"中，要求"自动获取质控数据"，以及运营管理信息化覆盖到"资产、质量及效益分析"中的"计量与检测管理"。

（二）实际工作中信息化技术的需求

1. 医疗设备使用质量检测管理信息化是设备管理信息化的短板

目前，医院医疗设备管理信息系统大多数是以资产管理为主，医疗设备使用质量检测管理信息化是设备管理信息系统的短板。随着国家各类法规、标准的发布，使得智慧管理领域数字化应用的需求迅速提升，医疗器械质量检测的信息化势在必行。实现对医疗设备运行的全流程精细化管理，需要信息化手段的支撑和保障。但从长远看，医疗设备质控检测的信息化管理一定会成为趋势。

2. 传统的医疗设备质量检测方式、方法不能适应工作的要求

传统的医疗设备质量控制检测往往都是采用人工检查和手工记录，工作效率低下。随着各级医疗设备的种类和数量不断增多，工程师在质量检测方面的工作量越来越大，面对种类和数量众多的医疗设备，已经无法承担全面使用质量检测的工作需求，更是难以实现质量控制的目标，因此医疗设备的质量控制亟待数字化、智能化转型升级，通过数字化技术提升医疗设备质量控制管理的能力和手段，达到高效、精确、全面的医疗设备使用质量控制水平，为患者提供安全的医疗环境。

二、医疗设备使用质量检测中信息化技术应用与发展趋势

（一）医疗设备使用质量检测的信息化管理系统平台建设要求

实现医疗设备使用质量检测信息化管理，首先需要建立一个系统管理平台。世界卫生组织定义医疗设备使用质量检测工作属于医疗技术管理（HTM）中设备维护管理的一部分。医疗设备使用质量检测信息化管理系统建设可以参照《世界卫生组织医疗器械技术系列》丛书（WHO Medical Device Technical Series）第九册《维护管理信息系统》中的计算机维护管理系统（computerized maintenance management system，CMMS），CMMS 可用于帮助医疗机构建立或提高医疗设备的使用管理和维护规划的信息化，是提高整体医疗设备管理信息化水平的工具，已经成为医疗卫生行业、医疗机构临床工程和设备管理决策层及工程技术人员指导开展医疗设备信息化管理的指南。医疗设备使用质量检测的信息化是医疗设备计算机维护管理系统的一个子系统。使用 CMMS 时，用户可以通过用户界面访问、操作和分析关键数据。系统中生成的报告可以帮助决策制定者采取相应的对策。对于有能力部署 CMMS 的医疗机构而言，CMMS 是有力的工具，正确地使用它有助于实现医疗设备管理的数字化转型，可以达到医疗设备使用质量检测的信息化管理的目标。目前，国内 CMMS 系统软件一般由医院提出医疗设备使用质量检测信息化需求，由第三方公司在医院现有医疗设备管理系统的基础上拓展开发，与医院原配置的医疗设备管理软件相关，"个性化"差异性较大。

CMMS 中与医疗设备使用质量检测相关的模块，主要包括资产信息模块和维护管理模块。CMMS 可以为医疗机构提供医疗设备台账、质量检测、维修、维护资料记录和历史电子文档以及分析统计功能，是医疗设备及临床工程部门实现医疗设备使用质量检测信息化管理的一个有效工具，能够全面提高管理能力。

1. 医疗设备资产信息模块

（1）医疗设备电子身份证

在智能化管理平台上，医院的所有医疗设备和检测设备需要实现基础互连，首先为每一台医疗设备和检测设备制定唯一标识，如二维码电子身份证。该电子身份证会贴在设备上，伴随设备的全生命周期，然后在智能化管理平台上，为其建立独立的电子档案。

（2）电子台账信息库

在每一台设备使用前录入设备相关信息，如 UDI 信息、使用科室（位置信息）等，为每一台设备在智能化管理平台上建立初始档案。智能化管理平台系统里保存的所有医疗设备编号的档案信息，都可在智能化管理平台端显示出来。每一台医疗设备以唯一识别的电子身份证为基础，码机一一对应，可以建立电子台账数据库。基于管理科室信息管理平台或智能终端可以通过在现场扫码实时查询、调阅相关医疗设备信息，图 2.6.1(a) 所示为电脑端智能化管理平台，图 2.6.1(b) 所示为智能手机上的管理平台，两者可以实时同步。

CMMS 中资产信息模块由设备类型表、制造商信息表和设备位置表的信息组成，是 CMMS 的核心，而且是首先被构建的。新的医疗设备被加入台账时，通过在 CMMS 数据库内输入数据生成资产信息。通常我们使用已有的设备字典信息构建台账，如通过医疗设备的唯一标识可以减少输入时间并避免人为错误。例如，设备类型初始值，对医疗设备的每种类型都有相关 IPM 程序、风险水平和责任人，只需要输入新设备的设备代码，所有和这个代

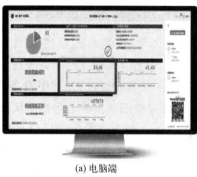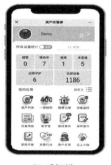

(a) 电脑端   (b) 手机端

图 2.6.1　智能化管理平台在不同终端的显示界面

码相关的初始值都自动匹配并添加到台账中。这种方法对设备模块相关的默认值、医疗设备的位置和库存数量同样适用，可以高效地保证医疗设备使用质量检测数据的完整性。

2. 医疗设备维护管理模块

医疗设备维护管理模块是 CMMS 的重要组成部分，是实现医疗设备使用质量检测信息化管理的重要平台，CMMS 与医院的其他管理信息系统相结合，可以保证医疗设备使用质量检测工作有计划地实施。该模块所需的程序功能应包括：①制订医疗设备 IPM 工作计划；②设备特定的 IPM 程序；③IPM 项目的执行分工和执行提醒；④IPM 结果数据的统计、分析和挖掘利用。

对于不同的医疗设备，在平台上设置不同的日常 IPM 项目，并指派给医学工程部门相应的设备责任人（医学工程人员）负责执行，也可设置 IPM 项目的执行周期和执行提醒，督促日常质控项目的按时完成。执行日常质控时，执行人可以把 IPM 结果填写在平台上已经制作好的记录表格里。若发现某些项目的检测结果不符合要求，则可以在平台里提出整改的需求，由相关的医工人员开展校准和重新维修的流程。以上这些内容可以形成质量控制环节的闭环管理。

医疗设备的发展趋势是功能越来越强大、设备系统越来越复杂，技术越来越高尖。同时，医院的设备数量越来越多，医疗设备使用质量检测所产生的数据信息量巨大。因此，医院建立智能化信息化管理平台，必须具备扩展、升级功能，对各种医疗设备所产生的信息具有分析和应用拓展能力，并能够在平台上开发出各种新的应用，达到对医疗设备的全流程智能化管理。

（二）医疗设备计算机维护管理系统的网络建设要求

1. 系统网络构建

实现医疗设备使用质量检测信息化平台功能需要基础网络支撑，医院需要建立网络，可以借助医院内网交换机进行传输，也可以单独建立网络，通过物联网技术，将医疗设备不同接口、通信协议的数据通过采集系统实现统一传输和存储。可以采用有线网络或者蓝牙、RFID、ZigBee 等无线协议采集转换后进行传输，也可以通过 4G/5G 等互联网方式实现远程数据传输，做到远程管理和监测（图 2.6.2）。

2. 物联网技术应用

物联网（internet of things，IOT）是万物相连的互联网。把人或各种物品通过射频识别（RFID）、红外感应器、全球定位系统、激光扫描器等信息传感设备与互联网连接起来，

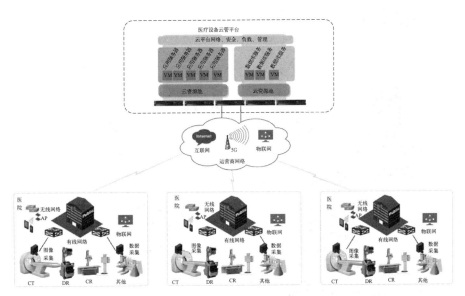

图 2.6.2　医院设备网络基础架构

进行信息交换和通信，实现智能化识别、定位、跟踪、监控和管理，或者提供相应服务。

物联网技术在医疗设备使用质量检测中实现智能化管理的优势十分明显。医院使用的医疗设备数量十分庞大，分布面广，使用质量检测中需要采集、传输大量数据，包括设备验收、性能检测、计量工作中产生大量的数据，还包括厂家或第三方提供的维护质量检测生成的数据。如果采用人工采集数据，工作量非常大，按照目前医院配备的人力很难完成，是实现使用安全风险管理的"瓶颈"。如果把医院使用的每一台医疗设备通过物联网方式连接，每台设备都是物联网的一个节点，医院可以对每个节点上的设备，乃至设备上的每个部件进行动态、远程监测，实时采集各种数据，可以解决目前的问题。物联网技术的发展，以及5G技术的普及使用，使每台医疗设备实现信息的互连成为可能。通过定制化的连接方式，还可以把医疗设备的运行状态日志和数据发送到云端服务器，创建的智能化管理云平台从云端服务器读取数据，进行运算和分析。

物联网技术一般采用三层结构模型组成，即感知层（数据采集）、数据层（数据传输与存储）和综合应用层，如图2.6.3所示。医疗设备质量检测中的物联网应用也采用了类似三层架构，但需要根据医院实际应用环境特点进行改进和细化。医疗设备物联网与其他物联网应用相比，具有设备品种众多、应用复杂，以及系统中存在大量异构数据、异构接口和异构通信协议转换等特点，需要对不同医疗设备专用的通信协议解读。

（1）感知层（数据采集）

感知层的主要功能是负责医疗设备使用质量检测数据的采集，医疗设备性能检测中数据的采集有通过数据采集器采集和通过专用软件自动采集两种方式。

① 数据采集器：通过数据采集器连接被检测医疗设备和检测设备的输出网络接口、通信接口，如RS232、RJ45接口、视频接口等，根据不同设备数据通信协议采集数据，实现对医疗设备使用质量检测中各种数据的读取。如对呼吸机类设备性能检测，使用数据采集器同时从医疗设备和检测设备采集数据，上传至软件接收端；对心电监护仪类设备检测，将生命体征模拟器与监护设备相连，使用数据采集器从监护设备采集数据，上传至软件接收端（图2.6.4）。

② 专用软件自动采集：专用自动化软件改变了医疗设备质量检测中人工操作完成数据

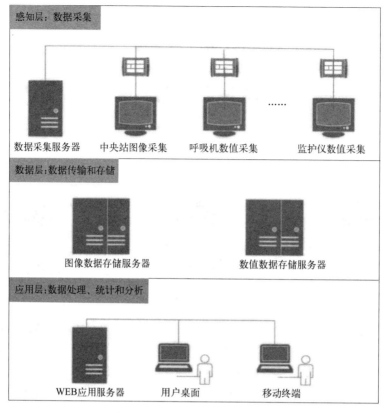

图 2.6.3 物联网系统三层结构模型图

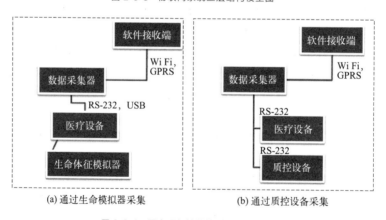

图 2.6.4 医疗设备性能检测数据采集方式

采集和测量的方式，其通过电子化方式创建和管理自定义检测程序，引导用户按程序自动完成测试过程。自动采集方式实现了检测工作流程标准化，减少了每台医疗设备的检测时间，同时测试多台设备时可在一个过程中执行多次检测；不仅提高工作效率，而且减少维护检测中的人为错误。自动采集软件一般由专业检测设备企业或医疗设备生产企业提供。

（2）数据层

数据层的主要功能是对医疗设备使用质量检测中采集到的数据进行传输和存储。

数据传输方式有 3 种：①将采集到的数据通过串口（RS232）转换连接 GPRS 模块，然后通过 GPRS 进行数据发送；②通过 RS232/USB 转换 Wi Fi 模块，通过 Wi Fi 数据发送到数据服务中心；③通过设备本身的网络接口如 RJ45 以太网接口与交换机连接实现传输。

对于数据的存储，首先各类设备接口被获取质量检测原始数据，根据通信协议，通过软件对原始数据进行编译，编译后成为可识别的数据进行分类处理，根据医疗设备台账信息进行数据分类匹配。随后对分类得到的数据进行第二次分类处理，对设备使用质量检查结果参数进行分类存储，形成各种记录。

（3）综合应用层

综合应用层主要对感知层和传输层获取的数据进行处理、统计、分析。综合应用层可以是 CMMS 中的一个模块。

医疗设备使用质量检测的应用层功能包括但不限于以下 4 个方面：①根据预定义的模板自动生成质量检测报告，根据相关标准或制定的限值自动评估检测结果是否合格；②查询历史质量检测记录及质控数据，实现数据的可追溯性；③统计 IPM 计划执行情况，并支持各种统计报表的生成和导出，可提供趋势分析和报表功能；④供设备管理人员和临床使用人员在移动终端、智能手机上进行访问。

目前，物联网技术在医疗设备使用质量检测中的应用在国内刚刚起步，很多医院、企业在积极开发各种应用物联网技术的系统。

（三）自动检测和记录技术

1. 检测流程的程序化和自动化

医疗设备质量检测流程的程序化和自动化是信息化技术应用的一个重要内容。

实现检测流程的程序化和自动化一般需要与检测设备配套的专用软件，如某检测设备公司的 OneQA 系统软件与 Nuvolo Connected Workplace 医疗设备检测管理系统软件。系统软件事先安装到检测人员的电脑（PC、Pad）中，检测设备通过电脑连接后，启动程序，通过屏幕提示，选择进入工作程序任务，按照系统内设定的质量检测步骤，自动对设备进行测试。测试步骤可预先设定，由系统自动完成。在结束质量检测后，自动生成结果报告，自动保存至管理系统内对应固定资产编码的医疗设备档案中。

2. 医疗设备内部的自动检测功能

某些医疗设备在使用中有特殊要求，如除颤监护仪要求每次使用前、交接班时或每周都应进行检测，以保证设备随时可以进行工作。早期产品往往需要每天人工检测，并保留检测记录，增加使用人员的工作量。很多设备现在已经增加自动检测功能，除颤监护仪在关机状态也会按设定的时间（如选择在 0∶00am～5∶00am 之间）定时自动启动检测，包括进行常规检测和大能量检测，自动检查设备的性能，并在发现问题时及时作出提示，自动检测完成后，系统会自动保存一份自检测报告，也可以选择是否在自动检测完成时打印检测报告。如果自动检测失败，除颤监护仪会发出声光报警，如报警指示灯会闪烁，而且蜂鸣器会持续按一定时间间隔鸣叫，直至再次开机。

在放疗设备的质量检测方面，新型号的加速器内置了设备性能检查系统（软、硬件），自动完成一些检测项目，包括晨检在内的很多 QA 工作都能快速自动完成，数据易于统计。

（四）远程/动态监测与传输技术应用

远程/动态监测与传输技术在医疗设备使用质量检测中，主要应用于大型医用设备（如 CT、MRI、直线加速器等）和智能医疗设备。主要应用方式有：①物联网方式，医疗设备内置的传感器在联网状态下，与远程服务中心实时交互，是物联网技术在大型设备质量远程/动态监测中的典型应用。②应用移动互联网、手机等无线通讯技术。

（五）互联网云平台技术应用

医疗设备使用质量检测的智能化、信息化管理，需要集成医疗设备使用质量检测中产生的大量数据，通过建立互联网云服务协作平台的方式将医院（医联体）、生产厂家、第三方服务机构及相关部门共同构建一个医疗设备使用质量管理互联网协作平台，汇集医疗设备使用质量管理中的各种数据，克服目前医院建立独立的设备管理系统存在"信息孤岛"的弊端。通过数据集成平台，逐步形成"大数据"，再经过整理、分析、挖掘、反馈利用是医疗设备使用质量管理的基本要求（图 2.6.5）。

具体技术应用包括但不限于：①基于云技术的互联网平台架构设计，使用适合互联网的新的软件应用模式，如 SaaS（software-as-a-service）、云计算（cloud computing）。②应用移动网络技术，使用智能手机、移动终端（如 Pad）作为互联网、物联网工作平台应用的操作工具，实现在移动端扫码、输入记录。③多用户互联数据共享平台，建成一个为医院（医联体）、医疗器械厂商、第三方服务公司合作互通的区域互联网服务平台，为相关行政管理部门提供医疗设备质量和安全管理信息数据共享。

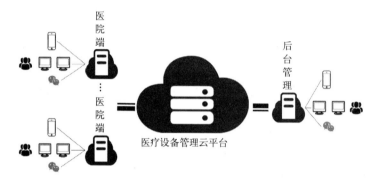

图 2.6.5　互联网云服务协作平台解决方案

（六）人工智能技术应用

1. 应用前景

人工智能技术被认为是第四次工业革命之一，基于人工智能算法的机器学习模型能够通过以往数据，模仿人类学习思维建立一套归纳总结的学习模型，根据分析数据中的特征映射目标点，使计算机能够模仿人类学习过程从数据中挖掘出信息并与目标对应，量化数据特征与目标的关系。人工智能的发展依赖于三个核心要素：数据，算法和算力。人工智能技术在医疗设备的质量检测方面应用的可行性问题，主要集中在数据分析、挖掘、评估和利用方面。目前面临的问题是：医疗设备质量检测的数据量不足，无法形成大数据分析；数据分析所需的专业知识和技能水平需要高度专门化；人工智能算法缺乏相关模型训练实践等。

近几年，已经有文献报道国内外在这方面进行的探索。如一种新的医疗设备维护模式：预测性维护。它是继预防性维护后的一种新的设备维护管理方法和理念，利用 IPM 工作中采集的大量医疗设备工作状态数据（包括远程监测），分析变化规律，建立算法模型，应用人工智能技术，可以预测设备的生命周期，更加合理安排检测的周期；又如算力模型方法方面，包括通过循环神经网络（RNN）、长短时记忆网络（LSTM）、双向长短时记忆网络（Bi-LSTM）分析评估医疗设备在长期和短期的时间序列中的某项性能参数变化，能够反应医疗设备的质量变化，从而评估设备的质量问题；通过基于自然语言处理（NLP）算法的逻辑回归或支持向量机（SVM）模型处理命名实体识别（NER）、语义角色标注（SRL）、词性标注（POS tagging）等任务，构建预训练加微调范式的知识图谱模型等。此外，使用计算机卷积的卷积神经网络（CNN）模型能够从医学影像信息中提取设备的关键特征，实现医疗设备使用质量的视觉评估方案。

2. 应用实践

人工智能技术在医疗设备使用质量检测方面的应用拓展在国内刚刚起步，很多应用还在探索中。如在预测性维护方面，目前已经有医院开展这方面的探讨和实践研究。

（1）基于医疗设备可靠性趋势的预测性维护

医疗设备的可靠性对患者的安全、治疗效果至关重要，尤其是生命支持、急救类医疗设备。通过采集大量积累的质量检测结果数据，包括医疗设备的台件数、使用年限、使用频率、是否正常维护、维护方式和故障数等信息，经过分析，建立数学模型，通过算法预测医疗设备的可靠性趋势，医院医学工程人员可以根据预测结果及时进行维护干预，制订针对性的维护方案，实施预测性维护，可以提高医疗设备的使用可靠性。

（2）通过人工智能机器学习技术预测医疗设备的首次故障率

医疗设备预测性维护是设备维护管理智能化的发展方向。医疗设备预测性维护及质量管理体系，需要在医疗设备供应商、技术服务中心、医院临床医学工程部门的配合下，建立一个平台级别的解决方案，如云数据中心和云数据模型库的建设等。

三、医疗设备使用质量检测中信息化技术应用范例

医疗设备使用质量检测中数字化、智能化和信息化技术应用已经很多，现介绍一些成熟的案例。

（一）性能检测数据采集自动化应用

医疗设备性能检测需要采集大量数据，如呼吸机、婴儿培养箱、输注泵等，每一个项目都需要多次测试。在医院医学工程人员严重不足的情况下，采用人工操作，手工记录这种操作方式成为开展 IPM 工作的瓶颈。为了解决这个问题，采用物联网自动数据采集、记录的方式，已经有很多实际案例，下面介绍呼吸机使用质量检测中应用物联网性能检测数据采集自动化的案例。

使用专门的数据采集器与呼吸机和气流分析仪 RS232 的接口连接，在设定检测参数值后，可以按照工作流程进行检测。系统可以自动采集呼吸机的设置值、显示值和检测仪的示值，并通过网络、Wi-Fi/4G 等无线方式，上传至数据库服务器，完成通信协议数据解读、结果数据记录、存储、形成电子检测表单，并可以通过 4G/5G 网络实时传输到手机、移动终端。节约检测工作时间，数据记录的可靠性、真实性大大提高。如图 2.6.6 和图 2.6.7。

（二）远程自动检测技术应用实例

下面介绍自动体外心脏除颤器（AED）的远程自动检测应用实例。

AED 是一种便捷式、易于操作的现场急救设备，最大特点是无需使用者具有很高的判断心电图的能力，可根据 AED 自动的录音提示接通电源，可以挽救更多的生命。基于急救事件对时间的要求，必须保证 AED 自动体外除颤仪处于随时可用状态，所以须实时掌握它本身的工作状态，保证能正常工作，以免造成意外和不可挽救的悲剧。

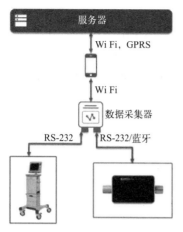

图 2.6.6　呼吸机性能检测数据自动采集系统图

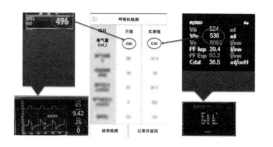

图 2.6.7　呼吸机性能检测数据自动采集数据图

远程自检技术可以实现对 AED 状态、除颤电极片有效期、电池有效期、电池的剩余电量（％）进行检测，方便维修作业人员或者管理者对 AED 实现有效的管理。通过网站、微信服务号、APP 等方式，用户获取 AED 相关信息后，就可以有效地对 AED 进行管理和状态监测。除此之外，通过专用路由器既可以对 AED 的固件和数据进行读写操作，也可以将 AED 的状态信息上传服务器，实现三者的通信交互的功能。从而实现了 AED、专用路由器、服务器以及用户的有机结合，构成了一个有效的远程维护系统。如图 2.6.8，登录 web 站点可以看到 AED 分布情况。

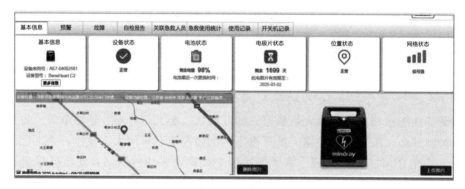

图 2.6.8　AED 分布情况

维护作业人员或管理者可以在现场通过 AED 显示灯、警报声音确认 AED 状态，远程确认 AED 自检异常时，上传报告给服务器，还可通过邮箱和微信方式对异常的 AED 进行及时的信息推送（图 2.6.9）。维护人员在接到邮件或消息推送后，在网站或手机 APP、微信服务号上查看 AED 的详细情况（图 2.6.10）。管理者都能在任何时候知道发生的问题以及 AED 的现状，判定是否需要进行相应的处理。

（三）在线实时监测与传输技术应用实例

医用气体系统作为生命支持系统，其质量安全与人的生命息息相关，直接影响医院诊疗的安全，关系到患者的生命安全，需要实时质量监控。下面介绍医用气体在线实时监测与传输技术应用案例。

医用气体在线实时监测系统集中在中央监控和报警系统。系统由区域报警器（或区域截止报警阀箱）、气源远程报警器、医用气体中央监测管理系统组成，用来监测整个医用气体

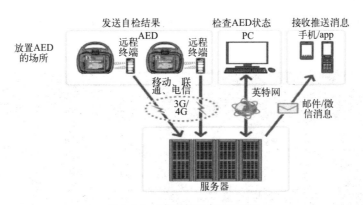

图 2.6.9 AED 运行状态监测网络

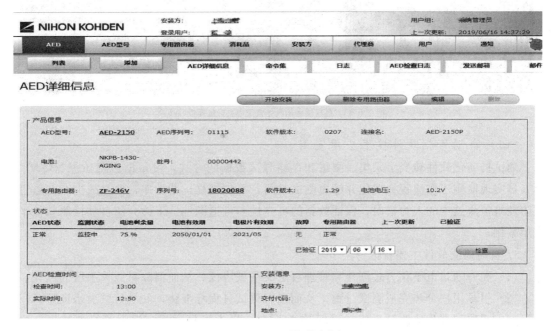

图 2.6.10 AED 详细状态信息

系统的运行状况。整个系统采用 LON 通信协议，采用一根 4 芯屏蔽线将设备信号并联传输至中央监控设备。

1. 数据采集技术

医用气体在线实时监测系统采用神经元网络芯片，提取各种信号，开关量及模拟量信号；并采用专用的通信协议，以保证数据传输的可靠与安全性。中间设备采用网关将专用通信数据转换为 Modus/TCP/IP 协议，方便各种网络设备通信。

2. 区域报警信息传输

医用气体区域报警器设在各层护士站或病区，方便观察使用。采用专用 LON 通信协议，中央监控设备可直接读取区域报警器的压力信息。区域报警器同时支持将报警信号远传至中央监控系统。

3. 气源状态信息传输

整个报警系统中的气源信息涵盖每台真空泵运行正常、故障等信息；如每台压缩机、吸附式干燥机的正常运行、故障状态信息，机房减压站上出口端气体压力的正常、高、低状态信息；汇流排钢瓶压力信息、切换信息等；这些信息同时可实现远程信号传输到中央报警面板（图 2.6.11）。

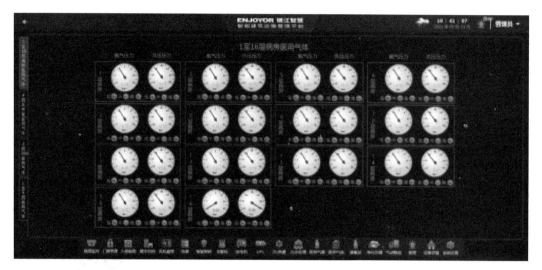

图 2.6.11　各楼层医用气体监测中央报警面板界面

（四）自动检测软件技术应用实例

测试自动化软件转变了采集、测量和存储测试数据的方式，可帮助医院质保（QA）专业人员实现检测工作流程标准化并缩短测试时间，不仅提高运营效率，而且减少 QA 监管和预防性维护测试中的人为错误，保证数据的可靠性和可追溯性。下面介绍自动检测软件平台应用案例。

1. 自动检测软件主要特性

（1）允许通过电子化方式创建和管理自定义测试协议，从而消除对服务手册的依赖。

（2）引导用户分步完成测试过程，从而确保测试过程标准化，并尽量减少培训量。

（3）根据需要生成测试报告（PDF 或 MTR），报告中只含相应权限等级的数据，以确保合规性。

（4）可使用个性化的图片、插图和图形，使测试变得更加方便。

（5）根据国际标准或组织制定的限值自动评估测试结果是否合格。

（6）符合美国 FDA《联邦法规》第 21 章第 11 条的要求。用户可创建自己的签名，并签署模板和结果。

（7）以电子方式存储完整的版本控制测试记录和数据核心功能。

（8）减少每台医疗设备的测试时间和同时测试多台设备的次数，可在一个过程中执行多次 PM 测试。

（9）通过电子化存档和打印明细记录以实现数据的可追溯性。

（10）通过现有的和新定制的测试模板确保测试过程与时间一致。

（11）数据提取可实现提供趋势分析和报表的功能。

2. 质量检测平台软件

质量检测平台软件是自动化医疗设备质量检测工作的软件平台。基于云技术的桌面软件，可以实现自定义测试工具、执行检测流程、生成可追溯报告，实现团队或组织内部的高效协同工作；可实现对医疗质控检测设备的支持，以及可以不断更新符合当地检测法规要求的测试序列数据库（图2.6.12）。

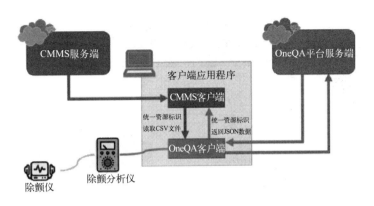

图 2.6.12 质量检测集成平台模式

质量检测平台软件可以快速设定测试序列和原始记录表，将已有的纸质原始记录表或Excel电子表单、检测操作流程等转换为自动测试流程。利用软件可以轻松创建自定义程序和清单。一旦建立了检查表，连接检测仪后可以快速完成检测。连接到工作流中的软件应用程序实现了跨系统、云服务，优化了工作流程。

（五）远程运行状态监测平台技术应用实例

1. 远程运行状态监测平台组成

远程运行状态监测平台分为业务平台和基础网络平台两部分，其中业务平台实现整体业务功能，提供的功能包括数据抓取、数据存储、专家调阅、机器评估等模块。基础网络平台提供各地医院接入、5G专网传输及整体管理等功能。

（1）平台功能介绍

建立一套区域大型医用设备的运行监测平台，对接区域内医院的大型影像设备进行实时监测管控。对设备资产管理、工作状况监控。平台将与相关系统对接，通过拍片序列号比对实际患者影像，专家组将研判影像数据和设备运行数据，进而对设备进行质量管理。

（2）基础网络

采用5G＋CPE设备接入各医院，通过运营商5G网络汇聚到卫生行政管理平台，形成"卫生行政管理部门-医院"的扁平化网络架构（图2.6.13）。

2. MRI运行状态远程实时监控实例

通过对医院大型设备MRI的远程实时监控与风险预警，可以实现无须人工巡检、关键部件运行状态实时监控和微信推送等功能。通过算法评估预测关键部件（如球管、线圈等）的使用寿命周期，通过基于互联网的远程数字化实时监控，提高使用安全性。下面是MRI运行状态远程监测与预警的案例。

（1）磁体运行状态

磁体运行状态的数据保存在日志文件里，包含多个与磁体运行状况相关的数据。若经用户许可传输到云端服务器，则可以自动提取对应字段的数值，传送回用户端的电子记录表格里，自动完成多个磁体相关的质控检测项目（图2.6.14）。其中，磁体压力，正常工作范围要介于0.9～4.2PSIG之间；磁体液位，正常工作范围要大于70%；加热周期占比

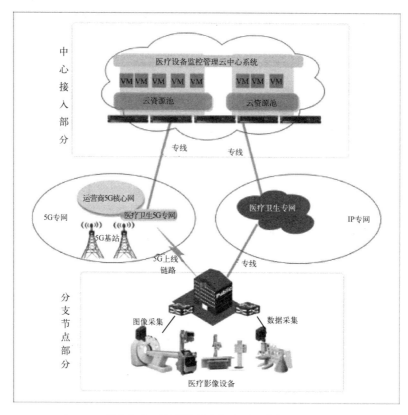

图 2.6.13　远程运行状态监测平台网络架构图

（HDC），正常工作范围要大于 0%；磁体线圈的冷却水流量，正常工作范围要介于 4～10L/min 之间；磁体线圈的冷却水温度，正常工作范围要介于 17～24℃ 之间。

检测项	检测结果	单位	判定标准	提示
磁体压力	5	PSIG	0.9~4.2	❗
磁体液面	60	%	> 70%	❗
加热器占空比	0	%	>0%	❗
水流	20	升/分	4-10	❗
水温	36	℃	17-24	❗

🔍 磁体

图 2.6.14　磁体运行状态参数界面

（2）冷却系统运行状态

冷却系统是维持磁体和外围子系统正常工作的关键支持性系统，也是日常质控检测项目的一部分。其中，磁体温度的正常工作范围是＜35℃。漏液检测、水流检测、液面检测的数据都记录在日志文件中，同样可以用信息化手段实现自动化读数和填表（图 2.6.15）。

（3）MRI 线圈及线圈回路状态

MRI 线圈及线圈回路的工作状态，对图像质量和影响至关重要，也是日常质控的重要检测项目。其实，系统对线圈及线圈回路有自动的探测，包括偏置电压开路和短路的检测、

机柜水冷系统

检测项	检测结果	单位	判定标准	提示
磁体间温度	正常	℃	<36	
漏液检测	正常		正常/异常	
水流报警	正常		正常/异常	
液面报警	异常		正常/异常	

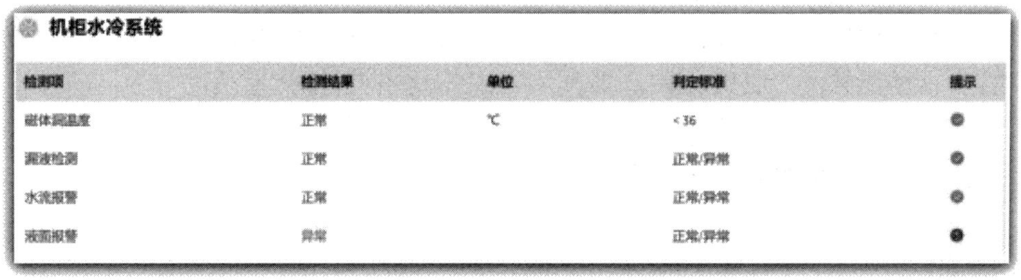

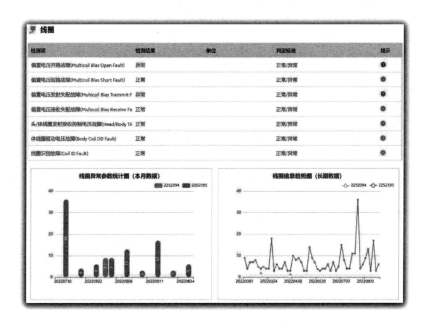

图 2.6.15　冷却系统运行状态显示界面

偏置电压发射和接收失配的检测、头线圈和体线圈收发是否有故障的检测，以及体线圈驱动电压是否正常的检测和线圈识别。可借助云端服务器的自动分析结果的异常，实现此项目的自动检测和记录（图 2.6.16）。

线圈

检测项	检测结果	单位	判定标准	提示
偏置电压开路故障(Multicoil Bias Open Fault)	异常		正常/异常	
偏置电压短路故障(Multicoil Bias Short Fault)	正常		正常/异常	
偏置电压发射失配故障(Multicoil Bias Transmit F	异常		正常/异常	
偏置电压接收失配故障(Multicoil Bias Receive Fa	正常		正常/异常	
头/体线圈发射接收控制电压故障(Head/Body TF	正常		正常/异常	
体线圈驱动电压故障(Body Coil DD Fault)	正常		正常/异常	
线圈识别故障(Coil ID Fault)	正常		正常/异常	

图 2.6.16　MRI 线圈及线圈回路状态自动检测界面

（4）MRI 液氦水平、压力状态实时监控

如图 2.6.17 所示。

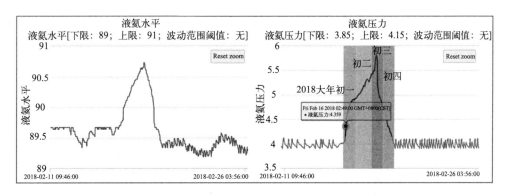

图 2.6.17　MRI 液氦水平、压力状态监控

医疗设备智能化技术发展十分迅速，很多医疗设备本身已经带有自动检测和智能检测的软件，这方面的应用案例越来越多，本节介绍的内容仅是部分应用案例，医院医学工程人员应该关注智能检测技术的应用发展。

本章编写人员：谢松城，夏慧琳，郑焜，楼晓敏，冯靖祎，孔灿红，阮兆明

参考文献

[1] 谢松城，严静 . 医疗器械管理与技术规范［M］. 杭州：浙江大学出版社，2016.

[2] 国家卫生计生委医院管理研究所 . 中国临床工程发展研究报告：白皮书［M］. 武汉：湖北科学技术出版社，2015.

[3] 高关心 . 临床工程管理概论［M］. 北京：人民卫生出版社，2017.

[4] 王新 . 医疗设备维护概论［M］. 北京：人民卫生出版社，2017.

[5] 齐丽晶，张海明 . 解读 YY 0709—2009 医用报警系统的测试［J］. 中国医疗器械杂志，2011，35（4）：291-293.

[6] 朱永丽，夏慧琳，迟琳琳 . 浅谈医疗设备计量检定与质量检测［J］. 中国医疗设备，2015（11）：13-15.

[7] 沈云明，郑焜，吴胜，等 . ICU 医疗设备警报管理及警报信息集成技术分析［J］. 中国医疗器械杂志，2014，38（4）：4.

[8] 熊方，吴继冰，黄玉成，等 . 基于物联网的医疗设备管理体系架构研究［J］. 中国数字医学，2013，8（8）：104-107.

[9] 应俊，何史林，周丹 . 医疗物联网中无线网络的接入应用实践［J］. 中国医疗设备，2014，29（5）：3.

[10] 陈豪，刘巍峰，郑蕴欣 . 基于物联网技术的急救类设备实时运行维护管理系统的构建［J］. 生物医学工程学进展，2019，40（3）：180-183.

[11] 李逸明，钱明理，李龙，等 . 基于物联网的监护仪运行状态实时监测系统的研究与实现［J］. 中国医疗器械杂志，2014（4）：242-246.

[12] 田颖，仝青英 . 物联网在医疗设备质量状态跟踪监测系统中的应用研究［J］. 医疗卫生装备，2017，38（1）：68-70.

[13] 王守镜，廖先珍，龚敏，等 . 基于医疗设备维护数据和可靠性的预测性维护研究［J］. 生物医学工程与临床，2019，23（6）：4.

第三章
医疗设备使用安全性检测技术

医疗设备的使用直接或间接地作用于人体，临床使用中设备的使用安全性十分重要，包括电气安全性、使用环境安全性等，需要进行定期检测。本章主要对医疗设备使用中的电气安全、使用环境安全和环境辐射安全等方面的常用检测项目、方法进行介绍，供医院临床工程人员参考。

■ 第一节　医疗设备电气安全检测技术

一、医疗设备电气安全的基本概念

（一）电气安全与医疗安全

电气安全是医疗设备使用安全的重要领域，凡是有源医疗设备即医用电气设备在使用中，出现电气安全问题均可导致使用电气安全事件，造成医疗过程的失败、患者和使用人员受到电击伤害乃至死亡。如果安全措施不力，轻者造成电烧伤，重者危及生命。由于医务人员在电气安全专业知识上的局限，其对医用电气设备的电击防范意识较弱，所以医用电气设备本身的电气安全性能就更凸显其重要性。由于人体组织对 $50\sim60\,\mathrm{Hz}$ 频率范围内的电流非常敏感，产生生理效应的范围可以从刺痛感到严重烧伤和心脏纤颤。医疗设备电气安全是医疗设备使用安全最早关注的问题。国际标准化组织（ISO）、国际电工委员会（IEC）和中国国家标准委员会已经制定了电气安全标准，各地的标准各自具有不同的判别准则、测量方法和协议。针对医疗设备的电气安全标准分为通用标准和专门标准，如国际标准 IEC 60601 系列和国家标准 GB 9706 系列。

医用电气设备的电气安全性能主要为保护操作者安全和患者安全这两个方面。医疗设备电气安全主要表现形式是电击伤害，电击伤害主要由医用电气设备漏电流引起，所以医用电气设备的电气安全检测内容主要围绕漏电流和漏电流防护这两点进行。相关标准都制定了漏电流的安全范围。医疗设备基本电气安全检测包括：①检查电缆，插头和连接器；②测量接地的电阻；③测量各种漏电流指标，如对地漏电流、机壳漏电流、患者漏电流和患者辅助漏电流等。

（二）医疗设备电气安全特性和分类等级

在相关电气安全标准中，每个医用电气设备根据安全特性都对应一个分类。

1. 医用电气设备电气安全特性

医用电气设备的电气安全措施有一定的通用性，根据附加的安全措施不同，一般将医用电气设备按安全特性分为Ⅰ类设备、Ⅱ类设备和内部电源设备三种。

（1）Ⅰ类设备对电击的防护不仅依靠基本绝缘，而且还提供了可触及金属部分或内部金属部分保护接地的附加安全措施，使可触及金属部分即使在基本绝缘失效时也不会带电。符号如图3.1.1所示。

（2）Ⅱ类设备对电击的防护不仅依靠基本绝缘，而且还有如双重绝缘和加强绝缘那样的附加安全措施，但没有保护接地措施，也不依赖于安装条件。符号如图3.1.2所示。

图3.1.1　Ⅰ类设备符号标识　　　　　　　　　　　　图3.1.2　Ⅱ类设备符号标识

（3）内部电源设备由设备内部电源供电（电池供电），没有保护接地措施，不依赖于安装条件。

2. 医用电气设备电气安全分类等级

根据医用电气设备防止电击的程度进行分类，通常分为B型、BF型和CF型。

（1）B型是适用于体表、体腔的，但触体部分不绝缘的仪器设备，患者应用部分接地，常用表示符号如图3.1.3所示。

（2）BF型是适用于体表、体腔的，但具有绝缘触体的仪器设备，浮置患者应用部分，常用表示符号如图3.1.4所示。

（3）CF型对于电击防护程度高于BF型应用部分，直接与患者心脏接触的应用部分浮地，常用表示符号如图3.1.5所示。

图3.1.3　B型设备常用符号标识　　　图3.1.4　BF型设备常用符号标识　　　图3.1.5　CF型设备常用符合标识

每台医用电气设备的铭牌或相关的标签上均有分类和等级的符号或说明，图3.1.6是X射线设备铭牌标签，可以了解医疗设备的电气安全的类型和等级（Ⅰ类B型设备）。

Staray Plus型数字X射线成像系统		
产品名称	数字X射线成像系统	
产品型号	Staray Plus	
工作制	间歇加载连续运行	
电源电压	380V 3N~	输入功率　65KVA
电源频率	50/60Hz	类型　Ⅰ类

图3.1.6　医疗设备铭牌标签样本

3. 电气安全检测相关的名词术语

（1）单一故障状态

单一故障状态包括以下几种情况：①断开一根保护接地导线；②断开一根电源导线；③CF 型应用部分上出现一个外来电压；④信号输入或信号输出部分出现一个外来电压；⑤可能引起安全方面危险的电气元件故障。

（2）应用部分

应用部分是指医疗设备为了实现其功能需要与患者有身体接触的部分，或可能会接触到患者的部分，或需要由患者触及的部分。

B 型应用部分：符合国家标准规定的对于电击防护的要求，尤其是关于漏电流容许值要求的应用部分。

F 型应用部分（浮动隔离）：与设备其他部分相隔离的应用部分，其绝缘达到在应用部分与地之间出现源于与患者相连的外部设备的意外电压时，流过其间的电流不超过单一故障状态时的患者漏电流的容许值。

BF 型应用部分：符合国家标准规定的对于电击防护程度高于 B 型应用部分要求的 F 型应用部分。

CF 型应用部分：符合国家标准中规定的对于电击防护程度高于 BF 型应用部分要求的 F 型应用部分，具有 CF 型应用部分的设备主要是预期直接用于心脏。

二、医疗设备电气安全检测参考标准

医疗设备电气安全的参考标准包括：GB 9706.1—2020《医用电气设备 第 1 部分：基本安全和基本性能的通用要求》和 YY/T 0841—2011《医用电气设备 医用电气设备周期性测试和修理后测试》。

我国根据国际电工委员会的标准 IEC 60601—1:2005《医用电气设备-第 1 部分：基本安全和基本性能的一般要求》（第一版）及其第一号修订标准（1991-11）、第二号修订标准（A2：1995＋）制定了医用电气设备安全的国家标准 GB 9706.1—2007《医用电气设备 第 1 部分：安全通用要求》，此标准已废止。

2021 年国家标准化管理委员会正式发布了修订后的 GB 9706.1—2020，并于 2023 年 5 月 1 日起开始实施。新标准采用了国际标准 IEC 60601—1:2012，与旧标准相比，除了名称、整体结构有修改外，标准要求的覆盖范围更广。新标准的发布为促进有源医疗器械产品的发展和提升产品安全性、有效性提供了新的动力；减少了国内产品进入国际市场引用标准不一致的问题。

此外，国标中列有十几个针对不同医疗设备的电气安全专用标准，且专用标准优先于通用要求（详见第二章）。

根据国际电工委员会 IEC 62353—2007 制定的 YY/T 0841—2011 适用于符合 IEC 60601—1:2012 的医用电气设备、医用电气系统，以及相关部件在使用前、维修保养中、维修后的测试和正常情况下的周期性测试。该标准更适合医疗机构在日常质控工作中使用。YY/T 0841—2023《医用电气设备 医用电气设备周期性测试和修理后测试》已于 2023 年 9 月 5 日发布，将于 2025 年 9 月 15 日实施。新标准增加了 GB 9706.1—2020 中的部分术语，更新了保护接地电阻、绝缘电阻、设备漏电流测试的方法，还增加了部分要求值。本书所述的检测技术仍依据现有 YY/T 0841—2011 编写，新标准实施后，本书中的检测技术需根据新标准更新相应测试方法和技术。

三、电气安全检测的项目、定义和要求指标

（一）电气安全检测项目

在 GB 9706.1—2020 标准中规定，医疗设备电气安全测试项目包括：保护接地电阻、绝缘电阻、对地漏电流、接触电流、患者漏电流和患者辅助漏电流。

（二）各项指标定义、检测原理和要求

1. 保护接地电阻

（1）定义

保护接地电阻是指连接设备的接地电极与地之间的电阻。

（2）检测原理

保护接地电阻的测试原理电路如图 3.1.7 所示。

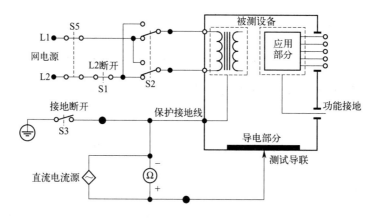

图 3.1.7　保护接地电阻测试电路示意图

（3）检测指标要求

对于永久性安装的设备，保护接地端子与任何已保护接地部件之间的电阻，不应超过 100mΩ。

带有器具输入插座的设备，在器具输入插座中的保护接地脚与任何已保护接地部件之间的电阻，不应超过 100mΩ。

带有不可拆卸电源软电线的设备，网电源插头中的保护接地脚与任何已保护接地部件之间的电阻，不得超过 200mΩ。

制造商提供或规定的任何可拆卸电源软电线连接到设备上时，其网电源插头中的保护接地脚与任何已保护接地部件之间的电阻，不应超过 200mΩ。

在既没有提供也没有规定可拆卸电源软电线的情况下，应使用适当截面积的长度为 3m 的电线进行测试。

2. 绝缘电阻

（1）定义

绝缘电阻是指被检设备的带电部分与外壳之间的电阻。

（2）检测原理

绝缘电阻测量应在500V直流电压下进行，测量以下部分之间的绝缘电阻：a. 网电源部分和Ⅰ类设备保护接地之间；b. 网电源部分和Ⅰ类设备未保护接地的可触及导电部分之间，以及网电源部分和Ⅱ类设备可触及导电部分之间；c. 网电源部分和构成患者连接的应用部分之间；d. 构成患者连接的F型应用部分和Ⅰ类设备保护接地之间；e. 构成患者连接的F型应用部分和Ⅰ类设备未保护接地的可触及导电部分之间，以及构成患者连接的F型应用部分和Ⅱ类设备的可触及导电部分之间。绝缘电阻测试电路原理见图3.1.8所示。

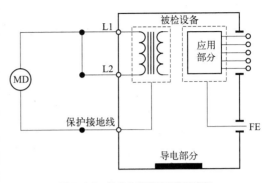

图 3.1.8　绝缘电阻测试电路示意图

（3）指标要求

绝缘电阻要求大于等于10MΩ。

3. 对地漏电流

（1）定义

由网电源通过或跨过绝缘流入保护接地导线或按照设备功能接地连接的电流。

（2）检测原理

测试装置对被检设备电源端输入110％额定电压，测量对地漏电流值。对地漏电流测试电路原理见图3.1.9。

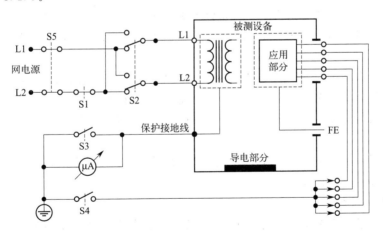

图 3.1.9　对地漏电流测试电路示意图

说明：开关S1闭合与断开模拟正常状态与单一故障状态，开关S2将电源极性设置为正常和极性反向两个状态。

（3）指标要求

对地漏电流要求正常状态下是5mA，单一故障状态下是10mA。

4. 接触电流

（1）定义

指设备外壳通过外部导体流入大地或流向系统其他部分的电流。注意：接触电流为GB

7601.1—2020 新引入的概念，其定义与 GB 7601.1—2007 中外壳漏电流一致，仍可采用原有检测设备的外壳漏电流检测作业指南。

（2）检测方法

接触电流的测量包括外壳的每一部分到大地和设备外壳的各部分之间的漏电流。如图 3.1.10 所示。

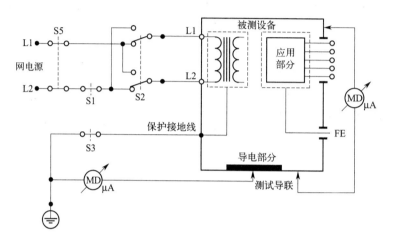

图 3.1.10　接触电流测试电路示意图

说明：开关 S1 闭合与断开模拟正常状态与单一故障状态，开关 S2 将电源极性设置为正常和极性反向两个状态。

接触电流检测用测试设备在地和未保护接地的外壳每一部分之间测量；在未保护接地外壳的各部分之间测量；在断开任意一根保护接地导线的单一故障状态下，用测试设备在地和正常情况下保护接地的外壳任意部分之间测量；对于内部供电设备，只在外壳各部分之间进行测量。

若设备外壳或外壳的一部分是用绝缘材料制成的，应将最大面积为 20cm×10cm 的金属箔紧贴在绝缘外壳或外壳的绝缘部分上，移动金属箔以确定漏电流的最大值。金属箔不宜接触可能保护接地的外壳的任何金属部件；未保护接地的外壳金属部件，可以用金属箔部分或全部覆盖。

要测量中断一根保护接地导线的单一故障状态下的漏电流，金属箔要布置得与正常情况下保护接地的外壳部分相接触。

（3）检测指标要求

接触电流要求：正常状态下是 $\leqslant 100\mu A$，单一故障状态下是 $\leqslant 500\mu A$。

5. 患者漏电流

（1）定义

从患者连接经过患者流入地的电流，或在患者身上出现一个来自外部电源的非预期电压而从患者通过患者连接中 F 型应用部分流入地的电流。

（2）检测方法

测试装置必须轮流从每个患者连接点进行测量，如图 3.1.11 所示。

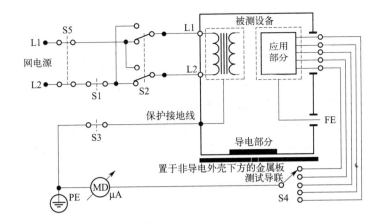

图 3.1.11 患者漏电流测试电路示意图

测量患者漏电流时，除应用部分外，将绝缘材料制成的外壳以正常使用中的任何位置放在尺寸至少等于该外壳平面投影的接地金属平面上。

应用部分的表面由绝缘材料构成时，用最大面积为 20cm×10cm 的金属箔进行测量，或将应用部分浸在 0.9% 的盐溶液中。应用部分与患者接触的面积大于 20cm×10cm 的箔面积时，箔的尺寸增至相应的接触面积。这种金属箔或盐溶液被认为是所涉及应用部分唯一的患者连接。

当患者连接由与患者接触的液体构成时，液体用 0.9% 的盐溶液代替，将一个电极放置在盐溶液中，该电极被认为是所涉及应用部分的患者连接。

测量患者漏电流，对于 B 型应用部分，从所有患者连接直接连在一起测量；对于 BF 型应用部分，从直接连接到一起的或按正常使用加载的单一功能的所有患者连接测量；对于 CF 型应用部分，轮流从每个患者连接测量。

新标准（GB 7601.1—2020）考虑多个应用部分的累加效应，引入总患者漏电流概念。总患者漏电流仅对含有多个应用部分的设备适用。其测试方法为设备单个应用部分患者漏电流的总和。

（3）检测指标要求

患者漏电流要求对不同类型的医疗设备（B、BF、CF）是不同的，见表 3.1.1。检测指标要求参照 YY/T 0841—2011；其中，总患者漏电流参照标准 GB 9706.1 —2020。

表 3.1.1 患者漏电流要求

电流	条件 AC/DC	B 型应用部分		BF 型应用部分		CF 型应用部分	
		NC	SFC	NC	SFC	NC	SFC
患者漏电流	DC	10	50	10	50	10	50
	AC	100	500	100	500	10	50
总患者漏电流	DC	50	100	50	100	50	100
	AC	500	1000	500	1000	50	100

注：NC 表示正常状态；SFC 表示单一故障状态；电流单位：微安（μA）。

6. 患者辅助漏电流

（1）定义

在正常使用时，流经患者的任一患者连接和其他所有与患者连接之间预期不产生生理效应的电流。

（2）检测原理

患者辅助漏电流即流经医疗设备各个应用部分之间的漏电流（导联对导联），患者辅助电流是在任一患者连接与其他所有直接连接到一起或按正常使用加载的患者连接之间测量的。患者辅助电流测试电路原理见图 3.1.12。测量时，当应用部分的表面由绝缘材料构成时，用最大面积为 20cm×10cm 的金属箔进行测量，或将应用部分浸在 0.9% 的盐溶液中。应用部分与患者接触的面积大于 20cm×10cm 的箔面积时，箔的尺寸增至相应的接触面积。这种金属箔或盐溶液被认为是所涉及应用部分唯一的患者连接。

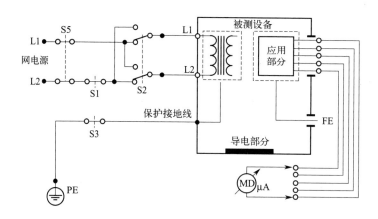

图 3.1.12　患者辅助电流测试电路示意图

（3）检测指标要求

医疗设备的各种漏电流根据不同类别的医疗设备电气安全标准判定该医用电气设备是否合格，如表 3.1.2 所示，参照标准 YY/T 0841—2011。

表 3.1.2　患者辅助电流要求

电流	条件 AC/DC	B 型应用部分		BF 型应用部分		CF 型应用部分	
		NC	SFC	NC	SFC	NC	SFC
患者辅助电流	DC	10	50	10	50	10	50
	AC	100	500	100	500	10	50

注：NC 表示正常；SFC 表示单一故障，电流单位微安（μA）。

四、电气安全性能检测设备要求和管理

医疗设备电气安全性能检测需要专门的电气安全分析仪（ESA），电气安全分析仪有不同的品牌型号，有台式和便携式两种。目前，医院最常用的型号有 ESA620、ESA612、ESA615 和 ESA609 等。

（一）电气安全分析仪的性能要求

电气安全分析仪的性能必须符合相关标准要求，如 GB 9706.1—2020 和 YY/T 0841—2011。满足相关标准要求的全部检测项目，包括电源电压、接地（保护接地）电阻、绝缘电

阻、设备漏电流、患者漏电流，以及患者辅助漏电流等。

电气安全分析仪的测量范围与测量精度必须大于相关标准要求的范围与精度。

电气安全分析仪具有数据储存、转换和传输功能，具有数据传输接口（优选）。

电气安全分析仪具有程序测试功能（优选），可实现测试程序的自动化。

（二）电气安全分析仪的使用管理

电气安全分析仪属于计量器具，应该按照计量器具管理，定期做好 ESA 设备的计量校准的送检和溯源工作，保证检测工具的计量准确性、有效性。校准证书和文件作为技术档案资料保管。

ESA 有下列情况之一时不得使用：①未经检定或检定不合格；②超过检定周期；③无有效合格证书或印鉴；④在有效使用期内发现失准失灵。

医院医学工程部门应按照说明书制定出 ESA 使用操作规程。使用人员必须经过培训，严格按操作规程操作，不得随意改动 ESA 的参数和基准，发现问题要及时向管理人员报告，不得擅自拆卸检测设备。

五、检测流程与作业指导

（一）检测流程

检测流程根据 GB 9706.1—2020 的内容，制定如下电气安全测试流程（图 3.1.13）。

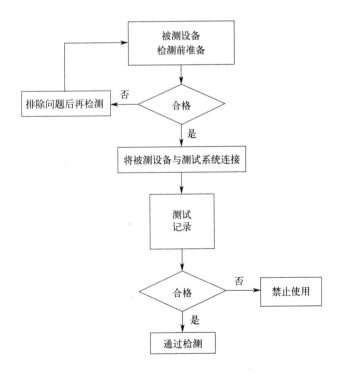

图 3.1.13　电气安全检测流程

（二）电气安全检测前准备

1. 外观检查

（1）网电源插头有无破损、褪色，插针有无变形；电源接口处是否接触良好。

（2）电源软电线是否由于老化或化学物质等因素引起变色使绝缘性能下降，以及有无裸露电线的情况。

（3）设备外壳是否损坏。

2. 供电环境检测

电气安全检查前，必须确认供电环境是否正常，包括电源电压、电源插座布线"左零右火"、接地线是否正常。只有在供电环境正常的状态下，才能完成后续的测试。电气安全检测仪能自动检测供电环境，图 3.1.14 为某型号电气安全测试仪显示电源地线缺失或处于隔离电源环境，该情况下必须先排除电源接地问题。图 3.1.15 显示供电电源正常，能进行下一步测试。

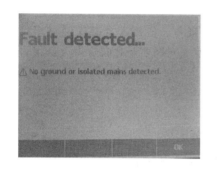

图 3.1.14 显示电源插座接地不良

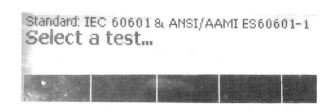

图 3.1.15 ESA 显示供电电源正常

使用隔离电源的供电方式，分散装在各个房间的医疗设备应进行接地配电系统的测试。

（三）操作步骤作业指导

不同的品牌型号电气安全分析仪操作会有差异，本节以 ESA615 为例讲解电气安全检测的操作过程。

1. 设备连接

将被测医疗设备参照操作手册连接至电气安全分析仪上，电源插座插头接到 ESA615 右边的电源插座中，被测设备应用部分连接到 ESA615 上方的应用部分插孔。连接方法如图 3.1.16 所示。

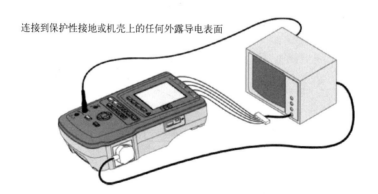

连接到保护性接地或机壳上的任何外露导电表面

图 3.1.16 ESA615 与被检测设备连接示图

2. 接地电阻测试

（1）按"Ω"键调零，进入接地电阻测试界面。将接地测试线缆一端连接至红色输入插孔上，将另一端测试夹子夹紧"0/Null"接线柱，如图 3.1.17 所示。按 F4，分析仪将测量值归零，以抵消测试线缆的电阻。

（2）将测试夹子夹紧被测设备的保护性接地点连接，按 TEST 测试键，读取接地电阻测试值。测试结果记录入原始记录表。

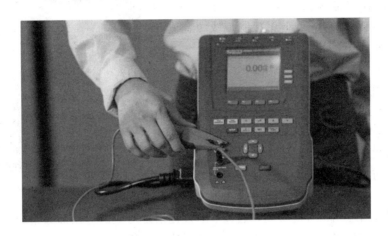

图 3.1.17 接地电阻测试连接（调零）

3. 绝缘测试

（1）将红色导联从被测设备机壳的接地点移开，按"MΩ"功能键进入绝缘电阻测试界面。ESA615 可检测 5 项绝缘电阻项目，包括电源对地、应用部分对地、电源对应用部分、电源对非接地导电部分以及应用部分对非接地导电部分间的绝缘电阻。

（2）通过 F3 更改电压功能键可切换 250V 和 500V 的测试电压。按 TEST 测试键，对被测仪器施加测试电压，读取绝缘电阻测量值，如图 3.1.18 所示。需要注意的是，测试过程中高压指示灯将亮起，警示高压测试环境避免触碰测试回路。测试结果记录入原始记录表。

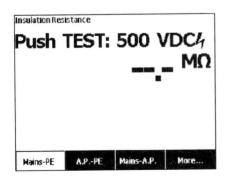

图 3.1.18 绝缘测试

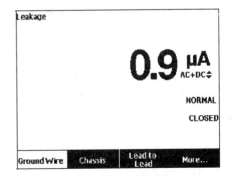

图 3.1.19 接地漏电流测试结果

4. 接地漏电流测试

按"μA"功能键进入漏电流测试界面，按 F1 键界面即为对地漏电流测试界面。通过面板右面设备插座配置键设置电源状态，"Polarity"键控制电源极性正常或反向，"Neutral"键控制零线闭合或开路。在正常和反向极性下分别测量，读取不同状态下的对地漏电流。测试结果记录其读数，图 3.1.19 所示，数据录入原始记录表。

5. 机壳漏电流测量

在漏电流测试界面，按 F2 键进入接触电流测试界面，将测试夹子夹紧被测仪器的外壳金属部分。通过面板右面设备插座配置键设置电源状态，Polarity 键控制电源极性正常或反向，Neutral键控制零线闭合或开路，Earth 键控制地线闭合或开路。读取不同状态下的机壳漏电流，如图 3.1.20 所示，数据录入原始记录表。

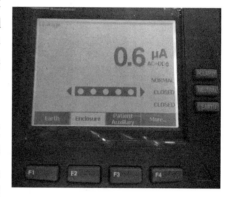

图 3.1.20　机壳漏电流测量结果

6. 患者应用部分漏电流测量

按 F4 键（更多）进入应用部分设定界面。通过 ESA615 上方的应用部分插孔连接被测设备的应用部分，如心电导联线、输液针头、除颤电极等，确保患者端应用部分与 ESA615 上的接线柱连接正常，如图 3.1.21 所示。

根据被测设备应用部分的不同，通过上下按键设定对应的应用部分组合，按 F1 键确认进入患者漏电流测试界面。通过面板右面设备插座配置键设置电源状态，Polarity 键控制电源极性正常或反向，Neutral 键控制零线闭合或开路，Earth 键控制地线闭合或开路。读取不同状态下的应用部分漏电流。记录其读数，数据录入原始记录表。

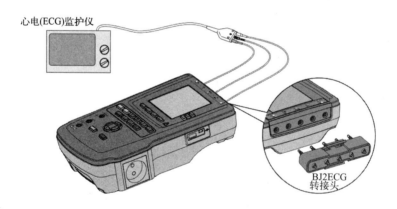

图 3.1.21　患者应用部分漏电流测量连接示意图

上述操作步骤完成后，将所有在功能测试中调整过的连接状态、设定范围调整回临床使用的原有状态。

（四）医疗设备电气安全检测记录与分析

1. 检测结果记录

电气安全检测完成后，将数据录入原始记录表中，记录表的参考格式见表 3.1.3，并建立电子档案。按照国家相关法规规定，记录保存期限不得少于规定使用期限或使用生命周期终止后 5 年。

表 3.1.3 医疗设备电气安全检测记录表

_____医院医疗设备电气安全使用质量检测原始记录表（参考模板）

记录档案编号：_____   检测类型：□验收检测；□状态检测；□稳定性检测；□维修检测

被测设备型号		设备编号	
生产厂商		使用科室	
生产日期		启用日期	
软件版本		安全级别分类	（BF，CF）
检测设备型号	电刀分析仪 QA-ES Ⅲ	设备序列号	
生产厂商		使用部门	医学工程部
计量校正有效期		校正证书号	

性能检测

检测设备类型		□B 型　□BF 型　□CF 型	
检测项目		检测结果	容许值
电源部分	保护接地电阻（mΩ）		≤100 ≤200（带有不可拆卸电源软电线的设备）
	绝缘电阻（电源—地）（MΩ）		≥10
	对地漏电流（正常状态）（mA）		≤5
	对地漏电流（单一故障状态）（mA）		≤10
	接触电流（正常状态）（μA）		≤100
	接触电流（单一故障状态）（μA）		≤500
应用部分	患者漏电流（交流）（正常状态）（μA）		≤100（B&BF） ≤10（CF）
	患者漏电流（交流）（单一故障状态）（μA）		≤500（B&BF） ≤50（CF）
	总患者漏电流（交流）（正常状态）（μA）		≤500（B&BF） ≤50（CF）
	总患者漏电流（交流）（单一故障状态）（μA）		≤1000（B&BF） ≤100（CF）
	患者辅助电流（交流）（正常状态）（μA）		≤100（BF） ≤10（CF）
	患者辅助电流（交流）（单一故障状态）（μA）		≤500（BF） ≤50（CF）
检测结论	□合格　□不合格	性能偏离情况记录	

检测工程师签名：_____   使用科室签名：_____   检测日期：___年___月___日

2. 检测合格的评定

参照相关电气安全检测标准要求，对每台设备电气安全检测结果数据进行分析、计算并审核，判定是否合格。对于检测合格的粘贴合格标签，合格标签上标明检测时间、有效期或下次检测时间（检测周期为1年）、检测人等。检测合格的医疗设备重新投入临床使用，对于检测不合格的设备应立即停用，并进行检修，待维修后重新检测合格方可投入临床使用。

再次检测仍达不到合格要求的，必要时可申请报废处理。

■ 第二节　医疗设备使用环境安全检测技术

一、医疗设备使用环境安全的基本概念

医疗设备所处的使用环境直接或间接影响医疗质量与安全。自 2021 年 3 月 1 日起施行的《医疗器械临床使用管理办法》第三十三条明确规定，"医疗机构应当遵照国家有关医疗器械标准、规程、技术指南等，确保系统环境电源、温湿度、辐射防护、磁场屏蔽、光照亮度等因素与医疗器械相适应，定期对医疗器械使用环境进行测试、评估和维护"。

医疗设备的使用环境有严格要求，如果医疗设备必需的使用环境条件得不到满足，会影响设备的正常运行和使用寿命，还可能会导致设备的故障或损坏，对患者和使用人员造成伤害；同时，也会对医疗设备使用周围环境造成影响，特别是对其他设备使用环境造成的影响，包括有毒有害物质的散发，以及产生环境辐射、噪声、电磁干扰等，有必要定期对使用环境检测。另外，在网络环境中使用的医疗设备，网络环境安全也是新的问题，目前医疗设备网络环境使用主要是物联网方式，因此网络环境安全即物联网的使用安全问题。

本节根据实际需求，将重点以医疗设备使用环境安全性中的 3 个方面为例，在检测技术方面做详细讨论，即供电系统、供气系统、网络（物联）网系统。

供水系统是非常重要的医疗设备使用环境的组成部分，其安全方面有很多专用标准，如需满足 CJ/T 206—2005《城市供水水质标准》。医院内重点关注的是牙科、血液透析、分析和检验实验室、清洗消毒与灭菌，以及软式内镜清洗消毒等方面的供水安全问题。由于此部分检测内容在本书相关章节已经有专门介绍，如第五章第五节《血液透析系统使用质量检测技术》中的"血液透析用水处理系统使用质量检测"、第八章消毒、灭菌设备使用质量相关部分，标准参照相关国家标准和卫生技术规范要求进行检测，本节不再重复描述。

二、医疗设备使用环境安全检测参考标准

（一）供电系统检测参考标准

常用参考标准有：GB 9706.1—2020《医用电气设备 第 1 部分：基本安全和基本性能的通用要求》、GB/T 12325—2008《电能质量 供电电压偏差》、GB/T 12326—2008《电能质量 电压波动和闪变》、GB/T 14549—1993《电能质量 公用电网谐波》、GB/T 15543—2008《电能质量 三相电压不平衡》、GB/T 15945—2008《电能质量 电力系统频率偏差》、GB/T 30137—2013《电能质量 电压暂降与短时中断》和 GB/T 18481—2001《电能质量 暂时过电压和瞬态过电压》。

医疗设备所需供电首先必须满足国际电能质量相关标准。这些电能质量标准主要涵盖了医疗设备供电使用环境中可能遇到的各种电能质量问题，包括电压偏差、电压波动和闪变、公用电网谐波、三相电压不平衡、电力系统频率偏差、电压暂降与短时中断，以及暂时过电压和瞬态过电压等。如医疗设备说明书中有规定，以说明书中供电相关技术要求为准。

根据 GB 51039—2014《综合医院建筑设计规范》以及 JGJ 312—2013《医疗建筑电气设

计规范》的规定，不间断电源装置（uninterrupted power supply，UPS）主要用于 1 类、2 类医疗场所中涉及生命安全的电气设备及照明，对应要求自动恢复供电时间为 t≤0.5s，且应选择在线式 UPS。当 UPS 作为电源带负载时，应充分了解所带负载对于电能质量的要求，根据 UPS 的动态输出特性合理选择 UPS。1、2 类医疗场所中，除了照明外的电气设备，均与患者的生命安全息息相关，供电质量的好坏直接影响设备的安全运行，首先，应选择在正常和储能状态下输出电压、频率与输入电压和频率无关的 UPS，彻底隔绝市电电压偏差和频率不稳对电气设备的影响。其次，在正常和储能输出状态应选择带线性和基准非线性负载时输出波形为正弦波，总谐波失真因数 D≤0.08 的 UPS。最后，UPS 在正常和储能输出状态下，输出电压的瞬态性能应无中断或无零电压出现，防止输出电压突变。本文仅对 UPS 做简要说明，并不将 UPS 的检测作为电源电能质量检测内容。

（二）供气系统检测参考标准

常用参考标准为：GB 50751—2012《医用气体工程技术规范》、GB 8982—2009《医用及航空呼吸用氧》、YY/T 0801.1—2010《医用气体管道系统终端 第 1 部分：用于压缩医用气体和真空的终端》、YY/T 0801.2—2010《医用气体管道系统终端 第 2 部分：用于麻醉气体净化系统的终端》、WS 435—2013《医院医用气体系统运行管理》、GB 50030—2013《氧气站设计规范》、GB 50029—2014《压缩空气站设计规范》、WS$_1$-XG-008-2012《富氧空气（93％氧）》和《中华人民共和国药典（2020 版）》。

医疗设备主要用气包括压缩空气、呼吸用氧、手术麻醉用相关气体，本节提到的供气系统涉及的医疗设备和患者安全的检测参考以上标准。这些标准主要涵盖了医用气体的工程技术规范、医用及航空呼吸用氧的质量要求以及医院医用气体运行管理的要求；主要包括医用气体工程的设计、施工、验收等方面的技术要求；规定了医用及航空呼吸用氧中各种物质含量的限制，以确保其安全和有效；描述了用于压缩医用气体和真空的终端的试验方法。WS 435—2013《医院医用气体系统运行管理》是关于医院医用气体运行管理的标准，包括了医用气体的采购、储存、使用、维护等方面的管理要求。

医用气体是患者重要的生命支持系统，安全可靠、符合医学卫生标准和《中华人民共和国药典（2020 版）》标准的医用气体系统是现代医院建设的重要组成部分。医用气体用于维系患者生命、减少患者痛苦、促进患者康复，并用于驱动多种医用治疗工具，是医疗环境的重要组成部分。在医用气体的生产、输送和使用中任何一个环节出现问题都可能给医院带来安全隐患，甚至危及患者的生命安全。医用气体系统为患者提供患者所需的压力流量稳定可靠和洁净的医用气体，一旦出现故障及时报警，通知医护人员和维护管理人员及时解决问题，从而确保患者用气安全。

（三）物联网系统检测参考标准

常用参考标准有：GB/T 40684—2021《物联网 信息共享和交换平台通用要求》、GB/T 40778.1—2021《物联网 面向 Web 开放服务的系统实现 第 1 部分：参考架构》、GB/T 40778.2—2021《物联网 面向 Web 开放服务的系统实现 第 2 部分：物体描述方法》、GB/T 40687—2021《物联网 生命体征感知设备通用规范》、GB/T 40688—2021《物联网 生命体征感知设备数据接口》、GB/T 22239—2019《信息安全技术 网络安全等级保护基本要求》、GB/T 33745—2017《物联网 术语》和 GB/T 36461—2018《物联网标识体系 OID 应用指南》。

随着物联网技术的发展和医疗设备以及患者信息互联互通的技术需求，医疗设备或医疗设备系统本身即组成一个物联网系统或被纳入医院整体的物联网系统中。因此，物联网系统的相关质量与安全也将直接或间接影响医疗设备本身的数据和运行安全。根据中华人民共和国国家标准公告（2021年第12号），物联网领域5项国家标准GB/T 40684—2021《物联网 信息共享和交换平台通用要求》、GB/T 40778.1—2021《物联网 面向Web开放服务的系统实现 第1部分：参考架构》、GB/T 40778.2—2021《物联网 面向Web开放服务的系统实现 第2部分：物体描述方法》、GB/T 40687—2021《物联网 生命体征感知设备通用规范》和GB/T 40688—2021《物联网 生命体征感知设备数据接口》正式发布，5项标准均由全国信息技术标准化技术委员会归口，由物联网分技术委员会组织制定。

三、医疗设备使用环境安全检测项目、检测设备性能要求和检测流程与作业指导

（一）供电系统

1. 医疗设备供电系统检测项目定义与要求

医疗器械使用的电源环境应符合相应的国家标准，有特殊要求的应符合专用标准规定或制造商使用说明规定。同时，部分供电电能质量检测项目（如短时中断等）需要长时间在线检测，可通过在线电能质量检测系统来确认供电系统安全。医疗设备供电通用要求具体见表3.2.1。

表 3.2.1 医疗设备供电系统检测项目定义与要求

检测项目	定义	测量精度要求
电压偏差	电压偏差也称为电压偏移，是指实际运行电压对系统标称电压的偏差	380/220V为D类低压网络供电电压；380V电压偏差为标称电压 $-7\%\sim+7\%$；220V电压偏差为标称电压 $-10\%\sim+7\%$
频率偏差	供电系统（国家标称频率为50Hz）的实际值与标称值之差	其标称频率允许的偏差为±0.2Hz。当系统容量较小时，频率偏差的值可以放宽到±0.5Hz。推荐检测标准以±0.2Hz为准
三相电压不平衡度	在三相电力系统中，三相不平衡的程度是用电压、电流的负序基波分量或零序基波分量与正序基波分量的均方根百分比表示	电位正常工作时，负序电压不平衡度不超过2%，短时（持续时间：3s～1min）不超过4%
谐波（分量），谐波含有率，总谐波畸变率	谐波（分量）对周期性交流量进行傅里叶级数分解，得到频率为基波（50Hz）大于1整数倍的分量；谐波含有率是指周期性交流量中含有的第h次谐波分量的均方根值与基波分量的均方根值之比（用百分数表示）；总谐波畸变率是指周期性交流量中的谐波含量的均方根值与其基波分量的均方根值之比（用百分数表示）。本文将以谐波电压（相电压）为例	380V电网标称电压：总谐波畸变率$\leqslant5.0\%$，需要测量各相电压；220V在GB/T 14549—93《电能质量 公用电网谐波》中并未规定，推荐参照380V的检测指标要求
电压暂降和短时中断	电压暂降是指电路系统中某点工频电压均方根值突然降低到0.1～0.9标称电压值，并在短暂持续10ms～1min后恢复正常的现象；短时中断是指电路系统中某点工频电压均方根值突然降低到0.1标称电压值以下，并在短暂持续10ms～1min后恢复正常的现象	在国标中规定，电压暂降和短时中断通常需要长时间（$\geqslant1$年）监测。推荐以检测时间窗口内不出现电压暂降和短时中断为合格标准
暂时过电压和瞬态过电压	过电压为供电系统最高电压，则峰值超过系统最高相当的电压峰值（$\sqrt{2/3}$，谐振过电压和操作过电压）或最高相间电压峰值（$\sqrt{2}$，工频过电压）的任何波形的相对地或相间电压分别是相对地或相间过电压。暂时过电压指在给定安装点持续时间较长的不衰减或弱衰减的振荡的过电压；瞬时过电压是持续时间数毫秒或更短，通常带有强阻尼的振荡或非振荡的一种过电压，它可以叠加到暂时过电压上	对应低压系统（$\leqslant1$kV）的限值要求并未在国标中规定，但过电压将对医疗设备的电源电路产生冲击，加速其老化或瞬间损坏。因此，推荐将在使用电能质量检测仪在检测点的检测期间是否出现过电压作为电能质量作为暂时过电压和瞬态过电压参数指标

检测项目	定义	测量精度要求
电压波动和闪变	电压波动是指电源均方根值一系列的变动或连续的改变；闪变是灯光照度不稳定造成的视感，反映了电压频繁波动造成照明视觉的烦扰影响。电压波动则广义上包括了闪变的全部有害作用	对电压变动频率较低（≤1000 次/h）或规律的周期性电压波动，对应低压系统（≤1kV）依据电压变动频率要求的限值在 1.25%～4% 之间，但考虑到医疗设备的特殊性和潜在风险，推荐采用 1.25% 作为参考限值；在系统运行的较小方式下，供电系统标称电压≤110kV 的系统中，以 1 周（168h）为测量周期，闪变限值为 1 次。推荐将在使用电能质量检测仪在检测点的检测期间是否出现闪变作为电能质量参数指标
左零右火和零地电压	左零右火是我国国家标准规定的家用插座（220V）接线方式。零地电压是指家用插座零线到底线的均方根值	插座满足"左零右火"；零地电压≤5V

注：电压均方根值即交流电源电压有效值。

2. 检测设备要求和管理要求

（1）参照电能质量监测仪

电能质量监测仪应当满足国家相关电能质量相关标准的 A 级电能质量监测仪要求，标准包括本文前述 GB/T 电能质量标准。具体要求包括：

① 电压测量范围：300V（220V）、1400V（380V），分辨率：±0.05%。

② 通道数：4 个电压和电流值（380V）。

③ 基带频率测量范围：45～55Hz；精度：±0.01Hz。

④ 总谐波畸变率测量范围：1%～100%；精度：±2.5%（±5%）。

⑤ 谐波频率测量范围：0～3500Hz；精度：±1Hz。

⑥ 电压不平衡度：电压测量范围：0～5%；精度：±0.5%。

⑦ 瞬变捕捉：电压测量范围：±6000V；精度：±2.5% 电压有效值。

⑧ 存储容量要求。

（2）参照电气安全分析仪

请参照第三章第一节：医疗设备电气安全检测技术。

3. 供电系统检测流程与作业指导

不同的品牌型号电能质量检测仪和电气安全分析仪操作会有差异，本节以 FLUKE 435-Ⅱ/1710 和 ESA615 为例讲解电气安全检测的操作过程。

FLUKE 435-Ⅱ用于 380V 三相供电检测，FLUKE 1710 用于 220V 插座供电检测。连接和操作示意如图 3.2.1 和图 3.2.2 所示。通过与专用软件配合，完成对电能质量各参数的检测。

打开电能质量分析专用软件，FLUKE 435-Ⅱ电能质量检测仪的数据需下载到软件所在电脑中；FLUKE 1710 需实时连接检测。以下以 380V 三相供电系统检测为例。

（1）电压偏差

获得电压有效值的基本测量时间窗口应为 10 周波，并且每个测量时间窗口应该与紧邻的测量时间窗口重叠不少于 1 周波，连续测量并计算电源有效值的平均值，最终计算活动供电电压偏差值，计算公式如下：

电压偏差＝（电压测量值－系统标称电压）/系统标称电压×100%

通过选择"统计数据"选项卡，可以按所记录或保存数据的最大值、平均值和最小值以及"选定通道"进行过滤，如图 3.2.3 所示。通过检测时间内的电压值可计算电压偏差、电压波动。

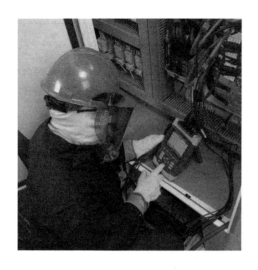

图 3.2.1　FLUKE 435-Ⅱ电能质量检测仪连接与操作

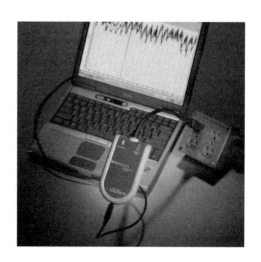

图 3.2.2　FLUKE 1710 电能质量检测仪连接与操作

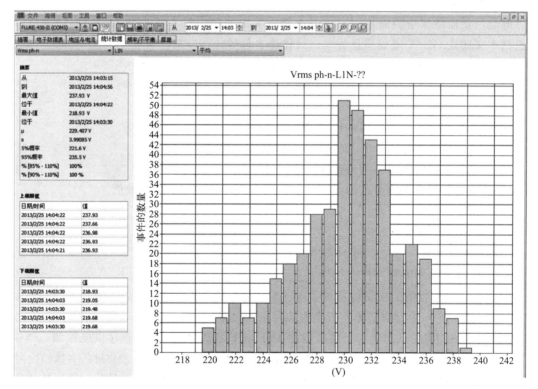

图 3.2.3　电压统计数据

（2）频率偏差

测量电网基波频率，每次取 1s、3s 或 10s 间隔内计到的整数周期与整数周期累计时间之比（与 1s、3s 或 10s 时钟重叠的单个周期应丢弃）。需要注意的是，测量的时间间隔不能重叠，每 1s、3s 或 10s 间隔应在 1s、3s 或 10s 后开始，频率偏差的计算公式如下：

$$频率偏差(Hz)＝实际值(Hz)－标称值(Hz)$$

测量电网基波频率，每次取 1s、3s 或 10s 间隔内计到的整数周期与整数周期累计时间之比，如图 3.2.4 所示，显示了频率和不平衡度时间图，可通过计算得到频率偏差。

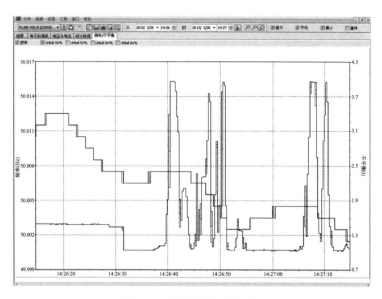

图 3.2.4　频率和不平衡度时间图

（3）三相电压不平衡度

不平衡度显示多相系统中的电压不平衡度（％），使用的计算方法为正序对称分量除以负序分量所得的比率。如图 3.2.4 所示，显示了频率和不平衡度时间图，可通过计算得到电压不平衡度。

（4）谐波（分量），谐波含有率，总谐波畸变率

谐波电压测量应选择在电网正常供电时可能出现的最小运行方式，且应在谐波源工作周期中产生的谐波量大的时段内进行。测量的谐波次数一般为第 2～19 次，可以适当变动谐波次数测量的范围，本节为例的电能质量检测仪扩展到 50 谐波次数。总谐波畸变率的计算公式如下：

总谐波畸变率＝谐波含量的均方根值(V)/基波分量的均方根值(V)×100％

具体计算方法和近似计算方法可参照 GB/T 14549—1993《电能质量 公用电网谐波》附录中的补充说明。

当谐波电压（或功率）包括在测量设置中时，将显示如下直方图（图 3.2.5），可以获得总谐波畸变率，以及各次谐波含有率。

（5）电压暂降和短时中断

电压暂降和短时中断的检测方法包括电压跌落测试（DIPS）、电能质量分析仪或数字示波器等。电压跌落测试是一种交流电压跌落与暂降、短时中断抗扰度试验，主要用来测试电压暂降和电压中断。这种中断通常是由电网、电力设施的故障或负荷突然出现大的变化引起的。另外，电能质量分析仪或数字示波器也常被用于这类检测。这些设备能够测量电压暂降和短时中断的时间、幅度、频率等参数，从而对电能质量进行详细的分析。值得注意的是，进行这类测试时需要参考相应的标准，例如 IEC 61000-4-11、GB/T 17626.11 以及 GB/T 30137—2013 等。这些标准详细规定了电压暂降和短时中断的指标及测试、统计和评估方法。本文将以电能质量分析仪为例介绍检测方法。

具体计算方法和近似计算方法可参照 GB/T 30137—2013《电能质量 电压暂降与短时中断》附录中的补充说明。

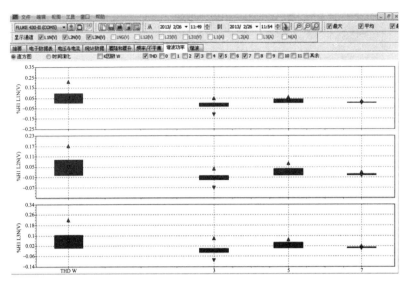

图 3.2.5 总谐波畸变率，以及各次谐波含有率直方图

电能质量检测仪的骤升骤降显示于 CBEMA（计算机业务设备制造商协会）和 ITIC（信息技术工业协会）绘图分类表中。CBEMA（蓝色）和 ITIC（红色）为每次骤降和骤升标绘了曲线标记。纵轴高度表示相对于额定电压的骤降或骤升程度。水平位置表示骤降或骤升的时间。这些曲线表示大部分信息技术设备（ITE）一般可承受的交流输入电压包络，如图 3.2.6 和图 3.2.7 所示。通过统计参数，可计算暂时和瞬态过电压、电压暂降。

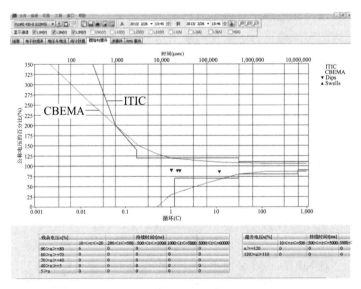

图 3.2.6 电压骤升骤降图

（6）暂时过电压和瞬态过电压

暂时过电压和瞬态过电压采用电能质量分析仪或数字示波器等。检测方法同电压暂降和短时中断。本文将采用电能质量分析仪举例检测方法。值得注意的是，暂时过电压和瞬态过电压可能会对电力系统和电力设备的安全运行造成影响，因此在进行这类测试时，需要充分理解其特性并采取适当的防护措施。

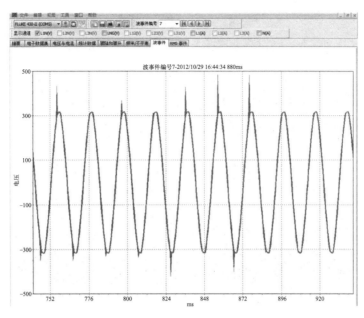

图 3.2.7　瞬时电压骤升骤降波形图

具体统计和评估方法可参照 GB/T 18481—2001《电能质量 暂时过电压和瞬态过电压》附录中的补充说明。

在电能质量检测仪上的检测分析方法请参照电压暂降和短时中断的检测。

（7）电压波动和闪变

电压波动和闪变的检测方法主要包括全波整流解调检波法、平方解调检波法、有效值检测法、同步检测法和 FFT 修正算法。本节将介绍电能质量分析仪采用的检测方法。具体统计和评估方法可参照 GB/T 12326—2008《电能质量 电压波动和闪变》附录中的补充说明。

通过选择"统计数据"选项卡，可以按所记录或保存数据的最大值、平均值和最小值以及"选定通道"进行过滤。如图 3.2.3 所示。通过检测时间内的电压值可计算电压波动和闪变。

闪变统计界面中短时间闪变是每隔 10 分钟测量到的值，长时间闪变是每隔 2 个小时测量到的值，如值为 1.0 则表示有可能会看到灯泡闪烁。

（8）左零右火和零地电压

使用电气安全测试仪对供电电源进行检测，将电气安全测试仪与供电电源连接，并打开开关，如图 3.2.8 所示，通过切换显示屏下方的按键，可显示相线与零线间的电压、零线与接地线间的电压、相线与接地线间的电压和没有接地线的情况。观察并记录各相电压和接地情况。

4. 检测评定结果的处理

对检测结果合格的供电系统使用环境，应登记合格信息，标明检测时间、有效期或下次检测时间（检测周期 1 年）、检测人等。对检测结果不合格的供电系统使用环境，不能继续使用，需要请相关部门进行维修维护并检测合格后使用。

（二）供气系统

1. 医用气体系统气体检测项目定义与要求

检测项目主要包括压力和气体品质。

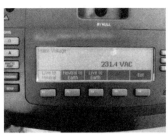

(a) 零火电压检测

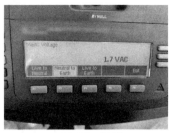

(b) 零地电压检测

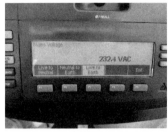

(c) 火地电压检测

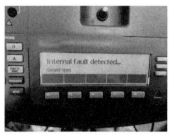

(d) 地线断开错误

图 3.2.8　电气安全测试仪对供电情况进行检测

（1）气体压力：就是气体给予器壁的压力，它是大量分子连续不断地撞击器壁的宏观表现，是用来描述体系状态的一个重要参数。

（2）气体品质：指某种医用气体，依据《中华人民共和国药典（2020 版）》所规定含 H_2O、油、CO、CO_2、N_2O、S_2O 等杂质含量的质量要求。对于不同的医用气体（如医用氧气、医用二氧化碳等）有其相对应的质量要求。对于医用空气，由于其尚未纳入《中华人民共和国药典（2020 版）》规范，故它的质量要求在 GB 50751—2012《医用气体工程技术规范》中做了明确的规定。气体终端末端的压力要求如表 3.2.2 所示。主要气体质量要求如表 3.2.3 所示。医用空气气体质量要求如表 3.2.4 所示。

表 3.2.2　气体终端末端的压力要求

医用气体种类	使用场所	额定压力(kPa)
医疗空气	手术室	400
	重症病房、新生儿、高护病房	400
	其他病房床位	400
器械空气、氮气	骨科、神经外科手术室	700
医用真空	大手术	40
	小手术、所有病房床位	40
医用氧气	手术室和用医用氧化亚氮进行麻醉的用点	400
	所有其他病房用点	400
氧化亚氮	手术、产科、所有病房用点	400
医用氧化亚氮/氧气混合气	待产、分娩、恢复、产后、家庭化产房(LDRP)用点	400
	所有其他需要的病房床位	400
医用氮/氧气混合气	重症病房	400

医用气体种类	使用场所	额定压力(kPa)
医用二氧化碳	手术室、造影室、腹腔检查用点	400
医用二氧化碳/氧气混合气体	重症病房、所有其他需要的床位	400
医用氦/氧气混合气	重症病房	400
麻醉或呼吸废气排放	手术室、麻醉室、重症监护室(ICU)用点	15(真空压力)

表 3.2.3 主要气体质量要求

项目		指标
氧(O_2)含量(体积分数)/10^{-2}		$\geqslant 99.5$
水分(H_2O)含量(露点)/℃		$\leqslant -43$
二氧化碳(CO_2)含量(体积分数)/10^{-6}		$\leqslant 100$
一氧化碳(CO)含量(体积分数)/10^{-6}		$\leqslant 5$
气味		无异味
总烃含量(体积分数)/10^{-6}		$\leqslant 60$
固体物质	粒度(μm)	$\leqslant 100$
	含量(mg/m^3)	$\leqslant 1$

注：液态医用氧对气味、水分含量不作规定。

表 3.2.4 医用空气气体质量要求

气体种类	医疗空气	器械空气	牙科空气
油(mg/m^3)	$\leqslant 0.1$	$\leqslant 0.1$	$\leqslant 0.1$
水(mg/m^3)	$\leqslant 575$(标态露点~23℃)	$\leqslant 50$(标态露点~46℃)	$\leqslant 780$(标态露点~20℃)
CO(mg/m^3)	$\leqslant 5$	—	$\leqslant 5$
CO_2(mg/m^3)	$\leqslant 900$($\leqslant 500mL/m^3$)	—	$\leqslant 900$($\leqslant 500mL/m^3$)
NO 和 NO_2(mL/m^3)	$\leqslant 2$	—	$\leqslant 2$
SO_2(mL/m^3)	$\leqslant 1$	—	$\leqslant 1$
颗粒物	$\leqslant 5\mu m$	$\leqslant 5\mu m$	$\leqslant 5\mu m$
气味	无	无	无

2. 检测设备要求和管理要求

医用气体系统的压力检测用正、负压压力表（图 3.2.9）进行测量，需经法定计量机构检定或校准并在有效期内使用。

医用气体系统的医用气体质量采用医用气体质量检测仪进行测量，可定量检测医用氧气、医用空气、医用二氧化碳、医用笑气、医用氮气的所含成分及浓度。

医用气体质量检测设备分为在线式和便携式检测两种。在线式检测设备通过机械压力表、精密传感器，实时监测医用气体状态和质量。便携式医用气体质量监测仪可以定量检测医用气体的数据范围，常用的检测方法有光谱法、冷凝法、化学法等，目前医院最常用的检测方法是化学法。如德尔格 MultiTes 医用气体质量检测仪，它可以检测 H_2O、油、CO、CO_2、N_2O、S_2O 等杂质的含量，通过检测管的刻度读取测量值是否符合气体质量要求。

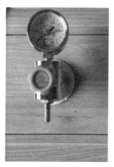 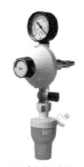

(a) 正压压力表   (b) 负压压力表

图 3.2.9　正、负压压力表

化学检测方法原理：被检测气体与检测管内试剂发生化学反应后产生颜色变化，根据颜色变化和检测管的刻度进行读数，从而测定气体含量。不同检测气体化学反应变色原理不同，具体如下：

水蒸气：$H_2O + SeO_2 + H_2SO_4 \rightarrow$ red-brown reaction product，黄色→红褐色。

一氧化碳：$5CO + I_2O_5 \rightarrow I_2 + 5CO_2$，白色→棕绿色。

二氧化碳：$CO_2 + N_2H_4 \rightarrow NH_2\text{-}NH\text{-}COOH$，白色→紫罗兰色。

二氧化硫：$SO_2 + I_2 + 2H_2O \rightarrow H_2SO_4 + 2HI$，灰蓝色→白色。

氮氧化物：$NO + Cr(\text{VI}) \rightarrow NO_2$
$NO_2 +$ diphenyl benxidine $\rightarrow$ bluish-grey reaction product，灰绿色→蓝灰色。

硫化氢：$H_2S + Cu^{2+} \rightarrow CuS + 2H^+$，白色→褐色。

医用气体质量检测仪实物如图 3.2.10 所示，气体质量检测仪测试如图 3.2.11 所示。

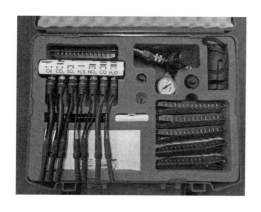 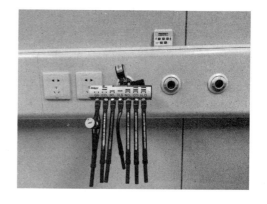

图 3.2.10　气体质量检测仪实物图   图 3.2.11　气体质量检测仪测试图

检测时要使用与仪器配套的专用试剂盒，并且要在有效期范围之内。检测时的环境温度和湿度要求参照说明书。

3. 检测流程与作业指导

（1）医用气体的压力检测

气体标准压力表是用于测量气体压力的工具，使用方法如下。

① 选择合适的压力表：根据测量气体的种类、压力范围和精度等要求选择合适的压力表。

② 连接压力表：将压力表的接口与被测气体管道或设备连接。

③ 调整零点：在测量前，需要将压力表的指针调整到零点位置，以确保测量的准确性。

④ 测量压力：打开被测气体管道或设备，压力表指针将随着气体压力的变化而移动，读取指针所指示的数值，即为被测气体的压力值。

⑤ 记录测量结果：将测量结果记录在相应的记录表格中。

注意事项：在使用气体标准压力表时，需要注意安全，避免气体泄漏和压力过高等情况的发生。

总之，使用气体标准压力表需要仔细操作，严格按照使用说明书进行操作，以确保测量结果的准确性和安全性。

（2）医用气体质量检测的检测流程（以医用压缩空气为例）

医用气体质量检测仪的安装连接如图3.2.12和图3.2.13所示。

操作步骤作业指导：①清洁医用气体供给接头（用无油/油脂的空气吹扫）；②清洁测量装置，测量装置不得有颗粒和粉尘；③旋下保护盖并将减压器与压缩空气供给接头对接，不得使用任何工具操作减压器，只能用手进行操作；④将测量装置与减压器对接；⑤高压系统：将减压器预设为8.5bar，低压系统将减压器压力预设在3bar，检查压力表上的设置；⑥将气泡测试软管插入测量装置相应的测试接口中；⑦将气泡测试软管的另一端浸入装满水的容器中；⑧缓慢打开压缩空气供气阀并冲洗测试设备，冲洗5～6分钟；⑨关闭压缩空气供给阀；⑩用开管器折断检测管两端；⑪将检测管根据说明书要求放入检测设备内；⑫打开气体供气阀；⑬按照说明书进行检测并完成测量；⑭对比资料进行数据分析，最终得出检测结果。

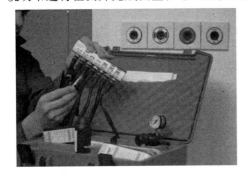

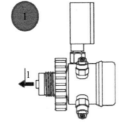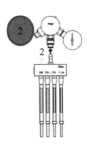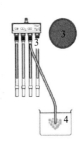

图 3.2.12 气体质量检测仪连接实物图　　　图 3.2.13 气体质量检测仪连接示意图

以压缩空气质量检测为例，含油量结果如图3.2.14所示，表面非常清洁；其他检测结果对比图如图3.2.15所示，自上而下分别为CO_2、H_2O、SO_2、CO、NO，如图所示含H_2O超标，其余在正常范围之内。

4. 检测评定结果的处理

对检测结果合格的供气系统使用环境，应登记合格信息，标明检测时间、有效期或下次检测时间（检测周期1年）、检测人等。对检测结果不合格的供气系统使用环境，不能继续使用，需要请相关部门进行维修维护并检测合格后使用。

（三）物联网系统

物联网（internet of things，IoT）是指通过感知设备，按照约定协议，连接物、人、系统和信息资源，实现对物理和虚拟世界的信息进行处理并做出反应的智能服务系统。

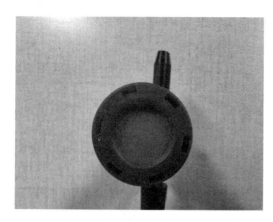

图 3.2.14 气体质量检测仪对压缩
空气的含油量检测结果图

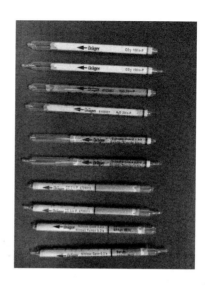

图 3.2.15 气体质量检测仪对压缩
空气（除含油量）的检测结果对比图

对象标识符（object identifier，OID）是由 ISO/IEC、ITU 国际标准化组织共同提出的一种标识机制，用于对任何类型的对象（包括实体对象、虚拟对象、复合对象）进行全球无歧义、唯一命名，可保证被标识的对象在通信或信息处理中正确地定位和管理，是物联网主要编码规则。

1. 物联网系统检测项目定义与要求

医疗物联网安全包括终端安全、边界安全及安全运维管理等（表 3.2.5），检测内容主要包括终端、服务器、网络、应用、设备等的安全状态，具体指标包括各类网络攻击行为、漏洞、高危端口、违规外联等。

表 3.2.5 医疗设备供电系统检测项目定义与要求

检测项目	定义	检测内容和要求
终端安全	指应通过设定终端接入方式或网络地址范围对通过进行管理的管理终端进行限制	在医疗设备的终端电脑上安装客户端，通过控制中心统一下发管控策略，实现对终端设备进行准入控制、病毒查杀、漏洞补丁修复、外设管控、违规外联检测等
边界保护	指应保证跨越边界的访问和数据流通过边界设备提供的受控接口进行通信	医疗设备产生的健康数据除特殊需要，在网络边界部署防火墙设备对边界安全进行保护，通过防火墙实现对物联网边界进行网络安全隔离，开启访问控制策略、入侵防御和防病毒功能，实现对于各类网络攻击行为的检测与防御
网络安全和运维管理	网络安全是指通过采取必要措施，防范对网络的攻击、侵入、干扰、破坏和非法使用以及意外事故，使网络处于稳定可靠运行的状态，以保障网络数据的完整性、保密性可用性的能力。网络安全运维是指对网络系统进行日常的安全运维工作，以保障网络系统的正常运行和安全性	通过堡垒机构建远程运维管控体系，解决医疗设备直接通过 4G、5G 卡网络进行远程运维不可控的情况，实现对于各类医疗设备远程运维实现身份可信、动态访问权限管控以及运维过程可视化。通过基于零信任体系的运维管控体系，实现远程运维"身份可信、权限可控、运维可视"

2. 检测工具要求和管理要求

常用检测工具及其管理要求如下。

（1）终端主机安全管理系统：可以在控制平台上查看各终端病毒概况、补丁概况等，便于管理人员及时处置相关有问题的终端。

（2）边界安全防护系统：应在设备上看到相关安全策略防护结果，包括失陷主机、风险主机、各类安全威胁日志等信息，基于行为检测、特征库匹配以及威胁建模等方法，检测入侵行为（包括木马、蠕虫、僵尸网络、间谍软件等），并通过一定的响应方式，实时中止入侵行为。

（3）漏洞扫描系统：对终端设备、电脑、服务器主机等进行漏洞扫描，发现存在的漏洞、弱口令、高危端口等脆弱性问题，并及时整改修复。

（4）态势感知系统：对网络信息系统内的安全态势进行实时监测，及时发现网络存在的已知攻击或未知威胁，实现网络状况可视化，对于出现的攻击、威胁行为及时处置，实现整体"威胁预警、威胁防护、威胁检测、响应处置"的一体化动态防御能力，实现安全可视化。

（5）物联网安全检测平台（图3.2.16）：可动/静态双引擎自动化扫描，提供固件、APP、协议、编码等多维检测能力，快速发现内部设备中可能存在的漏洞，提供专业的安全分析能力，以避免因弱口令、溢出等漏洞引起设备控制权限的泄露，并最终形成检测分析报告。

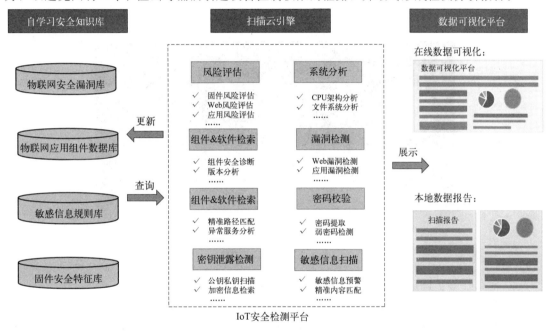

图3.2.16 IoT安全检测平台

3. 检测流程与作业指导

（1）终端安全检测

终端检测一般采用终端设备安全管理系统进行检测，系统由病毒扫描模块和漏洞扫查模块组成，可对全网终端设备进行监测，包括设备的名称、分组、IP地址、在线状态和离线状态等。病毒扫描模块可以对终端设备病毒感染情况进行管理，包括病毒感染数、处理情况和病毒库版本。漏洞扫查模块可对终端设备漏洞情况进行管理，包括存在的漏洞数、风险等级、补丁执行情况。作业步骤如下。

① 病毒扫查：a. 打开终端设备安全管理系统→进入病毒扫查模块→对全网终端进行病毒扫描→查看扫描结果。b. 若发现病毒应采取以下操作：ⅰ. 断开终端与网络连接，防止病毒通过网络传播或下载更多恶意软件。ⅱ. 更新防病毒软件，确保防病毒软件是最新版本，并更新病毒定义数据库。ⅲ. 运行全网扫描以检测和清除病毒。ⅳ. 重新连接终端。

② 漏洞扫查：a. 打开终端设备安全管理系统→进入漏洞扫查模块→对全网终端进行漏洞扫描→查看扫描结果。b. 若发现漏洞应采取以下操作：ⅰ. 及时更新系统补丁，防止攻击者通过漏洞入侵系统。ⅱ. 安装补丁不方便时，可安装网络版安全软件，统一打补丁。ⅲ. 在不影响业务的前提下，将危险性较高的、容易被漏洞利用的端口如 139、445 端口修改为其他端口号。如果不使用，可直接关闭高危端口，降低被漏洞攻击的风险。

（2）边界保护检测

边界保护一般通过防火墙进行检测，防火墙可以通过视图方式管理失陷主机、风险主机及各类安全威胁日志，作业步骤：打开防火墙→查看失陷主机、风险主机、各类安全威胁日志→处理发现问题（可委托信息中心或第三方进行处理）。

（3）运维管理安全检测

因技术限制，需要医疗设备厂家工程师对医疗设备进行远程维护时，应建立以下安全措施，包括漏洞扫描系统和态势感知系统。

① 漏洞扫描系统（图 3.2.17）作业步骤：打开漏洞扫描系统。

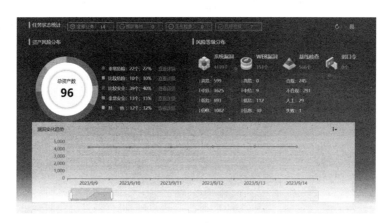

图 3.2.17　漏洞扫描系统

② 信息收集：识别主机和受限主机（即不测试的系统和设备）。

③ 利用自动扫描工具和技术来识别已知的操作系统和应用程序漏洞。

④ 漏洞分析：通过分析漏洞，可以判断漏洞的威胁级别和可能的影响，从而有针对性地采取相应的修复措施。

⑤ 根据漏洞分析结果，对发现的漏洞进行修复。

⑥ 完成漏洞扫描和修复工作之后，生成详细的报告（图 3.2.18）。

态势感知系统（图 3.2.19、图 3.2.20）作业步骤：打开态势感知管理系统→日志数据采集→日志数据处理和分析→安全态势评估→态势报告生成→安全情报预警。

（4）物联网安全检测

检测前需要准备的内容：

① 基本信息分析：明确测试的目标和范围，分析所需数据，包括网络数据包、日志、资产状态、业务信息、漏洞信息、身份认证与访问信息、用户行为信息、配置信息、外部威胁情报等角度帮助物联网安全运营者分析数据。

② 文件系统分析：收集和评估测试对象相关的各种信息和文档，包括系统架构、安全策略及系统使用的相关情况。

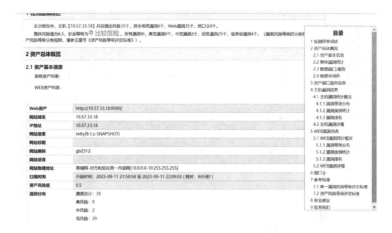

图 3.2.18 漏洞报告

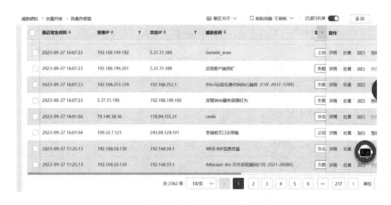

图 3.2.19 各类威胁感知

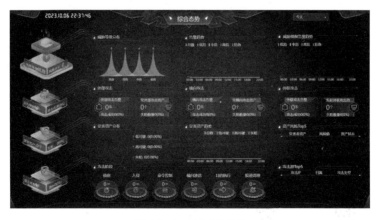

图 3.2.20 综合态势概况

③ 安全等级评估：首先需要对物联网设备的硬件和软件进行审查。其次，对设备通信机制和数据传输进行评估，包括数据加密和解密、身份验证和访问控制机制检查。此外，还需要对设备的物理安全性进行评估，包括设备硬件防护和物理访问控制，最后进行系统安全等级评估。

操作步骤：打开物联网安全感知与管理平台（图 3.2.21），选择资产监控（脆弱性检测、安全风险分析）等不同选项进行检测，包括漏洞、弱口令和安全事件等。

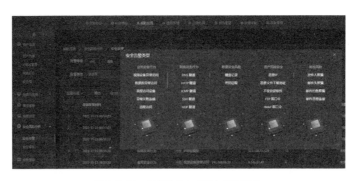

图 3.2.21　物联网安全感知与管理平台

4. 检测结果的评定处理

对检测结果合格的物联网系统使用环境，应登记合格信息，标明检测时间、有效期或下次检测时间（检测周期 1 年）、检测人等。对检测结果不合格的物联网系统使用环境，不能继续使用，需要请相关部门进行维修维护并检测合格后使用。

四、医疗设备使用环境安全检测原始记录表

使用环境安全检测完成后，必须将数据录入相应的原始记录表中，记录表的参考格式见表 3.2.6、表 3.2.7 和表 3.2.8，并建立电子档案，并按照国家相关法规规定，记录保存期限不得少于规定使用期限或使用生命周期终止后 5 年。

表 3.2.6　医疗设备使用环境（供电系统）安全检测原始记录表

＿＿＿＿＿医院医疗设备使用环境（供电系统）安全检测原始记录表（参考模板）			
记录档案编号：＿＿＿＿＿	检测类型：□验收检测；　□状态检测；　□稳定性检测；　□维修检测		
被测设备型号		设备序列号	
生产厂商		使用科室	
生产日期		启用日期	
软件版本		安全级别分类	（BF，CF）
检测设备 1 型号		设备序列号	
生产厂商		使用部门	医学工程部
计量校正有效期		校正证书号	
检测设备 2 型号		设备序列号	
生产厂商		使用部门	医学工程部
计量校正有效期		校正证书号	
项目	测量值	允许范围	
相电压	□220V　□380V	—	
电源偏差	＿＿＿＿ V ~ ＿＿＿＿ V	220V：-10% ~ +7% 380V：-7% ~ +7%	
频率偏差（标称 50Hz）	＿＿＿＿ Hz ~ ＿＿＿＿ Hz	± 0.2Hz	
负序三相电压不平衡度	＿＿＿＿%	≤2% 或□220V 不适用	

续表

项目	测量值	允许范围
总谐波畸变率	_____%	≤5.0%
电压暂降	□检出 □未检出	未检出
短时中断	□检出 □未检出	未检出
暂时过电压	□检出 □未检出	未检出
瞬态过电压	□检出 □未检出	未检出
电压波动	_____%	≤1.25%
闪变	□检出 □未检出	未检出
左零右火	□符合 □不符合	符合或□380V 不适用
零地电压	_____V	≤5V 或□380V 不适用
备注:		
检测结论	□合格 □不合格	性能偏离情况记录

检测工程师签名: _____ 使用科室签名: _____ 检测日期: _____年_____月_____日

表3.2.7 医疗设备使用环境（供气系统）安全检测原始记录表

_____医院医疗设备使用环境（供气系统）安全检测原始记录表（参考模板）

记录档案编号: _____ 检测类型: □验收检测; □状态检测; □稳定性检测; □维修检测

被测设备型号		设备序列号	
生产厂商		使用科室	
生产日期		启用日期	
软件版本		安全级别分类	（BF，CF）
检测设备1型号		设备序列号	
生产厂商		使用部门	医学工程部
计量校正有效期		校正证书号	
检测设备2型号		设备序列号	
生产厂商		使用部门	医学工程部
计量校正有效期		校正证书号	

□适用 □不适用	气体种类		医用氧气		
	压力	□合格 □不合格	气体质量	□合格 □不合格	
	备注				
□适用 □不适用	气体种类		医用压缩空气		
	压力	□合格 □不合格	气体质量	□合格 □不合格	
	备注				
□适用 □不适用	气体种类				
	压力	□合格 □不合格	气体质量	□合格 □不合格	
	备注				
检测结论	□合格 □不合格		性能偏离情况记录		

检测工程师签名: _____ 使用科室签名: _____ 检测日期: _____年_____月_____日

表 3.2.8　医疗设备使用环境（物联网系统）安全检测原始记录表（参考模板）

_____医院医疗设备使用环境（物联网系统）安全检测原始记录表

记录档案编号：_____

被测设备型号		设备序列号	
生产厂商		使用科室	
生产日期		启用日期	
软件版本		安全级别分类	（BF，CF）
检测设备 1 型号		设备序列号	
生产厂商		使用部门	医学工程部
计量校正有效期		校正证书号	
检测设备 2 型号		设备序列号	
生产厂商		使用部门	医学工程部
计量校正有效期		校正证书号	
终端安全	□合格　□不合格	服务器安全	□合格　□不合格
边界安全	□合格　□不合格	运维管理安全	□合格　□不合格
备注			
检测结论	□合格　□不合格	性能偏离情况记录	

检测工程师签名：_____　　使用科室签名：_____　　检测日期：_____年_____月_____日

■ 第三节　医疗设备工作场所放射防护检测技术

一、医疗设备工作场所放射防护检测原理、方法和进展

（一）医疗设备工作场所放射防护检测原理

1. 医用辐射设备和场所分类

在医学诊疗活动中使用射线装置和放射性物质已非常广泛，我们通常说的医用辐射设备往往指的是放射诊疗设备。目前按照诊疗风险和技术难易程度，放射诊疗活动可分为 X 射线影像诊断、介入放射学、放射治疗以及核医学四类。临床上使用的放射诊疗设备种类较多，X 射线影像诊断和介入放射学设备包括 DR 设备、CT 设备、透视设备、乳腺摄影设备、牙科摄影设备、数字减影血管造影等；放射治疗设备包括医用电子加速器、后装治疗机、螺旋断层放射治疗系统、质子重离子加速器等；核医学设备包括 SPECT、SPECT/CT、PET/CT、PET/MRI 等。不同放射诊疗设备在使用过程中产生的放射性危害也不同。除放射诊疗设备外，医疗机构还可能会开展一些不直接面对患者的放射非诊疗活动，可能会配备医用回旋加速器、血液辐照仪、小动物 CT、X 射线生物辐照仪等辐射设备，这些设备使用场所同样需要关注放射性危害问题。

医用辐射设备工作场所是指装有医用辐射设备的工作场所。根据安装设备的不同，放射诊疗工作场所具体可分为 X 射线影像诊断与介入放射学工作场所、放射治疗工作场所、核医学工作场所。除放射诊疗工作场所外，医疗机构开展非放射诊疗活动时也会涉及部分其他放射性工作场

所，它们开展放射防护检测按照设备类别及放射性物质的操作方式可参考放射诊疗工作场所。

　　2. 医用辐射设备工作场所放射防护检测原理

　　电离辐射场是电离辐射居留的空间，是电离辐射在其中传播以致经由相互作用而发生能量传递的整个空间范围。常见的电离辐射包括 α 粒子、β 粒子、X 射线和 γ 射线、中子等。α 粒子是高速运动的氦核，带两个正电荷，α 粒子与物质的相互作用有电离、激发及核反应三种形式。β 粒子是高速运动的电子（正电子和负电子），带一个单位的电荷，质量很小。β 粒子与物质相互作用的主要形式是电离、激发、散射和产生次级 X 射线。X 射线和 γ 射线均是不带电的中性粒子，静止质量等于零，习惯上称为光子。与带电粒子不同，X 射线和 γ 射线与物质主要通过光电效应、康普顿效应和电子对效应发生作用。中子是一种不带电荷的中性粒子，它与物质的相互作用既不同于带电粒子也不同于光子。中子与物质的相互作用几乎只限于原子核，其反应的概率与核的性质及中子的能量有关，主要作用可分为散射和吸收两种类型，散射又可分为弹性散射、非弹性散射和去弹性散射三种。

　　医用辐射设备在工作中会产生射线，进而形成辐射场。对于辐射场可通过放射防护量（器官吸收剂量、器官当量剂量和有效剂量）来评价，但放射防护量不能直接测量，只能通过监测实用量（场所剂量监测和个人剂量监测）来评价。国际辐射单位与测量委员会（ICRU）以剂量当量为基础定义了一套实用量。用周围剂量当量 $H^*(d)$ 和定向剂量当量 $H'(d,\Omega)$ 进行场所监测。由于辐射是无法感知的，现实监测中需借助辐射在气体、液体或固体中引起的电离、激发效应或其他物理、化学变化进行辐射探测以给出辐射的类型、强度（数量）、能量及时间等特性。探测器按探测介质类型及作用机制主要分为气体探测器、闪烁探测器、半导体探测器等。放射防护检测主要通过辐射粒子射入探测器的灵敏体积、后入射粒子通过电离、激发等效应而在探测器中沉积能量，然后探测器通过各种机制将沉积能量转换成某种形式（电流、电压）的输出信号，最后对探测器输出信号进行再处理以完成放射防护检测。

　　（二）医疗设备工作场所放射防护检测方法

　　X 射线影像诊断与介入放射学设备辐射安全风险来源于设备工作时产生的 X 射线，包括有用射线、泄漏射线和杂散射线。主要使用 X、γ 周围剂量当量（率）仪对 X 射线影像诊断和介入放射学设备机房外四周墙体、楼上、楼下、观察窗、工作门、控制门等关注点进行剂量水平检测。对于介入放射学等涉及近台同室操作的设备还需使用 X、γ 周围剂量当量（率）仪对其透视防护区关注点进行检测。放射治疗设备除存在有用射线、泄漏射线、杂散射线外，对于高能放射线还可能会产生中子和感生放射性。根据工作方式和设备不同，可能存在 X 射线、电子线、γ 射线、中子、质子、重离子等危害，主要使用 X、γ 周围剂量当量（率）仪对放射治疗机房外四周墙体、楼上、楼下、观察窗、控制门等关注点进行剂量水平检测。对于高能工作模式还须对放射治疗机房外上述关注点位中子辐射水平及设备周围感生放射性进行检测。核医学场所既使用大型放射诊断设备又涉及放射性药物使用，放射性药物使用中会造成外照射、表面污染及内照射，因此核医学工作场所既要关注 X 射线、γ 射线外照射，同时还须关注放射性核素表面污染及空气放射性气溶胶污染等问题；主要使用 X、γ 周围剂量当量（率）仪和 α、β 表面污染测量仪对工作场所相关关注点进行检测。

　　（三）放射防护检测技术进展

　　为保证医疗安全，保障放射工作人员、患者和公众的健康权益，医疗机构开展放射诊疗活动时，都应切实遵守"放射防护三原则"（放射实践的正当性、放射防护的最优化和个人剂量限值），开展必要的放射防护检测并对放射工作场所存在的辐射健康风险和周围环境辐射质量影响进行评估。根据《中华人民共和国放射性污染防治法》《中华人民共和国职业病防治法》《放射性同位素与射线装置安全和防护条例》《放射性同位素与射线装置安全和防护管理办法》和《放射诊疗管理规定》等法律法规的要求，放射诊疗设备工作场所应当定期开展放射防护检测（卫生健康行政部门要求）和辐射环境监测（生态环境行政部门要求）。2016年国家卫生计生委与环境保护部联合下发的《关于医疗机构医用辐射场所辐射监测有关问题的通知》（环办辐射函〔2016〕274号）对医疗机构开展放射防护检测和辐射环境监测进行了规范。在同时满足生态环境和卫生健康行政主管部门相关监督的管理要求时，双方对于放射诊疗设备工作场所开展的辐射环境监测（放射防护检测）结果可以互认。

目前医疗设备工作场所放射防护检测主要采用手持式或者便携式巡测仪。在现场检测时由工作人员对工作场所各个关注点位进行检测。根据国家相关管理规定，工作场所放射防护检测一般一年进行一次，定期对辐射水平评估。此种方法可在一定程度上防止工作场所辐射水平超标，但也存在某些局限性，比如，每年检测一次无法实时直观反应工作场所辐射剂量水平。随着检测仪器尺寸越来越小、越来越智能化，以及信息网络技术的快速发展，工作场所可使用多探头智能化在线测量系统，以及远程操作系统来实现工作场所辐射剂量水平实时监测及风险预警。

二、医疗设备工作场所放射防护检测相关标准和要求

（一）医疗设备工作场所放射防护检测相关标准

参考标准有：GBZ 130—2020《放射诊断放射防护要求》、WS 76—2020 医用 X 射线诊断设备质量控制检测规范、GBZ 121—2020《放射治疗放射防护要求》、GBZ 120—2020《核医学放射防护要求》。

医用辐射设备在工作时会产生电离辐射。根据《中华人民共和国职业病防治法》，电离辐射是危害工作人员职业健康的因素之一。因此须采取措施减少放射工作人员受到的不必要的辐射剂量。对医用辐射设备进行放射防护的方式主要考虑外照射情况，可以采取时间防护（减少接触时间）、距离防护（增加与辐射设备的接触距离）及屏蔽防护（使用屏蔽体）。医用辐射设备机房一般都会采取有效屏蔽防护设施，减少电离辐射对周围环境的影响。

定期对医用辐射设备工作场所进行放射防护检测是评估工作场所能否有效保护放射工作人员职业健康的重要手段。工作场所放射防护检测必须依照现行国家标准规范进行才能有效评估场所电离辐射水平及对周围环境和人员的影响。根据《中华人民共和国职业病防治法》，国家相关主管部门根据医用辐射设备工作场所的类别制定了不同的专项国家标准。目前大部分放射诊疗设备均实现了隔室操作，但从事介入放射学等设备操作的放射工作人员仍需要进行同室近台操作。因此对介入放射学等需要进行同室近台操作的工作场所，还应对近台操作透视防护区进行放射防护检测。

（二）医疗设备工作场所放射防护检测要求

医疗设备工作场所放射防护检测要求包括如下 4 个方面。

1. 周围剂量当量

周围剂量当量 $H^*(d)$ 是对辐射场内所关注的一个点 r 定义的。周围剂量当量是 ICRU

定义场所监测的实用量。辐射场 r 点处的周围剂量当量是与 r 点实际辐射场在相应的齐向拓展场在 ICRU 球中，对着齐向场方向的半径上，深度 d 处的剂量当量，单位是希沃特（Sv），1 希沃特（Sv）＝1J/kg。目前工作场所放射防护用于检测周围剂量当量的仪器应具有各项同向的方向响应，并且应对检测仪器读数进行周围剂量当量检定或校准。

2. 表面污染控制水平

表面污染控制水平是为了控制人的体表、衣物、器械、设备和场所等表面放射性污染而规定的控制水平，一般用单位表面积上的放射性活度（Bq/cm^2）表示。

3. 最低探测水平

最低探测水平用于评价测量仪器探测能力的统计量值，在给定的置信度下，一种测量方法能够探测出的区别于本底值的最小量值。

4. 本底辐射

本底辐射是指在无辐射源、无放射性物质污染或射线装置关闭不产生辐射的情况下，来自辐射探测器自身结构材料及探测器周围环绕物体的天然放射性和宇宙射线等的辐射情况。为准确测量放射诊疗设备使用场所的辐射剂量水平，使用检测仪器进行防护检测时应同时测量工作场所的本底辐射，扣除本底辐射对放射诊疗设备产生的辐射剂量，以便正确评价辐射场的辐射剂量水平。

三、医疗设备工作场所放射防护检测内容及要求

目前，按照诊疗风险和技术难易程度，放射诊疗活动可分为 X 射线影像诊断及介入放射学、放射治疗及核医学三类。

（一）X 射线影像诊断与介入放射学工作场所放射防护检测

依据 GBZ 130—2020《放射诊断放射防护要求》，设备工作场所放射防护检测可分为验收检测、定期检测和自主检测。医疗机构应委托有资质的技术服务机构开展放射防护检测，医疗机构有能力的也可自主开展检测。

验收检测，即放射诊疗工作场所建成并完成放射诊疗设备安装调试后，应委托有资质的技术服务机构对放射防护安全设施进行验收检测并开展竣工验收。定期检测和自主检测，即在日常使用过程中，放射诊疗设备使用场所需要进行定期自主检查、检测，并且应委托有资质的技术服务机构开展定期检测，定期检测周期为 1 年。

1. 检测内容和检测指标

X 射线影像诊断设备工作场所检测内容为外照射辐射水平，检测指标为机房外周围剂量当量率。介入放射学等近台同室操作设备工作场所检测内容为外照射辐射水平和近台操作防护区辐射水平，检测指标为机房外周围剂量当量率及透视防护区周围剂量当量率。机房防护指标要求应符合表 3.3.1 的规定，透视防护区周围剂量当量率则不能超过 $400\mu Sv/h$。

表 3.3.1 X 射线设备机房屏蔽体外剂量水平要求

X 射线设备类型	辐射屏蔽防护要求
具有透视功能的 X 射线设备	在透视模式下检测时,周围剂量当量率不大于 $2.5\mu Sv/h$
CT 机、乳腺摄影、乳腺 CBCT、口内牙片摄影、牙科全景摄影、牙科全景头颅摄影、口腔 CBCT 和全身骨密度仪	周围剂量当量率应不大于 $2.5\mu Sv/h$

续表

X 射线设备类型	辐射屏蔽防护要求
有短时、高剂量率曝光的摄影程序设备（如 DR、CR、屏片摄影）	周围剂量当量率应不大于 $25\mu Sv/h$，当超过时应进行机房外人员的年有效剂量评估，应不大于 $0.25mSv$
车载式诊断 X 射线设备	应在车辆周围 3m 设立临时控制区，控制区边界的周围剂量当量率应符合表中序号 1～3 对应的要求
机房不作专门屏蔽防护设备	距 X 射线设备表面 100cm 处的周围剂量当量率不大于 $2.5\mu Sv/h$

2. 检测工具原理与要求

（1） X 射线、γ 射线辐射周围剂量当量 （率） 仪

① 需经法定计量机构检定或校准并在有效期内使用。

② 主要性能：a. 最小量程为 $0～10\mu Sv/h$；b. 能量响应为 $25～100keV$，$\pm 30\%$；c. 应有测量累积剂量档。市场上可用的辐射检测设备如图 3.3.1 和图 3.3.2。

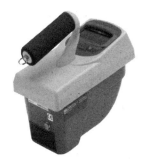

图 3.3.1　451P 辐射巡检仪

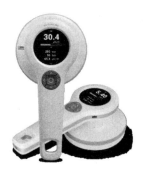

图 3.3.2　452 辐射巡检仪

（2）标准水模：尺寸为 $300mm\times300mm\times200mm$，箱壁用聚甲基丙烯酸甲酯（PM-MA）制作，用作机房外照射辐射水平检测时的散射模体。

（3） CT 模体：标准 CT 头模 （直径为 16cm），标准 CT 体模 （直径为 32cm），材料均为 PMMA，模体长度一般为 14cm，用作机房外照射辐射水平检测时的散射模体。

（4）乳腺摄影检测专用模体，材料为 PMMA 或组织等效模体，半圆形模体的半径应不小于 10cm，矩形模体尺寸应不小于 $10cm\times12cm$，用作机房外照射辐射水平检测时的散射模体。

3. 检测方法步骤与作业指导

（1） 本底检测：在受检场所选择一个以上代表性测量点测量本底辐射。可在周边无放射源 （射线装置关闭） 的情况下，以固定的时间间隔用测量仪器读取一系列数值 （可选择 10 次读数），进行仪器校准因子修正后作为本底辐射测量结果，计算本底平均值并记录本底值范围。测量本底辐射设备应与工作场所放射防护检测设备一致，不能使用不同设备。

（2） X 射线设备机房防护检测

检测时应针对不同设备设定不同检测条件，并设置相应散射模体。各类设备检测条件和散射模体设置要求不同，具体见表 3.3.2。

表 3.3.2 X 射线设备机房防护检测条件和散射模体设置要求

照射方式	检测条件	散射模体
透视（普通荧光屏）	70kV、3mA	标准水模
透视（非普通荧光屏，无自动控制功能）	70kV、1mA	标准水模
透视（非普通荧光屏，有自动控制功能）	自动	标准水模＋1.5mm 铜板
摄影（无自动控制功能）	标称 125kV 以上设备：设置 120kV，100mA，≥0.2s 标称 125kV 及以下设备：设置 100kV，100mA，≥0.2s	标准水模
摄影（有自动控制功能）	自动（原则上 100mA，≥0.2s）	标准水模＋1.5mm 铜板
CT	常用条件，准直宽度不小于 10mm	CT 模体
乳腺摄影（无自动控制功能）	28kV、50mA·s	6cm 乳腺摄影检测专用模体
乳腺摄影（有自动控制功能）	自动	
牙科摄影	常用条件	标准水模或 CT 头模
X 线骨密度仪	常用条件	标准水模

注：1. 介入放射学设备按透视条件进行检测。

2. 对于可多方向投照的摄影设备，需检测每一有用线束方向屏蔽体外的剂量水平，非有用线束方向只测量卧位时的情况。

3. 若设备参数不可调节至表中规定的检测条件，可调至最接近的数值。

4. 摄影机房检测时若曝光管电流不是 100mA，则应将测量值归一至 100mA。

5. 若测量仪器达不到响应时间要求，则应对其读数进行响应时间修正，修正方法详见 GBZ 130—2020《放射诊断放射防护要求》附录 D。

首先对机房进行巡测，然后对四面墙体、地板、顶棚、机房门、操作室门、观察窗、传片箱、管线洞口、操作位等关注点的局部屏蔽和缝隙进行重点检测，点位选取应具有代表性。车载式诊断 X 射线设备车内检测点一般包括机房厢壁外、机房门、观察窗和过道、车内放射工作人员及其他人员经常停留区域。车外检测点位于车外 3m 处的临时控制区，一般包括车头和车尾（各 1 个点）、车身两侧（每侧至少 3 个点）。

关注点检测的位置距墙体、门、窗表面各 30cm；机房顶棚上方（楼上）距顶棚地面 100cm，机房地面下方（楼下）距楼下地面 170cm。带有自屏蔽的设备一般选取工作人员操作位、屏蔽体外 5cm 处和 100cm 处作为关注点。

以 DR 机房外照射辐射水平检测为例。在 DR 机房操作位设置 1 个检测点位。在观察窗外 30cm 正中以及观察窗外 30cm 处上侧、下侧、左侧、右侧设置 5 个检测点位。在 DR 机房四周墙体每侧各设置 3 个检测点位。在 DR 机房楼上和楼下各设置 2 个检测点位。本次 DR 机房放射防护检测共设置 32 个检测点位。DR 机房周围检测点（1～32）布置示意图见图 3.3.3。由于胸片架在 DR 设备正南方向，机房南墙主要在射线直射时辐射剂量水平最高，因此在对机房南墙检测点（20～22）检测时，有用线束应朝南投照在标准水模体上。其他检测点位（1～19，23～32）主要受到射线散射影响，因此在检测这些点位的辐射水平时应将球管朝下投照在水模体上。

本底测量：在 DR 设备未出束状态下，在 DR 机房外无其他医用辐射设备使用干扰区域选择至少一个点位，使用检测仪器进行本底测量 10 次，记录每次本底读数，并以 10 次读数平均值作为本底值。

DR 机房放射防护检测：球管架于室中，射野中心放置注满水的标准水模，照射野大小调整与标准水模一致，有用射束朝下投照，检测条件设定为 120kV、100mA、500ms。卧位测量标准水模体摆放示意见图 3.3.4。使用与本底检测相同的仪器对检测点位（1～19，23～32）进行检测，每个检测点位检测 3 次，并记录在原始记录表上。DR 机房人员现场检测示意见图 3.3.5。在对机房南墙检测点（20～22）检测时，将球管有用线束朝南投照在标准水模体上，检测条件保持不变。立位测量标准水模体摆放示意图见图 3.3.6。使用检测仪器对南墙 3 个检测点（20～22）分别检测 3 次，并记录在原始记录表上。

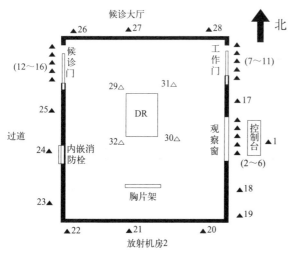

△：顶上三楼底下一楼检测点，顶上为生化室，底下为急诊病房
▲：二楼平面布置检测点

图 3.3.3　DR 机房周围检测点布置示意图

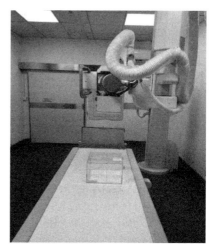

图 3.3.4　DR 机房卧位测量标准水模体摆放示意图

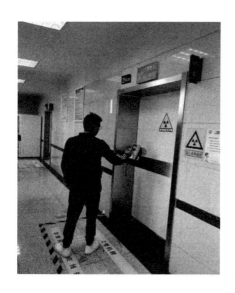

图 3.3.5　DR 机房人员现场检测示意图

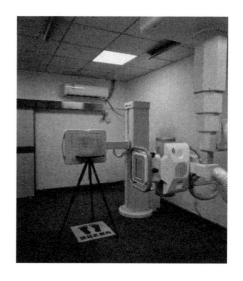

图 3.3.6　DR 机房立位测量标准水模体摆放示意图

（3）介入放射学设备、近台同室操作 X 射线设备（非直接荧光透视屏）透视防护区辐射水平检测

由于需要近手术台操作，介入放射学和近台同室操作放射工作人员所受辐射剂量一般较高。为控制近台操作放射工作人员职业健康风险，WS 76—2020《医用 X 射线诊断设备质量

控制检测规范》规定，应对近台同室操作的 X 射线设备透视防护区进行检测以确保透视防护区辐射水平控制在合理范围内。

检测时将 X 射线设备及设备本身配置的放射防护设施呈正常使用时的摆放状态，有自动亮度控制的设备，照射方式选择为自动亮度控制条件；无自动亮度控制的设备选择70kV、1mA 条件进行曝光，射束垂直从床下向床上照射（若设备条件不具备时则选择射束垂直从床上向床下照射）。对于双球管介入放射学设备，选择射束垂直从床下向床上的照射条件（若条件不具备时选择射束垂直从床上向床下照射）。床上射野中心放置标准水模体，SID 调到最小，影像接收器视野尺寸调成最大，在普通剂量模式下进行透视，帧率设为15fps。在图 3.3.7 所示检测平面上，分别在床侧第一和第二术者位距地面高度分别为155cm（头部）、125cm（胸部）、105cm（腹部）、80cm（下肢）和 20cm（足部）处进行巡测，测量其辐射水平。如有第三术者位应在相应位置按上述检测平面和检测条件重复检测。图中①～⑩代表各检测点位置。

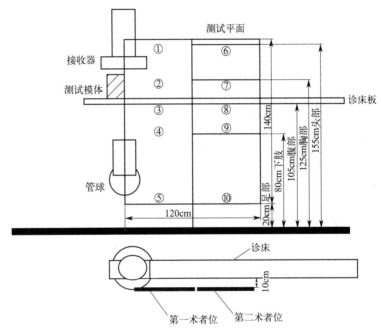

图 3.3.7　介入放射学设备、近台同室操作的 X 射线设备透视防护区检测点示意图

4. 检测结果记录与分析

现场测量数据采集应在每个检测点仪器测量示值稳定后才能读取并记录，每点至少读取3 个数值并计算平均值，如果各次读数差距较大，可记录最大值。测量中对于离群异常值应进行剔除，我们可以采用物理判别法和统计判别法对异常数据需要进行判别处理。物理判别法就是根据对客观事物已有的认识，判别由于仪器工作状态不正常、明显的外界干扰和人为误差等原因造成实测数据偏离正常结果，在实验过程中随时判断，随时剔除。统计判别法就是给定一个置信概率，并确定一个置信限，凡超过此限的误差，就认为它不属于随机误差范围，将其视为异常数据剔除，常采用格拉布斯准则进行判别。外照射辐射水平记录表格如表3.3.3 所示。

表 3.3.3 外照射辐射水平记录表

<u>　　　　　</u>医院外照射辐射水平测定检测原始记录表（参考模板）

记录档案编号：<u>　　　　　</u>　　　　　检测类型：□验收检测；　□状态检测；　□稳定性检测；　□维修检测

辐射源项			检测场所		
温度			湿度		
生产厂商			使用科室		
生产日期			启用日期		
检测场所施工单位			检测场所完成日期		
检测仪器名称			检测仪器型号		
检测仪器序列号			检测仪器生产厂商		
使用部门	医学工程部		检测仪器使用情况		
检测仪器检定/校正有效期			检测仪器检定/校正证书号		
检测依据			检测条件		
检测仪器校准因子			响应读数时间修正因子		

序号	检测点	仪器显示值（μSv/h）	平均值（μSv/h）	报告值 □μSv/h □mSv	标准要求 □μSv/h □mSv	单项判定	备注
1						□合格　□不合格	
2						□合格　□不合格	
3						□合格　□不合格	
...							
32						□合格　□不合格	
...							
本底测量			本底平均值				
工作场所检测点布置示意图							
检测结论	□合格　□不合格						

检测工程师签名：<u>　　　　　　　</u>　　使用科室签名：<u>　　　　　　　</u>　　检测日期：<u>　　</u>年<u>　　</u>月<u>　　</u>日

现场测量结果应扣除检测场所的本底读数（本底辐射测读值），并进行仪器校准因子和仪器响应时间修正系数修正，检测结果同时注明已扣除本底值。

在开展放射防护检测前应评估检测仪器最低探测水平。当检测结果减去本底值不小于最低探测水平时才可认为检测结果有意义，否则报告检测结果小于最低探测水平。

如果检测结果中包含了本底值，即现场测量数据处理过程未扣除检测场所的本底读数，则检测结果报告中需另外给出本底值范围。

外照射辐射水平测量结果处理公式：

$$D = K_1 \cdot K_2 \cdot (M - B)$$

式中 D——检测结果报告值，$\mu Sv/h$；

    K_1——校准因子；

    K_2——仪器响应时间修正系数，如测量时间不小于仪器响应时间，系数取 1；

    M——测量读数，$\mu Sv/h$；

    B——本底读数，$\mu Sv/h$。

对检测结果合格的医疗设备工作场所放射防护，粘贴检测合格标记，合格标签上标明检测时间、有效期或下次检测时间（检测周期 1 年）、检测人等，送回临床使用。对检测结果不合格的医疗设备工作场所放射防护，不能继续使用本工作场所，须请相关部门维修维护再检测合格后使用。

（二）放射治疗设备工作场所放射防护检测

依据 GBZ 121—2020《放射治疗放射防护要求》，设备使用场所放射防护检测可分为验收检测、定期检测和自主检测，具体要求与本章 X 射线影像诊断及介入放射学设备工作场所放射防护检测要求相同。

1. 使用质量检测内容、各项性能指标及定义

（1）本底检测

本底检测依据场所环境而定，若工作场所处于地下空间应测量环境本底辐射值，若工作场所处于室外环境，则测量天然本底辐射值。本底检测应在周边无放射源情况下，用检测仪器读取 5 个数值，并以其平均值作为最终本底值。

（2）放射治疗机房防护检测

首先对机房进行巡测，然后再对四面墙体、地板、顶棚、机房门、管线洞口、工作人员操作位等关注点的局部屏蔽和缝隙进行重点检测。关注点位选取应具有代表性，距机房外表面 30cm 处，应选择人员受照剂量可能最大的位置作为关注点，在距机房一定距离处，应选择公众成员居留因子大并可能受照剂量大的位置作为关注点。当机房为单层建筑时需对天空反射可能的剂量相对高的区域进行巡测并选取关注点进行重点检测。当机房周围 50m 范围内有比机房室顶高的建筑时，还需对侧散射可能的至机房近旁建筑物较高层室的剂量相对高的区域进行巡测并选取关注点进行重点检测。

测量时检测仪器距机房表面 30cm 处，距离地面 50～150cm 处，机房外距离中心点最近处作为巡测起点，然后围绕该起点进行上下左右巡测找出最大剂量点，等待仪器稳定后再进行测量。

不同的放射治疗工作场所进行检测时应根据设备类型按以下要求设定相应的检测条件。

① 医用电子加速器、X 射线立体定向放射治疗系统、螺旋断层放射治疗系统等机房治疗设备应设定在 X 射线照射状态，并处于可选的最高能量挡匹配的等中心处最高剂量率、最大照射野，以及等中心处最高剂量率挡匹配的最高能量、最大照射野。检测区域主要受散射线影响时需使用模体，当使用模体时，模体几何中心处于有用束中心轴线上，模体的端面与有用束中心轴垂直，模体的端面积应能覆盖最大照射野下的有用束投影范围。通过设定有用束照射方向及辐射野，机房所有区域的检测均应在最不利曝光条件下（关注点可能受到的辐射剂量最大）进行。对于 X 射线治疗束在 10MV 以上的设备，在测量 X 射线的基础上还须检测中子，并考虑机房内感生放射性影响。

② 含放射源（钴-60治疗机、γ射线立体定向放射治疗系统、γ放射源后装治疗机、中子放射源后装治疗机）机房：远距离含放射源放射治疗工作场所的检测条件参考本节（一）X射线影像诊断与介入放射学工作场所放射防护检测中的检测条件，γ放射源后装机和中子放射源应该处于裸源照射状态。

（3）质子重离子加速器机房防护检测

对于质子重离子加速器机房开展防护检测，治疗设备应设定在质子或重离子照射状态，并处于可选的最高能量挡匹配的等中心处最高剂量率、最大照射野，以及等中心处最高剂量率挡匹配的最高能量、最大照射野。当使用模体时，模体几何中心处于有用束中心轴线上，模体的端面与有用束中心轴垂直。所有区域均应测量中子及γ射线。

2. 检测工具原理和要求

（1）X、γ射线辐射周围剂量当量（率）仪和中子周围剂量当量（率）仪

① 尽可能选用对中子响应低的X、γ射线检测仪器和对X、γ射线响应低的中子检测仪器。

② 需经法定计量机构检定或校准并在有效期内使用。

③ 能够测量周围剂量当量率和累积剂量。

④ 最低可测读值应不大于 0.1μSv/h。

⑤ X、γ射线剂量测量推荐选用电离室探测器的仪器，不宜使用GM计数管仪器。

⑥ 中子及X、γ射线检测仪器的能量响应应适合所测量辐射场。

（2）散射模体

① 组织等效模体或水模体，厚度为15cm，模体的端面积应满足能覆盖最大照射野下的有用束投影范围等要求。

② 设备自带的质量保证模体或几何尺寸不小于质量保证模体的水模。

3. 检测内容和指标

放射治疗设备工作场所检测内容主要是外照射辐射水平，检测指标为X射线、γ射线辐射周围剂量当量率、中子周围剂量当量率等（涉及10MV X射线和质子重离子治疗束时）。

固定安装的放射治疗设备机房外关注点周围剂量当量率参考控制水平（$\dot{H}_c$）由以下a、b、c三点确定。放射治疗机房墙和入口外门30cm处（关注点）；机房顶设计有建筑物时距治疗机房顶外表面30cm处；设备辐射源点至机房顶内表面边缘立体角区域内的高层建筑物中人员驻留处；当存在天空反射和侧散射时治疗机房墙外关注点位置应不大于所确定周围剂量当量率控制水平。

① 使用放射治疗周工作负荷、关注点位置的使用因子和居留因子，由周剂量参考控制水平求得关注点的周围剂量当量率参考控制水平 $\dot{H}_c$，公式如下：

$$\dot{H}_c \leqslant H_e/(t \times U \times T)$$

式中　$\dot{H}_c$——周围剂量当量率参考控制水平，μSv/h；

H_e——周剂量参考控制水平，μSv/周，放射治疗机房外控制区的工作人员：≤100μSv/周，放射治疗机房外非控制区的人员：≤5μSv/周；

t——设备周最大累积照射的小时数，h/周；

U——治疗设备向关注点位置的方向照射的使用因子；

T——人员在关注点位置的居留因子，取值方法参见 GBZ 121—2020《放射治疗放

射防护要求》。

② 根据关注点人员居留因子的不同，分别确定关注点的最高周围剂量当量率参考控制水平（$\dot{H}_c$）：人员居留因子 $T>1/2$ 的场所，$\dot{H}_c\leqslant2.5\mu\text{Sv/h}$；人员居留因子 $T\leqslant1/2$ 的场所，$\dot{H}_c\leqslant10\mu\text{Sv/h}$。

③ 选择由上述 a 和 b 中的导出周围剂量当量率参考控制水平（$\dot{H}_c$）中的较小者作为关注点的周围剂量当量率参考控制水平（$\dot{H}_c$）。对移动式电子加速器治疗机房墙和入口门外30cm 处，当居留因子 $T\geqslant1/2$ 时，其周围剂量当量率参考控制水平为 $\dot{H}_c\leqslant10\mu\text{Sv/h}$；当 $T<1/2$ 时，$\dot{H}_c\leqslant20\mu\text{Sv/h}$。

4. 检测方法步骤与作业指导

以医用电子加速器机房外照射辐射水平检测为例。该医用电子加速器机房周围共设置 18 个检测点（图 3.3.8）。

首先进行本底检测，由于本电子加速器安装在地下室，因此在对加速器工作场所进行检测前先使用检测仪器进行环境本底检测。

该电子加速器有两种工作模式，常规治疗模式和 FFF 治疗模式。常规治疗模式下电子加速器机房防护检测时条件设置为 10MeV X 射线，剂量率 600cGy/min，照射野 40cm×40cm，主屏蔽区检测时无模体，准直器 45°；其他区域检测时放置水模体，准直器 0°。有用束朝向地面（机架偏转 0°）时使用巡测仪检测点位（1、11、12、13、17）的辐射水平。有用束朝向东墙（机架偏转 90°）时使用巡测仪检测点位（7～10、18）的辐射水平。有用束朝向顶面（机架偏转 180°）时使用巡测仪检测点位（14～16）的辐射水平。有用束朝向西

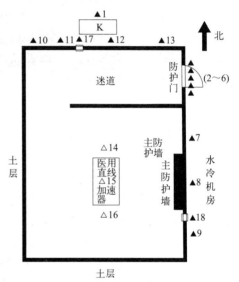

▲：加速器机房平面布置检测点
△：加速器机房正对顶盖上方检测点，顶上为过道

图 3.3.8　医用电子加速器机房周围检测点布置示意图

墙（机架偏转 270°）时使用巡测仪检测点位（2～6、19）的辐射水平。检测时水模体摆放如图 3.3.9 所示，机房放射防护现场检测如图 3.3.10。将电子加速器按 FFF 治疗模式设定检测条件重复上述检测过程。

5. 检测结果记录与分析

外照射辐射水平记录表格如表 3.3.3 所示。检测结果记录与分析参考 X 射线影像诊断工作场所与介入放射学工作场所放射防护检测结果处理方法。

对检测结果合格的医疗设备工作场所放射防护，粘贴检测合格标记，合格标签上标明检测时间、有效期或下次检测时间（检测周期 1 年）、检测人等，送回临床使用。对检测结果不合格的医疗设备工作场所放射防护，不能继续使用本工作场所，须请相关部门维修维护再检测合格后使用。

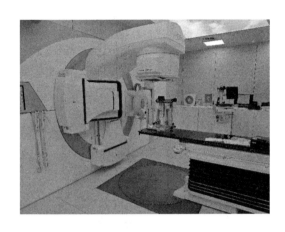

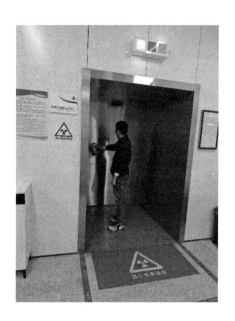

图 3.3.9　加速器检测水模体摆放图　　　　图 3.3.10　加速器机房放射防护现场检测示意图

（三）核医学设备工作场所放射防护检测

依据 GBZ 120—2020《核医学放射防护要求》，核医学设备工作场所放射防护检测可分为验收检测、定期检测和自主检测。医疗机构应根据使用核素的特点、操作方式及潜在照射的可能性和严重程度，开展场所周围剂量当量率水平、表面污染水平或空气中放射性核素浓度检测。开展核医学工作的医疗机构应定期对放射性药物操作后剂量率水平和表面污染水平进行自主监测，每年应委托有相应资质的技术服务机构进行定期检测。

1. 使用质量检测内容，各项性能指标及定义

核医学工作场所检测内容主要是外照射辐射水平、表面污染水平及空气中放射性核素浓度。主要检测指标为 X 射线、γ 射线周围剂量当量率；中子周围剂量当量率；α、β 放射性物质表面污染水平；空气中放射性核素活度浓度；通风柜风速。

在核医学工作场所控制区外人员可达处，距屏蔽体外表面 0.3m 处的周围剂量当量率应不大于 $2.5\mu Sv/h$，控制区内屏蔽体外表面 0.3m 处的周围剂量当量率应不大于 $25\mu Sv/h$，宜不大于 $2.5\mu Sv/h$；核医学工作场所的分装柜或生物安全柜体外表面 5cm 处的周围剂量当量率应不大于 $25\mu Sv/h$；同时在场所及周围的公众和放射工作人员应满足个人剂量限值要求。核医学工作场所的放射性表面污染控制水平见表 3.3.4。

表 3.3.4　核医学工作场所的放射性表面污染控制水平要求

表面类型		α 放射性物质		β 放射性物质
		极毒性	其他	
工作台、设备、墙面、地面	控制区[a]	4	4×10	4×10
	监督区	4×10^{-1}	4	4
工作服、手套、工作鞋	控制区、监督区	4×10^{-1}	4×10^{-1}	4
手、皮肤、内衣、工作袜		4×10^{-2}	4×10^{-2}	4×10^{-1}

注：a. 该区内的高污染子区除外。

2. 检测工具原则与要求

检测仪器需经法定计量机构检定或校准，并在有效期内使用。

（1）外照射辐射水平检测设备

a. 响应时间满足辐射场的测量；b. 能量响应满足辐射场的测量；c. 最低可测读值应不大于 $0.1\mu Sv/h$；d. X 射线、γ 射线检测仪器应符合 GB/T 4835.1—2012《辐射防护仪器 β、X 和 γ 辐射周围和/或定向剂量当量（率）仪和/或监测仪 第 1 部分：便携式工作场所和环境测量仪与监测仪》；e. 中子检测仪器应满足 GB/T 14318—2019《辐射防护仪器 中子周围剂量当量（率）仪》。

（2）表面污染水平检测设备

表面污染检测仪器应满足 GB/T 14056.1—2018《表面污染测定 第 1 部分：β 发射体（$E_{\beta max}>0.15MeV$）和 α 发射体》的规定。

（3）放射性气溶胶测量设备

采样器、γ 谱仪仪表应满足 GB/T 14584《空气中碘-131 的取样与测定》的规定。

（4）通风柜风速检测设备

手持式风速测量仪，测量范围 $0.1\sim10m/s$，且在 $0.1\sim2m/s$ 范围内，其测量误差应不大于±10%。

3. 检测方法步骤与作业指导

（1）本底检测

在医用辐射源未照射状态下，在核医学工作场所中选取能代表工作场所的分布特点的测量点（一般不低于 5 个测量点）作为本底辐射测量的关注点，测量点应覆盖核医学医用辐射源相关的工作场所。在测量本底外照射周围剂量当量率时，测量点需距地面高度 1.3m。在仪器开机读数稳定后记录 3 个或 3 个以上的检测设备显示值，以检测仪器显示值的平均值乘以校准因子后作为该测量点的本底值，并记录本底周围剂量当量率的范围值。在表面污染本底辐射测量时，应在检测设备的灵敏窗加盖适当厚度的塑料板或铝板以屏蔽 α 射线、β 射线，检测设备在三倍响应时间内保持固定，记录 3 个或 3 个以上的检测设备显示值，最后以检测设备显示值的平均值除以校准因子后的数值作为该测量点的本底值。

（2）工作场所外照射辐射水平检测

首先对工作场所进行巡测，以更好发现工作场所可能出现的高辐射水平区域。检测关注点主要为控制区和监督区有代表性的点位，如防护墙、地板、顶棚、防护门、观察窗、操作位、管线洞口等，以及存放有放射性物质的装置表面。核医学工作场所控制区边界周围剂量当量率检测点的选择及数量见表 3.3.5，特殊检测位置见表 3.3.6。检测位置距四周屏蔽体 30cm，机房上方检测点距地面 100cm，机房下方检测点距楼下地面 170cm。图 3.3.11 为某核医学 SPECT 工作场所检测点布置示意图。该 SPECT 工作场所共设置 54 个检测点（1～54），由于该 SPECT 工作场所设置在山洞内，因此机房上方和下方人员均无法达到。

表 3.3.5 核医学工作场所控制区边界周围剂量当量率检测点的选择及数量

检测区域	检测点的选择		数量
	高度（m）	距离屏蔽体的距离（m）	
防护墙外	1.3	0.3	每面墙体外至少 1 个检测点
控制区房间顶棚区域	0.3	—	至少 1 个检测点

检测区域	检测点的选择		数量
	高度（m）	距离屏蔽体的距离（m）	
控制区房间下方人员可达处	1.7	—	至少1个检测点
防护门缝隙和中央	—	0.3	每个缝隙和中央至少1个检测点
观察窗	—	0.3	至少1个检测点
管线洞口/通风口	—	0.3	1个检测点
操作位	1	—	1个检测点

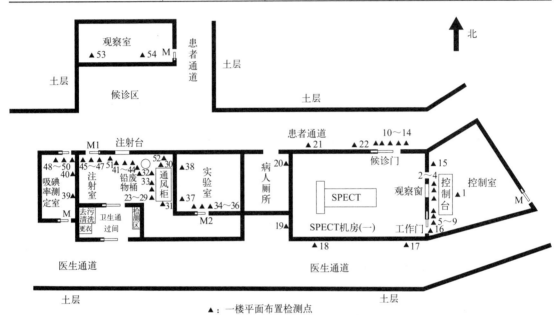

▲：一楼平面布置检测点

图 3.3.11 某核医学 SPECT 工作场所检测点布置示意图

表 3.3.6 核医学工作场所特殊检测位置要求

核医学项目	检测对象	检测类型	检测位置
核医学	人员	表面污染	手、皮肤暴露部分及工作服、手套、鞋、帽
PET/CT PET	合成柜和分装柜	外照射	观察窗、手孔位、操作位、柜身周围（5cm）
	屏蔽容器	外照射	表面5cm及表面100cm处
	注射台、注射车	外照射	观察窗、手孔位、操作位
	药物生产、分装、注射及注射后候诊等场所	表面污染	地面、座椅、台面、洗手池、床面及可能污染的位置
SPECT SPECT/CT	淋洗装置	外照射	观察窗、操作位、装置周围（5cm）
	注射台、注射车	外照射	观察窗、手孔位、操作位
	屏蔽容器	外照射	表面5cm及表面100cm处
	药物生产、分装、注射及注射后候诊等场所	表面污染	地面、座椅、台面、洗手池、床面及可能污染的位置
[131]I治疗	分装、施用药物患者或受检者场所	表面污染	地面、座椅、台面、洗手池、床面及可能污染的位置
	分装装置	外照射	观察窗、手孔位、操作位

续表

核医学项目	检测对象	检测类型	检测位置
敷贴治疗	敷贴治疗贮源箱	外照射	箱体表面5cm及表面100cm处、操作位
粒子治疗	粒子源贮存器	外照射	贮存装置表面5cm及表面100cm处、操作位
其他	工作场所	外照射表面污染	操作位、地面、台面等放射性废物桶表面5cm及表面100cm处

核医学工作场所检测条件应采用常用最大核素用量或可能存在的最大活度，核素的摆放位置应按临床实际情况摆放。在对含 CT 部分的设备机房进行防护检测时，检测条件设定为工作条件下 CT 常用最大扫描条件和常用最大核素用量并设置与实际使用等效的散射模体。检测回旋加速器机房时应将模式设定为最大生产条件下制药，并在制药临近结束期间进行检测。

（3）表面污染水平检测

对核医学工作场所表面放射性污染进行检测时，关注点位主要包括放射性核素操作面、设备和物品表面、墙壁和地面及操作人员手、皮肤暴露部分和工作服、手套、鞋、帽等。表面污染水平检测方法主要分为直接测量法和间接测量法。直接测量法指用表面污染测量仪的探测器窗口对准被测表面进行测量的方法，要求被测表面平整干燥且附近没有辐射干扰。某核医学工作场所表面污染检测示意见图 3.3.12。对于被测表面不平整或附近存在辐射干扰情况下宜采用间接测量法（一般指擦拭法），即把待测表面的放射性污染物转移到擦拭物上进行测量。间接测量法应注意不同擦拭方法采用不同的擦拭系数进行修正。

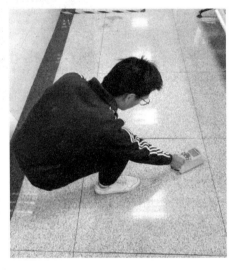

图 3.3.12　某核医学工作场所表面污染检测示意图

首先进行检测区域表面污染巡测，巡测时检测仪器移动的速度应与所用仪器的响应时间匹配，探测器灵敏窗与被测表面的距离尽量靠近，但应避免检测设备与被测物体表面进行接触。一旦探测到污染区，应把探测器放在这个区域上方，在足够长时间内保持位置不变，测量 α 放射性物质污染时探测器灵敏窗与被测表面的距离 0.5cm，测量 β 放射性物质污染时探测器灵敏窗与被测表面的距离为 1cm。在检测过程中，应注意保护表面污染检测仪不被玷污，避免检测场所存放的放射性药物及放射源辐射影响，在检测工作结束后，应用检测仪器对检测人员自身的表面污染水平进行评估，特别是鞋底部分。核医学表面污染特殊检测位置见表 3.3.6。

（4）空气中放射性核素活度浓度检测

根据使用核素的特点、操作方式对核医学工作场所空气中放射性核素活度浓度开展检测，主要考虑使用 ^{131}I 进行甲状腺肿瘤治疗的场所，检测时应在操作过程中进行。根据采样碘的物理化学性质，采用合适的收集介质，采样流量应与收集介质效率相匹配。采样地点应设定在 ^{131}I 分装及患者或受检者服药处，工作人员站立的表面向上 1.5m 处的呼吸带，采样位置尽量位于场所中央。采样量视场所空气中预计的^{131}I活度浓度和γ谱仪的最低探测下限而定。空气采样分析方法应符合 GB/T 11713—2015《高纯锗 γ 能谱分析通用方法》、WS/T 184—2017《空气中放射性核素的 γ 能谱分析方法》的规定。

（5）通风柜风速检测

在测量风速时应为正常操作状态。对于没有手孔的通风柜应将前挡玻璃开到一半，然后在前挡玻璃打开处测量。对于有手孔的通风柜，应将两个手孔打开后，在手孔处测量。通风柜风速现场检测见图 3.3.13。

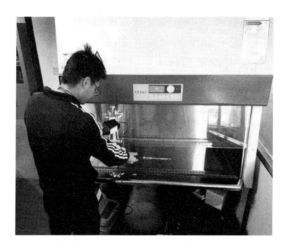

图 3.3.13　某通风柜风速现场检测示意图

4. 检测结果记录和分析处理

外照射辐射水平记录表格如表 3.3.3 所示。外照射辐射水平检测结果处理参考 X 射线影像诊断工作场所与介入放射学工作场所放射防护检测结果处理方法。

表面污染水平测量结果处理见如下公式。表面污染水平记录表格如表 3.3.7 所示。

$$X = \frac{g-b}{\varepsilon_i \cdot \varepsilon_s \cdot W} = \frac{g-b}{F}$$

式中　X——表面污染水平，Bq•cm^{-2}；

　　　g——总计数率平均值，s^{-1}；

　　　b——本底平均计数率，s^{-1}；

　　　F——仪器源的活度响应，Bq^{-1}•s^{-1}•cm^2；

　　　ε_i——α、β 辐射的仪器探测效率；

　　　W——仪器灵敏窗的面积，cm^2；

　　　ε_s——污染源的效率。

当测量的面积小于测量仪器灵敏窗的面积时，应对面积进行修正；当测量的污染源与检定/校准的源不一致时，应对源的活度响应 F 进行修正。

对检测结果合格的医疗设备工作场所放射防护，粘贴检测合格标记，合格标签上标明检测时间、有效期或下次检测时间（检测周期 1 年）、检测人等，送回临床使用。对检测结果不合格的医疗设备工作场所放射防护，不能继续使用本工作场所，须请相关部门维修维护再检测合格后使用。

表 3.3.7 表面污染水平测定检测原始记录表

_____医院表面污染水平测定检测原始记录表（参考模板）

记录档案编号：_____　　　　检测类型：□验收检测；　□状态检测；　□稳定性检测；　□维修检测

辐射源项		检测场所	
检测项目	□α 放射性物质表面污染水平　□β 放射性物质表面污染水平		
使用科室		检测仪器名称	
检测仪器型号		检测仪器序列号	
检测仪器生产厂商		使用部门	医学工程部
检测仪器使用情况		检测仪器检定/校正有效期	
检测仪器检定/校正证书号		检测依据	
检测条件		α 辐射的仪器探测效率	
β 辐射的仪器探测效率		污染源的效率 ε_s	
仪器灵敏窗的面积 W		仪器源的活度响应 F	

序号	检测点	仪器显示值（s^{-1}）	平均值（s^{-1}）	报告值（$Bq \cdot cm^{-2}$）	标准要求（$Bq \cdot cm^{-2}$）	单项判定	备注
1						□合格　□不合格	
2						□合格　□不合格	
3						□合格　□不合格	
4						□合格　□不合格	
……							
本底测量				本底平均值			
工作场所检测点布置示意图							
检测结论	□合格　□不合格						

检测工程师签名：_____　　　使用科室签名：_____　　　检测日期：_____年_____月_____日

本章编写人员：江川，沈乐忱，阮兆明，万国锋，钱雷鸣，赵微鑫，金雯，王强

参考文献

［1］ 刘锦初，刘琳，管青华，等．医用电气设备电气安全检测周期的探究［J］．中国医疗设备，2016，31（1）：139-142.

［2］ 谢松城，郑焜．医疗设备使用安全风险管理［M］．北京：化学工业出版社，2019.

［3］ 国产医疗设备应用示范创新售后服务体系研究课题组，刘锦初，冯靖祎，等．医疗设备质控检测与预防性维护专家共识［J］．中国医疗设备，2021，36（2）：1-3.

［4］　李芳，吴剑威，李威.医用内窥镜电气安全检测方法的研究［J］.中国医疗设备，2019，34（2）：44-47.

［5］　洪毅姜.医用电气安全的质量控制及分析［J］.中国医疗设备，2018，33（7）：41-43，47.

［6］　陈文.医疗设备电气安全专项检测与分析［J］.中国卫生产业，2017，14（20）：44-45，57.

［7］　杨皞，莫理莉，李宇飞，等.医疗建筑电能质量分析与治理［J］.建筑电气，2023，42（6）：8-17.

［8］　杨皞，莫理莉，李宇飞，等.一种医疗建筑电能质量监测方法及系统：CN202211661537.3［P］.CN115833393A［2023-12-12］.

［9］　刘倩倩.Fluke Power PioneerTM 新一代电能质量分析软件［J］.测控技术，2016（1）：1.

［10］　何学农.现代电能质量测量技术［M］.北京：中国电力出版社，2014.

［11］　宋博.基于物联网技术的网络安全问题及应对策略研究［J］.网络安全技术与应用，2023（9）：160-161.

［12］　郑焜，谢松城，陈龙，等.ISO 80001 国际标准-关于医疗设备与网络集成之风险管理［J］.中国医疗设备，2012，27（8）：93-94.

［13］　穆丽沙，夏静文.物联网的网络安全技术研究［J］.机械工程与自动化，2023（6）：218-220.

［14］　李峰，陈亮，李凯，等.物联网安全标准体系框架研究［J］.电子技术应用，2023，48（7）：8-12.

［15］　金超.物联网环境中计算机网络安全技术影响因素及防范研究［J］.中国新通信，2023，25（18）：125-128.

［16］　张翼，宋少娟，曲桂莲，等.10 种介入诊疗程序中患者辐射剂量的调查［J］.中华放射防护杂志，2011，31（4）：482-484.

［17］　岳保荣.医用辐射防护中的热点问题［J］.中华放射医学与防护杂志，2014，34（2）：81-82.

第四章

医学影像设备使用质量检测技术

医学影像设备在现代医学诊断中的应用日趋广泛，对于提供准确的诊断和治疗过程至关重要。为了确保这些设备的性能和使用质量，医疗机构需要定期检测和评估其技术性能指标。本章详细介绍几个主要类型的医学影像设备的使用质量检测技术，包括 X 射线诊断设备、CT、磁共振、DSA、核医学设备和超声诊断设备。根据这些设备的特点和技术要求，深入探讨每种设备的使用质量检测方法，并提供实用的操作指导。

■ 第一节　医用 X 射线诊断设备使用质量检测技术

一、医用 X 射线诊断设备基本原理、分类与技术进展

（一）医用 X 射线诊断设备的工作原理与组成

医用 X 射线诊断设备的工作原理是利用 X 射线对人体的穿透和衰减信号成像，以影像探测器为信息载体，形成可供诊断的医学图像。

X 射线诊断设备一般由 X 射线发生系统（球管、高压发生器）、影像接收系统（成像系统）、控制系统（操作控制台）、机械部分（机架、诊断床）和显示系统组成。

数字 X 射线诊断设备在影像接收系统中采用数字成像技术，经过模拟/数字转换器采集后转换为数字信号或直接得到数字信号，再经过影像处理形成数字诊断图像。近些年，随着数字成像技术的发展，数字 X 射线成像软硬件技术及影像处理技术不断研发和推广，数字 X 射线诊断设备尤其是平板成像技术已经成为各级医院 X 射线诊断设备的应用主流。本节介绍的内容也以数字 X 射线诊断设备为主，不讨论直接荧光屏透视设备和屏片摄影等模拟 X 线设备。

（二）医用 X 射线诊断设备分类

医用 X 射线诊断设备种类较多，按照使用目的和成像技术分为如下两类。

1. 按照使用目的划分

按照使用目的，医用 X 射线诊断设备可分为 X 射线摄影设备、X 射线透视设备，以及牙科 X 射线设备、乳腺 X 射线摄影设备等专用 X 射线诊断设备。

（1）X 射线摄影设备

X射线摄影设备是用于摄影（拍片）诊断的X射线设备，包括：X射线屏片摄影设备、计算机X射线摄影（computed radio-graphy，CR）设备、数字X射线摄影（digital radio-graphy，DR）设备等。

（2）X射线透视设备

X射线透视设备是用于X射线透视检查的设备，含直接荧光屏透视设备、影像增强器透视设备、平板透视设备等。

（3）乳腺X射线摄影设备

乳腺X射线摄影设备有乳腺X射线屏片摄影设备（乳腺屏片）、乳腺计算机X射线摄影（乳腺CR）设备、乳腺DR设备。

（4）其他X射线摄影设备

其他X射线摄影设备有移动式X射线设备、便携式X射线设备和车载式X射线设备等。

2. 按成像技术分类

按照成像技术的不同，医用X射线诊断设备可分为模拟X射线诊断设备和数字X射线诊断设备。

（1）模拟X射线诊断设备

模拟X射线诊断设备包括屏片摄影设备、直接荧光屏透视设备、影像增强器/TV透视设备等。

（2）数字X射线诊断设备

数字X射线诊断设备包括CR设备、DR设备（含线扫描探测器、CCD探测器和平板探测器技术）、数字平板透视设备，数字减影设备（如DSA）等。

目前，模拟X射线诊断设备已经逐步淘汰，数字X射线诊断设备已经成为主流。

（三）医用X射线诊断设备技术进展

1. 数字X线成像器件技术发展

数字X射线成像器件平板探测器有直接转换探测器和间接转换探测器，如非晶硒探测器属于直接转换探测器，碘化铯非晶硅和硫氧化钆非晶硅探测器则属于间接转换探测器，目前非晶硅材料探测器占据主导地位，随着工艺技术的进步，数字X射线成像器件—探测器技术也在不断发展。

（1）高分辨探测器技术进展

目前，用于普通放射成像的平板探测器像素尺寸都在$139\mu m$以上。因为传统非晶硅技术条件下的图像质量最优分布在这个像素尺寸附近，更小的像素尺寸会造成电子噪声比重的增加和填充因子的降低，会劣化图像质量。现在已经有技术突破，推出的14/17或17/17英寸的普放探测器采用$100\mu m$的设计，图像的空间分辨力得到进一步提高。

（2）单晶硅互补金属氧化物半导体探测器的研发

互补金属氧化物半导体（CMOS）探测器采用有源像素传感器（APS）设计，像素矩阵达4608×5890，像素尺寸达$49.5\mu m$；其在像素内集成信号放大器，大大降低了电子噪声。CMOS成像的优点包括较高的读出速度和较低的噪声，相比之下，晶体中电荷的迁移率比非晶硅要高得多。较低的噪声提供了更宽的动态范围，与非晶硅薄膜晶体管（thin film transistor，TFT）相比，电子噪声只有非晶硅TFT传感器的1/3；读出速度可达2ms，也是非晶硅 TFT 传感器的 1/3；当入射剂量为 2nGy 时，DQE 依然达到 50%，使得超低剂量条件下的动态成像成为可能。由于单晶硅 COMS 平板的几何尺寸限制，目前还仅在乳腺、C 形臂和 DSA 中使用。

（3）智能无线平板探测器技术发展

DR 平板探测器已经从第一代产品——非晶硅有线固定式平板探测器向第二代智能无线平板探测器技术发展，可移动使用的第二代技术的无线智能平板探测器将成为主流。DR 平板探测器使用最新一代的无线传输技术（802.11ac），图像传输速度达到预览时间在 1 秒以内，比传统产品快 40%，以及使用动态电源管理技术、智能化管理、FPGA，超级电容技术、平板在线充电技术的应用使得其在技术上可以实现。

（4）柔性探测器技术发展

临床需求需要平板探测器系统更加轻便、结实耐用以及防止跌落损坏。TFT 的发展已经使得柔性面板技术逐渐在手机领域普及，柔性面板技术在 X 射线探测器系统中已有应用，已经研发成功一种具有机械柔性的基于非晶硒（a-Se）的直接转换 X 射线探测器，它由 $100\mu m$ 厚的非晶硒（a-Se）微孔结构层组成，该层位于柔性 TFT 背板上，基板像素尺寸为 $70\mu m$。柔性基板由耐热性超过 $200℃$ 的光学透明聚酰亚胺制成，有望成为便携式和特殊几何曲面成像的数字 X 射线成像需求的潜在解决方案。这种先进的柔性面板应用在平板探测器的 TFT 传感器上，可用来制造超轻便、不再有摔裂风险的 X 射线探测器。目前，曲面可弯折柔性探测器技术也已经有国内厂家研发并发表专利。

与此同时，采用晶体硅作为探测器材料的量子探测器光子计数技术也开始应用于临床。

2. 相关的应用技术发展

① 二维到三维扫描，对负重下关节形态观察有较大的优势；②透视和摄影一体化的动态平板技术可以从不同角度展示受检者动态的解剖信息，甚至可以进行功能成像；③体层摄影技术在乳腺 X 射线摄影中的应用使其有更高的病灶检出率，并能降低常规乳腺 X 射线摄影的假阳性率；对比剂增强减影技术也应用于乳腺 X 射线摄影中，即对比增强乳腺 X 射线摄影（contrast enhanced spectral mammography，CESM），该技术对致密腺体的乳腺效果良好，诊断效能高。④图像拼接技术应用扩大了探测器的成像范围，有利于整体观察和功能评估；⑤与能量相关的成像技术也应用于临床，如高低能量减影技术可以使胸部 X 射线摄影骨组织和软组织分别显示。

二、医用 X 射线诊断设备质量检测相关标准和要求

1. 医用 X 射线诊断设备使用质量检测标准

关于医用 X 射线诊断设备使用质量检测标准，我国从 20 世纪 90 年代起，陆续发布了多个版本的 X 射线辐射源计量检定规程及质量控制检测标准和规范。

最新标准是 2020 年国家卫生健康委发布的 WS 76—2020《医用 X 射线诊断设备质量控制检测规范》，该规范整合了以往发布的各个版本的医用 X 射线诊断设备的计量检定规程和质量控制检测规范，适合医院开展医用 X 射线诊断设备使用质量检测工作作为参考。

2. 医用 X 射线诊断设备质量检测要求

X 射线诊断设备的质量检测分为验收检测、状态检测和稳定性检测。

（1）验收检测

X射线诊断设备新安装、重大维修或更换重要部件后（如更换 X 射线管或影像接收器），应进行验收检测。

（2）状态检测

使用中的 X 射线诊断设备，应定期（每年）进行一次状态检测。

（3）稳定性检测

使用中的 X 射线诊断设备，应定期进行稳定性检测。

三、 X射线透视和摄影设备性能检测指标、术语与定义

根据 WS 76—2020，主要有如下 X 射线透视和摄影设备性能检测指标、术语。

1. 探测器剂量指示

探测器剂量指示（DDI）用以反映影像采集过程中影像接收器上的入射剂量。

2. 信号传递特性

信号传递特性（STP）是影像接收器入射面影像中心区域测量的平均像素值和影像探测器接受的入射空气比释动能之间的一种相互关系的描述。

需要说明的是，不同生产厂商的影像探测器两者之间有不同的相互关系，如线性、对数或指数关系。

3. 高对比度分辨力

高对比度分辨力即空间分辨力，在特定条件下，特定线对组测试卡影像中用目力可分辨的最小空间频率线对组，其单位为 1p/mm。

4. 低对比度分辨力

低对比度分辨力是在规定测量条件下，从一均匀背景中能分辨出来的规定形状和面积的最低对比度分辨力。

5. 乳腺平均剂量

乳腺平均剂量是指乳腺 X 射线摄影中，所致受检者受均匀压迫乳房的腺体组织中的平均吸收剂量。

四、 X射线透视和摄影设备质量检测设备与模体

X射线透视和摄影性能质量检测必须有专用的检测设备、模体，选择合适的检测设备和模体可以减少工作量，满足各项测试的要求。

1. X射线质量多功能检测仪

X射线质量多功能检测仪可适用于所有医用诊断 X 射线设备，包括模拟 X 射线摄影机、透视机、脉冲透视机、牙科机、全景牙科机、牙科 CT 机、CR 设备、DR 设备、小型便携式 X 射线机、DSA 设备、不同靶材料的乳腺机、乳腺 CT 机、普通 CT 机、锥形束 CT 等 X 射线透视和摄影等成像设备。

如目前常用的 RaySafe X2 X 射线质量多功能检测仪，见图 4.1.1。

X射线质量多功能检测仪一般配备有拍片/透视探头、乳腺探头、CT 剂量探头和散射线探头，一次曝光即可直接检测并计算出相关检测项目：千伏值、剂量、剂量率、

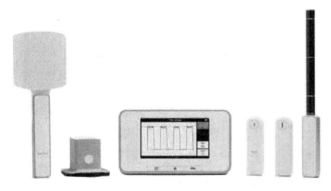

图 4.1.1　RaySafe X2 X射线质量多功能检测仪

半值层、曝光时间、总滤过、脉冲数、剂量/脉冲、帧数、剂量/帧、毫安值、管电流时间积、光照度、AEC/ABC 模式下的剂量、剂量率、机房/X射线管散射射线。X射线质量多功能检测仪还可以满足很多特殊要求，如自动曝光控制（AEC），AEC 管电压变化一致性检测时，需要选择 70kV、80kV、90kV、100kV 下测量影像探测器表面的入射空气比释动能。DDI 和 STP 要求测量 $1\mu Gy$、$5\mu Gy$、$10\mu Gy$、$15\mu Gy$、$20\mu Gy$、$30\mu Gy$ 的剂量等。通过评估软件可以自动计算千伏值和输出重复性、输出线性等参数。

2. 性能检测模体

（1）数字 X 射线摄影设备性能检测模体

DR 设备的数字成像器件（平板探测器）性能检测常选择使用 X 射线图像综合检测模体，可以一次曝光后完成空间分辨率、低对比度、光野射野一致性、垂直度、影像均匀性、伪影等全部参数的测量。

DR 图像综合检测模体曝光图像见图 4.1.2。模体规格为 $300\text{mm}\times300\text{mm}\times1\text{mm}$，在 1mm 铜板上内部包含：

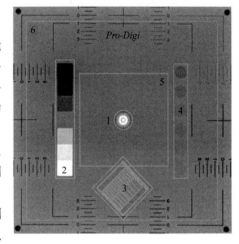

图 4.1.2　DR 图像综合检测模体曝光图像
1—线束垂直度偏离；2—步进式楔形铜梯；
3—空间分辨率线对卡；4—低对比度细节标记；
5—影像均匀性；6—光野与照射野四边的偏离

① 动态步进式楔形梯，由 7 种不同厚度的铜梯组成，分别为：0.00mm、0.30mm、0.65mm、1.00mm、1.40mm、1.85mm 和 2.3mm。

② 低对比度细节检测器件：由直径 10mm 铝质圆盘组成，在 70kV 曝光条件下，产生的低对比度范围为 0.8%、1.2%、2.0%、2.8%、4.0% 和 5.6%。

③ 空间分辨力线对卡：可检测范围 0.6～5.0lp/mm，线对卡，呈 45° 旋转放置。

④ 四个边的标记区测量为光野射野一致性、均匀性测试，即图 4.1.2 中 5 和 6。

模体可以配置带有悬空的固定支架，满足双平板 DR 立柱式平板探测器和床位平板探测器的检测要求，见图 4.1.3。

（2）乳腺 DR 性能检测模体

乳腺 DR 性能检测需要专用模体，分为两种，一种是衰减模体（聚甲基丙烯酸甲酯，

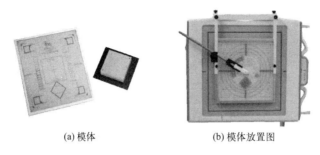

(a) 模体　　　　　　　　　(b) 模体放置图

图 4.1.3　DR 图像综合检测模体与放置图

PMMA）（图 4.1.4），4cm 厚的 PMMA 衰减模体对 X 射线的吸收相当于 4.5cm 厚的平均人体乳房。另一种是乳腺 DR 性能检测模体（图 4.1.5），可检测系统自动曝光控制、空间分辨力、影像低对比度、衰减因子、图像伪影、几何尺寸、曝光边缘定位等，含有水平和垂直的分辨力测试卡：8～16lp/mm，低对比度物体：钻孔，5.5mm 的直径，深度分别为 0.10mm、0.15mm、0.20mm、0.25mm、0.30mm、0.35mm、0.40mm，3 块 20mm 厚的自动曝光控制模体。性能检测模体一般有 PMMA 衰减模体配置。

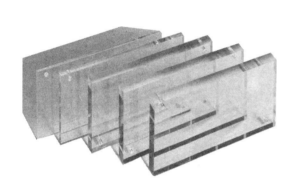

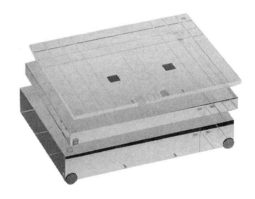

图 4.1.4　乳腺 DR 衰减模体　　　　　　　　　图 4.1.5　乳腺 DR 性能检测模体

（3）牙科 X 射线设备性能检测模体（图 4.1.6）

牙科 X 射线设备性能检测模体可检测空间分辨力、低对比度分辨力、X 射线照射野的一致性、剂量当量、伪影、影像缺陷等。

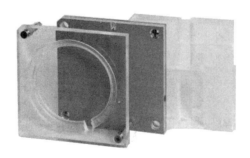

图 4.1.6　牙科 X 射线设备性能检测模体

3. 其他配套检测设备

（1）X 射线过滤板

X射线过滤板一般与模体配套使用，也可单独配置使用。X射线过滤板包括：①面积18cm×18cm、厚2cm的铝板1块；②厚1.0mm铜滤过板1块；③面积18cm×18cm、厚1.5mm的铜板1块；④面积15cm×15cm、厚2mm的铅板1块；⑤面积4cm×4cm、厚4mm的铅块1块；⑥带有毫米级刻度的铅尺2把。

（2）标准水模

标准水模如图4.1.7，尺寸为30cm×30cm×20cm，附加有铜板，尺寸为30cm×30cm×1.5mm。用于X射线透视设备检测项目。

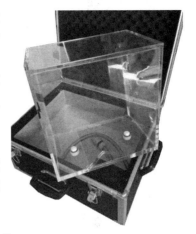

图4.1.7 标准水模

五、 X射线透视和摄影设备质量检测指标与要求

采用DR技术的X射线透视和摄影设备质量检测项目应符合表4.1.1的要求，包括通用检测项目和专用检测项目。

表4.1.1 临床采用DR技术的X射线透视和摄影设备质量控制检测项目

设备/检测项目	X射线透视设备通用检测项目	X射线摄影设备通用检测项目	乳腺X射线摄影设备通用检测项目	数字减影血管造影(DSA)X射线设备专用检测项目	数字X射线摄影(DR)设备专用检测项目	乳腺数字X射线摄影(乳腺DR)设备专用检测项目	牙科X射线设备专用检测项目
平板透视设备	●	—	—	—	—	—	—
DSA设备	●	—	—	●	—	—	—
DR摄影设备	—	●	—	—	●	—	—
牙科口内机	—	—	—	—	—	—	●
牙科全景机	—	—	—	—	—	—	●
乳腺DR设备	—	—	●	—	—	●	—
胃肠机(含点片功能)	●	●	—	—	—	—	—
移动X射线摄影机	—	●	—	—	—	—	—
C形臂透视机	●	—	—	—	—	—	—
碎石机	●	—	—	—	—	—	—
动态DR设备	●	●	—	—	●	—	—

注："●"表示需要检测，"—"表示无须检测

1. X射线透视设备通用检测项目及指标

见表4.1.2～表4.1.4。

2. X射线摄影设备通用检测项目及指标

见表4.1.5。

3. 乳腺X射线摄影设备通用检测项目及指标

见表4.1.6和表4.1.7。

表 4.1.2 X 射线透视设备通用检测项目及指标

序号	检测项目	检测要求	验收检测判定标准	状态检测判定标准	稳定性检测	
					判定标准	周期
1	透视受检者入射体表空气比释动能率典型值（mGy/min）	非直接荧光屏透视设备，水模	≤25.0	≤25.0	≤25.0	6 个月
2	透视受检者入射体表空气比释动能率最大值（mGy/min）	水模，2mm 铅板	≤88.0	—	—	—
		水模，2mm 铅板，高剂量率模式	≤176.0	—	—	—
3	高对比度分辨力	平板透视设备	详见表 4.1.3	详见表 4.1.3	±20% 内[a]	6 个月
4	低对比度分辨力	低对比度分辨力检测模体，观察直径 7～11mm 的一组细节	≤2.0%	≤4.0%	≤4.0%	6 个月
5	入射屏前空气比释动能率	平板透视设备	详见表 4.1.4	详见表 4.1.4	—	—
6	自动亮度控制	亮度法	±10%[b]	±15%[b]		
7	透视防护区检测平面上周围剂量当量率（μSv/h）	非直接荧光屏透视设备	≤400.0	≤400.0	≤400.0	6 个月

注：a. 与基线比较；b. 与平均值比较。

表 4.1.3 非直接荧光屏透视设备高对比度分辨力

平板探测器视野（mm×mm）	400×400	300×400	300×300	200×200
平板探测器高对比度分辨力（lp/mm）	≥1.0	≥1.2	≥1.2	≥1.6

表 4.1.4 平板探测器入射屏前空气比释动能率

平板探测器长边尺寸（mm）	400	300	250	200
平板探测器入射屏前空气比释动能率（μGy/min）	≤46.0	≤60.0	≤72.0	≤72.0
CCD 探测器入射屏前空气比释动能率（μGy/min）	≤92.0	—	—	—

表 4.1.5 X 射线摄影设备通用检测项目及指标

序号	检测项目	检测要求	验收检测判定标准	状态检测判定标准	稳定性检测	
					判定标准	周期
1	管电压指示的偏离	数字式高压测量仪	±5.0% 或 ±5.0kV 内，以较大者控制	±5.0% 或 ±5.0kV 内，以较大者控制	—	—
2	辐射输出量重复性	测量 5 次	≤10.0%	≤10.0%	≤10.0%	3 个月
3	输出量线性	相邻两挡间	±10.0% 内	—	—	—
4	有用线束半值层	80kV	≥2.3mmAl	≥2.3mmAl	—	—
5	曝光时间指示的偏离	t≥100ms	±10.0% 内	—	±10% 内	3 个月
		t<100ms	±2ms 内或 ±15.0% 内，以较大者控制	—	±2ms 内或±15.0% 内，以较大者控制	3 个月
6	AEC 重复性	管电流时间积或 DDI 值	≤10.0%	≤10.0%	—	—

续表

序号	检测项目	检测要求	验收检测 判定标准	状态检测 判定标准	稳定性检测	
					判定标准	周期
7	AEC 响应	剂量法	±20.0%内[a]	±20.0%内[a]	±25.0%内[a]	3 个月
8	AEC 电离室之间一致性	管电流时间积或 DDI	±10.0%内	±15.0%内	—	—
9	有用线束垂直度偏离	检测筒和检测板	≤3.0°	≤3.0°	≤3.0°	3 个月
10	光野与照射野四边的偏离	1mSID,任一边	±1.0cm 内	±1.0cm 内	±1.0cm 内	3 个月

注:a. 与平均值比较。

表 4.1.6 乳腺 X 射线摄影设备通用检测项目及指标

序号	检测项目	检测方法及条件	验收检测 判定标准	状态检测 判定标准	稳定性检测	
					判定标准	周期
1	胸壁侧射野与影像接收器一致性	测量胸壁侧射野与台边的距离	超出台边,并≤5.0mm	超出台边,并≤5.0mm	超出台边,并≤5.0mm	6 个月
2	光野与照射野一致性	其他三边	±5.0mm 内	—	±5.0mm 内	6 个月
3	管电压指示的偏离	25kV~32kV 选 3 个挡	±1.0kV 内	±1.0kV 内	±1.0kV 内	6 个月
4	半值层	28kV	详见表 4.1.7	—	—	—
5	输出量重复性	28kV	≤5.0%	≤5.0%	—	—
6	特定辐射输出量	28kV,1m 处,Mo/Mo	>35.0μGy/mA·s	>30.0μGy/mA·s	—	—
		28kV,1m 处,其他靶/滤过	建立基线值	>70.0%[a]	—	—
7	自动曝光控制重复性	4cmPMMA	±5.0%内	±10.0%内	±10.0%内	6 个月
8	乳腺平均剂量(mGy)	普通模式,4cmPMMA	<2.0	<2.0	<2.0	6 个月
		乳腺数字体层合成摄影(DBT)模式,4cm PMMA	<2.0	<2.0	<2.0	6 个月
		普通模式 + DBT 模式,4cm PMMA	<3.5	<3.5	<3.5	6 个月

注:a. 与基线值比较。

表 4.1.7 不同靶/滤过组合的半值层(HVL)要求

管电压	靶/滤过	HVL(mmAl)
28kV	Mo/Mo	0.30≤HVL≤0.40
	Mo/Rh	0.30≤HVL≤0.47
	Mo/Cu	HVL≥0.30
	Rh/Rh	0.30≤HVL≤0.50
	Rh/Al	HVL≥0.30
	Rh/Cu	HVL≥0.30
	Rh/Ag	HVL≥0.30
	W/Rh	0.30≤HVL≤0.58
	W/Al	0.30≤HVL≤0.53
	W/Ag	0.30≤HVL≤0.60

4. DR 设备专用检测项目及指标

见表 4.1.8。

表 4.1.8　DR 设备专用检测项目及指标

序号	检测项目	检测要求	验收检测判定标准	状态检测判定标准	稳定性检测	
					判定标准	周期
1	探测器剂量指示（DDI）	70kV，1mmCu，约 10μGy	DDI 测量值与计算值±20.0%，DDI 或平均像素值建立基线值	DDI 测量值与计算值±20.0%，或基线值±20.0%	—	—
2	信号传递特性（STP）	70kV，1mmCu，5 挡剂量	R^2≥0.98	R^2≥0.95	R^2≥0.95	3 个月
3	响应均匀性	70kV，1mmCu，约 10μGy	CV≤5.0%	CV≤5.0%	CV≤5.0%	3 个月
4	测距误差	100mm 长度	±2.0%内	±2.0%内	—	—
5	残影	铅块	不存在残影或有残影而像素值误差≤5.0%	—	不存在残影或有残影而像素值误差≤5.0%	3 个月
6	伪影	屏片密着板	无影响临床诊断的伪影	无影响临床诊断的伪影	无影响临床诊断的伪影	3 个月
7	高对比度分辨力	图像综合检测模体	≥90.0%厂家规定值，或≥80.0%（fNyquist×1.4），建立基线值	≥90.0%基线值	—	—
8	低对比度分辨力	图像综合检测模体，约 5μGy	建立基线值	不超过 2%[a]	—	—

注：a. 与基线值比较。

5. 乳腺 DR 设备专用检测项目及指标

见表 4.1.9。

表 4.1.9　乳腺数字 X 射线摄影（乳腺 DR）设备专用检测项目及指标

序号	检测项目	检测方法及条件	验收检测判定标准	状态检测判定标准	稳定性检测	
					判定标准	周期
1	影像接收器响应	4cm PMMA	R^2＞0.99	R^2＞0.95	—	—
2	影像接收器均匀性	4cm PMMA	±10.0%内	±10.0%内	±10.0%内	3 个月
3	伪影	4cm PMMA	无影响临床的伪影	无影响临床的伪影	无影响临床的伪影	6 个月
4	高对比度分辨力	高对比测试卡，水平和垂直放置	≥90.0%厂家规定值，或≥70.0%（fNyquist），建立基线值	≥90.0%[a]	—	—

序号	检测项目	检测方法及条件		验收检测判定标准	状态检测判定标准	稳定性检测	
						判定标准	周期
5	低对比度细节	按模体说明书选择曝光条件	细节直径 D(mm)	对比度	对比度	—	—
			0.10≤D<0.25	<23.0%	<23.0%		
			0.25≤D<0.5	<5.45%	<5.45%		
			0.5≤D<1.0	<2.35%	<2.35%		
			1.0≤D<2.0	<1.40%	<1.40%		
			D≥2.0	<1.05%	<1.05%		

注：a. 与基线值比较。

6. 牙科 X 射线设备专用检测项目指标

见表 4.1.10 和表 4.1.11。

表 4.1.10　牙科 X 射线设备专用检测项目及指标

序号	检测项目	设备类型	验收检测判定标准	状态检测判定标准	稳定性检测	
					判定标准	周期
1	管电压指示的偏离	口内机,口外机	±10.0%内	±10.0%内	±10.0%内	6 个月
2	辐射输出量重复性	口内机	≤5.0%	≤5.0%	≤5.0%	3 个月
3	曝光时间指示的偏离	口内机	±5.0%内或±20ms,以较大者控制	±5.0%内或±20ms,以较大者控制	±5.0%内或±20ms,以较大者控制	3 个月
		口外机	±(5%+50ms)内	±(5%+50ms)内	±(5%+50ms)内	3 个月
4	有用线束半值层	口内机,口外机	不低于表 4.1.11 规定值	不低于表 4.1.11 规定值	—	—
5	高对比度分辨力	数字成像设备	≥2.0 lp/mm	≥2.0 lp/mm	≥2.0 lp/mm	6 个月
6	低对比度分辨力	数字成像设备	可分辨 0.5mm 厚铝板上 1mm 直径孔	可分辨 0.5mm 厚铝板上 1mm 直径孔	可分辨 0.5mm 厚铝板上 1mm 直径孔	6 个月

注：对于含头颅摄影功能的多合一设备，需分别检测全景扫描时和头颅摄影时的高对比度分辨力和低对比度分辨力。

表 4.1.11　牙科 X 射线设备的半值层

序号	应用类型	X 射线管电压(kV)		最小半值层(mmAl)
		正常使用范围	所选择值	
1	采用口内机的牙科应用	60～70	60	1.5
			70	1.5
		60～90	60	1.8
			70	2.1
			80	2.3
			90	2.5

序号	应用类型	X 射线管电压(kV)		最小半值层(mmAl)
		正常使用范围	所选择值	
2	其他牙科应用	60～70	60	1.3
			70	1.5
		60～125	60	1.8
			70	2.1
			80	2.3
			90	2.5
			100	2.7
			110	3.0
			120	3.2
			125	3.3

六、 X 射线透视和摄影设备质量检测方法与作业指导

（一）检测前准备

1. 开机检查

开机预热，自检通过，显示屏无异常报警信息，各种模式均可以进入正常工作状态。如有异常状况，必须先检查或维修正常后再进行检测。

2. 检测前参数设定

按检测标准设定检测条件，如千伏值、管电流时间积、SID。

（二）测量时常用计算公式

1. 相对偏差计算公式

$$相对偏差 = \frac{\overline{A_i} - A_0}{A_0} \times 100\% \tag{4.1.1}$$

式中　$\overline{A_i}$——测量平均值；

　　　A_0——预设测量值。

2. 变异系数计算公式

$$CV = \frac{1}{\overline{A_i}} \sqrt{\frac{\sum (A_i - \overline{A_i})^2}{n-1}} \times 100\% \tag{4.1.2}$$

式中　CV——变异系数；

　　　A_i——测量值；

　　　$\overline{A_i}$——测量平均值。

（三）X 射线透视设备通用检测项目

1. X 射线发生器相关项目检测

X 射线诊断设备设置透视工作模式，X 射线多功能检测仪选择使用配套的拍片/透视探头。

（1）透视受检者入射体表空气比释动能率典型值

按表 4.1.12 所列测量条件检测不同类型 X 射线设备的受检者入射体表空气比释动能率典型值。检测时，将水模（图 4.1.7）放置在 X 射线多功能检测仪剂量仪拍片/透视探头（图 4.1.1）和影像接收器（平板探测器）之间。需要注意的是，此项检测应尽量使用不带附加屏蔽材料的剂量仪探头，如果使用带屏蔽材料的剂量仪探头，应避开 AEC 的检测区域，并对测量结果进行反散射修正。

检测基本条件：应在影像接收器最大的视野（field of view，FOV）尺寸下，设定帧率为 15fps，普通剂量模式进行透视。其他检测条件见表 4.1.12。

表 4.1.12　X 射线透视设备受检者入射体表空气比释动能率检测条件

X 射线透视设备类型	剂量仪探头位置	影像接收器位置	有自动透视条件	无自动透视条件
直接荧光屏透视设备	床上	—	自动条件，水模	70kV，3mA，水模
X 射线管在床上	床上 30cm	SID 最小	自动条件，水模	70kV，1mA，水模
X 射线管在床下	床上	SID 最小，距床面 30cm	自动条件，水模	70kV，1mA，水模
C 形臂	影像接收器前 30cm	SID 最小	自动条件，水模	70kV，1mA，水模

（2）透视受检者入射体表空气比释动能率最大值

具备自动曝光控制的系统应测量本参数。按照检测基本条件在水模体和剂量仪探头之间加一块至少 15cm×15cm×2mm 的铅板，调节照射野小于铅板的尺寸，测量透视条件下受检者入射体表空气比释动能率最大值。

如果设备有高剂量率模式，则还需测量高剂量率模式下受检者入射体表空气比释动能率最大值。

（3）入射屏前空气比释动能率

按照检测基本条件，无须放置水模，在 X 射线管组件出束口放置一块厚 1.5mm 的铜板，影像接收器距焦点最近。将不带附加屏蔽材料的剂量仪探头紧贴在影像接收器入射面，如果使用带屏蔽材料的剂量仪探头，应避开 AEC 的检测区域。

测量空气比释动能率。若剂量仪探头无法紧贴影像接收器入射面，则应对测量结果根据距离平方反比定律修正。验收检测时需检测不同视野的入射屏前空气比释动能率，状态检测时需检测最大视野和常用视野的入射屏前空气比释动能率。如果测量时设备有滤线栅，应对测量结果进行校正，一般可除以 2。

（4）自动亮度控制

首先，将一块 18cm×18cm×2cm 的铝板放在诊断床上，调节照射野至略小于铝板。在自动亮度控制条件下进行透视，在透视过程中待亮度稳定后，用亮度计测量显示器屏幕中心位置的亮度，读取三个读数，计算平均值 C_1。

其次，在铝板上增加一块尺寸为 18cm×18cm，厚 1.5mm 的铜板，在不改变照射野尺寸、显示器亮度及对比度等控制旋钮状态条件下，在自动亮度控制条件下进行透视，在透视过程中待亮度稳定后，用亮度计测量显示器中心位置的屏幕亮度，读取三个读数，计算平均值 C_2。

最后，按式（4.1.1）计算分别两次测量结果与平均值的相对偏差 E_C。

（5）透视防护区检测平面上周围剂量当量率

检测近台同室操作的 X 射线设备时，使用 X 射线多功能检测仪，按照检测基本条件，检测中采用标准水模（图 4.1.7），将 X 射线设备和设备配置的防护设施呈正常使用时的摆放状态，照射方式有自动亮度控制的设备，选择自动亮度控制条件；无自动亮度控制的设备选择 70kV、1mA 条件，射束垂直从床下向床上照射（设备条件不具备时选择射束垂直从床上向床下照射）。

对于双 X 射线管介入放射学设备，选择射束垂直从床下向床上的照射条件（设备条件不具备时选择射束垂直从床上向床下照射）。

检测位点的选择，检测平面按图 4.1.8 的要求，X 射线多功能检测仪 R/F 探头放置在有效测量点的检测平面（140cm×120cm）上，分别在床侧第一术者位和第二术者位平面上按头部、胸部、腹部、下肢和足部位置进行巡测，第一术者位检测点距离 X 射线管焦点轴线 30cm，第二术者位检测点距离 X 射线管焦点轴线 90cm，检测点距地面高度分别为 155cm、125cm、105cm、80cm 和 20cm。如有第三术者位应在相应位置按上述检测平面和检测条件重复检测。

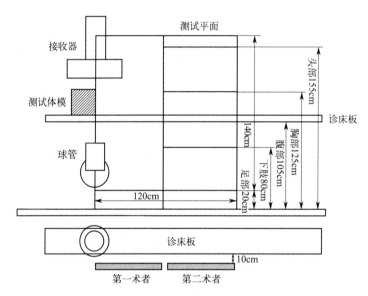

图 4.1.8　周围剂量当量率检测位点

2. 影像接收器（平板探测器）相关性能检测

选择使用 X 射线图像综合检测模体进行检测，如图 4.1.2，可以一次检测高对比度分辨力和低对比度分辨力。

检测模体放在 X 射线管和影像接收器之间，尽量靠近影像接收器。设置照射野小于检测模体尺寸。按照检测基本条件，无须放置水模，使用自动条件进行透视，若无自动条件，则参考表 4.1.12 中的手动条件进行透视。

（1）高对比度分辨力

对于平板探测器透视设备，检测条件如表 4.1.12。检测时应将 X 射线图像综合检测模体，紧贴放置在影像接收器的入射屏或放在诊断床上，以 AEC 条件或常用透视条件进行透视。如果出现影像饱和现象（影像全白），可以在限束器出口处放一块适当厚度的铝板或铜板以避免影像饱和。

在显示屏上观察 X 射线图像综合检测模体的高对比度卡图像（图 4.1.2 中标 3 的部分），并记录能分辨的最大线对数。

（2）低对比度分辨力

使用图像综合检测模体，模体有 10mm 直径中的一组 6 个低对比度细节，范围为 0.8%~5.6%，包含 2%~4%，见图 4.1.2 中标 4 的部分。调整显示器的亮度、对比度（如无自动曝光控制时，可同时调整 X 射线管电压、管电流），使模体在显示器中的影像达到最佳状态。

依据所使用的图像综合检测模体用目视法读出图像对比度细节，验收检测时应看到对比度不低于 2%细节；状态检测时应看到对比度不低于 4%细节。

（四）X 射线摄影设备通用检测项目

X 射线摄影设备通用检测项目检测选择使用 X 射线多功能检测仪，一次曝光即可直接检测并计算出相关检测项目：千伏值、剂量、剂量率、半值层、曝光时间、总滤过、脉冲数、剂量/脉冲、帧数、剂量/帧、管电流、管电流时间积、光照度、AEC/ABC 模式下的剂量、剂量率、机房/X 射线管散射射线。

1.X 射线管输出特性检测

X 射线管输出特性包括管电压指示的偏离（验收/状态），输出量重复性（验收/状态），输出量线性（验收），有用线束半值层（验收/状态），曝光时间指示的偏离（验收）。

X 射线管输出特性检测几何条件：将 X 射线多功能检测仪的拍片/透视（R/F）探头放在影像接收器外壳或诊断床上照射野中心，如图 4.1.9(a)，调节焦点到多功能检测仪探头的距离为 100cm，探头下方放一块铅板，设置光野 10cm×10cm（照射野应全部覆盖探测器灵敏区域并略小于铅板尺寸），中心线束与台面垂直。每次曝光后即有结果显示如图 4.1.9(b)。

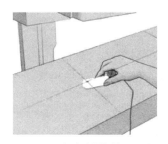
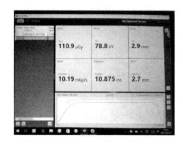

(a) 探头放置位置   (b) 结果显示界面

图 4.1.9 X 射线多功能检测仪探头放置与结果显示

（1）管电压指示的偏离

选择相应曝光条件。验收检测时，在允许最大 X 射线管电流的 50%或多一些，曝光时间约为 0.1s 的条件下，X 射线管电压至少应进行 60kV、80kV、100kV 和 120kV 测量。状态检测时，管电压一般采用 80kV 和临床常用管电压。

每挡曝光测量至少 3 次，根据 X 射线多功能检测仪显示屏显示的 kV 值，用相对偏差公式(4.1.1)和绝对值公式计算管电压 kV 偏离值。

检测结果要求：偏差在±5%或±5kV，以较大者控制，即大于 100kV 时看百分比，小于 100kV 时看绝对值，如 60kV 时测得 65kV（相差 5kV，8.33%）；120kV 时测得 114kV（相差 6kV，5%）均合格。

（2）辐射输出量重复性

设置管电压为 80kV，无附加滤过的条件下，适当的管电流时间积曝光 5 次，多功能检测仪显示每次曝光剂量值（mGy），并以变异系数计算公式(4.1.2)计算输出量的重复性。

输出量重复性结果要求：变异系数在±10％内。

（3）输出量线性

首先，选择80kV、常用管电流时间积挡，进行曝光并记录空气比释动能值（mGy）。然后改变管电流和时间，并要使得改变后的管电流时间积（mA·s）与改变前的管电流时间积相同或近似，进行曝光并记录空气比释动能值。计算各相邻两挡间的线性，如式(4.1.3)所示。

对于管电流和时间不可同时调节，或者只能调节管电流时间积的设备，检测时只改变一个可以调节的参数，再利用式(4.1.3)计算相邻两挡间的线性。

$$L_{12} = \frac{\left[\dfrac{\overline{K_1}}{I_1 t_1} - \dfrac{\overline{K_2}}{I_2 t_2} \right]}{\left[\dfrac{\overline{K_1}}{I_1 t_1} + \dfrac{\overline{K_2}}{I_2 t_2} \right]} \tag{4.1.3}$$

式中　L_{12}——相邻两挡间的线性度；

　　　I_1——1挡时测量空气比释动能的平均值，mGy；

　　　$\overline{K_1}$——1挡的电流，mA；

　　　t_1——1挡的曝光时间，s；

　　　$\overline{K_2}$——1挡测量空气比释动能的平均值，mGy；

　　　I_2——2挡的电流，mA；

　　　t_2——2挡的曝光时间，s。

输出量线性结果要求偏差在±10.0％内。

（4）有用线束半值层

选择使用X射线质量多功能检测仪直接测量法。

设置管电压为80kV，临床常用管电流时间积条件曝光，直接记录多功能剂量仪显示的半值层读数。当对结果有异议时应采用铝片法重新测量。

检测要求：80kV的半值层≥2.3mmAl。

（5）曝光时间指示的偏离

设置管电压为80kV，适当的管电流时间积，分别检测≥100ms和＜100ms两挡时的曝光时间，每个时间挡至少测3次，取平均值。曝光时间的设置应重点检测临床常用时间挡。

在X射线质量多功能检测仪显示屏读取曝光时间，将测量结果的平均值与预设值进行比较，依据式(4.1.1)和绝对值公式计算曝光时间指示的偏离。

检测要求：$t \geq 100$ms时，偏差在±10％；$t < 100$ms时，偏差在±2ms或±15％。

2. AEC性能检测

检测AEC重复性。将一块厚20mm的铝板放在照射野中并覆盖设备的AEC电离室灵敏区域，调节照射野小于铝板的尺寸。选择全部电离室，在自动曝光条件下进行曝光（若无全自动曝光条件，则固定管电压为80kV，管电流时间积自动）。重复曝光5次，每次曝光后记录管电流时间积或DDI的显示值。按照式（4.1.2）计算管电流时间积或DDI值的重复性。检测要求为验收检测和状态检测下变异系数≤10.0％。

检测AEC响应。①将一块厚20mm铝板放在照射野中并覆盖设备的AEC电离室灵敏区域，调节照射野小于铝板的尺寸。将剂量仪探头放置在铝板后方，并尽量靠近影像接收器的位置，注意剂量仪探头不要遮挡 AEC 电离室灵敏区域。选择全部电离室，在自动曝光条件下进行曝光（若无全自动曝光条件，则固定管电压为 80kV，管电流时间积自动），记录空气比释动能值。②将 1.5mm 厚度的铜板置于前一块铝板上，保证检测几何条件和探头位置不变。在自动曝光条件下进行曝光，记录空气比释动能值。按照式（4.1.1），比较两次测量结果与平均值的相对偏差。检测要求：验收检测和状态检测，偏差在±20.0%内；稳定性检测，偏差在±25%内。

检测 AEC 电离室之间一致性。设置管电压为 70kV，用 1mm 铜滤过板挡住限束器出束口，选择一个电离室，关闭其他电离室，在 AEC 下曝光。曝光后记录系统显示管电流时间积或 DDI 值。然后分别选择其他任一个电离室按上述相同条件进行曝光，记录系统显示管电流时间积或 DDI 值。参考式（4.1.1），将单个电离室的显示值（如管电流时间积或 DDI）与每一个电离室测量结果的平均值进行比较，计算几次测量结果与平均值的最大相对偏差。

检测要求：验收检测，管电流时间积或 DDI 偏差需在±10.0%内；状态检测，偏差需在±15%内。

3. X 射线摄影设备几何特性检测（验收/状态）

X 射线摄影设备几何特性可采用图像综合检测模体（图 4.1.3）进行检测。将影像接收器设置成卧位曝光状态，图像综合检测模体放在影像接收器上，然后将检测筒放在检测板上，检测筒的圆心与检测板的中心对准。调节焦点至检测板的距离为 100cm，用手动方式将光野中心与检测板上的中心对准；然后再将光野边界与图像综合检测模体上指示光野位置的方框刻线重合，见图 4.1.2 中标 5 的部分。直接在显示器上观察影像，或者打印胶片后观察影像。

有用线束垂直度偏离的检测。观察检测筒上下两钢珠影像间的位置。当图像综合检测模体上中心小圆直径为检测筒高度的 0.05 倍，大圆直径为其 0.10 倍时，检测筒上表面中心钢珠的影像落在小圆影像内时，垂直度偏差小于 1.5°，落在大圆影像内时，垂直度偏差小于 3°，见图 4.1.2 中标 1 的部分。检测要求：验收检测、状态检测和稳定性检测，有用线束垂直度偏离检测筒和检测板≤3.0°。

光野与照射野四边的偏离的检测。观察照射野与光野的偏离。参见图 4.1.10，虚线条方框中为光野，实线条方框为照射野。测量横轴上的偏离 a_1、a_2 及纵轴上的偏离 b_1、b_2。

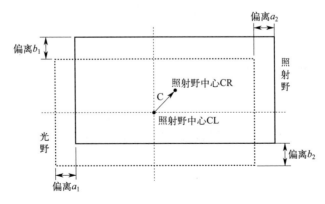

图 4.1.10 照射野与光野的偏离示意图

检测要求：验收检测、状态检测和稳定性检测，对于 1m 的 SID，任一边的偏差在±1.0cm 以内。

（五）乳腺 X 射线摄影设备通用检测项目

1. X 射线管输出特性检测

使用 X 射线多功能检测仪乳腺探头进行检测。

（1）管电压指示的偏离

曝光选用的靶/滤过、有无压迫器及附加滤过应与检测仪器检定或校准时的相同。将 X 射线多功能检测仪的乳腺探头置于支撑台胸壁侧内 4cm 处 X 射线束轴上，光野大于测量探头面积。验收检测分别在大焦点和小焦点的状态下测量，应覆盖设备所有的靶/滤过组合，每种靶/滤过组合至少覆盖 3 个管电压值（包括 28kV）。状态检测时选用临床常用的焦点状态，应覆盖临床常用的靶/滤过组合（如 Mo/Mo），并检测 28kV 的管电压指示的偏离。选用适当的管电流时间积（如 30~60mA·s)进行手动曝光，读取多功能检测仪屏幕显示读数，计算每个管电压测量值和标称值的差值。

（2）半值层

一般可选用 X 射线多功能检测仪对半值层（mmAl）进行直接测量。在光野完全覆盖剂量仪乳腺探头并在无附加铝片的情况下进行测量。

将 X 射线剂量仪乳腺探头放置于乳房支撑台胸壁侧向内 4cm 处 X 射线束轴上，探测器厚度有效点位于乳房支撑台上方 10cm 处（无厚度有效点标记的，以探测器厚度中心为准）；对于底部有铅衬的半导体探测器，可以直接将探测器放置在设备支撑台上测量。将压迫器调至焦点与探测器之间约 1/2 处。设置管电压为 28kV，适当的管电流时间积（30~50mA·s）验收检测应覆盖设备所有的靶/滤过组合。状态检测应覆盖临床常用的靶/滤过组合（如 Mo/Mo）。

每次曝光结束，读取多功能检测仪屏幕半值层显示读数（mmAl）。

（3）输出量（剂量）重复性

移除乳房压迫器，将探测器放置于乳房支撑台胸壁侧向内 4cm 处 X 射线束轴上，探测器厚度有效点位于乳房支撑台上方 10cm 处（无厚度有效点标记的，以探测器厚度中心为准）；对于底部有铅衬的半导体探测器，可以直接将探测器放置在设备支撑台上测量。设置管电压为 28kV，临床常用的靶/滤过，适当的管电流时间积（如 30~60mA·s），重复曝光 5 次，记录每次曝光的空气比释动能值，参考式(4.1.2)计算辐射输出量的变异系数 CV，以此表述输出量重复性。

（4）特定辐射输出量

X 射线多功能检测仪探测器的摆放与输出量（剂量）重复性相同，记录焦点至探测器的距离 d_1。设置曝光条件与输出量（剂量）重复性相同，重复曝光 3 次，记录每次曝光的空气比释动能值，并计算 3 次曝光的平均空气比释动能值。利用距离平方反比定律，见式(4.1.4)，计算距焦点 1m 位置处单位管电流时间积的特定辐射输出量。

$$K_2 = K_1 \times \frac{d_1^2}{d_2^2} \tag{4.1.4}$$

式中　K_2——距离焦点 d_2 为 100cm 处的输出量，$\mu Gy/(mA·s)$；

　　　K_1——距离焦点 d_1 处的输出量，$\mu Gy/(mA·s)$；

　　　d_1——焦点至探测器的距离，cm；

　　　d_2——焦点至感兴趣点的距离，cm，此处为 100cm。

2. AEC 重复性测试

将 4cm 厚的 PMMA 模体（图 4.1.4）放置在乳房支撑台上，覆盖临床常用 AEC 区域，模体边缘与乳房支撑台胸壁侧对齐。将压迫器压在模体上，设置临床常用电压（如 28kV）和靶/滤过，选择自动曝光控制（AEC）条件进行曝光。如参数无法单独设置，则选择全自动曝光条件。重复曝光 5 次，每次曝光后记录毫安秒值，并计算 5 次的平均毫安秒值。若曝光过程中发现靶/滤过、焦点状态等曝光条件变化，应重复或选择其他 PMMA 厚度保证 5 次曝光过程中除毫安秒外其他曝光参数稳定。按式(4.1.1)计算所记录的管电流时间积偏差。取其最大值作为该指标检测结果。

3. 乳腺平均剂量检测

（1）普通模式

操作方法：将 4cm 厚的乳腺 DR 衰减模体 PMMA 模体（图 4.1.4）置于乳房支撑台上，模体边缘与乳房支撑台胸壁侧对齐。将压迫器调至底部距 PMMA 模体顶部 0.5cm（即显示压迫厚度 4.5cm 处）处。选用 AEC 模式进行曝光，记录管电压、管电流时间乘积、靶/滤过、焦点状态、滤线栅状态等曝光参数。移去 PMMA 模体，将剂量仪探测器放置于乳房支撑台胸壁侧向内 4cm 处 X 射线束轴上，探测器厚度有效点与模体表面（乳房支撑台上方 4cm）的位置相同（无厚度有效点标记的，以探测器厚度中心为准）。选用上述中的曝光参数进行手动曝光（如果手动曝光参数选择与 AEC 不能完全一致，则选用最接近的曝光参数），记录入射空气比释动能值（若无法直接测量模体表面处，则使用距离平方反比公式计算模体上表面位置空气比释动能）。

计算乳腺平均剂量，对于 Dance 模型，乳腺平均剂量（AGD）依据式（4.1.5）计算：

$$AGD = K \times g \times c \times s \tag{4.1.5}$$

式中　AGD——乳腺平均剂量，mGy；

K——模体上表面位置（无反散射时）入射空气比释动能值，mGy；

g——转换因子，mGy/mGy，其值从表 4.1.13 可查得；

c——乳房成分修正因子，其值从表 4.1.14 可查得；

s——不同靶/滤过时的修正因子，其值从表 4.1.15 可查得。

注：此处采用基于 Dance 的计算方法，与 GB/T 16137—2021《X 射线诊断中受检者器官剂量的估算方法》稍微不一致。

表 4.1.13　40mm 厚 PMMA 入射空气比释动能转换为乳腺平均剂量转换因子 g（不考虑成分修正和靶/滤过）

PMMA 厚度（mm）	等效乳房厚度（mm）	HVL(mmAl)								
40	45	0.25	0.30	0.35	0.40	0.45	0.50	0.55	0.60	0.65
		0.155	0.183	0.208	0.232	0.258	0.285	0.311	0.339	0.366

表 4.1.14　40mm 厚 PMMA 乳房成分修正因子 c

PMMA 厚度（mm）	等效乳房厚度（mm）	HVL(mmAl)								
40	45	0.30	0.35	0.40	0.45	0.50	0.55	0.60	0.65	0.70
		1.043	1.041	1.040	1.039	1.037	1.035	1.034	1.032	1.026

表 4.1.15 不同靶/滤过时的修正因子 s

靶材料	滤过材料	滤过厚度(μm)	修正因子
Mo	Mo	30	1.000
Mo	Cu	250	1.000
Mo	Rh	25	1.017
Rh	Rh	25	1.061
Rh	Al	100	1.044
Rh	Cu	250	1.000
Rh	Ag	30	1.086
W	Rh	50~60	1.042
W	Ag	50~75	1.042
W	Al	500	1.134
W	Al	700	1.082

对于乳腺数字体层合成摄影设备 3D 摄影模式，乳腺平均剂量依据以下方法计算：

对于每角度曝光参数不同的 DBT 曝光过程：

$$D(\theta) = K \times g \times c \times s \times t(\theta) \tag{4.1.6}$$

式中　$D(\theta)$——投照角度为 θ 时单次曝光的乳腺平均剂量，mGy；

　　　　K——0°位置时模体上表面位置（无反散射时）入射空气比释动能值，其对应的管电流时间积（mA·s）为不同角度单次曝光管电流时间积（mA·s）之和，mGy；

　　　　g、c、s 同式（4.1.5）；

　　　　t——DBT 摄影时不同投照角度为 θ 的角度修正因子，其值从表 4.1.16 可查得。

计算出所有角度的 D 时，累加所有角度的乳腺平均剂量，其结果即为乳腺平均剂量检测结果。

$$AGD = K_T \times g \times c \times s \times T \tag{4.1.7}$$

式中　AGD——乳腺平均剂量，mGy；

　　　　K_T——0°位置时模体上表面位置（无反散射时）入射空气比释动能值，但其对应的管电流时间积（mA·s）为整个扫描过程全部单次曝光管电流时间积（mA·s）之和，mGy；

　　　　g、c、s 同式（4.1.5）；

　　　　T——3D 摄影时不同投照角度的修正因子 T，其值从表 4.1.17 可查得。

表 4.1.16 数字体层合成摄影 3D 模式时不同角度的修正因子 t

PMMA 厚度(mm)	等效乳房厚度(mm)	不同投照角度的 t 因子					
		5	10	15	20	25	30
40	45	0.996	0.984	0.963	0.934	0.900	0.857

表 4.1.17 数字体层合成摄影 3D 模式时不同角度的修正因子 T

PMMA 厚度(mm)	等效乳房厚度(mm)	不同投照角度的 T 因子				
		$-10°\sim+10°$	$-15°\sim+15°$	$-20°\sim+20°$	$-25°\sim+25°$	$-30°\sim+30°$
40	45	0.992	0.983	0.972	0.959	0.943

（2）DBT 模式

将 4cm 厚的 PMMA 模体放置于乳房支撑台上，模体边缘与乳房支撑台胸壁侧对齐。将压迫器调至底部距 PMMA 模体顶部 0.5cm 处。将乳腺摄影设备设置成体层合成摄影模式，获取并记录临床常用的 3D 模式时对 4.5cm 厚人体乳房的 AEC 曝光条件（管电压、管电流时间积和靶/滤过等曝光参数）和曝光过程（每次单独曝光的角度、管电压、管电流时间积和靶/滤过等曝光参数）。将剂量仪探头放置在乳房支撑台胸壁侧向内 4cm 处 X 射束轴上，探测器有效探测点与模体表面位置相同。

调节乳腺摄影设备至 0°，用上述步骤记录的各角度的曝光参数分别进行手动曝光，记录入射体表空气比释动能值 K。

4. 乳线摄影设备几何特性检测

使用乳腺 DR 性能检测模体（图 4.1.5）。

胸壁侧射野与影像接收器一致性检测。调整光野大小至少为 10cm×15cm，将光野/照射野一致性检测模体放置于乳房支撑台上，并超出胸壁侧支撑台边缘 5cm，记录胸壁侧支撑台边缘对应在检测工具上的位置。

光野与照射野一致性检测。调整光野大小至少为 10cm×15cm，将光野/照射野检测一致性工具（如检测板、检测尺或硬币等）放置于乳房支撑台上，分别记录除胸壁侧外光野三边在检测工具上的刻度位置。按照检测工具所要求的条件曝光，记录 X 射线在检测工具上留下的照射野标记物位置。分别计算除胸壁侧外的其他三边光野与照射野相应边缘的偏离。

（六）DR 设备专用检测项目

1. 探测器剂量指示

探测器剂量指示即 DDI 可使用 X 射线多功能检测仪检测，测量时，如果有可能，取出滤线栅。设置 SID 为 180cm，如达不到则调节 SID 为最大值。调整光野完全覆盖影像接收器，用 1.0mm 铜滤过板挡住限束器出束口，设置管电压为 70kV，对影像接收器入射空气比释动能选取参考剂量约 10μGy 进行曝光，记录 DDI 的数值。在上述相同的条件下重复曝光 3 次，记录 DDI 数值，计算平均值。

验收检测时，根据生产厂家提供 DDI 公式进行验证，比较记录的 DDI 平均值与公式计算值之间的相对偏差。如果厂家未提供 DDI 值与入射空气比释动能计算公式，则将验收检测中获得 DDI 平均值作为基线值；如果数字 X 射线摄影设备没有 DDI 的指示，则获取三幅影像中每一幅预处理影像中央面积约 10cm×10cm ROI 像素值，并计算三幅影像平均像素值后建立基线值。

状态检测时，根据生产厂家提供 DDI 公式进行验证，比较记录的 DDI 平均值与公式计算值之间的相对偏差。如果厂家未提供 DDI 值与入射空气比释动能计算公式，则与设备的基线值进行比较。

2. 信号传递特性

（1）测量方法：如果有可能，取出滤线栅。设置 SID 为 180cm，如达不到则调节 SID

为最大值。调整照射野完全覆盖影像接收器，用 1.0mm 铜滤过板盖住限束器出束口，设置管电压为 70kV，分别选取影像接收器入射空气比释动能约 $1\mu Gy$、$5\mu Gy$、$10\mu Gy$、$20\mu Gy$ 和 $30\mu Gy$ 进行曝光，获取每一幅预处理影像。

（2）计算处理：在每一幅预处理影像中央选取面积约 10cm×10cm ROI 像素值，获取每幅影像 ROI 的平均像素值。以平均像素值为纵坐标，影像接收器入射表面空气比释动能值为横坐标进行拟合：对于线性响应的系统，拟合直线，计算相关参数 R^2；对于非线性响应的系统（如对数相关或指数相关），拟合对数曲线或指数曲线，计算相关参数 R^2。

3. 响应均匀性

选取"1 探测器剂量指示（DDI）"中的预处理影像，使用分析软件在影像中选取 5 个面积约 4cm×4cm ROI 像素值，分别获取像素值，要求 ROI 分别从影像中央区和 4 个象限中央区各取一个，记录每个选点实测像素值。根据该系统 STP 的关系，将像素值换算成剂量。按式（4.1.2）计算 5 个点剂量值的变异系数。

（1）对于线性响应的系统，其处理公式为 $K = (PV - b)/a$。

（2）对于对数相关的系统，其处理公式为 $K = e^{(PV-b)/a}$。

（3）对于幂相关的系统，其处理公式为 $K = [(PV - c)/a]^{1/b}$。

注：以上公式中，K 为入射空气比释动能，单位为微戈瑞（μGy）；PV 为像素值；a、b、c 为拟合公式进行变换后得到的常数。

4. 测距误差

（1）测量方法：设置 SID 为 180cm，如达不到则调节 SID 为最大值。选用两把带有毫米级刻度的铅尺，相互垂直放置在影像接收器表面中央，用适当条件进行曝光，获取一幅影像。用测距软件对水平和垂直两个方向上的铅尺刻度不低于 100mm 的影像测量距离（D_m），与真实长度（D_t）进行比较。如果铅尺不能放置在影像接收器表面，应把铅尺放置患者床面中央，获得影像应做距离校正。

（2）评价方法：按式（4.1.1）计算测量距离与真实长度的相对偏差。

5. 残影

测量残影时，如果有可能，取出滤线栅。设置 SID 为 180cm，如达不到则调节 SID 为最大值。关闭限束器，再用一块面积为 15cm×15cm、厚 2mm 的铅板完全挡住限束器出束口，设置最低管电压和最低管电流进行第 1 次曝光，获取一幅空白影像。打开限束器取走铅板，在影像接收器表面中央部位放置一块面积为 4cm×4cm、厚 4mm 的铅块。在 70kV、1mmCu 滤过和影像接收器入射空气比释动能约 $5\mu Gy$ 进行第 2 次曝光。使用 70kV、1mmCu 滤过，影像接收器入射空气比释动能约 $1\mu Gy$ 曝光，获得一幅影像，这次曝光应在第 2 次曝光后 1.5min 内完成。

调整窗宽和窗位，在工作站显示器上目视观察第 3 次曝光后的影像中不应存在第 2 次曝光影像中的残影。若发现残影，则利用分析软件在残影区和非残影区各取相同的 ROI 面积获取平均像素值，残影区中平均像素值相对非残影区中平均像素值的误差应≤5.0%。

6. 伪影

测量伪影时，设置 SID 为 180cm，如达不到则调节 SID 为最大值。将性能检测模体（图 4.1.7）放在影像接收器上面，在 60kV 和约 10mA·s 条件下进行曝光，获取一幅预处理影像。

在工作站显示器上观察影像，适当调整窗宽和窗位，通过目视检查影像接收器的影像不应存在影响临床诊断的伪影。如果发现伪影，检查伪影随影像移动或摆动情况，若伪影随影像移动或摆动表示来自影像接收器；若不移动或摆动则表示来自显示器。应记录和描述所观察到的伪影情况。

7. 高对比度分辨力

测量高对比度分辨力时，如果有可能，取出滤线栅。设置 SID 为 180cm，如达不到则调节 SID 为最大值。将性能检测模体（图 4.1.3）放置在影像接收器表面或最接近于影像接收器表面的位置，并与其面呈 45°放置。按生产厂家给出条件进行曝光。如生产厂家未给出条件，选用适当曝光条件（如 60kV、约 3mA·s)进行曝光。

调整窗宽和窗位，使其分辨力最优化。从显示器上观察出最大线对组数目，或者打印出胶片并观察。

8. 低对比度分辨力

测量方法：将综合性能检测模体（图 4.1.3）放置在影像接收器表面中间位置或最接近于影像接收器的位置。根据模体说明书要求，选择适当的管电压、滤过和 SID，照射野完全覆盖住影像接收器，进行曝光。以入射空气比释动能约 5μGy 对影像接收器曝光，获取影像。

在工作站显示器上观察影像细节，调节窗宽和窗位使影像细节显示成最清晰状态，按模体说明书要求，观察和记录模体影像中可探测的最小对比度细节。

验收检测按检测模体说明书要求判断并建立基线值。状态检测与基线值进行比较，不得超过基线值的两个对比度细节变化。

（七）乳腺 DR 设备专用检测项目

1. 影像接收器响应

（1）测量方法：将 X 射线质量多功能检测仪乳腺探头（图 4.1.1）紧贴影像接收器，置于乳房支撑台胸壁侧向内 4cm 处 X 射线束轴上。将 4cm 厚的 PMMA 模体放置在探测器的上方并全部覆盖探测器，模体边沿与乳房支撑台胸壁侧对齐。在手动条件下，设置管电压为 28kV，选择临床常用的靶/滤过组合、焦点状态和滤线栅状态，在 10～100mA·s 间选取 4～6 挡管电流时间积进行手动曝光。应保证每次曝光除管电流时间积变化外，其他曝光参数（靶/滤过组合、焦点状态和滤线栅状态）固定。记录每一次曝光参数（管电流时间积、靶/滤过组合、焦点状态、有无滤线栅及压迫器）以及每次曝光后的影像接收器入射空气比释动能值。移去剂量仪探测器，按照上一步骤每次记录的曝光参数手动曝光。

（2）测量处理：获取曝光后的预处理影像，在每一幅预处理影像的中心位置选取约 4cm^2 大小的兴趣区，测量其平均像素值。以平均像素值为纵坐标，影像接收器入射空气比释动能值为横坐标拟合：对于线性响应的系统，拟合直线，计算相关参数 R^2；对于非线性响应的系统（比如对数相关或指数相关），拟合对数曲线或指数曲线，计算相关参数 R^2。

2. 影像接收器均匀性

（1）测量方法：将光野调至最大，将 4cm 厚的 PMMA 模体放置在探测器的上方并全部遮挡光野，模体边缘与乳房支撑台胸壁侧对齐。设置管电压为 28kV，选取临床常用条件（管电流时间积、靶/滤过组合、有无滤线栅及压迫器）进行手动曝光，或者选用 AEC 进行自动曝光。

（2）测量处理：获取曝光后的预处理影像，依据图 4.1.11 在预处理影像中 PMMA 影像覆盖的范围内分别选取约 4cm^2 大小的兴趣区，测量其平均像素值。

参考 DR 设备专用检测项目与检测方法中响应均匀性的方法，将测量到的平均像素值转换成剂量值。同时依据式（4.1.1）分别计算图像中心兴趣区剂量值与四角兴趣区剂量值的偏差，取其最大值作为该指标检测结果。

3. 伪影

采用评估影像接收器均匀性时产生的曝光影像。调节窗宽、窗位使图像显示至观察者认为最清晰的状态，观察图像上有无非均匀区、模糊区或其他影

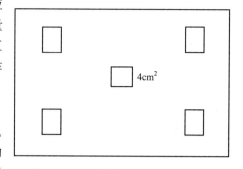

图 4.1.11　影像接收器均匀性检测示意图

响临床诊断的异常影像。若存在上述影像，可旋转或者平移图像，若可疑伪影不随着移动，则可能是显示器系统伪影而非影像接收器伪影。

4. 高对比度分辨力

测量高对比度分辨力时，将乳腺 DR 性能检测模体（图 4.1.4）放置在乳房支撑台上，尽可能紧贴影像接收器。按照生产厂家提供的检测步骤和方法进行曝光。如生产厂家未给出条件，选取 AEC 模式进行曝光。若无 AEC 模式，则选用适当的手动曝光条件，如 26kV、15mA·s。

在高分辨显示器上读取该影像，调节窗宽和窗位使影像显示最优化，观察可分辨的线对组数。或在乳腺摄影图像上 1∶1 打印观看，记录分辨力读数，单位为线对每毫米（1p/mm）。

验收检测时将测试结果与厂家规定值进行比较。如果达不到厂家规定值，则分别与奈奎斯特频率（$f_{Nyquist}$）进行比较。同时，建立基线值，状态检测和稳定性检测时与基线值进行比较。

5. 低对比度细节

测量低对比度细节时，选乳腺 DR 性能检测模体（图 4.1.5）放置在乳房支撑台上，模体边缘与乳房支撑台胸壁侧对齐。依据模体说明书给出的条件，或 28kV、常用靶/滤过、AEC 条件进行曝光。

在高分辨显示器上读取该影像，调节窗宽、窗位使影像显示最优化，观察曝光图像，确定不同细节直径时可观察到的最小细节物，对照模体厂家说明书得出该直径的可分辨的最小对比度。

（八）牙科 X 射线设备专用检测项目

选择 X 射线质量多功能检测仪进行测量，具体测量项目如下。

1. 管电压指示的偏离

（1）对于牙科口内机，将 X 射线质量多功能检测仪 R/F 探头（图 4.1.1）置于靠近限束筒出口位置，其有效测量点位于主射束中心轴并使探头表面与主射束中心轴相垂直，确保 X 射线束完全覆盖探头（图 4.1.12）。

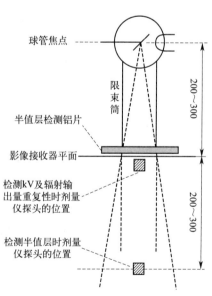

图 4.1.12　牙科口内机 kV、辐射输出量重复性及半值层检测示意图

（2）对于牙科口外机全景摄影功能，可先用免冲洗胶片在影像接收器上找到射野的位置，将 X 射线质量多功能检测仪 R/F 探头置于影像接收器外壳表面，其有效测量点位于主射束中心轴并使探头表面与主射束中心轴垂直（图 4.1.13）。

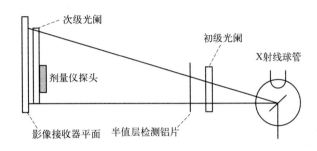

图 4.1.13　牙科全景摄影千伏值、半值层检测示意图

（3）对于牙科口外机头颅摄影功能，可先用免冲洗胶片在次级光阑外侧找到射野的位置，将管电压探头（图 4.1.1）置于次级光阑外侧，其有效测量点位于主射束中心轴并使探头表面与主射束中心轴垂直（图 4.1.14）。

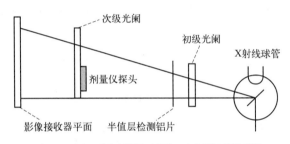

图 4.1.14　牙科头颅摄影千伏值、半值层检测示意图

（4）验收检测时，设置可调管电压设备的最低、中间和最高三挡管电压；状态检测时，可用设备常用挡位进行检测。重复曝光至少 3 次，记录每一次的管电压测量值，并计算其平均值。

（5）计算时，参考式（4.1.1）计算管电压指示值的相对偏差。

2. 辐射输出量重复性

对于口内机，将 X 射线质量多功能检测仪探头置于靠近限束筒出口位置，其有效测量点位于主射束中心轴并使剂量仪探头表面与主射束中心轴垂直，确保 X 射线束完全覆盖剂量仪探头（图 4.1.14）。

以设备常用成人曝光条件曝光，连续曝光 5 次，记录每一次的剂量值，并参考式（4.1.2）计算辐射输出量的重复性。

3. 曝光时间指示的偏离

检测几何条件同"管电压指示的偏离"。以设备常用成人曝光条件，连续曝光 3 次，记录每次曝光后的测量时间，计算平均值。将曝光时间测量平均值与设备显示值进行比较，计算曝光时间指示的偏离。参考式（4.1.1）计算曝光时间指示的偏离。

4. 有用线束半值层

使用 X 射线质量多功能检测仪直接测量法测量有用线束半值层。

有用线束半值层也可采用 X 射线质量多功能检测仪（图 4.1.1）直接测量，检测几何条件同"管电压指示的偏离"。设置 1～3 挡设备常用管电压并进行曝光，直接记录 X 射线质量多功能检测仪显示的半值层读数。当对结果有异议时应采用铝片法重新测量。

5. 高对比度分辨力

（1）对于牙科口内机，将牙科 X 射线设备性能检测模体置于靠近限束筒出口位置，并使其平面与主射束中心轴垂直（图 4.1.15）。

（2）对于牙科口外机全景摄影功能，将牙科 X 射线设备性能检测模体置于头托中心，主射束中心轴与测试模体平面垂直。X 射线管出束口放置 0.8mmCu 作为附加衰减层（图 4.1.16）。

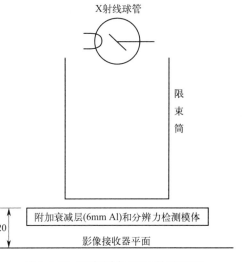

图 4.1.15　牙科口内机分辨力检测示意图

（3）对于牙科口外机头颅摄影功能，将牙科 X 射线设备性能检测模体置于临床受检者头颅所在位置，主射束中心轴与测试模体平面垂直。X 射线管出束口放置 0.8mmCu 作为附加衰减层（图 4.1.17）。

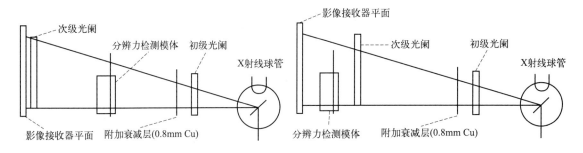

图 4.1.16　牙科全景摄影分辨力检测示意图　　　　图 4.1.17　牙科头颅摄影分辨力检测示意图

（4）按照设备生产厂家推荐的测试步骤和方法进行曝光，或设置设备常用成人曝光条件。在显示器上读取影像，观察可分辨的线对组数。

6. 低对比度分辨力

检测几何条件同牙科 X 射线设备专用检测项目"高对比度分辨力"。按照设备生产厂家推荐的检测步骤和方法进行曝光，或设置设备常用成人曝光条件。在显示器上读取影像，观察可分辨的最小低对比细节。

七、 X 射线透视和摄影设备质量检测结果记录与分析

对 X 射线透视和摄影设备的质量控制检测应有相应的检测原始记录（表 4.1.18～表 4.1.20）。质量控制检测原始记录、检测结果、发现的问题、采取的措施等资料，应在设备使用期间长期保存。设备淘汰时，应根据记录的利用价值决定处理措施。

表 4.1.18　X 射线摄影设备通用质量控制检测原始记录

检测流水号（报告编号）：＿＿＿＿＿＿　设备档案号：＿＿＿＿＿＿

使用科室		使用责任人		
检测依据		环境条件	温度：　　℃	相对湿度：　　%
项目　类别	被测设备	检测设备（标准器）1	检测设备（标准器）2	检测设备（标准器）3
名称				
制造厂家				
型号				
出厂编号				
检测类型	□验收检测　□状态检测　□稳定性检测			

管电压指示的偏离	管电压设置值	管电压测量值（kV）			误差（%）		验收检测	状态检测	稳定性检测
		1	2	3					
	70kV						±5.0%或±5.0kV内，以较大者控制	±5.0%或±5.0kV内，以较大者控制	—
	80kV								
	100kV								
	120kV								

辐射输出量重复性（80kV）	每次输出量的测量值（mGy/mA·s）					CV（%）	验收检测	状态检测	稳定性检测
	1	2	3	4	5		≤10.0%	≤10.0%	≤10.0%

输出量线性（80kV）	相邻两挡间	$\bar{K}_1$	I_1	t_1	相邻两挡间	$\bar{K}_2$	I_2	t_2	L_{12}	验收检测	状态检测	稳定性检测
										±10.0%内	—	—

有用线束半值层（80kV）	测量值（mmAl）	验收检测	状态检测	稳定性检测
		≥2.3mmAl	≥2.3mmAl	—

续表

检测项目	测量及计算项						验收检测、稳定性检测	状态检测
曝光时间指示的偏离（80kV）	<100ms：1 2 3；≥100ms：1 2 3					E_t（<100ms、≥100ms）	t<100ms：±2ms内或±15.0%内，以较大者控制。t≥100ms：±10.0%内	验收检测和稳定性检测需开展此项检测，状态检测无需开展
AEC重复性（80kV）	管电流时间积或DDI值（mA·s）1 2 3 4 5					CV（%）	≤10.0%	≤10.0%
AEC响应（80kV）	铝板：管电流时间积或DDI值（mA·s）1 2 3；铝板+铜板：1 2 3					Ec（%）	±20.0%内	±20.0%内
AEC电离室之间一致性（70kV）	管电流时间积或DDI值（mA·s）1 2 3 4 5					Ec（%）	±10.0%内	±15.0%内
有用线束垂直度偏离	垂直度偏差（°）						≤3.0°	≤3.0°
光野与照射野四边的偏离	a_1（cm）	b_1（cm）	a_2（cm）	b_2（cm）		最大偏离（cm）	±1.0cm内	±1.0cm内
检测结果	□合格　　□不合格							
检测说明								

检测人：_____　　审核人：_____　　日期：___年___月___日

表 4.1.19　DR 专用质量控制检测原始记录

检测流水号（报告编号）：_____　　设备档案号：_____

使用科室			使用责任人			
检测依据			环境条件	温度：___ ℃		相对湿度：___ %
类别	项目		检测设备（标准器）1	检测设备（标准器）2		检测设备（标准器）3
	名称					
	制造厂家					
	型号					
	出厂编号					
检测类型			□验收检测　　□状态检测　　□稳定性检测			

探测器剂量指示（DDI） （70kV，1mmCu，约 10μGy）	DDI 数值	1	2	3	DDI 平均值	与公式计算值之间 的相对偏差（%）	DDI 测量值与计算值 ±20.0%，DDI 或平 均像素值建立基线值	DDI 测量值与计算值 ±20.0%，或基线值 ±20.0%
	比释动能值	1μGy	5μGy	10μGy	20μGy	30μGy		
信号传递特性（STP） （70kV，1mmCu，5 挡剂量）	平均像素值						R^2	$R^2 \geq 0.98$	$R^2 \geq 0.95$	$R^2 \geq 0.95$
响应均匀性（70kV， 1mmCu，约 10μGy）	像素值 1	像素值 2	像素值 3	像素值 4	像素值 5	CV（%）	CV≤5.0%	CV≤5.0%	CV≤5.0%
测距误差（100mm）	水平（mm）			垂直（mm）		E（%）	±2.0% 内	±2.0% 内	±2.0% 内
残影	有残影□　ROI 平均像素值___　残影区___　非残影区___ 无残影□					误差（%）	无残影或有残影 而像素值误差≤5.0%	—	—
伪影	影响临床诊断的伪影：　有□　无□					相比较	无影响临床诊断的伪影	无残影或有残影而 像素值误差≤5.0%
高对比度分辨力	观察出最大线对组数目___ lp/mm　厂家规定值___ lp/mm					—	≥90.0% 厂家规定 值，建立基线	≥90.0% 基线值	—
低对比度分辨力	模体影像中可探测到最小细节：___						建立基线值	不超过基线值 2 个细节变化	—
检测结果	□合格　□不合格					检测说明			

检测人：_____　　　　　　审核人：_____　　　　　　日期：___ 年 ___ 月 ___ 日

表 4.1.20 乳腺 DR 设备质量控制检测原始记录

使用科室			使用责任人		
检测依据			环境条件	温度: ℃	相对湿度: %
项目 类别		被测设备	检测设备（标准器）1	检测设备（标准器）2	检测设备（标准器）3
	名称				
	制造厂家				
	型号				
	出厂编号				

检测类型 □验收检测 □状态检测 □稳定性检测

检测类型	靶/滤过组合	焦点	标称值（kV）	测量值（kV） 1	2	3	平均值（kV）	偏差（kV）	判定标准 验收检测	状态检测	稳定性检测
管电压指示的偏差（25~32kV 选3个挡）	Mo/Mo	大焦点							±1.0kV 内	±1.0kV 内	±1.0kV 内
		小焦点									
		大焦点									
		小焦点									

续表

检测项目	靶/滤过组合	测量项目					判定标准		
							验收检测	状态检测	稳定性检测
管电压指示值的偏离（25~32kV 选3个挡）	焦点：大焦点、小焦点	标称值（kV）	测量值（kV）1 2 3	平均值（kV）	偏差（kV）		±1.0kV内	±1.0kV内	±1.0kV内
半值层（28kV）	Mo/Mo	测量值（mmAl）					不同靶/滤过组合的半值层要求，详见附表	—	—
辐射输出量重复性（28kV，Mo/Mo）		空气比释动能测量值 K_i（mGy）1 2 3 4 5				CV（%）	≤5.0%	≤5.0%	—
特定辐射输出量（28kV）	Mo/Mo	焦点至探测器的距离（cm）	焦点至感兴趣点的距离（cm）100 100 100	距离焦点 d_1（cm）处的输出量（μGy/mA·s）1 2 3	特定辐射输出量（μGy/mAs）		Mo/Mo > 35.0μGy/mA·s；其他靶/滤过建立基线值	Mo/Mo > 30.0μGy/mA·s；其他靶/滤过 > 70.0%基线值	—
AEC重复性	Mo/Mo	管电流时间积或DDI值（mA·s）1 2 3 4 5			偏差（E）		±5.0%内	±10.0%内	±10.0%内

续表

检测项目		测量参数				要求	
乳腺平均剂量（mGy）	有PMMA模体，AEC模式	kV测量值（kV）	管电流时间测量值（mA·s）	靶/滤过（μm）	AGD（mGy）	普通模式和普通模式<2.0 普通模式+DBT模式<3.5	—
	无PMMA模体，手动模式	空气比释动能（mGy）	平均值K（mGy）	修正后值（mGy）			
胸壁侧照射野与影像接收器一致性		测量值（cm）				超出台边，并≤5.0mm	
光野与照射野一致性		测量值（mm）		最大测量值（mm）		±5.0mm内	±5.0mm内
影像接收器响应	靶/滤过组合	mAs设定值（mAs）	kV测量值（kV）	空气比释动能（μGy）	R²	R²>0.99	R²>0.95
影像接收器均匀性	靶/滤过组合	中心	左上	左下	右上	右下	平均像素值	最大偏差De（%）	±10.0%内

伪影	影响临床诊断的伪影：无□ 影像接收器伪影□ 显示系统伪影□ 显示器伪影□	无影响临床的伪影

高对比度分辨力	观察出最大线对组数目＿＿lp/mm	厂家规定值＿＿lp/mm	相比较	≥90.0%厂家规定值，建立基线	≥90.0%基线值

低对比度细节	细节直径D（mm）	细节直径判断值（mm）	最小对比度（%）		
	0.10≤D<0.25		<23.0%	<23.0%	—
	0.25≤D<0.5		<5.45%	<5.45%	—
	0.5≤D<1.0		<2.35%	<2.35%	—
	1.0≤D<2.0		<1.40%	<1.40%	—
	D≥2.0		<1.05%	<1.05%	—
			<23.0%	<23.0%	—

检测结果	□合格 □不合格
检测说明	

检测人：＿＿＿＿＿＿　审核人：＿＿＿＿＿＿　日期：＿＿＿年＿＿月＿＿日

■ 第二节　X射线计算机体层成像装置影像质量检测技术

一、 X射线计算机体层成像装置原理、组成与技术进展

（一）X射线计算机体层成像的工作原理

X射线计算机体层成像（X-ray computed tomography，X-CT）是X射线成像的一种方式，具有X射线源成像的基本特征，同时成像方式又不同于其他X射线成像设备，X-CT技术主要通过单一轴面的X射线旋转照射人体，由于人体不同的组织对X射线的吸收能力（或称阻射率）不同，通过探测器采集人体组织的衰减系数，求解出衰减系数值在人体某解剖面上的二维分布矩阵，采用一定数学方法，经计算机处理，再应用一定的数字处理技术把此二维分布矩阵转变为图像画面上的灰度分布，通过数字重建形成的轴向断层图像进行医学成像。X-CT图像是一种利用计算机数字几何处理后的放射影像，它使用二维平面的灰度分布图像表达一定厚度断层的三维解剖信息。

计算机所处理的扫描数据是通过X-CT影像链获得的。X-CT影像链由X射线管产生X射线，经滤线装置和准直器，穿过人体后衰减的X射线信号由探测器接收，然后由数据采集系统（data acquisition system，DAS）将模拟信号转变为数字信号，再传到图像重建单元中的存储装置保存，然后再由图像重建单元中的计算机处理成图像，最后通过图像显示器显示图像。（图4.2.1）

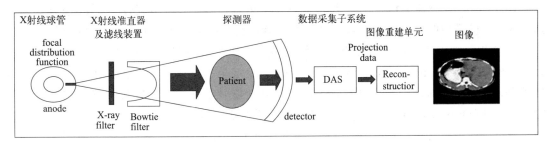

图 4.2.1　X-CT 的影像链路示意图

（二）X-CT系统的组成

X-CT系统主要由四个子系统组成，即扫描架，扫描床，计算机控制台及系统软件，电源分配单元。

1. 扫描架

扫描架主要执行X-CT扫描任务，用于X-CT扫描数据的采集和传输。扫描架里有许多关键性部件，如高压发生器、X射线管、X-CT探测器、数据采集系统等。

2. 扫描床

扫描床通过床板的进出和床体的升降运动提供患者的水平和垂直定位。扫描床的纵向移动，即水平方向上的进出运动，为患者提供了通过扫描平面的水平定位。

3. 计算机控制台及系统软件

计算机控制台是X-CT的心脏部分。可分为操作控制台和信息处理控制台，两个功能模

块可以分别用两台计算机控制（双台双控），也可以单台计算机控制（单台双控）模式。

（1）操作控制台的功能是通过鼠标、键盘、监视器等输入、输出设备，操作控制 X-CT 的扫描架、扫描床等各个系统运行。

（2）信息处理控制台包含：由计算机主机负责的系统数据信息的控制和处理，以及由图像重建单元负责的扫描数据的处理和计算。图像重建单元一般由扫描数据存储装置和图像重建处理器构成。数据存储装置由原始数据盘和图像数据盘组成；X-CT 图像重建处理器功能是对原始数据进行处理，将其转变为图像。

4. 电源分配单元

电源分配单元为 X-CT 的各个系统提供各种所需的电能。

5. 其他辅助设备

有些 X-CT 系统还配有相关的辅助设备，如心电监护、呼吸门控、高压注射器等。这些辅助设备是用来执行一些特殊应用的，如心脏扫描一定要配有心电监护，通过心电信号来设定扫描的触发信号；高压注射器用于增强造影扫描。

（三）X-CT 的技术进展

1. 扫描方式的进展

1972 年 4 月，亨斯菲尔德和安普鲁斯（Ambrose）在英国放射学研究院年会上宣读了关于 CT 的第一篇论文，同年 11 月，在芝加哥北美放射学会（Radiological Society of North America，RSNA））年会上也宣读了他们的论文，向全世界宣布了 CT 的诞生。在 CT 发明后至今的 50 多年里，伴随着硬件和算法的创新，CT 扫描技术从第一代 X-CT 机的旋转平移扫描方式、第二代 X-CT 机旋转-平移扫描方式、第三代 X-CT 机的旋转-旋转扫描方式到第四代 X-CT 机采用探测器 360°分布、仅 X 射线管旋转的扫描方式，不断改进和发展。

1989 年，随着滑环技术的应用，一种不同于以往断层扫描模式的 CT 扫描技术——螺旋扫描模式（spiral/helical scan mode）诞生。改变最早的三代 X-CT 机采用的是旋转-旋转扫描方式，每次扫描都需要往复旋转，以实现高速旋转的连续单向螺旋扫描方式。而螺旋 CT（spiral computed tomography）可以连续不断地获取 X 射线投影数据，扫描速度大大提高，减少了患者器官活动对扫描的影响，改善了容积扫描的效果，螺旋扫描方式已经成为当前 X-CT 采用的通用扫描方式。

2. 探测器技术进展

传统 X-CT 探测器采用闪烁晶体，工作原理是入射 X 射线被闪烁晶体吸收，闪烁晶体材料将 X 射线转换为可见光，可见光被由半导体材料制成的光电二极管吸收，光电二极管测量入射光的总量并产生与测量时间内沉积的总能量成比例的电信号。

为了尽可能完美解决 X-CT 的心脏扫描问题，扫描架旋转 1 周的时间进一步缩短，出现了宽体探测器 X-CT 系统。因为心脏是不停跳动的，扫描速度越快，心脏运动的冻结效果越好。虽然 64 排 X-CT 在低心率情况下可以做心脏扫描，但遇到复杂心率时就显得力不从心，如果 z 轴方向中的探测器覆盖范围足够大，一次扫描就足以覆盖整个心脏，则所有成像数据将在单个心动周期内收集。在这种安排下，由于整个心脏都是在一个心动周期内获得的，因此心脏相位都能保持一致性。宽体探测器 X-CT 使用锥形线束扫描，采用宽体阵列探测器和数据采集系统获取成像数据。目前宽体阵列探测器 X-CT 的探测器宽度达到 16cm（320×0.5mm）。

目前宽体探测器 X-CT 系统仍存在以下技术挑战。①散射辐射。散射辐射量，更准确地说是散射与主射线比，几乎与轴方向的覆盖率呈线性增加。散射可以引起的图像伪影，因此，宽体探测器 X-CT 系统需要适当的补偿，也需要硬件设计或软件算法修正。②大锥角相关的伪影。由于宽体探测器 X-CT 数据采集序列扫描模式的特点，偏离中心的图像位置处缺失的频域信息量随着距离中心平面的距离而增加，并且采样频率形状类似圆环，因此，宽体探测器 X-CT 系统的补偿需要更加复杂，以确保冗余频率信息得到适当补偿。如果没有采取适当的措施，可以观察到图像伪影。

3. 能谱 CT（双能量/双层探测器 CT）的进展

通常情况下，CT 扫描是利用混合能量的 X 射线穿过人体衰减后的扫描数据重建出断层图像，这种成像方式无法区分体内密度相近的组织，难以发现差异性较小的病灶。能谱 CT 是使用快速管电压切换技术，或双层探测器分离光谱技术，或双 X 射线管使用不同管电压同时曝光技术，利用对应的重建算法，从而得到单一能量的断层图像，能够克服射线硬化效应，朝着定量成像迈出了重要一步。

4. 低剂量成像技术发展

X-CT 的 X 射线电离辐射会对健康造成影响，X-CT 检查的辐射剂量问题已经引起了人们越来越多的关注。低剂量 CT 成像技术可以降低患者的电离辐射风险，低剂量 CT 通过自动毫安秒技术、自动管电流技术，辐射剂量最低可降至普通 CT 的 $1/6\sim1/5$，可以到 $1\sim2mSv$，甚至可以降到 $0.11mSv$。但是按传统图像重建方式，扫描剂量降低会造成图像质量的改变（噪声增加）及无法消除的伪影（低光子伪影），所以从重建技术的改进来实现图像质量的提高。目前，低剂量 X-CT 图像重建技术主要有滤波反投影（filtered back projection，FBP）技术和迭代重建（iterative reconstruction，IR）技术。

目前低剂量成像技术已经相当成熟，已经广泛用于针对健康人群的筛查（如肺癌筛查）和儿童疾病的治疗。

5. X-CT 未来发展趋势

X-CT 的未来发展方向更多集中于以下几个方向，如更快更智能的扫描、更清晰的图像、更低的剂量、光子计数成像。

（1）光子计数 X-CT 技术进展

目前，传统 X-CT 探测器采用的是闪烁晶体（包括稀土陶瓷、GOS 闪烁陶瓷等），属于能量积分型探测器（EID）。由于其存在固有的系统噪声，在光电转换、模数转换等过程中，也会引进元器件漂浮噪声等，必须使用足够多的 X 射线来提高信噪比，那么降低辐射剂量就会存在瓶颈。

2020 年 RSNA 期间，多家 X-CT 生产企业发布了光子计数 X-CT 相关进展。光子计数 X-CT 与传统各类型 X-CT 的不同之处在于改变了探测器的类型和成像原理。光子计数探测器采用半导体材料，如碲化镉（CdTe）、深硅（Si）、碲锌镉（CdZnTe）等，可以实现入射的 X 射线不需要转换成可见光，而是被半导体材料吸收，它会产生一团正电荷和负电荷，这些电荷会迅速移动到读出电路中产生电脉冲。因此，将单个 X 射线光子直接转换为电信号，识别其能量并统计其数量。

光子计数探测器基于半导体材料，具有以下优点：①因其具有较高的原子序数、较大的 X 射线吸收系数，可以实现更低剂量成像；②因不需要通过闪烁体将 X 线转换成可见光，没有光横向扩散，可以实现更高空间分辨率成像；③通过设置阈值实现光子脉冲数计数，每个 X 射线光子到达探测器后都会产生一个脉冲信号，当强度大于预设阈值才进行计数，可以消除暗电流导致的假计数，实现真正意义上的零噪声；④光子计数探测器技术，可以测量穿过患者身体的每个单独的 X 射线光子。通过对每个单独的 X 射线光子进行"计数"，来获得患者更多的详细信息。

（2）多源"静态 X-CT"技术进展

2019 年 RSNA 期间，北京纳米维景公司携一种新的多源"静态 X-CT"产品样机和图像参展。多源"静态 X-CT"采用光子流探测器阵列群和电子扫描射线源阵列群构成的双环结构，具有 24 个 X 射线源和 2 排 288 层探测器。每个射线源环周分布，有数百个焦点，扫描时不需要机械转动，而通过时序控制圆周焦点依次曝光，快速完成 X-CT 扫描和重建。多源"静态 X-CT"是对传统 CT 扫描技术的革命性突破与创新，与传统 X-CT 比较，可以实现无运动伪影 10 倍于传统螺旋 CT 的时间分辨率的提升；空间分辨率相比传统螺旋 CT 提升 64 倍，并具有多能谱成像能力。将使得通过 X-CT 进行器官实时成像、直接在体观察人体精细结构并发展无创病理学诊断成为可能，这对于临床医学具有极为重要的意义。多源"静态 X-CT"号称第六代无滑环 X-CT。

（3）人工智能 X-CT

人工智能 CT（AI X-CT）是指在 X-CT 中融入人工智能技术，涉及扫描、重建、辅助诊断（后处理）及平台搭建等方面。AI 支持的 X-CT 工作流程的智能化改进及增强 X-CT 图像临床信息的方法改变了技术人员和放射科医生的工作方式，包括智能定位摆位、智能扫描协议、智能重建（深度学习重建）、智能诊断和影像人工智能平台等。

在人工智能的辅助下，X-CT 检查将会更高效，诊断更准确。如今人工智能技术渗透到医学影像的方方面面，AI 和深度学习技术已经成为并将继续作为推动 X-CT 前进的强大工具和颠覆性技术。在 X-CT 产品的智能扫描、智能重建和智能诊断等方面不断出现 AI 技术的新应用，并有进一步发展和扩大的趋势。

6. X-CT 质量检测技术的进展

X-CT 性能指标的检测方法，近几年发展的主要技术进展是客观评价代替主观评价，如用统计学方法检测 X-CT 低对比可探测能力。

X-CT 的低对比可探测能力一般采用标准低对比度分辨力模体来测量（如 Catphan 500 模体），通过目视观察确定其分辨力大小。这种方法直观方便，国际上广为应用。但不足之处在于读数不连续，肉眼观察主观性较大，这种对图像的主观评价不可能精确地表示系统的低对比可探测能力。而且市场上不同的检测模体对同一系统会产生不同的评价结果，这是因为这些结果在一定程度上依赖于 X 射线能谱、模体大小、模体材料、环境照度、窗宽窗位设置、显示器特性及不同观察者主观判断差异，因此需要对低对比度测量进行标准化。

借助统计学的方法来分析水模均匀层上的数据从而得到低对比可探测能力的结果，具有的明显优点：对模体的要求低，容易实现，摆放和定位容易，测量结果具有客观性且定量严格。统计学方法首先要在一定的剂量水平上扫描一个均匀水模，然后将重建图像的中心区域分为许多个小格子，格子的大小与感兴趣的低对比度物体的大小相同，通过专用软件取得每个格子中的 CT 均值（例如 49 个均值），然后计算出这些值的标准差 σ_μ，低对比度物体的对比度应该大于 $3.29\sigma_\mu$ 才能以 95% 的置信度从背景中被区分出来。这种分析方法可以重复进行以检测不同大小低对比度物体的对比度水平，再用不同对比度与低对比度物体大小乘积的平均值作为低对比可探测能力的检测值。经文献报道，统计学方法与目视观察法的检测结果差异较小。

二、 X-CT 质量检测相关标准和要求

（一） X-CT 质量检测相关标准

目前与 X-CT 质量检测相关的技术规范和标准主要有：GB 17589—2011《X 射线计算机断层摄影装置质量保证检测规范》，WS 519—2019《X 射线计算机体层摄影装置质量控制检测规范》，JJG 961—2017《医用诊断螺旋计算机断层摄影装置（CT）X 射线辐射源检定规程》。

（二） X-CT 质量检测的要求

1. 国家标准中的检测要求

按照上述标准的方法，X-CT 性能质量检测主要包括验收检测、状态检测、稳定性检测和维修后检测。新安装或更换重大部件应在使用前开展验收检测，验收合格后方可使用。状态检测周期为每年 1 次，在医院不具备相应技术水平的条件下，验收和状态检测可以委托具有相应资质的第三方技术服务机构进行。稳定性检测一般由医疗机构自行检测。

2. 厂家或管理部门的特殊要求

X-CT 验收检测应符合 X-CT 产品随机文件所列产品性能指标、合同协议中的技术条款要求，且不低于 WS 519—2019 中的标准。

3. 日常维护检测要求

厂商一般均提供 Service 工具，工程师应该定期阅读错误报告，可以掌握设备的运行状态，根据错误提示和出现频次，有针对性地进行维护。每次开机运行 X 射线管预热、探测通道校准、空气校准等程序。设备定期或更换重要部件后进行整机质量控制校准。校准项目如机架平衡校准、床校准、焦点校准、焦点高压校准、灯丝调整、X 射线管真空训练、焦点准直校准、高压发生器校准及定位激光系统校准等。

三、 X-CT 性能检测指标、术语与定义

根据 WS 519—2019《X 射线计算机体层摄影装置质量控制检测规范》，CT 性能检测指标、术语如下。

1. 剂量指数

X-CT 剂量指数表述有：CT 剂量指数 100（CTDI_{100}），加权 CT 剂量指数（CTDI_W），CT 容积剂量指数（CTDI_vol）。

（1）CT 剂量指数 100（CTDI_{100}）

对一个单次轴向扫描产生的沿着体层平面垂直线剂量分布从 -50mm 到 $+50\text{mm}$ 的积分，除以体层切片数 N 和标称体层切片厚度 T 的乘积。具体计算参考式（4.2.1）。

$$\text{CTDI}_{100} = \int_{-50\text{mm}}^{+50\text{mm}} \frac{D(z)}{N \times T} \text{d}z \tag{4.2.1}$$

式中　T——标称层厚；

N——单次扫描所产生的断层数；

$D(z)$——沿着标准横断面中心轴线的剂量剖面曲线；

z——沿着标准横断面中心轴线从 -50mm 到 $+50\text{mm}$ 上的某点。

（2）加权 CT 剂量指数（CTDI$_W$）

CTDI$_W$ 是模体中心点采集的 CTDI$_{100}$ 与外围各点采集的 CTDI$_{100}$ 的平均值进行加权求和，见式（4.2.2）。

$$\text{CTDI}_W = \frac{1}{3}\text{CTDI}_{100,C} + \frac{2}{3}\text{CTDI}_{100,P} \tag{4.2.2}$$

式中　CTDI$_{100,C}$——检测物体中心的 CTDI$_{100}$ 测量值；

　　　CTDI$_{100,P}$——检测物体周边的 CTDI$_{100}$ 测量平均值。

（3）CT 容积剂量指数（CTDI$_{vol}$）

CTDI$_{vol}$ 代表螺旋 CT 扫描时 X、Y、Z 三个方向上某点的平均吸收剂量分布，是螺旋 CT 的剂量指数。计算方法参考式（4.2.3）。

$$\text{CTDI}_{vol} = \text{CTDI}_W / \text{pitch} \quad (\text{mGy}) \tag{4.2.3}$$

式中　pitch——CT 螺距因子，pitch $= \Delta d / (N \times T)$；

　　　Δd——扫描 Z 轴方向进床距离；

　　　N——一次扫描的切片层数；

　　　T——扫描层厚。

（4）剂量长度乘积（DLP）

DLP 是评价受检者一次完整 CT 扫描的总的辐射剂量。计算方法参考式（4.2.4）。

$$\text{DLP} = \text{CTDI}_{vol} \times L \quad (\text{mGy·cm}) \tag{4.2.4}$$

式中　DLP——剂量长度乘积，mGy；

　　　L——为扫描长度，cm。

2. CT 值

用来表示与 X-CT 影像每个像素对应区域相关的 X 射线衰减平均值的量。通常用 Hounsfield 单位来表示，简称 HU。CT 值的计算方法参考式（4.2.5）。

$$\text{CT}_{物质} = \frac{\mu_{物质} - \mu_{水}}{\mu_{水}} \times 1000 \tag{4.2.5}$$

式中　$\mu_{物质}$——感兴趣区物质的线性衰减系数；

　　　$\mu_{水}$——水的线性衰减系数。

按照上述标度定义 CT 值，水的 CT 值为 0HU，空气的 CT 值为 −1000HU。

3. 感兴趣区域（ROI）

ROI 是指 CT 图像中的被测定区域，在影像中划定的感兴趣区域（如圆形或矩形）。

4. 平均 CT 值

平均 CT 值是指在某一确定的感兴趣区域内所有像素的 CT 值的平均值。

5. 对比度

对比度是指被测物体的 CT 值与背景物的 CT 值之差除以 1000，所得的结果以百分数表示，见式（4.2.6）。

$$对比度 = \frac{\text{CT}_{目标} - \text{CT}_{背景}}{1000} \times 100\% \tag{4.2.6}$$

6. 噪声

噪声是指均匀物质的图像中某一区域内 CT 值偏离平均值的程度。噪声的大小用感兴趣区域 ROI 内物质的 CT 值的标准偏差（SD）表示。

7. 均匀性

均匀性是指整个扫描野中，均匀物质影像 CT 值的一致性。

8. 层厚

CT 扫描野中心沿着垂直于扫描平面的直线上用位置的函数来表示 CT 系统相对灵敏度的曲线称为灵敏度分布曲线，其半值全宽（full width at halfmaximum，FWHM），被定义为断层厚度。

（1）标称层厚

标称层厚是指 CT 扫描时，控制面板上选定并指示的层厚。

（2）有效层厚

有效层厚是指 CT 扫描时实际所得的层厚。CT 质量检测中测量层厚值是有效层厚。

（3）重建层厚

多层螺旋 CT 扫描一次的原始图像可以重建成不同层厚的图像，控制面板上指示的层厚值也称为重建层厚。半值全宽是在 CT 扫描中的灵敏度剖面分布曲线和剂量剖面分布曲线上，纵坐标高度为最大值一半处两点之间平行于横坐标的距离。重建层厚是扫描野中心处成像灵敏度剖面分布曲线的半值全宽。

9. 空间分辨力

空间分辨力指物体与背景在衰减程度上的差别与噪声相比足够大的情况下（通常认为至少为 100HU），CT 成像时能分辨的最小物体的能力。空间分辨率也称高对比分辨力（high contract resolution）。

不同检测模体用能分辨最小的圆形孔径或黑白相间（密度差相同）的线对数表示，单位是 mm 或 lp/cm。孔径与线对数换算关系为：5÷线对数（lp/cm）＝可分辨的最小物体的直径（mm）。

10. 低对比可探测能力

低对比可探测能力是指 CT 图像中能识别低对比的细节的最小尺寸，又称密度分辨率（density resolution），也就是两种低密度差的物质构成情况下（一般两种物质 CT 值相差为 2～5HU 或密度差在 0.2%～0.5%）能够分辨的圆孔的最小孔径，以密度差（%）和孔径（mm）来表示。

四、 X-CT 性能质量检测设备

X-CT 性能质量检测必须有专用的检测设备、模体，具体如下。

1. X-CT 剂量检测设备

（1）用于测量 X-CT 剂量指数的探测器，一般使用有效长度为 100mm 的笔形电离室。

（2）剂量仪：由主机和计算机软件组成，与笔形电离室相匹配使用。剂量仪需经法定计量机构定期校准，并正确使用。

（3）剂量检测模体，选用 X 射线线性衰减系数与人体组织相近的物质（一般用 PM-MA）制成均质圆柱形模体。头部模体的直径为 160mm，体部模体的直径为 320mm。模体应有能够容纳笔形电离室的孔，孔的直径一般为 13mm，这些孔应平行于模体的对称轴，并且孔的中心位于其中心和以 90°为间隔的模体表面下方 10mm 处。对于在检测时不使用的孔，须用与模体材料相同的插入件完全填充孔穴。

全套剂量检测设备如图 4.2.2。

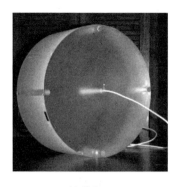

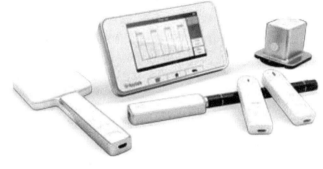

(a) 模体   (b) 笔形电离室与剂量仪

图 4.2.2 剂量检测模体、笔形电离室与剂量仪

2. X-CT 性能检测模体

X-CT 性能检测模体有很多种，包括美国医学物理学会（AAPM）模体、美国 PMI 公司生产的 461A 型性能检测模体和美国模体实验室 Catphan 模体，目前最常用的性能检测模体为 Catphan 500、Catphan 600 模体。

本节以 Catphan 500 为例，介绍性能检测模体。Catphan 500 模体由 4 个检测插件模块组成，介绍如下。

(1) CTP401：用于检测定位光精度、层厚偏差、CT 值线性指标的测量模块[图 4.2.3 (d)]，包括：①内嵌 4 条 23°金属斜线（X 方向、Y 方向）用于测量层厚；②CT 值线性，4 种材料标靶，模体材料：特氟隆（Teflon 高密度物质，类似骨头，标准 CT 值：950）、丙烯酸树脂（Acrylic，标准 CT 值：120）、低密度聚乙烯（LDPE，标准 CT 值：-100）、空气（AIR 最低密度，标准 CT 值：-1000）；③内嵌四个 50mm 空隙的特氟隆小圆柱体；④亚克力比对圆棒 5 组：直径 2mm、4mm、6mm、8mm 和 10mm。

(2) CTP528：空间分辨力的测量模块[图 4.2.3(e)]，直径 15cm，厚 4cm，含线对条模和珠状点源测试靶 1 个测量点扩散函数（PSF）；条模共有 21 组高密度线对结构（放射状分布），最高分辨率 21lp/cm。

(3) CTP515：低密度分辨力的测量模块[图 4.2.3(f)]，低对比度分辨力检测模块采用相同物质不同密度的材料制作背景，直径 15cm、厚 4cm，分内外两组低密度孔径结构，呈放射状分布。内层孔阵的对比度有 0.3%、0.5%、1.0%，直径有 3mm、5mm、7mm 和 9mm；外层孔阵对比度为 0.3%、0.5%、1.0%，直径有 2mm、3mm、4mm、5mm、6mm、7mm、8mm、9mm 和 15mm。

(4) CTP486：用于测量场均匀性、水的 CT 值和噪声水平，材料为等效固体水。此模块由圆柱形空心水胆代替，可注入水。

Catphan 500 模体的外形、结构与几何尺寸，分别见图 4.2.3(a)～(c)，可以按几何尺寸扫描定位。

Catphan 500 可检测参数：①层厚的测量，②CT 值线性的测量，③高对比度分辨力的测量，④低对比度分辨力的测量，⑤场均匀性的测量，⑥噪声的测量，⑦水的 CT 值。

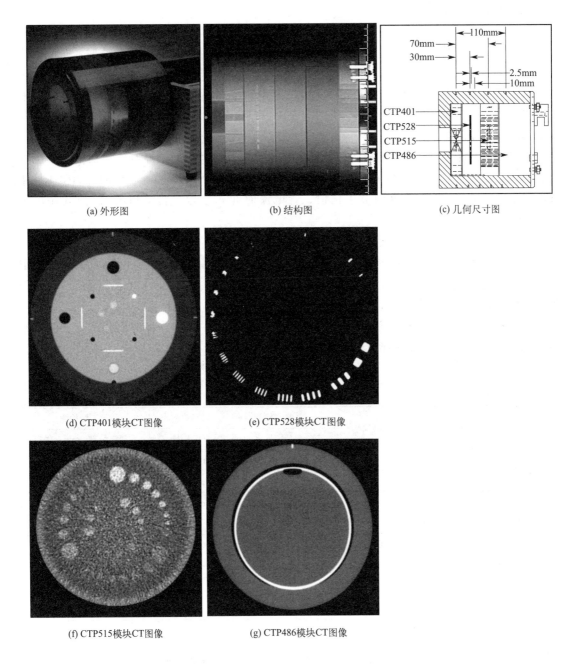

(a) 外形图　　　　　　　(b) 结构图　　　　　　　(c) 几何尺寸图

(d) CTP401模块CT图像　　　　　　　(e) CTP528模块CT图像

(f) CTP515模块CT图像　　　　　　　(g) CTP486模块CT图像

图 4.2.3　Catphan500 结构图和 CT 图像

五、 X-CT 检测指标与要求

1. X-CT 剂量检测指标与要求

（1）剂量检测的指标

X-CT 使用质量检测中，根据 GB 17589—2011 及 WS 519—2019 要求，剂量检测指标主要是加权 CT 剂量指数（$CTDI_W$）。一般先测量 $CTDI_{100}$ 值，通过计算得到 $CTDI_W$ 值。

（2）X-CT 扫描剂量要求

按照 GB 17589—2011 标准的典型成人头部条件和体部扫描条件进行单次轴向扫描。①在验收检测时，检测结果与厂家说明书指标相差±10％以内；②在状态检测时，头颅模体检测结果与厂家说明书指标相差±15％以内，若无说明书技术指标参考，偏差应小于50mGy；在体部模体条件下，检测结果应与厂家说明书指标相差±15％以内，若无说明书技术指标参考，偏差应小于30mGy。另外，在 CT 扫描参数设定后，在 CT 控制台操作屏幕上会显示 $CTDI_W$ 参考值。

X-CT 扫描剂量与设置的扫描条件如千伏值、管电流时间积、层厚有关；扫描剂量也直接影响到下面性能参数测量结果，如低密度分辨力、噪声水平等，为配合性能检测模体检测（如 Catphan500）条件，建议调节千伏值、管电流时间积参数，将 $CTDI_W$ 值控制在小于50mGy 的水平。

2. X-CT 性能检测项目和要求

按照 GB 17589—2011 及 WS 519—2019 要求，X-CT 性能指标共有 10 项：①诊断床定位精度，②定位光精度，③扫描架倾角精度，④重建层厚偏差，⑤水 CT 值，⑥CT 值均匀性，⑦噪声，⑧高对比分辨力，⑨低对比可探测能力，⑩CT 值线性。

这些指标中，重建层厚偏差、水 CT 值、CT 值均匀性、噪声、高对比分辨力、低对比可探测能力、CT 值线性 7 项指标是通过性能检测模体检测，本节以 Catphan500 模体为例，重点介绍这 7 项指标的检测操作要求。具体检测参数要求见表 4.2.1。

表 4.2.1　X-CT 性能检测项目与技术要求

序号	检测项目	检测要求	验收检测 判定标准	状态检测 判定标准	稳定性检测 判定标准	稳定性检测 周期
1	诊断床定位精度	定位	±2mm 内	±2mm 内	±2mm 内	1 个月
		归位	±2mm 内	±2mm 内	±2mm 内	
2	定位光精度	内定位光	±2mm 内	±3mm 内	—	—
3	扫描架倾角精度	长方体模体或倾角仪	±2°内	—	—	—
4	重建层厚偏差	S＞2mm	±1mm 内	±1mm 内	与基线值相差±20％ 或 ±1mm 内,以较大者控制	1 年
		2mm≥S≥1 mm	±50％内			
		S＜1mm	±0.5mm 内			
5	$CTDI_W$	头部模体	与厂家说明书指标相差±15％内	与厂家说明书指标相差±20％内，若无说明书技术指标参考，应≤50mGy	与基线值相差15％内	1 年
		体部模体	与厂家说明书指标相差±15％内	—	—	

序号	检测项目	检测要求	验收检测 判定标准	状态检测 判定标准	稳定性检测 判定标准	周期
6	CT值（水）	水模体内径 18cm～22cm，CTDI, 不大于 50mGy，噪声检测层厚 10mm	±4HU 内	±6HU 内	与基线值相差±4HU 内	1个月
7	均匀性		±5HU 内	±6HU 内	与基线值相差±2HU 内	1个月
8	噪声		<0.35%	<0.45%	与基线值相差±10%内	1个月
9	高对比分辨力	常规算法 CTDI$_W$<50mGy	线对数 >6.0 MTF10 lp/cm	线对数 >5.0 MTF10 lp/cm	—	6个月
		高分辨力算法 CTDI$_W$<50mGy	线对数 >11 MTF10 lp/cm	—		
10	低对比可探测能力	—	<2.5mm	<3.0mm	—	
11	CT值线性		±50HU 内	—		

注：①"—"表示不检测此项；

②本表为 WS 519—2019 标准附录 A 质量控制检测项目与技术要求的内容。

六、 X-CT 检测方法与作业指导

（一）检测前准备

1. 开机检查

开机预热，自检通过，显示屏无异常报警信息，进入正常工作状态。

2. 检测前扫描参数设定

X-CT 扫描参数对检测结果会产生很大影响，尤其是噪声、空间分辨力、密度分辨力等关键技术参数的影响。检测前需要统一设定扫描参数，具体如下。

（1）千伏值、管电流时间积设置，应保证设定条件下显示曝光剂量满足规定范围，如 120kV、200mA•s、50mGy。

（2）扫描野 FOV，与检测模体尺寸匹配，如 25cm。

（3）重建函数，分别选择标准重建算法和高分辨重建算法。

（4）重建层厚设置，如 1mm、2mm、10mm。

（5）扫描方式：轴向扫描。

（二）剂量检测

1. 剂量检测模体摆放

将剂量检测头模或模体置于扫描野中心（剂量模体可水平放置于头托上），模体圆柱轴线与层面垂直，探头的有效探测中心位于扫描层面的中心位置（图 4.2.4）。

2. 扫描参数设置

CT 扫描剂量与设置的扫描条件千伏值、管电流时间积、层厚有关，扫描剂量也直接影响性能参数测量，如低密度分辨力、噪声水平等。在扫描参数设定后，在操作屏幕上会显示 CTDI$_W$ 参考值，剂量参数测量时，分别按照临床常用头部和体部条件下，设置千伏值、管

电流时间积，扫描参数一般建议满足头颅条件设置＜50mGy，体部模体设置应＜30mGy，层厚设置10mm。

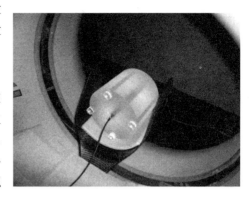

图4.2.4　剂量模体摆放

3. 剂量参数测量

（1）测量步骤：探头（笔形电离室）放置在模体中心和外围各点，分别进行轴向扫描。每次扫描从剂量仪得到的值是 CT 剂量指数 $CIDI_{100}$，是笔形电离室在 CT 扫描时沿着标准横断面中心轴线从 $-50mm$ 到 $+50mm$ 对剂量剖面曲线的积分值。$CTDI_W$ 加权剂量指数是将模体中心点采集的 $CTDI_{100}$ 与外围各点采集的 $CTDI_{100}$ 的平均值按下面公式进行加权求和计算得到。

$$CTDI_W = \frac{2}{3}CTDI_{100,P} + \frac{1}{3}CTDI_{100,C} \qquad (4.2.7)$$

式中　$CTDI_{100,C}$——模体中心点采集的 $CTDI_{100}$；

$CTDI_{100,P}$——模体外围各点采集的 $CTDI_{100}$ 的平均值。

将 $CTDI_W$ 计算值计入原始记录表。例：如某型号给定头部正条件扫描下，屏幕显示计量参考值 $CTDI_{100}=47.6mGy$，测得中心 $CTDI_{100}$，$c=41.65$，3、6、9、12 点位置分别为 44.32、41.66、45.89 和 48.55，则 $CTDI_{100,P}=1/4×(44.32+41.66+45.89+48.55)=45.105$，$CTDI_W=1/3×41.65+2/3×45.105=43.95$，误差为 $(47.6-43.95)/47.6×100\%=7.6\%$。

（2）按照 GB 17589—2011 要求，在验收检测时，检测结果与厂家说明书指标相差 $±10\%$ 以内；在状态检测时（头颅模体），检查结果与厂家说明书指标相差 $±15\%$ 以内，若无说明书技术指标参考，偏差应小于 50mGy；在体部模体条件下，检测结果应与厂家说明书指标相差 $±15\%$ 以内，若无说明书技术指标参考，偏差应小于 30mGy。

（三）性能检测

性能检测通过性能检测模体进行，本节以 Catphan500 模体为例，重点介绍 7 项性能指标的检测方法与操作要求。

1. 性能检测模体摆放

使用 Catphan500 模体检测 X-CT 性能指标时，模体的正确摆放、对位十分重要，一般要放置在 CT 诊视床前端。

（1）首先将 Catphan500 模体挂在储运箱的前端，将模体伸出诊视床外（最好去除扫描头架），用水平仪测量模体的水平度。如模体出现下垂可用模体上调平螺丝或在模体与箱面间垫小块废胶片加以调整[图4.2.5(a)]。

（2）模体中心定位调整。模体摆放在机架后，用扫描架激光定位光仔细调整位置，确保模体中心定位正确，模体对称轴必须与 X-CT 的扫描旋转轴一致，扫描平面与模体的对称轴垂直，断层的中心必须与相应模块的指定位置重合[图4.2.5(b)]。

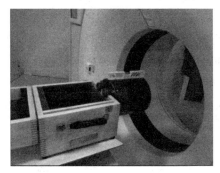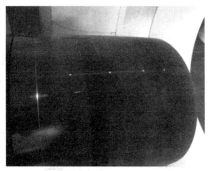

(a) 模体伸出诊视床外   (b) 模体中心定位调整

图 4.2.5 Catphan500 模体摆放

2. 模体扫描与定位

(1) 模体扫描参数

X-CT 性能指标检测结果与扫描参数直接相关，正式扫描模体图像前，先选择合适的扫描参数。在测量前要选择 X-CT 扫描参数，包括千伏值、管电流时间积、FOV、层厚和重建函数。可以用厂方所给的性能指标的测试条件、临床实用扫描条件、剂量检测限制的扫描条件。由于国际辐射防护及辐射源安全基本标准给出的 X-CT 头部扫描的多层扫描平均剂量指导水平为 50mGy，我国的 WS 519—2019 中要求空间分辨力及低对比度分辨力在 CTDI 为 50mGy 的条件下检测。

推荐扫描参数：①管电压为 120kV，管电流为 200mA；②扫描方式为逐层轴向扫描；③旋转时间为 1s，④扫描野（FOV）为 250mm；⑤重建算法为标准算法；⑥重建矩阵为 512×512；⑦扫描层厚为 10mm。

(2) 定位像扫描

Catphan500 模体有 4 个模块组成，检测时由于采用轴扫描方式，在扫描前需要对各个模块进行扫描定位，先要求扫描定位像（图 4.2.6），再按各个模块层面的几何位置[图 4.2.3(c)]设计扫描计划，扫描参数可使用设置的轴扫描条件。

建议先扫描 CTP401 模体层面，确定定位是否准确，准确定位该层面后，分别前进 30mm、70mm 及 110mm 扫描获得另外 3 幅图像。一次完成各个模块层面的扫描。

3. 性能检测项目

(1) 定位光精度检测

定位光精度是指扫描 CTP401 模体层面时初次定位 0 位与最终获得准确定位图像时床位的差。

定位光精度校正步骤与方法：①将 X-CT 机的定位光对准 CTP401 测试模块的中心面（模块的中心面有白点标识），在标准头部扫描条件下进行单层扫描，记录图像号。②观察所得的扫描图像，如所得图像如

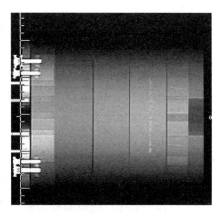

图 4.2.6 扫描定位像

图 4.2.7(a) 所示，则定位光误差为 0；若两对斜边投影所成的影像长短不一，偏转方向不一致[图 4.2.7(b)]，说明模体摆放有所倾斜，这时说明定位光在 x 和 y 方向均有偏差，需重新摆放模体再扫描；如图 4.2.7(c) 所示，两对斜边投影像逆时针偏转，则要求诊视床向内进床；如图 4.2.7(d) 所示，斜边投影像顺时针偏转，则需诊视床向外退床。③由步骤②进床或退床后，采用标准头部扫描条件再进行单层扫描，直到两对斜边投影像相对于坐标轴对称分布为止[图 4.2.7(a)]，记下图像号。④计算步骤①和步骤③所得两幅图像的位移偏差值，得出定位光误差（以 mm 为单位）。

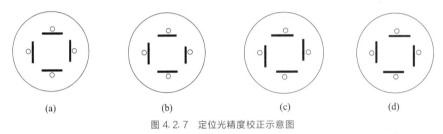

(a)   (b)   (c)   (d)

图 4.2.7 定位光精度校正示意图

（2）诊断床精度

诊断床精度是指诊视床的标称移动距离与实际移动距离之间的误差。诊断床精度校正步骤与方法：

① 在标准扫描条件下选用 5mm 的层厚进行第一次扫描，记下图像号。

② 在第一次扫描位置的基础上将诊视床前进 5mm，然后采用相同的扫描条件进行第二次扫描，记下图像号。

③ 分别调出步骤①和步骤②所成的图像记下各自的中点坐标位置，测量两个中点的距离然后乘以 23°的正切值（0.42）即为诊视床实际移动距离，诊视床运动精度即为标称距离与实测距离的差值。

（3）CT 值（水）、噪声和均匀性测量

调出扫描 CTP486 模块（水模体）得到的 CT 图像，选取图像中心 1000 个像素点以上大小的 ROI（面积约为 1cm²），测量该 ROI 的平均 CT 值、标准偏差；在相当于钟表时针 3 时、6 时、9 时、12 时的方向上，距离模体边缘约 1cm 处，取同样大小的 ROI，测量 4 个 ROI 的平均 CT 值与标准偏差，记录 5 个点的测量值。同时在模体外图像左上方取同样大小的 ROI，测量 CT 均值为空气 CT 值的测量值（$CT_{空气}$），见图 4.2.8。

① CT 值（水）测量：图像中心 ROI 的平均 CT 值作为水的测量值（$CT_水$）。

② 噪声测量：标准偏差除以对比度标尺作为噪声的测量值 n；噪声测量方法公式为

$$n = \frac{\sigma}{CT_水 - CT_{空气}} \times 100\% \quad (4.2.8)$$

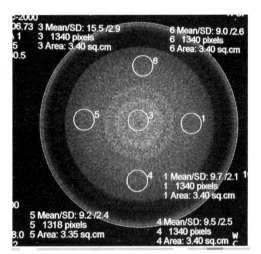

图 4.2.8 CT 值（水）、噪声和均匀性测量

式中　　　　　　σ——5 个测量点的 CT 值的标准偏差平均值（SD 平均）；

　　　　CT$_水$——水 CT 值的测量值；

　　　　CT$_{空气}$——空气 CT 值的测量值；

　CT$_水$－CT$_{空气}$——对比度标尺。

③ 均匀性测量，由时针 3 时、6 时、9 时、12 时方向上测量的 ROI 的 CT 值计算 CT 均值，见图 4.2.8。边缘对中心 CT 值的最大偏差为场均匀性。中心点 CT 值与四周 CT 值最大偏差不大于检测标准的要求。水的 CT 值测量中的几项注意事项：①Catphan500 中 CTP486 模块采用特制的"固体水"中心 CT 值为 8≤±4HU。②检测时使用头颅扫描条件时，某些型号 CT 的头颅扫描成像函数有专门的头颅骨补偿算法，模体上需要加专用骨环，通用水模由于没有骨环，测量水 CT 值时会有较大偏差，使水的 CT 值和均匀度可能达不到要求，建议采用厂家随机的水模测量水 CT 值。

（4）高对比度分辨力测量

高对比度分辨力即空间分辨力。Catphan500 中空间分辨力的测量模块为 CTP528。空间分辨力测量方法有：线对法、成排圆孔法和调制传递函数（modulated transfer function，MTF）曲线测量法。本节主要介绍 Catphan500 空间分辨力测量中使用的 MTF 法和线对法。

MTF 是用数字方法描述系统再现成像物体的空间频率的能力，是一种客观评价方法，反映成像系统在一定的空间频率下对空间结构的成像能力。MTF 描绘不同空间分辨力下成像系统细节分辨的函数，其主要考察影像中信号的调制度相比于物体（对应于理想成像系统）中信号的调制度的降低程度，是记录（输出）信息量与有效（输入）信息量之比，具有衡量系统如实传递和记录空间信息的能力。MTF 是成像系统点扩散函数傅里叶变换的模量函数，表现为成像系统输出图像的傅里叶振幅与输入图像的傅里叶振幅之比，是空间频率的函数。函数在零频处有最大值 1，之后随空间频率的增加而衰减，是评价相机等探测器性能的主要技术指标之一。具体方法是横扫均匀介质中细金属丝测点扩散函数或高对比度界面上的边缘扩散函数经傅里叶变换计算调制传递（MTF）。MTF 调制传递函数曲线为点扩散函数测量（图 4.2.9）。

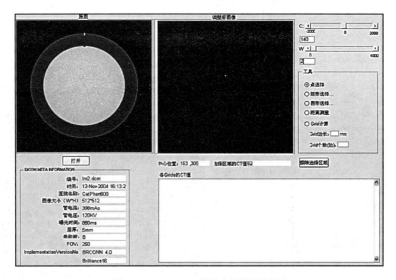

图 4.2.9 CTP528 模块点扩散函数测量

MTF 计算公式：$\mathrm{MTF}(f) = \dfrac{|\mathrm{FFT}[\mathrm{LpS}(x)]|}{|\mathrm{FFT}[\mathrm{LpS}(x)]|_{f=0}}$ (4.2.9)

其中，| |表示对付氏变换取模；f 为空间频率，单位为线对/厘米（lp/cm）。

测量结果通过计算并经线性拟合后得到 MTF 曲线，如图 4.2.10（b），图中纵坐标是 MTF 分数，横坐标是空间分辨率线对数。测量计算过程是通过专门软件自动完成的。由此得出 MTF 在百分数对应的线对值。MTF 的百分数越低，线对数越高。有的厂家技术参数表中给出的是 MTF＝0%时的数据，即截止频率的数据，以显示较高的空间分辨率。但是截止频率的线对数是没有实际意义的，一般应采用 MTF＝10%来判断 CT 的空间分辨率。

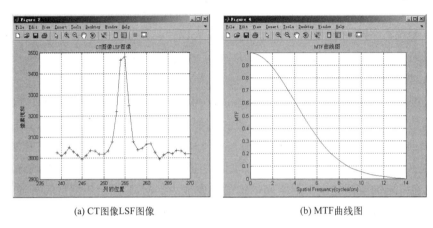

(a) CT图像LSF图像   (b) MTF曲线图

图 4.2.10   MTF 曲线测量计算

线对法是一种主观评价方法，是使用每毫米线对数（lp/mm）表述空间分辨力的一种方式，Catphan500 中 CTP528 模块有一条状模体，用于直接观察图像进行评价。相间结构 CT 扫描后可得一系列条状图像（lp/mm），如图 4.2.11。测量完成后进行图像分析，调出 CTP528 扫描出的图像，将窗宽调至最小，再调整窗位找出观察者所认为能分辨清楚的最高一级线对，要求线对中每条线不能有断缺和粘连，以可分辨的最高线对值为高对比度分辨力测量值从而得出空间分辨率。如图 4.2.12 中观察者所认为能分辨清楚的空间分辨率为 8lp/cm，若低于 5lp/cm，则判断此项检测结果为不合格。

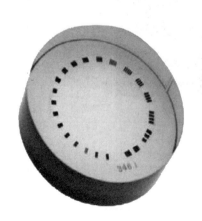 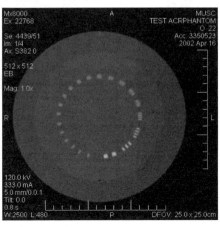

图 4.2.11   CTP528 空间分辨力条模与扫描图像

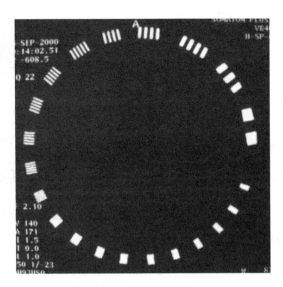

图 4.2.12　空间分辨率为 8lp/cm

实际测量操作中 CT 空间分辨率的影响因素主要有：①选择的千伏值、管电流时间积（决定 X 射线曝光剂量）、FOV、层厚的不同，测量的空间分辨率也不同，如层厚越薄，空间分辨率越高；但层厚越薄，噪声就越大，低对比分辨率就会降低。②操作球管焦点尺寸不同，因 X 线管小焦点产生窄的 X 射线，可获得较高的空间分辨率。③在图像重建中选用的重建函数不同，标准重建与高分辨重建函数空间分辨率也不同。

（5）低对比可探测能力测量

调出测量模块（CTP515）的 CT 扫描图像［图 4.2.13（b）］，按照 Catphan500 模体使用手册的方法，在显示器上观察 CTP515 外层各个低对比度（0.3%、0.5%、1.0%）的系列圆孔，在外层最大的 15mm 的圆孔内选取一个感兴趣区（目标区 M）的 ROI，测量并记录其平均 CT 值（CTM）和标准偏差（sd）值；在圆孔外侧选取一个感兴趣区（背景区 B）的 ROI，测量并记录其平均 CT 值（CTB）和标准偏差（sd）值。然后按公式（4.2.10）、（4.2.11）计算结果调整 CT 图像的窗宽（WW）、窗位（WL）。

$$WW = CTM - CTB + 5sd_{max} \tag{4.2.10}$$

$$WL = (CTM + CTB)/2 \tag{4.2.11}$$

式中，sd_{max} 为目标和背景 CT 值中的最大值。

观察调整后的 CT 图像，记录每种标称对比度的细节所能观察到的最小直径，标称对比度相乘，选出能看清楚的最小直径的圆孔，从而得出低对比度分辨率。然后与能识别最小对比度的最小孔径（mm）与对比度（%）相乘，如 0.5%×3mm。不同对比度细节的乘积的平均值作为低对比可探测能力的检测值。低对比可探测能力测量的影响因素有扫描剂量、重建函数等。

（6）CT 扫描层厚的测量

Catphan500 模体测量 CT 扫描层厚的方法是观察扫描 CTP401 模体图像中一斜置的金属丝。利用几何投影原理，金属丝在扫描影像上的长度（CT 值分布曲线的半高宽）乘以金属丝与扫描平面夹角的正切即为层厚。用斜面法来测量 CT 机的层厚如图 4.2.14 所示：该

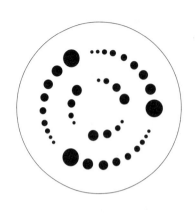

(a) 测量模块(CTP515)

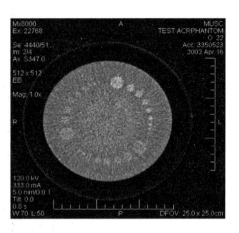

(b) 扫描图像

图 4.2.13　低密度分辨力的测量模块（CTP515）与扫描图像

模体的层厚测试模块内嵌有一定方向的钨丝，斜线与模块上下底面的夹角为 23°，扫描层的厚度为 Z（mm），斜线的像长度 X 是扫描层内斜线真实长度在模块底面平行平面上的投影，层厚 $Z = X\tan23°$（$\tan23° = 0.42$）。

　　具体测量时，首先调出 CTP401 模体 CT 扫描图像，有 2 种具体的操作方法。方法一：观察 CTP401 扫描图像将窗宽调最小，逐渐调高窗位，分别记录斜线消失与背景出现的窗位，再把图像窗位调至前面 2 个窗位的中间值，测量此时斜线的投影长度，乘以 0.42 等于实际的层厚值。方法二：测量斜线附件区域 CT 值设为背景窗位 $CT_{background}$，调整图像窗宽到最小，分别记录 4 条 23° 斜线消失的窗位 CT_{max}；背景窗位和斜线消失的窗位的平均值为测量窗位 CT_{hm}。计算公式为：$CT_{hm} = (CT_{max} + CT_{background})/2$。调整窗位至 CT_{hm}，测量上、下、左、右 4 条线的斜线长度取其平均值，平均长度即为半高宽（FWHM），利用公式计算重建层厚 $Z = 0.42 \times$ FWHM。得到重建层厚的测量值 Z。计算层厚偏差，公式为：（标称层厚－测量层厚）/标称层厚×100％。

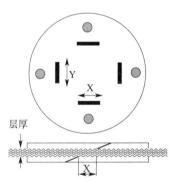

图 4.2.14　CT 扫描层厚与 CTP401 模体扫描图

　　例如：标称层厚＝10mm，$CT_{max} = 149$，$CT_{background} = 101.4$，则 $CT_{hm} = 125$，测得四条标记物的平均长度 FWHM＝23.25，则 $Z = 0.42 \times$ FWHM $= 0.42 \times 23.25 = 9.765$m，层厚偏差为：$(10 - 9.765)/10 = 0.235 = 2.35\%$。

　　不同 CT 层厚测量容许层厚偏差：当 $S \geqslant 8$mm，偏差在 ±10％；$2 < S < 8$ 时，偏差在 ±25％；$S \leqslant 2$ 时，偏差在 ±40％。

　　需要说明的是，早期的 CT 层厚是通过机械调节层厚准直器位置实现的，准直器机械调节精度直接影响层厚精度。但现在多排螺旋 CT 一次扫描根据探测器的宽度和排数生成多层图像，不同的层厚是由图像重建实现的，检测的层厚是重建层厚。

　　（7）CT 值线性的测量

　　物质的 X 射线衰减系数与影像学上所表现的 CT 值之间的线性关系称为 CT 值线性。

CT 值的线性测量通常用扫描不同材料的圆柱体的方法进行 CT 值线性检测。可采用嵌有 3 种以上不同 CT 值模块的模体进行扫描测量，且模块 CT 值之差均应大于 100HU。Catphan 500 模体的 CTP401 模块有四种不同材料的圆柱模块（表 4.2.2）。

CT 值线性的测量方法为：在模块中心分别选择 100 个像素点 ROI 测量扫描图像中各模块的 CT 值，将 4 个 CT 值和线性衰减系数分别标明在坐标轴上，用最小二乘法作出拟合直线，见图 4.2.15(a)～(b)，然后计算各 CT 值模块中，标称 CT 值与测量所得该模块的平均 CT 值之差，差值最大者记为 CT 值线性的评价参数。

表 4.2.2　CTP401 模块四种不同材料的圆柱模块 μ 值与 CT 值

	Acrylic(尼龙)	Air(空气)	Teflon(聚四氟乙烯)	LDPE(聚丙乙烯)
μ 值	0.219	0	0.374	0.177
CT 值	120	−1000	990	−100

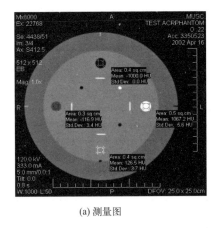 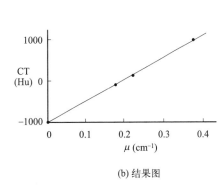

(a) 测量图　　　　　　　　　　　(b) 结果图

图 4.2.15　CT 值线性测量

（四）设备重新投入使用

完成各项指标检测后，所有的检测设置的参数、工作模式应恢复到其先前的临床使用设定的工作状态。

保存检测数据、图像，将所有在测试中使用的测试软件退出，设备重新投入使用。

七、 X-CT 检测结果记录与分析

1. 记录建档

全部检测结束后，将性能检测结果数据记录到原始记录表中（表 4.2.3），并建立记录档案。按照国家相关法规规定，在实现信息化管理的医院，应建立电子记录档案。检测记录保存期限不得少于规定使用期限或使用生命周期终止后 5 年。

另外，X-CT 使用质量检测中观察者的主观因素起一定的作用，为了与下一次检测结果进行比较，客观评价 X-CT 的性能变化规律，除了保存性能参数外，保存每次检测结果的图像是非常必要，特别是高对比度和低对比度分辨力图像。

表 4.2.3　X-CT 质量检测原始记录表

_____医院 X-CT 质量检测原始记录表（参考模板）

记录档案编号：_____　　　　检测类型：□验收检测；　□周期检测；　□稳定性检测；　□维修检测

使用科室		使用责任人			
检测依据	WS 519—2019《X 射线计算机体层摄影装置质量控制检测规范》	环境条件		温度：　　℃　相对湿度：　　%	
	被检设备（X-CT）	检测设备			
设备名称		多功能 X 射线参数测试仪	X-CT 性能测试模体	X-CT 剂量模体	X-CT 长杆电离室
制造厂家					
型号					
设备编号					
使用日期					

剂量测量（mGy）

管电压：　　kV；扫描层厚：　　mm；管电流：　　mA；FOV：　　mm；扫描时间：　　s

位置	中心	上 12	下 6	左 9	右 3	CTDIw
测量值						

诊视床运动精度（mm）

负重 70kg	设定值	测量值	误差	最大允许误差
定位	300			± 2mm
归位	300			

定位光精度（mm）

定位光是否偏离	第一次扫描四条斜线图像顺/逆时针偏离/完全对称	± 2mm
	将模体前进/后退　　mm，第二次扫描四条斜线图像顺/逆时针偏离/完全对称	
	将模体前进/后退　　mm，第三次扫描完全对称	
扫描架倾角精度	□是　　mm　　　　　　□否	

垂直扫描图像上下边沿之间的距离 L_1（mm）	机架倾斜图像上下边沿之间的距离 L_2（mm）	扫描架倾角大小 α（°）

重建层厚偏差 S（mm）

层厚测量范围	标称层厚设置值	重建层厚测量值	层厚偏差（mm）	
S > 2mm				
1mm ≤ S ≤ 2mm				□合格　□不合格
S < 1mm				

高对比分辨力（＜50mGy）

常规算法（软件号）		可分辨线对（lp/cm）		MTF10（lp/cm）	
高分辨算法（软件号）		可分辨线对（lp/cm）		MTF10（lp/cm）	

低对比可探测能力

续表

标称对比度（%）	观察到的最小直径（mm）	标称对比度与最小直径的乘积（%·mm）	
0.3%			
0.5%			
1.0%			

CT 值线性（HU）

模块材料	标称 CT 值（HU）	实测平均 CT 值（HU）	标称值与平均值之差（HU）	差值最大值	
					□合格 □不合格

CT 值（水）、噪声和均匀性

测量条件：模体：□水模，□等效固体水（等效固体水 CT 值为 8HU，空气 CT 值为 −1000HU）
$CTDI_W$: ＜50mGy，测量层厚：10mm，ROI 直径：图像的 10%

水 CT 值（图像中心 ROI 的平均 CT 值）HU	测量值（HU）		偏差（HU）：	□合格 □不合格

噪声 n	ROI CT 值标准偏差（sd）							
	中心	12 点	6 点	9 点	3 点	平均值 σ	噪声值 n	
								□合格 □不合格

均匀性（HU）	四周 ROI CT 值测量（HU）					中心 ROICT 测量（HU）		
	12 点	6 点	9 点	3 点	四周平均值	中心值	平均值与中心偏差	
								□合格 □不合格

检测结论	□合格　□不合格

不合格检测说明：

检测工程师签名：＿＿＿＿＿　　　使用科室签名：＿＿＿＿＿　　　检测日期：＿＿＿年＿＿＿月＿＿＿日

2. 合格判定

对检测结果数据进行分析、计算并审核参照的相关检测标准要求（表 4.2.1），判定 CT 检测结果是否合格。

对于检测合格的 X-CT 设备张贴合格标签，合格标签上标明检测时间、有效期或下次检测时间（状态检测周期为 1 年）、参加检测人员等。检测合格的 X-CT 设备可投入临床使用。

对于检测不合格的 X-CT 设备，尤其是关键性能指标不合格，会影响临床诊断时，应建议停用，并进行调整、检修，待调整检修后重新检测合格方可投入临床使用。再次检测仍不能达到合格要求的必要时可建议申请报废处理。

3. 影像质量评价

由于 X-CT 是影像诊断设备，要判断一台 X-CT 是否符合临床诊断质量要求，仅看物理测量结果是不够的，特别是验收检测时，必须拍摄各种典型部位、在典型窗宽窗位下的临床诊断图像，组织多位有资格的临床专家进行影像质量评定。

■ 第三节　医用磁共振成像设备使用质量检测技术

一、医用磁共振成像设备原理、组成与技术进展

（一）医用磁共振成像设备原理

原子核是由质子和中子组成的，质子数或中子数，或者二者都为奇数的原子核具有磁性。自然界中所有含奇数质子的原子核均在其自旋过程中产生自旋磁动量，也称核磁矩。核磁矩的大小是原子核的固有特性，它决定磁共振成像（magnetic resonance imagin，MRI）信号的敏感性。氢的原子核只有一个质子，其具有最强的磁矩，最易受外来磁场的影响，并且氢质子在人体内分布广泛，因此医用磁共振设备均选用氢原子核作为信号采集对象。

人体内的每一个氢质子可被视作一个小磁体，正常情况下，这些小磁体自旋轴的分布和排列是杂乱无章的，若此时将人体置入一个强磁场中，这些小磁体的自旋轴则按磁场磁力线的方向重新排列。此时的磁矩有两种取向：大部分顺磁力线排列，其处于低能级；小部分逆磁力线排列，其处于高能级。两者的差称为剩余自旋，由剩余自旋产生的磁化矢量称为净磁化矢量，亦称为平衡态宏观磁场化矢量（M_0），两种方向氢质子的比例取决于外加的磁场强度。

在磁共振成像的坐标系中，顺主磁场方向为 Z 轴或称纵轴，垂直于主磁场方向的平面为 XY 平面或称水平面。平衡态宏观磁化矢量 M_0 绕 Z 轴以拉莫尔频率（Larmor frequency）自旋，拉莫尔频率的计算方法如下：

$$f = \gamma B_0 \qquad\qquad (4.3.1)$$

式中　f——拉莫尔频率

　　　γ——旋磁比，

　　　B_0——外加静磁场强度。

如果额外再对 M_0 施加一个与拉莫尔频率相同频率的射频脉冲，则可使之产生共振，这便是磁共振现象。此时 M_0 就会偏离 Z 轴向 XY 平面进动，从而形成横向磁化矢量，其偏离 Z 轴的角度称为翻转角。翻转角的大小由射频脉冲的大小来决定，能使 M 翻转 90°至 XY 平面的脉冲称之为 90°脉冲。当外来射频脉冲停止后，由 M_0 产生的横向磁化矢量将由 XY 平面逐渐回到 Z 轴，同时以射频信号的形式放出能量，恢复到初始状态，这个过程被称为弛豫。纵向弛豫是磁化矢量随着原子核自旋回到其平衡状态，其磁化矢量增长到原磁化强度的 63% 时所需的时间称为时间常数 T_1。横向弛豫是原子核移相而导致的在横向平面上的净磁化矢量呈指数衰减，其磁化矢量从 100% 衰减到 37% 所需的时间称为时间常数 T_2。在磁化矢量弛豫过程中，就产生了磁共振信号。再进一步施加一梯度磁场，不同空间位置上质子感受的磁场随施加的梯度场而分布，不同位置磁场强度的计算方法如下：

$$B = B_0 + G \cdot R \qquad\qquad (4.3.2)$$

式中　B——不同位置磁场强度；

　　　G——梯度强度；

R——空间位置。

在外加梯度磁场下，不同位置的质子进动频率有差异。通过该差异，可以得到各个位置的质子分布。

上述整个过程便是医用磁共振成像的原理。这些被释放出的包含了三维空间编码信息的射频信号被体外线圈接收，最后经计算机处理后重建成图像。

（二）医用磁共振成像设备的系统组成

医用 MRI 系统主要由 5 个子系统组成，它们分别是：主磁体系统，梯度磁场系统，射频系统，计算机处理系统，以及包括水冷、电源、控制等部件在内的辅助设备，如图 4.3.1 所示。

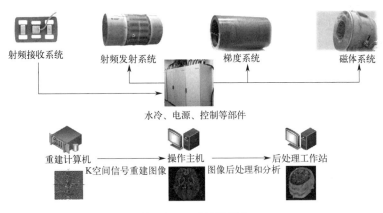

图 4.3.1　MRI 系统组成

（1）主磁体系统：主磁体的功能是提供一个稳定、均匀的静态空间磁场环境，使人体组织内的氢质子在磁场内形成磁矩，并以拉莫尔频率沿磁场方向进行自旋。

（2）梯度磁场系统：主要由梯度线圈、梯度放大器、模数转换器、梯度控制器等组成，梯度磁场系统的功能是利用梯度线圈产生在空间位置上线性变化的、可快速切换的磁场，并叠加在主磁场上，以提供磁共振信号的空间位置信息，实现成像体素的空间定位，以此对磁共振信号进行空间编码。另外，梯度磁场的变化也会产生磁共振信号，这种信号也就是梯度回波信号。

（3）射频系统：射频系统分为射频发射系统和射频接收系统，主要由射频线圈、射频发生器、射频放大器组成，射频发射系统的主要功能是根据扫描序列的要求发射各种翻转角的能够激发成像区域的射频脉冲，使得磁化的质子吸收能量产生共振，并且射频接收系统接收成像区域内的质子在弛豫过程中释放的能量而产生的磁共振信号。

（4）计算机处理系统：计算机处理系统包括主机、存储器、输入输出设备、操作系统、应用软件及图像重建与后处理设备，控制着磁共振成像设备的脉冲激发、信号采集、数据运算及图像显示等功能。除此之外，还可以将得到的图像进行进一步处理，提供给医生更加丰富的生物学信息。

（4）辅助设备的功能：包括操作控制台、检查床、高压注射器及水冷、电源、控制系统。水冷部件为 MRI 系统提供足够的散热量，电源部件为 MRI 系统提供电源和必要的安全保护，控制部件控制 MRI 各系统之间的通信，负责对整个系统各部分的运行进行控制，使整个成像过程各部分的动作协调一致，产生高质量的磁共振信号。

（三）MRI 的技术进展

自 1946 年美国斯坦福大学 Bloch 教授和哈佛大学 Purcell 教授发现磁共振现象后到 1980

年第一台商用 MRI 设备诞生，再到如今在硬件和软件技术上不断改进和突破，新的成像序列及数据采集技术层出不穷，成像速度、图像分辨率、信噪比、图像质量等获得了飞速提升。同时，MRI 的临床应用也从单一的组织形态学检查发展到功能与形态结合、在细胞和分子水平显示组织代谢改变、组织功能定量测量、多模态成像等更加广阔的领域。随着磁共振物理、计算机技术、医学影像学等科学技术的发展，MRI 的技术和方法将进一步完善和提高。MRI 技术的总体发展方向是：增加系统主磁场强度；采用新型数据采集及重建算法，提高扫描速度；开发大孔径、低噪声系统，改善检查舒适度；以人工智能技术赋能检查流程，优化检查工作流；新型超导磁体。

1. 全身型超高磁场技术

MRI 的信噪比与主磁场强度成正比，场强越高，磁共振信号越强、扫描速度越快，可以大幅提升图像质量。在疾病的发病机理、早期诊断及治疗效果评估上，有着巨大的潜力。超高场 MRI 系统在具有显著优势的同时，也需要克服大量的技术挑战，如由于介电效应导致图像不均匀、更高的射频能量沉积导致的热效应，以及超高的磁场和梯度切变带来的生物安全性问题等。由于以上种种限制，7.0T 超高场仅能用于头部和关节扫描。将超高场磁共振用于全身检查是学界及产业界的重点研究方向。"十三五"期间，科技部"数字诊疗装备研发"重点专项中成功研发全身超高场 5.0T 磁共振。

2. 快速成像技术

一次完整的磁共振扫描耗时可长达数十分钟，患者等待/检查时间长，是当前临床使用的瓶颈之一。早期，快速成像的主要进展在提高数据采集速度层面，从传统的自旋回波序列，到快速自旋回波序列再到梯度回波序列、快速扰相梯度回波、平面回波成像等，诞生了一批快速成像序列。随着系统性能的不断提升，以降低数据采集量的加速技术快速发展，如部分傅里叶技术、并行采集技术、压缩感知技术、多层并行激发、人工智能等加速技术使磁共振扫描速度更上一个台阶。

3. 改善检查舒适度技术

传统磁共振检查由于孔径小、噪声大等因素，患者容易产生焦虑，难以完成扫描，限制了磁共振的使用。因此，研制大孔径磁共振、开发静音技术是发展趋势之一。大孔径 MRI 设备在放疗模拟定位、术中、运动医学、妇幼等成像场景和肥胖、幽闭恐惧等患者人群使用中具有明显的优势，方便患者摆位并提升扫描舒适度。

MRI 设备在扫描过程中，梯度线圈在运行过程中会受到洛伦兹力产生振动，进而发出噪声。这会导致患者不适、焦虑，影响患者体验及配合度。为了提升患者和医师的检查舒适度，各厂商都在积极开发低噪声技术。如智能切换梯度、阻断声音传播、主动降噪等。

4. 人工智能技术

人工智能技术的快速发展，为 MRI 技术革新提供了新的机遇。利用人工智能技术，能够突破传统磁共振扫描的极限，加快成像速度、提高图像质量。目前，人工智能已应用在 MRI 的各个环节，包括扫描定位、数据采集、图像重建和后处理、诊断、随访等。各磁共振厂商也在推出针对扫描全流程的 AI 产品，人工智能与 MRI 设备的结合将成为必然的技术趋势，未来具有 AI 技术的 MRI 设备将成为市场的引领者。

5. "无"液氦超导磁体技术

磁体是磁共振设备中最重要的部件，其产生的静态磁场对成像起着关键作用。目前市场上的 1.5T 以上磁共振均采用低温超导磁体技术，需要将磁体浸泡在 1500～2000L 的液氦中才能确保其处于稳定的超导状态。如果在运行过程中操作不当，还会发生液氦泄漏或大量蒸发，引发磁体失超，造成生命危险和巨大的经济损失。因此，在磁共振大量应用的今天，如何降低液氦使用和损失，减少医院成本，保障生命财产安全，不仅是磁共振行业技术发展的要求，也对国家资源进口储备有着极其重要的战略意义。国际上在 2020 年开始推出了采用"无"液氦磁体技术的超导磁共振设备，该设备液氦腔体不再是传统的大杜瓦罐，而是变成 4 个小的腔体，4 个腔体之间通过极细的管道互相连接，不与外界导通，仅需几升液氦即可将线圈转变为超导体。从根本上避免了磁共振的"失超"风险，实现了磁共振领域的颠覆性突破。同时，由于磁体的改变及省去复杂的配套制冷设备，整个磁体不足 3 吨，与一台 CT 机机架重量相近，不需要加固楼板的承重能力，大大拓展了磁共振的应用场景，并降低了设备的安装、维护成本。2021 年后国内厂商也推出了商用的 1.5T "无"液氦磁共振。

二、 MRI 使用质量检测相关标准与要求

（一）MRI 使用质量检测相关参考标准

1. 地方计量校准规程与规范

JJF（京）30—2002《医用磁共振成像系统（MRI）检测规范》、JJG（苏）71—2007《医用磁共振成像系统（MRI）检定规程》、JJG（粤）009—2008《医用磁共振成像系统（MRI）计量检定规程》、JJG（闽）1041—2011《医用磁共振成像（MRI）系统检定规程》、JJG（沪）54—2015《医用磁共振成像系统（MRI）检定规程》、JJF（浙）1157—2019《医用磁共振成像系统校准规范》。

2. 行业/地方标准

WS/T 263—2006《医用磁共振成像（MRI）设备影像质量检测与评价规范》、YY/T 0482—2022《医用磁共振成像设备 主要图像质量参数的测定》、DB32/T 4451.6—2023《医用影像设备临床使用管理与质量控制规范 第 6 部分：医用磁共振成像设备（MRI）》。

（二）MRI 使用质量检测相关要求

按照 WS/T 263—2006 和 YY/T 0482—2022 的方法和要求做好 MRI 性能质量检测。检测分为验收检测、状态检测、稳定性检测和维修后检测。

新安装或更换重大部件后应在使用前开展验收检测，验收检测合格后方可使用。验收检测由于不同型号、不同档次 MRI 的性能参数和功能差异，不能完全按照上述标准进行，建议按照厂家使用说明书的检测条件、方法和参数要求进行。

使用单位可按 WS/T 263—2006 和 YY/T 0482—2022 的检测项目和频率开展状态检测、稳定性检测。状态检测频率可为每年 1 次。

在医院技术条件不具备的情况下，验收检测和状态检测也可以委托具有相应资质的放射卫生技术服务机构进行。

三、 MRI 使用质量检测内容、各项性能指标定义

按照 WS/T 263—2006 和 YY/T 0482—2022 的要求，检测的指标有：共振频率、信噪比、几何畸变率、高对比空间分辨率、均匀性、层厚、层厚非均匀性、纵横比、静磁场（B_0）均匀度、静磁场非稳定性、伪影、制冷剂挥发率共 12 项，这些指标中信噪比、均匀性、几何畸

变率、高对比空间分辨率、层厚可通过 Magphan SMR170 性能检测模体检测，本节以 Magphan SMR170 模体为例，介绍这几项指标的检测操作要求。具体检测参数要求见表 4.3.1。

表 4.3.1 MRI 性能检测指标与定义

序号	检测项目	定义	检测要求
1	信噪比	图像的信号强度与噪声强度的比值	$B_0 \leqslant 0.5\mathrm{T}, \mathrm{SNR} \geqslant 50$ $0.5\mathrm{T} < B_0 < 1.0\mathrm{T}, \mathrm{SNR} \geqslant 80$ $B_0 \geqslant 1.0\mathrm{T}, \mathrm{SNR} \geqslant 100$
2	均匀性	在一幅排除了噪声或有限位获取数据（截尾伪影）影响的均匀测试模具图像中，信号强度在空间上的恒定性	影像均匀性 $U \geqslant 75\%$
3	几何畸变率	实际物体的影像位置与预期位置在空间上的偏差	几何畸变率最大不超过 5%
4	高对比空间分辨率	磁共振设备中当调制传递函数（MTF）的幅度超过所需阈值时的最高空间频率的倒数的一半值	采集矩阵 128×128 时，空间分辨率 $\geqslant 2\mathrm{mm}$（2.5lp/cm）； 采集矩阵 256×256 时，空间分辨率 $\geqslant 1\mathrm{mm}$（5lp/cm）； 采集矩阵 512×512 时，空间分辨率 $\geqslant 0.5\mathrm{mm}$（10lp/cm）
5	层厚	磁共振设备中片层剖面的半高宽	设置标称层厚值在 5～10mm 之间，层厚的测量值与设置的标称值误差应在 ±1mm 以内

四、 MRI 使用质量检测设备

MRI 性能质量检测需使用专用的检测模体，常用的模体有 Magphan SMR170 性能测试模体、Magphan SMR100 性能测试模体、ACR 性能测试模体，以及 Victoreen 76-903 MRI 多功能测试模体。

1. Magphan SMR170 MRI 性能测试模体

Magphan SMR170 是一种 MRI 性能测试模体（图 4.3.2）。其结构紧凑小巧，便于携带，层厚和定位测试方便合理，已得到广泛应用。可以检测的主要技术指标有：信噪比、空间分辨率、密度分辨率、层厚、几何畸变、图像均匀性、层间隙、T_1 值、T_2 值等。

2. Magphan SMR100 MRI 性能测试模体

Magphan SMR100 也是一种 MRI 性能测试模体，其功能与 Magphan SMR170 一致，主要区别是 Magphan SMR170 为圆柱体结构，而 Magphan SMR100 为球体结构，如图 4.3.3 所示。

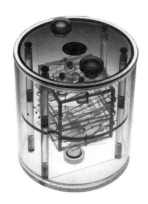

图 4.3.2 Magphan SMR170 MRI 性能测试模体

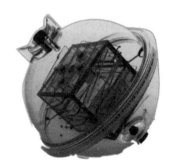

图 4.3.3 Magphan SMR100 MRI 性能测试模体

3. ACR 性能测试模体

ACR 性能测试模体可以检测的主要技术指标有：几何畸变率、高对比空间分辨率、层厚、层面定位、图像均匀性、伪影、低对比分辨率，如图 4.3.4 所示。

4. Victoreen 76-903 MRI 多功能测试模体

Victoreen 76-903 可以检测的主要技术指标有：信噪比、高对比空间分辨率、层厚、几何畸变率、图像均匀性、层间隙、T_1 值、T_2 值等，如图 4.3.5 所示。

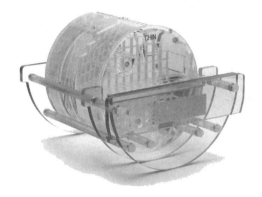

图 4.3.4 ACR MRI 性能测试模体

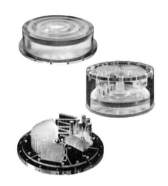

图 4.3.5 Victoreen 76-903 MRI 性能测试模体

五、 MRI 使用质量检测方法与作业指导

（一）检测前扫描参数设定

MRI 扫描参数对检测结果会产生很大影响，尤其是信噪比、均匀性、空间分辨率、层厚等关键技术参数。在检测前需要统一设定扫描参数，包括：线圈（coil）：头部（Head）；扫描矩阵（scan matrix）：256×256；脉冲序列（pluse sequence）：自旋回波（SE）；显示（重建）矩阵（reconstruction matrix）：256×256；重复时间（TR）：500ms；回波时间（TE）：30ms；视野（FOV）：250mm；单层扫描层厚（slice thickness）：10mm；平均次数（NEX）：2。

在 WS/T 263—2006 中并未描述具体扫描条件设置，可参考上述扫描参数设置情况。在 YY/T 0482—2022 中给出了建议的扫描参数设置，包括：二维单自旋回波、单层序列，中心定位在等中心的±30mm；扫描层面：依次为横断面、矢状面、冠状面；TR＝1000ms 或 ≥信号产生材料的 $3T_1$ 取二者大者；TE＝30ms 或 ≤信号产生材料的 $(1/3)T_2$ 取二者小者；像素带宽:(100±3)Hz；头线圈视野：250mm；体线圈视野：440mm（或设备允许的最大视野）；其他线圈的视野：在成像平面内应不超过最大射频线圈尺寸的 110%；矩阵：256×256；层厚：5mm；不允许信号平均。但是，对层厚和空间分辨力的测量，使用同样的序列和重建参数，允许信号平均。

（二）性能检测模体摆放

使用模体检测 MRI 性能指标时，模体的正确摆放、对位十分重要，一般要将模体放置在线圈中心位置，然后用磁体上的定位光来确保模体中心定位正确，以 Magphan SMR170 为例，如图 4.3.6 所示。

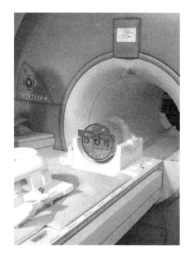

图 4.3.6　Magphan SMR170 模体摆放位置

（三）检测步骤

1. 扫描定位像

Magphan SMR100 模体由 4 个模块组成，把模体水平放置在扫描床上已经装好的头部线圈内，用水平仪检查是否水平。其轴与扫描孔的轴平行，定位光线对准模体的中心（立方体支撑盘）。Magphan SMR170 模体摆位时，应将固定支架放于头线圈中，将质控水模放于固定支架上，使用水平尺调整、放置质控水模至前后、左右水平。将模体中心与激光定位灯十字对齐，按一键进床键使模体进到磁体中心。先进行定位相扫描，由所得到的横断面定位像确定经过模体中心的矢状面的扫描，由所得的矢状面图像确定对模体各层的扫描。在确认定位正确后，可以由所得的矢状面定位图像确定对模体各个测试层面的横断位扫描，如图 4.3.7 所示。

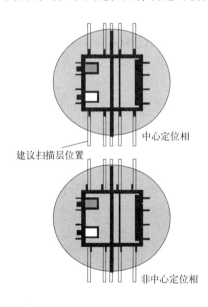

中心定位相

建议扫描层位置

非中心定位相

(a) 示意图

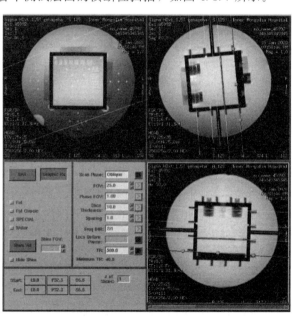

(b) 实际测量图

图 4.3.7　扫描定位像

2. 模体扫描

扫描模体图像前，在扫描参数选择界面选择合适的扫描条件进行扫描，如图 4.3.8 所示。

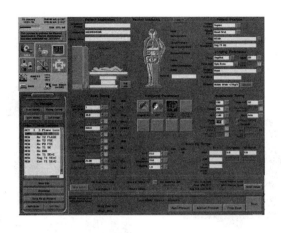

图 4.3.8　参数设置卡

3. 图像性能测量

（1）信噪比

对模体扫描，在"均匀信号"检测模块的扫描层面中，如图 4.3.9，在正方体图像的中心和图像的外侧分别测量 ROI（感兴趣区）像素平均值和标准偏差。为保证测量结果的可信度，每个 ROI 应至少包括 100 个像素点。信号强度等于正方形中心像素平均值（S）减去外侧像素平均值（S' 即背景值）。噪声等于正方形中心像素标准偏差（SD）。信噪比（SNR）计算公式为：

$$SNR = \frac{S - S'}{SD} \tag{4.3.3}$$

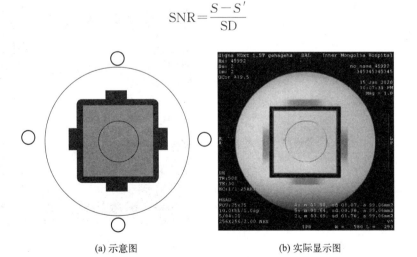

(a) 示意图　　　　　　　(b) 实际显示图

图 4.3.9　MRI 信噪比测量

（2）均匀性

对模体扫描，在"均匀信号"检测模块的扫描层面中，如图 4.3.10，在图像内部取 9 个像素面积大于 100 的区域作为测试点（即中心区和距中心点 3/4 半径的周边上，取 0°、

$45°$、$90°$、$135°$、$180°$、$225°$、$270°$、$315°$ 9 个区），用 ROI 测量各区域的像素平均值。找出 9 个区域平均值的最大值和最小值，分别用 S_{max} 和 S_{min} 表示。均匀性计算公式为：

$$U=\left(1-\frac{S_{max}-S_{min}}{S_{max}+S_{min}}\right)\times100\%\qquad(4.3.4)$$

式中　U——影像均匀性；

　　S_{max}——像素强度最大平均值；

　　S_{min}——像素强度最小平均值。

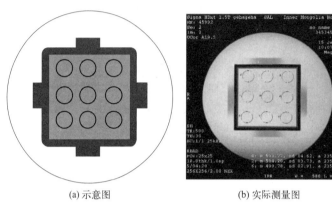

(a) 示意图　　　　　(b) 实际测量图

图 4.3.10　MRI 均匀性测量

（3）几何畸变率

对模体的"几何畸变率"，检测模块层的扫描图像，如图 4.3.11，测量空间分辨率图像中的小孔间的间距（主要是横纵方向、交叉方向），并与实际距离比较，计算公式为：

$$GD=\left|\frac{L_R-L_M}{L_R}\right|\times100\%\qquad(4.3.5)$$

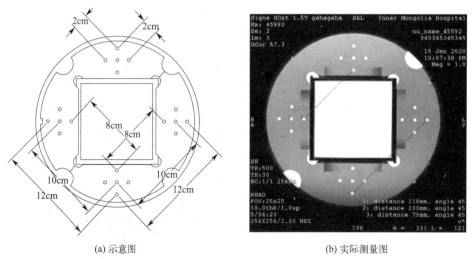

(a) 示意图　　　　　　　　　　(b) 实际测量图

图 4.3.11　几何畸变率测量

（4）空间分辨率

对空间分辨率的检测一般采用目测法。即对模体"空间分辨率"检测模块层扫描，如图 4.3.12。这个层面有一个刻制有高分辨率图案和规则分布的小孔的模块，四周各有一条斜边。调节窗宽到最小，再调节窗位使图像细节显示最清晰，用视觉确定图像中能分辨清楚的最大线对数，即空间分辨率。

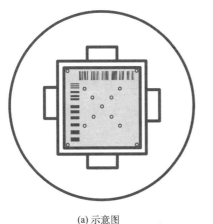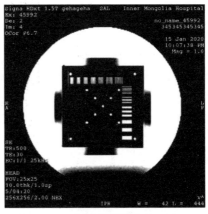

(a) 示意图　　　　　　　　　　(b) 实际测量图

图 4.3.12　MRI 高对比度分辨率测量

（5）层厚

对模体"层厚"检测模块层扫描，如图 4.3.13。调小窗宽，调高窗位，直到斜置像消失，这时的窗位值就是斜置带图像的最大值 L_1；在斜置带图像附近选择一个 ROI，其像素值是 L_2；把窗位值调到 $(L_1+L_2)/2$；测量斜置带图像的宽度，即得到 FWHM；计算层厚 $T(T=\text{FWHM}\times0.25)$，与层厚设置值比较计算层厚误差。

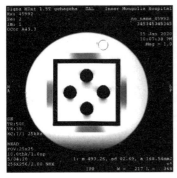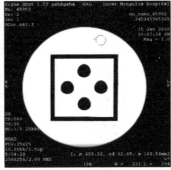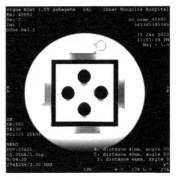

(a) L_2测量图　　　　　　(b) L_1测量图　　　　　　(c) 层厚测量图

图 4.3.13　层厚测量扫描图像

六、 MRI 使用质量检测结果记录

全部测量结束后，结果需要建立记录档案，根据表 4.3.1MRI 检测项目与要求判定检测结果是否合格。有必要说明，上述物理检测结果固然可以对 MRI 诊断设备进行客观评价，特别在判断其是否符合验收指标时极为重要，但是由于所测各种参数指标对 MRI 图像的诊断价值贡献不同，要判断一台 MRI 设备是否符合临床诊断要求时，仅仅看物理测量结果是不够的，还必须结合临床诊断图像，由有资格的临床专家进行评定。为了与下一次检测结果进行比较，掌握一台 MRI 的性能变化规律，需要妥善保存每次检测结果，特别是保存每一次检测图像是非常必要的。

表 4.3.2　MRI 质量控制检测原始记录表

_____医院磁共振成像设备（MRI）使用质量检测原始记录表（参考模板）

记录档案编号：_____　　　检测类型：□验收检测；□状态检测；□稳定性检测；□维修检测

被测设备型号		设备序列号	
生产厂商		使用科室	
生产日期		启用日期	
检测工具型号		设备序列号	
生产厂商		使用部门	
检测依据			

性能检测

信噪比

T	中心区域内				
S					
SD					

T	周围背景区域				
	1	2	3	4	平均值
S'					
SNR（信噪比）				$SNR=\dfrac{S-S'}{SD}$	

均匀性

T	中心区域内								
	1	2	3	4	5	6	7	8	9
S									
SD									
S_{max}		S_{min}							
U（均匀性）			$U=\left(1-\dfrac{S_{max}-S_{min}}{S_{max}+S_{min}}\right)\times100\%$						

几何畸变率

编码方向		测量值（mm）	几何畸变率	平均值
频率方向	80mm			
	40mm			
	20mm			
相位方向	80mm			
	40mm			
	20mm			

空间分辨力			
层厚（mm）	测量值（lp/cm）		
	128×128	256×256	512×512

5层厚				
斜面	A（X方向）	B（X方向）	C（Y方向）	D（Y方向）
背景值				
临界值				
平均值				
测量值（mm）				
FWHM（mm）				
层厚偏差（%）				

检测工程师签名：＿＿＿＿＿＿　　　使用科室签名：＿＿＿＿＿＿　　　检测日期：＿＿年＿＿月＿＿日

■ 第四节　数字减影血管造影设备质量检测技术

一、数字减影血管造影设备原理、组成与技术进展

（一）数字减影血管造影设备的工作原理

数字减影血管造影（digital subtraction angiography，DSA）是一种透视和摄影相结合的技术，广泛用于介入放射学，以显示血管。DSA设备是计算机与传统X射线血管造影相结合的产物，包含了两部分，一是数字化，二是减影。其原理是将注入对比剂前后拍摄的两帧X射线图像经数字化输入计算机，通过相减，消除骨骼、软组织等前后两次信号相同的成分来获得清晰的血管影像。数字减影血管造影的方法有时间减影、能量减影和混合减影等，目前最常用的是时间减影法。经导管内快速注入对比剂，在对比剂到达需要检查的血管之前，血管内对比剂浓度处于高峰和对比剂被廓清这段时间内，对检查部位连续成像。在所得的一系列图像中，取一帧血管内不含对比剂的图像和含对比剂最多的图像，用这同一部位的两帧图像的像素数字矩阵，经计算机进行数字减影处理，使两个数字矩阵中代表骨骼及软组织的数字被抵消，而代表血管的数字则被保留下来。这样，在这个经计算机减影处理后得到的图像中，没有骨骼和软组织的图像，只有血管图像，从而达到更好地显示血管的目的。这两帧图像称为减影对，因为是在不同时间所得，称为时间减影法。

减影时首先要确定背景帧（蒙片）和造影帧（活片），如果不指定，则默认的蒙片是DSA图像的第一帧。也可以指定某一帧为蒙片，这样就使减影的方式更加灵活，在某些情况下还能提高减影图像的质量。DSA图像序列中开始的几帧一般都是不含对比剂的，都可以作为蒙片，通过选择可以把与后面的造影图像配准得最好的图像作为蒙片，从而得到质量更好的减影图像。指定的方法是在查看原始图像时，翻到合适的帧，然后通过菜单操作把当

前帧设置为蒙片。如果不含对比剂的图像都不太符合要求时，甚至可以把含有少量对比剂的造影图像作为蒙片，以达到更好地减影的目的。

（二）DSA 设备的系统组成

DSA 设备主要由 X 射线源组件、X 射线高压发生装置、影像探测器、机械系统、显示器、计算机控制系统、影像处理系统，以及辅助系统等组成。按影像探测器可分为影像增强器型 DSA 设备和平板探测器型 DSA 设备，目前 DSA 设备普遍使用平板探测器数字成像系统。按照机架类型可分为落地式 DSA 设备、悬吊式 DSA 设备和双向式 DSA 设备。落地式 DSA 设备的主体固定在地面；悬吊式 DSA 设备悬挂在天吊导轨上，机架的活动范围更大、更灵活；双向式 DSA 设备由落地臂和一套悬吊臂组成。

（三）DSA 技术进展

DSA 是 80 年代兴起的一项医学影像技术，是数字放射学中重要的组成部分，国内外现已广泛应用于临床。DSA 是由计算机进行影像处理的先进 X 射线诊断技术，是继 CT 之后在 X 射线诊断技术方面又一重大突破。

近十年以来，DSA 设备在不断更新换代、蓬勃发展。小型化、低辐射、智能化、机械自动化，成像算法优化及多模态影像融合，是未来 DSA 设备发展的趋势。硬件进步方向是影像链的发展和高清低剂量技术的进步，主要表现为以下三个方面。

（1）灰阶：灰阶主要影响类 CT 影像质量。图像灰阶正在从 14bit 向 16bit 进阶。16bit 的灰度分辨率是 14bit 的 4 倍，三维成像的清晰度将大幅度提升。

（2）X 射线管：作为 X 射线发生端的源头，X 射线管的灯丝结构、大小对于 X 射线的纯度、图像质量都有很大影响，更小的焦点意味着更好的图像质量。而 X 射线管阳极热容量的提高可满足更多手术和三维采集的需要。

（3）探测器：目前普遍采用的非晶硅平板探测器。硅原子排列无序，成像过程中存在无法消除的本底电子噪声，须大幅提高射线剂量才能成像。而新出现的晶体硅平板探测器，采用有序的硅原子排列，从材料学源头降低电子噪声，超微剂量下也能成像。

二、 DSA 设备质量检测技术标准和要求

1.DSA 设备质量检测相关技术标准

DSA 设备质量检测参考的标准有：GB 9706.243—2021《医用电气设备 第 2-43 部分：介入操作 X 射线设备的基本安全和基本性能专用要求》、GB/T 19042.3—2005《医用成像部门的评价及例行试验 第 3-3 部分：数字减影血管造影（DSA）X 射线设备成像性能验收试验》、YY/T 0740—2022《医用血管造影 X 射线机专用技术条件》、JJG 1067—2011《医用诊断数字减影血管造影（DSA）系统 X 射线辐射源》和 WS 76—2020《医用 X 射线诊断设备质量控制检测规范》。

2.DSA 设备质量检测要求

GB 9706.243—2021、YY/T 0740—2022 及 GB/T 19042.3—2005 适用于制造商声明设备质量及性能的要求。JJG 1067—2011 适用于 DSA 作为工作计量器具的首次检定、后续检定和使用中检查。首次检定的项目包括：空气比释动能率、辐射输出的质、模拟血管最小尺寸、空间分辨力、低对比度分辨力、对比度线性、减影性能影响、X 射线管电压和 X 射线管的焦点；后续检定的项目包括：模拟血管最小尺寸、空间分辨力、低对比度分辨力、减影性能影响和 X 射线管电压；使用中检查的项目包括：空气比释动能率、模拟血管最小尺寸、

空间分辨力和 X 射线管电压。

WS 76—2020 适用于 DSA 按照卫生部门规章《放射诊疗管理规定》实施临床放射诊疗时的质量控制检测，包括验收检测、状态检测和稳定性检测。

验收检测可委托有资质的技术服务机构进行，由医疗机构、医疗器械制造商和技术服务机构共同配合完成。状态检测由有资质的技术服务机构和人员进行。稳定性检测应由医疗机构自身实施检测或者委托有能力的机构进行。质量检测应有检测记录，验收检测和状态检测还应有检测报告。检测结果记录应保留存档。

三、 DSA 设备性能检测指标、术语与定义

DSA 设备是 X 线成像设备的一种，DSA 设备性能质量检测分为通用项目指标和专用项目指标，本节只讨论 DSA 专用检测项目指标，通用项目和指标同本章第一节中 X 射线透视设备部分，本节不再重复。DSA 专用检测项目指标如下。

1. DSA 动态范围

DSA 动态范围是用于减影的衰减范围，在此范围内均能在减影图像中观察到血管系统。

2. DSA 对比灵敏度

DSA 对比灵敏度是 DSA 系统显示低对比度血管相对于图像背景的能力，是一种对低对比血管影像可视性的衡量。

四、 DSA 设备性能检测的设备与要求

DSA 设备性能检测分为通用性能检测项目和专用性能检测项目，通用性能项目检测设备同 X 射线透视设备，如剂量检测设备等。DSA 专用性能检测必须用专用检测设备和模体，具体介绍如下。

1. DSA 专用性能检测模体

DSA 专用性能检测模体为 DSA 检测模体，常用模体如 RoVi8。检测项目主要有动态范围和 DSA 对比灵敏度。DSA 检测模体血管模拟移动组件使用电动无线遥控模体推进器或气动推进器（图 4.4.1），检测人员可以远程控制模体运动，减少检测人员的辐射剂量。

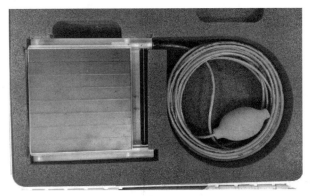

图 4.4.1 DSA 性能检测模体（带气动推进器）

2. DSA 专用性能检测模体结构

DSA 模体主体为 150mm×150mm×23.5mmPMMA 材料，带有 10mm 的槽，内有血管模拟移动组件和动态范围楔形阶梯，血管模拟组件可横向移动 10mm，带有 4 个纯度至少

为 99.5％的模拟血管密度的铝条；插件主体长度 150mm，厚度在 9.5～10mm 之间，宽度大于其在主模体上空间的 13mm，它带有 4 个纯度为 99.5％的铝条，铝条间的间隙为 15mm，铝条长 150mm，宽为 5mm，厚度分别为 0.05mm、0.1mm、0.2mm 和 0.4mm；动态范围楔形阶梯从 0.2～1.4mm 的 7 个厚度线性铜楔形阶梯与插件纵向方向放置，其结构示意见图 4.4.2。

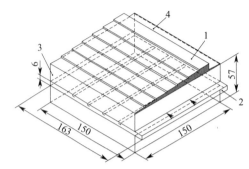

图 4.4.2　DSA 设备检测模体结构示意图

1—动态范围楔形阶梯；2—血管模拟组件；3—主体；4—2mm 铜试验阶梯

五、　DSA 设备检测指标与要求

1. 通用性能检测项目

通用性能检测项目包括：透视受检者入射体表空气比释动能率典型值、透视受检者入射体表空气比释动能率最大值、高对比度分辨力、低对比度分辨力、入射屏前空气比释动能率和自动亮度控制，其检测方法、周期与要求同本章第一节中 X 射线透视设备。

2. 专用性能检测

专用性能检测项目包括：DSA 动态范围、DSA 对比灵敏度和伪影，不同检测类别检测项目与技术要求见表 4.4.1。

表 4.4.1　DSA 专用性能检测项目与技术要求

序号	检测项目	验收检测与状态检测要求	稳定性检测	
			要求	周期
1	DSA 动态范围	减影影像中，0.4mm 的 DSA 血管模拟组件在所有灰阶均可见	减影影像中，0.4mm 的 DSA 血管模拟组件在所有灰阶均可见	6 个月
2	DSA 对比灵敏度	减影影像中，0.2mm 灰阶上所有血管可见	减影影像中，0.2mm 灰阶上所有血管可见	6 个月
3	伪影	减影中无各种明显伪影	—	—

六、　DSA 设备检测方法与作业指导

（一）检测前准备

1. 开机检查

设备开机预热，自检通过后，检查设备运转情况，确保设备处于正常工作状态后进行检测。当设备出现故障时，排除或维修后再进行检测。

2. 检测参数设定

按检测标准，选择临床常用 DSA 应用模式。

（二）DSA 专用性能检测

1. DSA 动态范围检测

（1）将 DSA 性能检测模体水平放置在诊断床上，调整焦点-影像接收器距离（SID）为系统允许的最小值，设置影像视野（FOV）为系统允许的最大尺寸，调节 X 射线管角度使射线垂直入射模体表面。

（2）在透视状态下进行定位观察，前后左右移动诊断床，使模体在视野的中心，调整限束器使得照射野与模体大小一致。

（3）采用自动控制模式，选择适当的 DSA 程序进行减影，采集 DSA 模体的影像，当影像采集完 3～5s 后，推动模体的血管插件模块，继续采集影像。

（4）观察减影后的影像，调节窗宽和窗位使影像显示最佳，0.4mm 血管模拟组件可见的灰阶数即为 DSA 动态范围。

（5）记录所采用的 DSA 程序、SID 和 FOV 大小、X 射线出束参数、帧率及 DSA 动态范围结果。

2. DSA 对比灵敏度检测

（1）检测条件与方法同 DSA 动态范围。

（2）观察减影后的图像，得到灰阶上每一个血管模拟结构均可见的阶梯计数，即为 DSA 对比灵敏度。

（3）记录所采用的 DSA 程序，SID 和 FOV 大小，X 射线出束参数，帧率及 DSA 对比灵敏度结果。

3. 伪影检测

（1）检测步骤与 DSA 动态范围的检测基本一致。

（2）为检测伪影的时间依赖性，伪影检测时的帧率应在每秒 1 帧图像的条件下进行。

（3）将 DSA 模体放置在诊断床上，选择 DSA 程序进行减影，并持续 10～20s，其间应使 DSA 模体中的模拟血管运动并产生位移，观察减影得到的图像上是否有伪影存在。如存在伪影，应详细描述伪影的外观及可能产生的来源。

七、 DSA 设备检测结果记录与分析

1. 检测记录

全部检测结束后，将性能检测结果数据逐项记录到原始记录表中，见表 4.4.2，并建立记录档案。按照国家相关法规规定，在实现信息化管理的医院，应建立电子记录档案。检测记录保存期限不得少于规定使用期限或使用生命周期终止后 5 年。

2. 结果分析处理

对检测结果进行分析，发现不合格的问题及时采取措施，如暂停使用，维修后重新检测合格后再投入使用。设备使用部门的医技人员应能及时了解到所用设备的质量控制的最新检测结果。

表 4.4.2　DSA 使用质量检测原始记录表

<table>
<tr><td colspan="7" align="center">_____医院 DSA 使用质量检测原始记录表（参考模板）</td></tr>
<tr><td colspan="4">检测报告编号：_____　　检测流水号：_____</td><td colspan="3">检测类型：□验收检测；□周期检测；□状态检测</td></tr>
<tr><td>使用科室</td><td></td><td>联系人</td><td></td><td>联系电话</td><td colspan="2"></td></tr>
<tr><td>检测环境</td><td colspan="6">温度：　　　℃　　　相对湿度：　　　%　　　大气压力：　　　kPa</td></tr>
<tr><td>检测参考依据</td><td colspan="6"></td></tr>
<tr><td>类别</td><td colspan="2">被检设备</td><td colspan="2">检测设备（模体）</td><td colspan="2"></td></tr>
<tr><td>名称</td><td colspan="2">医用超声诊断设备</td><td colspan="2"></td><td colspan="2"></td></tr>
<tr><td>制造厂家</td><td colspan="2"></td><td colspan="2"></td><td colspan="2"></td></tr>
<tr><td>型号规格</td><td colspan="2"></td><td colspan="2"></td><td colspan="2"></td></tr>
<tr><td>编号</td><td colspan="2"></td><td colspan="2"></td><td colspan="2"></td></tr>
<tr><td>检测条件（设置参数）</td><td>管电压（kV）</td><td>管电流（mA）</td><td>SID</td><td>帧率（f/s）</td><td colspan="2">FOV</td></tr>
<tr><td></td><td></td><td></td><td></td><td></td><td colspan="2"></td></tr>
<tr><td colspan="7">性能检测项目</td></tr>
<tr><td>DSA 动态范围</td><td colspan="2">0.4mm 的 DSA 血管模拟组件在第几级阶梯可见</td><td colspan="3">□1级（0.2mm）;□2级（0.4mm）;□3级（0.6mm）;
□4级（0.8mm）;□5级（1.0mm）;□6级（1.2mm）;
□7级（1.4mm）</td><td></td></tr>
<tr><td>DSA 对比灵敏度</td><td colspan="2">灰阶上每一个血管模拟结构（共四组）可见的阶梯计数</td><td colspan="3">□1级（0.2mm）;□2级（0.4mm）;□3级（0.6mm）;
□4级（0.8mm）;□5级（1.0mm）;□6级（1.2mm）;
□7级（1.4mm）</td><td></td></tr>
<tr><td>伪影检测</td><td colspan="2">减影持续时间（10~20s）</td><td colspan="4">是否存在伪影：□存在伪影，□无伪影</td></tr>
<tr><td colspan="7">检查结果</td></tr>
<tr><td>检查结果评价</td><td colspan="6">□检测合格　□检测不合格，其中不合格项目为：</td></tr>
<tr><td colspan="7">检测工程师签名：_____　　使用科室签名：_____　　检测日期：___年___月___日</td></tr>
</table>

■ 第五节　核医学影像诊断设备使用质量检测技术

一、核医学影像诊断设备分类、原理及技术进展

（一）核医学影像诊断设备分类、原理

目前在用的核医学影像诊断设备主要包括 γ 相机、单光子发射计算机断层成像（single photon emission computed tomography，SPECT）、SPECT/CT、正电子发射体层成像（positron emission tomography，PET）、PET/CT 及 PET/MR，目前以 SPECT/CT、PET/CT 在临床中应用较为广泛。

1. 伽马照相机

伽马照相机（γ camera）的原理是将放射性药物注入患者体内通过获取其在特定脏器或组织内的转运和分布情况，以二维图像的形式反映该脏器或组织的功能及代谢情况。γ 照相

机由准直器、闪烁晶体（碘化钠/碘化铊）、光电倍增管、前置放大器、主放大器、X-Y 位置电路、总和电路、脉冲高度分析器、模数转换器及显示或记录器件等组成。

2. 单光子发射计算机断层成像

单光子发射计算机断层成像即 SPECT 在核医学临床应用最为广泛，在 γ 照相机平面显像的基础上应用电子计算机技术增加了断层显像功能，其原理是将放射性药物注入患者体内，一定时间后达到显像要求进行 SPECT 显像获取人体组织器官的功能和代谢情况，包括静态显像、动态显像、断层显像等。SPECT 系统由探头（探测器）、机架、检查床和图像采集处理工作站组成。

3. 正电子发射体层成像

正电子发射体层成像即 PET 称为分子影像，其工作原理是将正电子核素标记的放射性药物注入患者体内，通过湮灭符合探测，获取示踪剂在体内的分布情况。PET 系统由扫描机架、主机柜、检查床、操作工作站、分析和报告工作站、打印设备等组成。

4. SPECT/CT

SPECT/CT 是 SPECT 技术和 CT 技术相结合，一次显像可分别获得 SPECT 图像、CT 图像及 SPECT/CT 图像，实现了 SPECT 功能代谢显像与 CT 解剖形态影像的同机融合。

5. PET/CT、PET/MR

PET 技术与 CT 技术、MR 技术相融合，分别实现了 PET 与 CT、MR 图像的同机融合，两种显像技术取长补短，优势互补。

（二）核医学影像诊断设备及检测技术进展

1. 核医学影像诊断设备技术进展

核医学影像设备的技术发展近几年尤以 PET/CT 技术最为迅速，PET/CT 技术发展主要体现在 PET 技术发展上：PET 晶体材料由时间分辨率差的锗酸铋晶体（bismuth germinate crystal，BGO）发展到了时间分辨率大幅提高的掺铈氧化正硅酸镥（cerium doped lutetium oxyorthosilicate，LSO）、掺铈硅酸钇镥（cerium doped lutetium yttrium oxyorthosilicate，LYSO）等晶体；PET 光电转换器件（光电探测器）由传统的光电倍增管（photomultiplier tube，PMT）发展到可实现数字化的硅光电倍增管（silicon photomultiplier，SiPM）；多种新技术已应用于 PET 图像重建算法中，如带点扩展函数（point spread function，PSF）技术和 TOF 技术的重建算法使得 PET 图像空间分辨率、均匀性及信噪比大幅提升；PET 小晶体块表面积大幅下降，PET 空间分辨率增高；PET 轴向视野的提高（大于 20cm），有效提高了 PET 灵敏度。

2. SPECT、PET 与 CT、MR 多模态融合相关检测指标展望

SPECT、PET 与 CT、MR 多模态融合技术是近些年的一种新兴技术，是将 SPECT、PET 功能显像与 CT、MR 等不同模态图像信息通过叠加和空间配准后，融合成全面的、信息量更加丰富准确的影像技术。SPECT 和 PET 以显示脏器或组织的血流、代谢、功能为优势，但解剖分辨率较差；而 CT 和 MR 虽然解剖分辨率较好，但代谢与功能测定的灵敏度劣于 SPECT、PET 显像，通过多模态融合技术使各种显像方法的优势互补。SPECT、PET 与 CT、MR 多模态融合显像将成为未来核医学影像发展的方向。SPECT、PET 与 CT、MR 多模态融合相关检测指标与 SPECT/CT、PET/CT、PET/MR 的整体性能（融合精度）密切相关。

（1）SPECT 与 CT 融合精度：常用检测项目为旋转中心（center of rotation，COR）。旋转中心指探头的机械旋转中心，它应该与图形重建矩阵中心相一致，是描述 SPECT 断层性能的重要指标。如果两个中心不重合，称为旋转中心漂移，旋转中心漂移会影响断层图像质量。尽管 WS/T 523—2019《伽玛照相机、单光子发射断层成像设备（SPECT）质量控制检测规范》中稳定性检测未列出旋转中心这一检测项目，但是对于经常进行 SPECT 断层融合成像的 SPECT/CT 机型，建议进行旋转中心检测，检测周期至少半年检测一次，最好一个季度检测一次。各种 SPECT/CT 均附带与 COR 相关的检测程序、检测模体及检测合格标准，根据操作文档对 SPECT/CT 进行 COR 检测，按照厂家给出的 COR 合格标准判定是否合格。

（2）PET 与 CT 融合精度：PET/CT 整体性能指标主要是对 PET 图像与 CT 图像的融合精度进行评价，其检测项目包括图像配准、融合技术等指标，目前尚无权威机构指定的标准测试方法。影响 PET/CT 图像融合精度的因素，除了目前尚无法避免的患者生理性因素以外，还包括 PET 和 CT 固有性能的稳定性、PET 和 CT 数据采集时检查床驱动系统的运动精度和稳定性、部分容积效应和检查床负重状态，以及 PET 和 CT 其他电子学线路性能的稳定性等物理学因素。图像融合误差的可接受范围，目前也没有统一的标准。YY/T 0829—2011《正电子发射及 X 射线计算机断层成像系统性能和试验方法》及 NEMA NU 2-2018《Performance Measurements of Biograph Vision Quadra PET/CT System》虽规定了不同的 PET 和 CT 的融合精度的检测方法，但是均未给出合格判定标准。临床上目前建议采纳 PET/CT 附带的模体和方法对 PET 和 CT 的融合精度进行检测。各品牌 PET/CT 设备均附带 PET 和 CT 融合精度检测相关的数据采集、处理程序和模体，且给出 PET 和 CT 的融合精度出厂值（利用该值可以判断该性能的稳定性），诊断床定位精度和重建层厚偏差项目直接影响 PET/CT 或 SPECT/CT 融合精度，可参考 WS 519—2019《X 射线计算机体层摄影装置质量控制检测规范》，诊断床定位精度每月检测 1 次，重建层厚偏差每年检测 1 次。因此，PET/CT 显像图像融合精度的测试方法和评价标准还有待进一步完善。

（3）PET 与 MR 融合精度：PET/MR 一体机作为一个整合系统，要求 PET 和 MR 图像数据具有高度的融合精度，购置 PET/MR 一体机除了按照国家标准或美国电器制造商协会（NEMA）标准分别检验 PET 和 MR 的系统性能以外，还需评价 PET 和 MR 两种不同模态图像的融合精度。在移动或移除 PET 插入物、应用软件更新、每次维护程序等操作后均需对融合精度进行校准。影响 PET/MR 图像融合精度的因素，除了患者的生理因素以外，还包括检查床负重状态下 PET 和 MR 固有性能的稳定性，PET 和 MR 数据采集时检查床驱动系统的运动精度和稳定性，以及 PET 和 MR 其他电子线路性能的稳定性等。PET/MR 图像融合精度在一定程度上反映了 PET 和 MR 整合后的整体性能。PET/MR 尚处于起步阶段，针对图像融合精度这个指标，目前尚无公认的检测模体和测量方法，且各个厂家的成像技术、模体结构及评价方法均不相同。PET/MR 融合精度的测试方法和评价标准还有待进一步完善。

二、核医学影像诊断设备质量检测相关标准

核医学影像诊断设备的质量检测标准主要有：WS 523—2019《伽玛照相机、单光子发射断层成像设备（SPECT）质量控制检测规范》、GB/T 18988.1—2013《放射性核素成像设备 性能和试验规则 第 1 部分：正电子发射断层成像装置》、YY/T 0829—2011《正电子发

射及 X 射线计算机断层成像系统性能和试验方法》、WS 817—2023《正电子发射断层成像（PET）设备质量控制检测标准》。

三、核医学影像设备稳定性检测所用设备及模体

核医学影像设备稳定性检测所用设备及模体有：活度计，用于稳定性检测中各种放射性药物活度的测定；四象限铅栅模体/平行狭缝（SLIT）铅栅模体；SPECT 灵敏度检测用模体（内径为 15cm 的平底塑料圆盘）；PET 空间分辨力检测所用设备随机附带的点源支架；PET 灵敏度检测用铝管。相关介绍详见下文。

四、核医学影像设备性能检测项目及要求

（一）SPECT 检测项目及要求

SPETCT 相关的检测项目和术语有能窗、半高宽、有效视野、中心视野、均匀性、固有积分均匀性、固有微分均匀性、空间分辨力、固有空间分辨力、固有空间微分线性、固有空间绝对线性和系统平面灵敏度等。

1. 能窗

能窗（energy window）是可接受和处理的 γ 射线和 X 射线的能量范围。窗口可以用一个能量范围（如 130～151keV）或能峰值的百分比（如 140keV 的 15％）来表示。以百分比表示时，应给出能峰值，且窗口是以能峰值为中心对称的，如 140keV 的 20％能窗与 126～154keV 是等同的。

2. 半高宽

半高宽（full width at half maximum，FWHM）是在一钟形曲线上，纵坐标高度为最大值一半处，平行于横坐标的两点之间的距离。

3. 有效视野

有效视野（useful field of view，UFOV）是探头用于 γ 射线及 X 射线成像的范围，该范围的尺寸由制造厂给出。

4. 中心视野

中心视野（central field of view，CFOV）是有效视野每边向中心方向收缩 12.5％的区域。

5. 均匀性

均匀性（uniformity）为视野内各点计数值之间的差异。

6. 固有积分均匀性

固有积分均匀性（instrinsic integral uniformity）是指不带准直器时，均匀入射的 γ 射线在整个探头视野内给定大面积上计数密度的最大变化。

7. 固有微分均匀性

固有微分均匀性（instrinsic differential uniformity）是指不带准直器时，均匀入射的 γ 射线在整个探头视野内微小区间内计数密度的最大变化。

8. 空间分辨力

空间分辨力（spatial resolution）是精确分辨开空间两个放射性点源的能力，用点源或线源扩展函数的半高宽（FWHM）表示。

9. 固有空间分辨力

固有空间分辨力（instrinsic spatial resolution）是不带准直器时测得的空间分辨力。

10. 固有空间微分线性

固有空间微分线性（instrinsic spatial differential linearity）是不带准直器时，线源图像位置和线源实际位置间偏移的变异程度。

11. 固有空间绝对线性

固有空间绝对线性（instrinsic spatial absolute linearity）是不带准直器时，视野中线源实际位置和图像位置在 X 方向和 Y 方向的最大偏移。

12. 系统平面灵敏度

系统平面灵敏度（system planar sensitivity）是对特定准直器，探头观察到的平面源计数率与活度之比，即仪器对已知强度放射源的响应能力。

SPECT 设备质量检测项目与技术要求见表 4.5.1。

表 4.5.1　SPECT 检测项目与技术要求

检测项目			验收检测要求	状态检测要求	稳定性检测		说明
					要求	周期	
系统本底			出厂指标	$\leqslant 2 \times 10^3 \min^{-1}$	$\leqslant 2 \times 10^3 \min^{-1}$	每天	科室完成
能峰			出厂指标	偏差在 $\pm 3 keV$ 内	偏差在 $\pm 3 keV$ 内	每天/每周	科室完成
固有均匀性	积分均匀性	UFOV	出厂指标	$\leqslant 5.5\%$	$\leqslant 5.5\%$	1 周	科室完成
		CFOV	出厂指标	$\leqslant 4.5\%$	$\leqslant 4.5\%$		
	微分均匀性	UFOV	出厂指标	$\leqslant 3.5\%$	$\leqslant 3.5\%$		
		CFOV	出厂指标	$\leqslant 3\%$	$\leqslant 3\%$		
固有空间分辨力(mm)		UFOV	出厂指标	$\leqslant 5.4$	$\leqslant 5.4$	6 个月	可由保修单位或科室完成
		CFOV	出厂指标	$\leqslant 5.4$	$\leqslant 5.4$		
固有空间线性(mm)	微分线性	UFOV	出厂指标	$\leqslant 0.24$	$\leqslant 0.24$	6 个月	可由保修单位或科室完成
		CFOV	出厂指标	$\leqslant 0.24$	$\leqslant 0.24$		
	绝对线性	UFOV	出厂指标	$\leqslant 0.84$	$\leqslant 0.84$		
		CFOV	出厂指标	$\leqslant 0.60$	$\leqslant 0.60$		
系统平面灵敏度/$(S^{-1} \cdot MBq^{-1})$			出厂指标	$\geqslant 60$	$\geqslant 60$	6 个月	可由保修单位或科室完成
固有最大计数率(S^{-1})			出厂指标	$\geqslant 67 \times 10^3$	$\geqslant 67 \times 10^3$	6 个月	可由保修单位或科室完成

注：本表参照 WS/T 523—2019 标准附录 A。

（二）PET 检测项目及要求

PET 相关的检测项目和相关术语有：轴向视野、横断视野、真符合、随机符合、散射符合、瞬时计数、正弦图、空间分辨力、灵敏度、灵敏度、散射分数、噪声等效计数率、飞行时间、飞行时间分辨力和定标因子。

1. 轴向视野

轴向视野（axial field of view）是 PET 设备探头一次成像在轴向上所能覆盖的范围。

2. 横断视野

横断视野（transverse field of view）是 PET 设备垂直于轴向的横断面成像所能覆盖的

范围。

3. 真符合

真符合（true coincidence）是符合探测到的两个 γ 光子来源于同一湮灭事件，且在到达探测器前两个光子都没有与介质发生任何相互作用的符合事件。

4. 随机符合

随机符合（random coincidence）是符合探测到的两个 γ 光子分别来自于几乎同时发生的两个独立无关的湮灭事件。

5. 散射符合

散射符合（scatter coincidence）是符合探测到的两个光子来源于同一次湮灭，但两个或其中一个曾与介质发生相互作用，而偏离了原飞行方向，导致错误定位的符合记录。

6. 瞬时计数

瞬时计数（prompt counts）是 PET 符合窗内符合计数的总和，包括真符合、散射符合和随机符合计数。

7. 正弦图

正弦图（sinogram）是 PET 原始数据的一种存储方法。以所采集事件的径向坐标排列成行、角度坐标排列成列、不同符合探测面排列成页所组成的一组投影矩阵。

8. 空间分辨力

空间分辨力（spatial resolution）是区分空间两个点源最短距离的能力。

9. 灵敏度

灵敏度（sensitivity）是指单位活度的辐射源所产生的计数率。

10. 散射分数

散射分数（scatter fraction）是指扫描视野感兴趣区域内散射符合计数与散射符合和真符合计数之和的百分比。

11. 噪声等效计数率

噪声等效计数率（noise equivalent counting rate，R_{NEC}）是指单位时间内测得的噪声等效计数，为真符合计数率的平方与总符合计数率的比值。

12. 飞行时间

飞行时间（time of flight，TOF）是指同一符合事件两个光子到达探测器的时间差，由此时间差，可确定沿符合线湮灭光子发生的位置。

13. 飞行时间分辨力

飞行时间分辨力（TOF resolution）是指分辨同一符合事件两个光子到达探测器的时间差的能力。

14. 定标因子

定标因子是指重建图像上单位体积内的计数率与真实放射性比活度的比值。

PET 设备质量控制的检测项目与技术要求，见表 4.5.2。

表 4.5.2　PET 检测项目与技术要求

序号	检测项目	验收检测项目	状态检测项目	稳定性检测	
				要求	周期
1	空间分辨力	≤1.05×标称值	≤1.10×标称值	≤1.10×标称值	6 个月
2	灵敏度	≥0.95×标称值	≥0.90×标称值	≥0.90×标称值	6 个月
3	噪声等效计数率[a]	≥0.95×标称值	≥0.90×标称值	≥0.90×标称值	6 个月
4	散射分数[a]	≤1.05×标称值	≤1.10×标称值	≤1.10×标称值	6 个月
5	准确性：计数丢失和随机符合校正[a]	≤1.05×标称值	≤1.10×标称值	≤1.10×标称值	6 个月
6	飞行时间分辨力[a]	≤1.05×标称值	≤1.10×标称值	≤1.10×标称值	6 个月
7	定标因子	—	—	按照设备制造商要求判定	6 个月
8	探测器工作状态	—	—	按照设备制造商要求判定	1 周

注：① a 表示在稳定性检测中属于选做项目，建议有条件的医疗机构积极开展此项目的稳定性检测工作。

② 本表参照 WS 817—2023《正电子发射断层成像（PET）设备质量控制检测标准》。

对于 SPECT、PET 与 CT、MR 多模态融合的设备，图像配准、图像融合度也是重性能要指标，但针对图像融合度这个指标，目前尚无公认的检测模体、测量方法和标准，且各个厂家的成像技术、整体结构及评价方法均不相同，图像融合度指标检测准则还没有形成一致的认同，尤其是 PET 与 CT、MR 图像的融合，本章不作讨论。

五、核医学影像设备检测方法与作业指导

（一）伽玛照相机、SPECT 检测

1. 系统本底和能峰

尽管 WS 523—2019 稳定性检测列表中未列出系统本底、能峰，但是在标准的强制性条款第 3 章"质量控制检测要求"中对系统本底和能峰均有要求：①系统本底：检测前在带准直器情况下检查本底计数率，除非厂家有特殊说明，本底计数率应不大于 $2.0 \times 10^3 min^{-1}$；②能峰（使用^{99m}Tc）：检测前为 140keV，能峰偏差在 ±3keV 范围内。

（1）系统本底检测（每日）

目的：确认探测器工作状态正常，判断有无污染。

方法：带准直器的情况下任意矩阵采集 1min，以计数/分钟表示。

要求：本底计数 $<2 \times 10^3 min^{-1}$ 为系统本底无污染。如果有污染须记录去污过程。

（2）能峰检测（每日/每周）

目的：判断能峰是否漂移（能峰易受环境温度、光电倍增管及电路工作状态影响）。

方法：机器带准直器，将点源置于探头下方静态程序采集，观察能谱曲线和能峰漂移；或者在固有均匀性检测中同步观察能谱曲线和能峰漂移。

合格的判定标准：能峰漂移 <3keV（140keV）。能峰偏移会导致计数降低，定位偏差。

2. 固有均匀性检测（每周）

（1）目的：检测均匀性是否有偏差。影响均匀性的因素较多且易变化：温差变化、光电

倍增管高压漂移、准直器损坏或污染、能峰设置不正确等因素均会造成均匀性发生变化。

（2）标准推荐方法：

制作点源：检测所用源为 ^{99m}Tc，将其盛入试管或小安瓿中，源在各方向的尺寸 ≤ 5mm，活度约为 20MBq，使计数率 ≤ $2.0 \times 10^4 \mathrm{s}^{-1}$。放射源放置于距离探头表面中心 5 倍于视野最大线径的位置上。

数据采集：泛源图像数据采集。卸下准直器，设置的采集总计数和图像矩阵应保证采集的成像的中心像素计数至少为 1.0×10^4。

方法计算：

固有积分均匀性：在处理后的泛源图像内，分别在 UFOV 和 CFOV 内，找像素值的最大值和最小值，分别计算二者之间的差值、和值，按式（4.5.1）计算积分均匀性：

$$IU = [(C_{max} - C_{min})/(C_{max} + C_{min})] \times 100\% \tag{4.5.1}$$

式中 　IU——固有积分均匀性；

C_{max}——像素最大值；

C_{min}——像素最小值。

固有微分均匀性：

在处理后的泛源图像内，分别在 UFOV 和 CFOV 内计算微分均匀性。分别从像素行和列的起始端开始，逐个像素向前推移，每相邻 5 个像素为一组，找最大像素值和最小像素值，分别计算二者之间的差值、和值，按式（4.5.2）计算百分值。在 X 方向和 Y 方向的最大百分值，为微分均匀性。

$$DU = (C_{max} - C_{min})/(C_{max} + C_{min}) \times 100\% \tag{4.5.2}$$

式中 　DU——固有微分均匀性；

C_{max}——像素最大值；

C_{min}——像素最小值。

上述方法是 WS 523—2019 标准与美国国家电气制作者协会 NEMA-NU1 给出的方法，为推荐方法。

（3）临床使用方法：临床工作中有更简洁的检测方法，现推荐如下。

方法一：使用 SPECT 机器日质量控制（Daily QC）或周质量控制（Weekly QC）程序进行检测，这些程序即为固有均匀性检测。按照 SPECT 说明书的要求制作点源，启动 Daily QC 或 Weekly QC 程序，即可自动完成固有均匀性检测。该方法的缺点：有些机型不会给出 WS 523—2019 标准中固有均匀性的全部 4 个指标（如有些机型只给出其中的 2 个指标）；该方法的优点：简单易实现，无须购买任何模体和软件，可以保障临床应用图像质量。

方法二：使用 SPECT 机器出厂时附带的 NEMA 检测程序，按照厂家 SPECT NEMA 测试文档，制作点源 20MBq 左右，启动 SPECT 附带的 NEMA 检测程序中的固有均匀性程序，完成采集和处理。程序自动给出 WS/T 523—2019 中固有均匀性的全部 4 个指标值。

（4）要求：WS/T 523—2019 中给出了固有均匀性的 4 个检测指标及要求。积分均匀性：有效视野（UFOV）≤ 5.5%，中心视野（CFOV）≤ 4.5%；微分均匀性：有效视野（UFOV）≤ 3.5%，中心视野（CFOV）≤ 3%。其中，得出的积分均匀性和微分均匀性的值越低，其均匀性越好。图 4.5.1 为 SPECT 固有均匀性检测位置图。

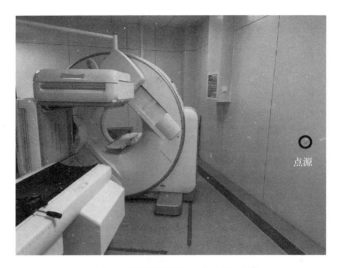

图 4.5.1　SPECT 固有均匀性检测位置图

3. 固有空间分辨力、固有空间线性（每半年）

（1）目的：检测机器的固有空间分辨力及固有空间线性是否变差；SPECT 设备使用年限较长或进入老化期，晶体与光电倍增管管道组件之间容易出现故障和能量漂移等现象影响这两项指标。

（2）方法：WS 523—2019 给出了两种检测方法。一是狭缝铅栅模体法：①使用市售狭缝铅栅模体及软件套装，需要购买价格昂贵；②利用厂家的专用模体，每种型号的SPECT，厂家均配置该型号专用的狭缝铅栅模体，SPECT 设备附带采集及处理程序。优点：获得数据精确，能定量反映固有空间分辨力及线性。缺点：医疗机构难以获得厂家模体。二是四象限铅栅模体法：使用的四象限铅栅 SPECT 设备随机附带，结果通过目测及计算方法获得，方便简洁，也能保障临床图像质量。有研究显示，两种方法结果基本一致，均能反映设备的固有空间分辨力和线性性能的优劣，并能发现设备问题，可满足临床需求。现将两种方法总结如下：

狭缝铅栅模体法，所用模体为 SLIT 铅栅模体，模体有 X 方向及 Y 方向两块铅栅，狭缝宽度 1mm，狭缝间距离为 30mm，铅栅厚度为 3mm（图 4.5.2）。采集方法：①卸下探头准直器，安装保护罩，把探头旋转成"L"形模式，探头 1 旋转到最低位置且探头表面水平向上；②制作一体积 0.1mL、放射性活度为 $200\sim400$MBq 点源装入点源瓶中，并用专用支架置于探头表面中心 1.5m 以上位置，使安装 Slit 铅栅模体后计数率≤20kps（每秒计数）；③将 X 方向 Slit 铅栅模体（模体中的缝垂直于探头旋转轴）放置在探头 1 上，需谨防损坏探头；④启动静态采集程序，采集条件放大倍数 Zoom＝1，能窗值为 140±10%，采集矩阵512×512，采集总计数 20M；⑤卸下 X 方向 Slit 铅栅模体，将 Y 方向 Slit 铅栅模体（模体中的狭缝平行于探头旋转轴）放置在探头 1 上，对探头 1 进行相同条件静态采集；⑥用上述步骤和条件对探头 2 进行采集；⑦储存采集图像（DICOM 格式）；⑧采用 SPECT 质量控制通用模体套装所带软件对上述 DICOM 数据进行处理分析，得出每个探头的固有空间分辨力及线性结果。

四象限铅栅模体法，所用模体为四象限铅栅（通常随 SPECT 设备附带，图 4.5.3），临床上多见的有四种规格：2mm、2.5mm、3mm、3.5mm（最多）；2.12mm、2.54mm、

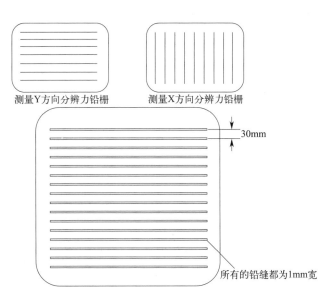

图 4.5.2 两个方向狭缝铅栅（SLIT）模体示意图

3.18mm、4.23mm；2.5mm、3.18mm、3.5mm、4mm；3.18mm、3.97mm、4.77mm、6.35mm；3.2mm、4mm、4.8mm、6.4mm。

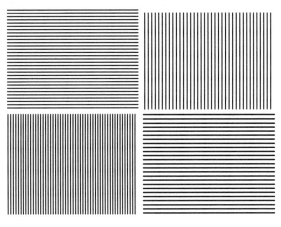

图 4.5.3 四象限铅栅示意图

采集方法：①卸下探头准直器，安装保护罩，把探头旋转成"L"形模式，探头 1 旋转到最低位置且探头表面水平向上。②制作一体积 0.1mL、放射性活度为 200～400MBq 的点源装入点源瓶中，并用专用支架置于探头表面中心 1.5m 以上位置，并使安装四象限铅栅后计数率不超过 20kps（临床上也使用：制作一体积约为 0.1mL、放射性活度为 18.5～37MBq（0.5～1mCi）的放射性点源，并放置在机架观察屏的悬梁上且位置在探头中心的正上方，使安装四象限铅栅后计数率不超过 20kps。③将四象限铅栅轻放在探头 1 上，启动一个静态采集程序，采集矩阵 256×256，Zoom＝1，能窗 140±10％，采集总计数 6×10^4。④四象限铅栅旋转 90°、180°、270°后分别采集图像，再将铅栅翻转一次，重复采集不同角度的 4 幅图像，共采集 8 幅图像。⑤用上述步骤和条件对探头 2 进行图像采集，储存四象限铅栅的 8 幅静态图像。⑥数据分析：a. 固有空间分辨力：目测分辨出四象限铅栅的象限位置，按照公式 FWHM＝1.75B 计算出固有空间分辨力，4 个方向的值取平均值为固有空间分辨力，其中，B 是能清晰分辨出最小铅栅狭缝的宽度；b. 固有空间线性：通过目测判断四象限铅栅的 4 个象限狭缝图像是否有弯曲或其他线性畸变，如果有，则判定固有空间线性不合格。

（3）要求：WS/T 523—2019 中给出了固有分辨力（mm）、固有空间线性（mm）六个检测指标的要求。固有空间分辨力 UFOV≤5.4％；固有空间分辨力 CFOV≤5.4％；固有空间微分线性 UFOV≤0.24％；固有空间微分线性 CFOV≤0.24％；固有空间绝对线性 UFOV≤0.84％；固有空间绝对线性 CFOV≤0.6％。其中，检测所获空间分辨力值越小，分辨力越好；检测所获绝对线性和微分线性值越小，其线性越好。图 4.5.4 为 SPECT 固有空间分辨力和固有空间线性检测位置图。

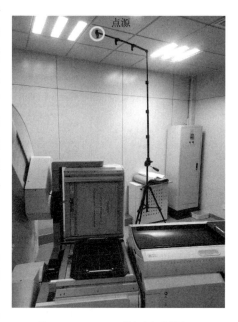

图 4.5.4　SPECT 固有空间分辨力和固有空间线性检测位置图

4. 系统平面灵敏度（每半年）

（1）目的：检测探头带准直器时的探测效率。影响系统灵敏度的因素有：准直器种类、晶体的厚度与尺寸以及系统处理线路等。

（2）方法：WS 523—2019 中使用面源要求活度约为 40MBq 的 ^{99m}Tc 溶液。用活度计精确测量活度 A，并记下测量活度时间 $t_{活度}$，将精确测量的 ^{99m}Tc 溶液放入模体（内径为 15cm 的平底塑料圆盘），并加至 2～3mm 高的水。（图 4.5.5）具体检测方法：①安装低能高分辨准直器（常用）。如果配备低能通用准直器，则两种准直器分别测试。②模体准备：在注射器中准备活度为 40MBq 的 ^{99m}Tc 溶液 2mL，精确测量活度并记录，并记录测量的时间 $t_{活度}$；将 ^{99m}Tc 溶液及 50ml 左右的水注入直径 15cm 左右的平底盘状容器（如塑料培养皿）；精确测量注射器空针中剩余活度并记录，然后计算注入盘状容器的净活度 A_0（单位：MBq），最后将盘状容器放在两探头视野中心，并使两个探头距模体液面均为 10cm。③采集及数据处理：启动一个静态采集程序，关闭均匀性校准功能，对两个探头同时进行采集。采集条件：Zoom＝1，能窗 140±10％，采集矩阵 256×256，采集时间 300s。精确记录开始采集的时间 $t_{采集}$（注意记录测量活度时间和采集时间要使用同一个表），计算采集时间与测量活度时间差（$t_{采集}－t_{活度}$）（单位：s）。记录每个探头的总计数 N_1、N_2（单位：计数）。以上数据采集应不少于 3 次，结果为 3 次采集的平均值。

用式（4.5.3）计算每个探头的灵敏度，单位 $s^{-1} \cdot MBq^{-1}$。

$$S＝N×e^{[(t_{采集}-t_{活度})×\ln2/T_{1/2}]}×(\ln2/T_{1/2})×[1-e^{(-T_{采集}×\ln2/T_{1/2})}]^{-1}×A^{-1} \quad (4.5.3)$$

式中　S——系统平面灵敏度，（$s^{-1} \cdot MBq^{-1}$）；

　　　　N——总计数；

　$t_{采集}$——图像采集的时刻，s；

　$t_{活度}$——测量净活度 A 的时刻，s；

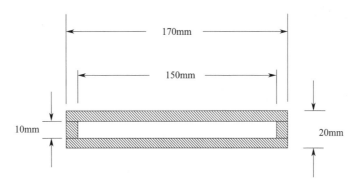

图 4.5.5 系统灵敏度所需面源示意图

$T_{1/2}$——放射性核素的半衰期，s；

$T_{采集}$——图像的采集持续时间，s；

A —— 注入模体的放射性核素的净活度，MBq。

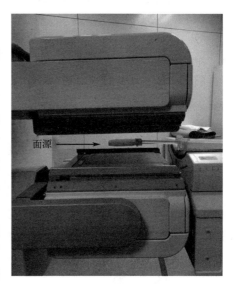

图 4.5.6 SPECT 系统灵敏度检测位置图

（3）要求：系统平面灵敏度 $\geqslant 60\ \text{s}^{-1}\cdot\text{MBq}^{-1}$（该项检测最关键的是测量活度，如果活度计不准确，会造成系统平面灵敏度的失真。要保证活度计两年检定或校准一次，并且用 $^{99\text{m}}\text{Tc}$ 核素检定或校准）。下图 4.5.6 为 SPECT 系统灵敏度检测位置图。

5. 固有最大计数率（每半年）

（1）目的：检测 SPECT 设备对高计数率的反应特性，如最大计数率过小，在放射源较大的情况下则可能会出现计数率丢失及漏记现象，造成图像信息的丢失影响图像分析。

（2）方法：①制作 $^{99\text{m}}\text{Tc}$ 溶液点源，活度约为 37MBq。②卸下探头准直器，旋转探头与地面垂直，点源置于距离探头表面中心 2m 以上距离。③将 SPECT 设备设置为静态采集模式，能峰 140 keV，设置 20％能窗，采集矩阵大小不限。开始采集后从显示器上观察放射源计数率：当放射源垂直于探头表面，从距离远的位置逐渐向探头表面移动时计数率会发生变化，先变大再变小。④当放射源移动至某一位置时将达到最大计数率，该最大计数率即为该 SPECT 的最大计数率，单位为 s^{-1}。

（3）要求：WS 523—2019 要求固有最大计数率 $\geqslant 67\times 10^3\ \text{s}^{-1}$。

（二）正电子发射断层成像（PET）设备性能检测

根据 WS 817—2023 要求，检测项目包括以下 11 个方面。

1. 检查床移动（每日）

（1）检查方法：每日临床检查之前，手动及自动上下左右移动检查床，观察是否正常。

（2）评估标准：移动正常，无噪声。

2. 放射性污染监测（每日）

（1）检查方法：每日临床检查之前，检测检查床、探头及扫描室内的地面、注射车及墙面等处的表面是否存在污染。

（2）评估标准

表面污染检测值处于本底水平。

3. 机房温度、机房湿度

（1）检查方法：每日监测机房的温度及湿度变化。

（2）评估标准：温度及湿度变化符合设备制造商使用说明书要求。

4. PET 探测器工作状态（每周）

（1）检测条件：使用设备配置的校正源（^{68}Ge、^{22}Na）或自制的^{18}F 校正源，将校正源放置在 PET 视野中。

（2）数据采集：启动 PET 随机附带的每日质控程序（daily QC）进行采集，检测探测器工作状态。

（3）数据处理及结果记录：设备附带的每日质控程序软件会自动处理数据，自动给出探测器工作状态结果，不同型号的机器，给出的结果形式会有些差异，通常以图表的形式显示各探测器单位的状态。系统会自动存储检测结果到工作站，并可将其打印出来。

（4）评估标准：符合质控要求（通过）。

5. PET 定标因子（每半年）

（1）定标因子：重建图像上单位体积内的计数率与真实放射性比活度的比值。根据 PET 设备制造商提供的指南和手册进行定标因子指标检测，记录定标因子测量结果。定标因子应存档保留并定期核对，以确保其稳定性。

（2）评估标准：符合设备制造商（或定标）要求。

6. 空间分辨力检测（每半年）

（1）检测条件：检测使用核素^{18}F，比活度依据厂家推荐。测试源为置于毛细玻璃管内高比活度放射性点源，点源在任何方向的线径小于 1mm。

（2）数据采集：使用设备附带的点源支架按以下 6 个位置布置点源：①平行 PET 长轴轴向视野中心 1/2 处，距离横断面中心 1cm 处；②平行 PET 长轴轴向视野中心 1/2 处，距离横断面中心 10cm 处；③平行 PET 长轴轴向视野中心 1/2 处，距离横断面中心 20cm 处；④平行 PET 长轴轴向视野、距中心 3/8 处，距离横断面中心 1cm 处；⑤平行 PET 长轴轴向视野、距中心 3/8 处，距离横断面中心 10cm 处；⑥平行 PET 长轴轴向视野、距中心 3/8 处，距离横断面中心 20cm 处。然后对 6 个点源位置进行数据采集（检测程序为机器随机附带空间分辨率检测程序），每个点源响应函数最少应采集 1.0×10^5 总计数。报告每个半径（1cm、10cm 和 20cm）的横断面空间分辨力和轴向空间分辨力（半高宽），以两个轴向位置的平均值为结果。（采集完成后检测程序自动计算出空间分辨力结果）。

（3）评估标准：符合质控要求。

7. 灵敏度检测（每半年）

（1）检测条件：检测使用核素^{18}F，比活度依据厂家推荐。灵敏度测试采用 5 根相同厚度、不同内径的铝管进行连续测量，模体的具体参数见表 4.5.3。

表 4.5.3　灵敏度测量模体各层套管内外径尺寸

套管编号	内径（mm）	外径（mm）
1	3.9	6.4
2	7.0	9.5
3	10.2	12.7
4	13.4	15.9
5	16.6	19.1

（2）数据采集：将模体悬置于横断视野中心，与 PET 轴向对齐，确保支撑装置位于探测视野之外，模体中心位于 PET 轴向视野的中心。模体中线源注入长度为（700±20）mm、已知活度的 ^{18}F 溶液，记录活度和测量开始的时间。考虑到线源长度的可能变化，放射性药物区域的长度应在注水后测量。校正后的初始活度按照式（4.5.4）计算：

$$A_{cal} = A_{cal,mean} \times 700 / L_{meas} \tag{4.5.4}$$

式中　A_{cal}——校正后的初始活度，MBq；

　$A_{cal,mean}$——测量活度，MBq；

　L_{meas}——线源的实际长度，mm。

数据采集应确保每一断层至少达到 1.0×10^4 真符合计数。当断层面图像响应线（LOR）与扫描轴交叉时，使用单层重组方法将斜向 LOR 转化为轴向 LOR，记录测量的起始时间、采集持续时间和采集计数。采集完第一根套管后，依次将另外 4 根套管加入模体中，重复测量，并记录每一次的采集时间和每层计数率。该采集也可以先采集所有套管的数据，然后依次移除外面的套管。为评估不同径向位置的灵敏度，应在偏离横断视野中心径向10cm 处重复上述测量（检测程序为机器随机附带灵敏度检测程序）。报告结果为 0cm 和10cm 位置灵敏度的平均值（采集完成后程序自动计算出灵敏度结果）。

（3）评估标准：符合质控要求。

8. 散射分数和噪声等效计数率

（1）检测条件

散射分数和噪声等效计数率测试使用核素为 ^{18}F。放射性活度量满足峰值真符合计数率和峰值噪声等效计数率测量的要求，其比活度依据厂家推荐。

模体为实心正圆柱体，由密度为（0.96±0.01）g/mL 的聚乙烯组成，外径（203±3）mm，长（700±5）mm，在平行中心轴 45mm 处有一个直径为（6.4±0.2）mm 的小孔。为携带方便，圆柱体可以由几段组成，测量时再组装起来。由于微细的缝隙也会产生窄的轴向散射，组装模体时，应确保相邻段之间连接紧密。

线源：测试线源至少长 800mm、内径为（3.2±0.2）mm、外径为（4.8±0.2）mm，材料为聚乙烯或涂敷聚乙烯。线源管中间（700±20）mm 段充满已知活度的 ^{18}F，该管穿过模体中 6.4mm 的小孔。

测量：将含 ^{18}F 线源的模体置于 PET 设备检查床上，使模体中的线源一侧贴近检查床（图 4.5.7）。模体放置于视野中心，误差小于 5mm。测量从高活度开始，随着活度的衰减，计数率逐渐下降，当所测得的符合计数率可以忽略计数丢失，通过外推法把该测量计数率推算到较高活度水平时的计数率，并将该值与测量的计数率比较，推算出系统在较高活度水平时的计数丢失。本方法的测量可靠度依赖于低活度时放射统计计数精度，为此，宜重复多次低活度测量。

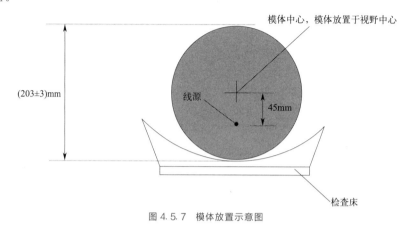

图 4.5.7　模体放置示意图

（2）数据采集与处理

断层数据采集的时间间隔小于 $1/2$ 个 $T_{1/2}$，直到真符合计数丢失小于 1%。单次采集时间 T_{acq}，j 小于 $T_{1/2}$ 的四分之一。数据采集最好是一个完整的断层扫描，每次采集都应提供完整、均匀的角度采样。旋转式 PET 设备，采集时间 T_{acq} 还包括探头旋转所需的时间。每次至少采集 5.0×10^5 瞬时计数，制造商宜推荐采集程序，包括初始活度、采集时间、采集持续时间。

对轴向视野 $\leqslant 65cm$ 的 PET 设备，正弦图包含所有的断层面；而对轴向视野 $> 65cm$ 的 PET 设备，正弦图只要求包含中心 65cm 视野内的断层面。探头灵敏度变化、探头移动、散射和随机事件、衰减和死时间等数据无须校准。

对于斜向正弦图，使用单层重组法把数据置于对应的单层正弦图中。如果所有层的径向像素数和径向距离的关系是相同的，下面的分析可以进一步简化，将所有的正弦图叠加在一起，形成一个单独的层，仅处理这一层即可。

（3）数据分析

① 正弦图的分析与处理

对第 j 次采集的正弦图 i 进行如下处理：将所有距模体中心 12cm 以外的像素值设置为 0；确定投影角 0 线源响应的中心位置。可用最大像素值确定，或用插值、拟合方法估算；对准线源响应中心像素与正弦图中心像素。该对准可通过移动投影来实现；通过以上配准后，按照式（4.5.5）计算可以得出一个正弦图叠加的总投影：

$$C(r)_{i,j} = \sum C(r - r_{center}(\Phi), \Phi)_{i,j} \tag{4.5.5}$$

式中　　　r——投影图的像素数，$r = 0$ 时表示正弦图的径向中心；

　　　　　Φ——正弦图中的投影角；

　　$r_{center}(\Phi)$——投影 Φ 中线源响应的中心。

计算像素计数时，由式（4.5.5）可得出轴向计数与径向距离的计数剖面图（图 4.5.8）。由该图可求出 40mm 宽带内两个边缘的像素计数，左侧计数 $C_{L,i,j}$ 和右侧计数 $C_{R,i,j}$。$C_{L,i,j}$ 和 $C_{R,i,j}$ 由它们最近的两点内插得出，用于内插的两点计数由测量得出。

计算断层面随机符合与散射符合计数 $C_{r+s,i,j}$ 时，如图 4.5.8，$C_{r+s,i,j}$ 为阴影部分的面积，40mm 中心区域的面积为 $C_{L,i,j}$ 和 $C_{R,i,j}$ 的平均值乘以区域内的像素数，40mm 区

域外的面积为对应 $C_{L,i,j}$ 和 $C_{R,i,j}$ 为节点的积分。

计算总计数 $C_{\mathrm{TOT},i,j}$ 时，总计数为所有断层面和所有采集次数的计数总和。每一次采集 j 的平均活度 $A_{\mathrm{ave},j}$ 也要计算。

在随机符合正弦图中，所有距模体中心 12cm 以外的像素值设置为 0。随机符合计数值为 j 采集的正弦图 i 中剩余计数的总和。

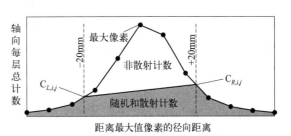

图 4.5.8 40mm 区域内外本底计数积分图

② 散射分数

用式(4.5.6)计算每次采集的散射分数，它包括所有断层面的和：

$$\mathrm{SF}_j = \frac{\sum_i C_{r+s,i,j} - \sum_i C_{r,i,j}}{\sum_i C_{\mathrm{TOT},i,j} - \sum_i C_{r,i,j}} \tag{4.5.6}$$

式中 SF_j——第 j 次采集的散射分数；

$C_{r,i,j}$——第 j 次采集每帧中的随机符合计数；

$C_{r+s,i,j}$——第 j 次采集每帧中的随机和散射符合计数；

$C_{\mathrm{TOT},i,j}$——第 j 次采集每帧中的总计数。

③ 噪声等效计数率

计算每次采集的符合计数率：

按照式(4.5.7)计算每次采集的计数率 $R_{\mathrm{TOT},j}$：

$$R_{\mathrm{TOT},j} = \frac{1}{T_{\mathrm{acq},j}} \sum_i C_{\mathrm{TOT},i,j} \tag{4.5.7}$$

式中 $R_{\mathrm{TOT},j}$——第 j 次采集的计数率；

$T_{\mathrm{acq},j}$——第 j 次的采集时间；

$C_{\mathrm{TOT},i,j}$——第 j 次采集每帧的总计数。

按照式(4.5.8)计算每次采集的真符合计数率 $R_{t,j}$：

$$R_{t,j} = \frac{1}{T_{\mathrm{acq},j}} \sum_i (C_{\mathrm{TOT},i,j} - C_{r+s,i,j}) \tag{4.5.8}$$

式中 $R_{t,j}$——第 j 次采集的真符合计数率；

$T_{\mathrm{acq},j}$——第 j 次的采集时间；

$C_{\mathrm{TOT},i,j}$——第 j 次采集每帧的总计数；

$C_{r+s,i,j}$——第 j 次采集每帧的随机和散射符合计数。

按照式(4.5.9)计算每次采集的随机符合计数率 $R_{r,j}$：

$$R_{r,j} = \frac{1}{T_{\mathrm{acq},j}} \sum_i C_{r,i,j} \tag{4.5.9}$$

式中 $R_{r,j}$——第 j 次采集的随机符合计数率；

$C_{r,i,j}$——第 j 次采集每帧的随机符。

按照式(4.5.10)计算每次采集每帧的散射符合计数率 $R_{s,j}$：

$$R_{s,j} = \frac{1}{T_{\text{acq},j}} \sum_i (C_{r+s,i,j} - C_{r,i,j}) \tag{4.5.10}$$

式中　$R_{s,j}$——第 j 次采集的散射符合计数率；

$\quad T_{\text{acq},j}$——第 j 次的采集时间；

$\quad C_{r+s,i,j}$——第 j 次采集每帧的随机和散射符合计数；

$\quad C_{r,i,j}$——第 j 次采集每帧的随机符合计数。

未处理随机符合计数的系统，按照式(4.5.11)计算第 j 次采集噪声等效计数率 $R_{\text{NEC},j}$：

$$R_{\text{NEC},j} = \frac{R_{i,j}^2}{R_{\text{TOT},j} + R_{r,j}} \tag{4.5.11}$$

式中　$R_{\text{NEC},j}$——第 j 次采集噪声等效计数率；

$\quad R_{i,j}$——第 j 次采集真符合计数率；

$\quad R_{\text{TOT},j}$——第 j 次采集的总符合计数率；

$\quad R_{r,j}$——第 j 次采集的随机符合计数率。

处理过随机符合计数的系统，按照式（4.5.12）计算第 j 次采集噪声等效计数率 $R_{\text{NEC},j}$：

$$R_{\text{NEC},j} = \frac{R_{i,j}^2}{R_{\text{TOT},j}} \tag{4.5.12}$$

式中　$R_{\text{NEC},j}$——第 j 次采集噪声等效计数率；

$\quad R_{i,j}$——第 j 次采集真符合计数率；

$\quad R_{\text{TOT},j}$——第 j 次采集的总符合计数率。

（4）结果报告

报告散射分数（低活度或 R_{NEC} 对应的值）和噪声等效计数率峰值（$R_{\text{NEC,peak}}$）。

9. 准确性——计数丢失和随机符合校正

（1）检测条件

测试中采用的放射性核素为 ^{18}F，测试中使用的放射性核素的活度参考 WS 817—2023 第 5.3 条中的相关描述。

（2）数据采集与处理

数据采集参考 WS 817—2023 第 5.3 条中的相关描述。

对于轴向视野≤65cm 的 PET 设备，所有层都重建。对于轴向视野大于 65cm 的 PET 设备，仅重建中心 65cm 视野中的层面。数据进行衰减、散射、随机和死时间校正。

（3）数据分析

所有采集和重建图像都进行分析，但轴向视野中心 80% 之外的图像不包括在内。

计算每次采集平均有效比活度 $a_{\text{eff},j}$，平均有效比活度 $a_{\text{eff},j}$ 由每次采集的平均活度 $A_{\text{ave},j}$ 除以模体的体积（2.2×10^4 mL）得到。

计算感兴趣区中的真符合计数率 $R_{\text{ROI},i,j}$，对每个断层图像层的视野中心（不是线源的中心）画直径为 180mm 的圆形感兴趣区 ROI，并测量其中的真符合计数 $C_{\text{ROI},i,j}$，按照公式(4.5.13)计算真符合计数率：

$$R_{\text{ROI},i,j} = \frac{C_{\text{ROI},i,j}}{T_{\text{acq},j}} \tag{4.5.13}$$

式中　$R_{\text{ROI},i,j}$——感兴趣区中的真符合计数率；

$\quad C_{\text{ROI},i,j}$——感兴趣区中的真符合计数；

$T_{\text{acq},j}$——第 j 次的采集时间。

计算拟合的真符合计数率 $R_{\text{Fit},i,j}$：按照公式（4.5.14），将比活度$\leqslant R_{\text{NEC}}$ 峰值对应的比活度以下的断层，采用加权最小二乘法拟合得出拟合的真符合计数率：

$$R_{\text{Fit},i,j} = \frac{A_{\text{ave},j}}{J} \sum_{k=1}^{J} \frac{R_{\text{ROI},j,k}}{A_{\text{ave},k}} \tag{4.5.14}$$

式中　$R_{\text{Fit},i,j}$——拟合的真符合计数率；

$\quad\quad A_{\text{ave},j}$——每次采集的平均放射性活度；

$\quad\quad J$——活度低于 R_{NEC} 峰值时采集总数，总值是计算所有的采集；

$\quad R_{\text{ROI},i,k}$——感兴趣区中真符合计数率。

计算相对计数率误差 $\Delta r_{i,j}$：用真符合计数率 $R_{\text{ROI},i,j}$ 和拟合真符合计数率 $R_{\text{Fit},i,j}$ 按式（4.5.15）计算相对计数率误差 $\Delta r_{i,j}$，单位为百分数：

$$\Delta r_{i,j} = \left| \frac{R_{\text{ROI},i,j}}{R_{\text{Fit},i,j}} - 1 \right| \times 100\% \tag{4.5.15}$$

式中　$\Delta r_{i,j}$——相对计数率误差；

$\quad R_{\text{ROI},i,j}$——真符合计数率；

$\quad R_{\text{Fit},i,j}$——拟合真符合计数率。

（4）结果报告

R_{NEC} 峰值活度以下的最大相对计数误差。

10. 飞行时间分辨力

（1）检测条件

飞行时间分辨力测试使用^{18}F 核素。使用的活度宜达到测试 R_{NEC} 峰值的用量，参考 WS 817—2023 第 5.3 条中的相关描述。

（2）数据采集与处理

① 数据采集

参考 WS 817—2023 第 5.3 条中的相关描述，TOF 信息在采集的数据中记录下来。

② 线源位置的识别

处理和分析符合数据的几何图像的示例见图 4.5.9。

为了用 TOF 数据来评估测量的不确定性，需要知道线源的精确位置。为此，第一帧动态采集重建的图像是在活度 R_{NEC} 峰值以下的那一帧。重建在 PET 坐标系中进行，重建图像除衰变校正外，其他校正均包括在内，断层像素大小不超过2.5mm。线源定位采用中心计算法，包括除轴向视野末端 10mm 以外的所有成像层面。线拟合到中心位置，这条线与扫描器第一个和最后一个断面的交点定义为 $\overrightarrow{P_1}$ 和 $\overrightarrow{P_2}$，$\overrightarrow{P_1}$ 至 $\overrightarrow{P_2}$ 的单位矢量定义为：

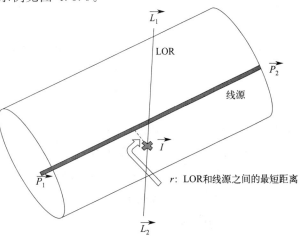

图 4.5.9　LOR 与线源位置的测量

$$\vec{v} = \frac{\overrightarrow{P_2} - \overrightarrow{P_1}}{|\overrightarrow{P_2} - \overrightarrow{P_1}|}$$

截点 $\vec{I}$ 为 LOR 和线源最短距离时 LOR 上的点。

③ TOF 时间差分析

轴向视野≤65cm 的 PET 设备，所有数据都要考虑在内。轴向视野＞65cm 的 PET 设备，只考虑 65cm 中心部分的轴向层。不对探测器灵敏度变化和探测器运动（如散射、随机符合、死时间、衰减）进行校正，但用于定位线源的重建图像除外。

以下的分析是基于 WS 817—2023 第 5.3 条中模体的采集数据，从 R_{NEC} 峰值以上的一帧开始，一帧一帧地分析，直到最后一帧，但采集的瞬时计数宜大于 5.0×10^5。

二维直方图的形成：对图像重建中的每个符合事件，用 L_1 和 L_2（单位为 mm）确定 PET 坐标系中符合光子的位置，如果图像重建中 LOR 数据表示几个不同的晶体对的集合，也可定义 $\overrightarrow{L_1}$ 和 $\overrightarrow{L_2}$ 为 PET 坐标系中 LOR 沿线的两点。为直方图的形成，进行以下计算：

按照式(4.5.16) 计算从 $\overrightarrow{L_1}$ 到 $\overrightarrow{L_2}$ 的单位向量：

$$\vec{u} = \frac{\overrightarrow{L_2} - \overrightarrow{L_1}}{|\overrightarrow{L_2} - \overrightarrow{L_1}|} \tag{4.5.16}$$

式中　$\vec{u}$——从 $\overrightarrow{L_1}$ 到 $\overrightarrow{L_2}$ 方向上的单位矢量；

$\overrightarrow{L_2}, \overrightarrow{L_2}$——符合事件中两个光子的探测位置。

按照式(4.5.17) 计算 LOR 至线源之间的距离：

$$r = (\overrightarrow{L_1} - \overrightarrow{P_1}) \cdot \frac{\vec{u} \times \vec{v}}{|\vec{u} \times \vec{v}|} \tag{4.5.17}$$

式中　r——TOF 直方图 $C_j(t, r)$ 中的 LOR 至线源的累积距离；

$\overrightarrow{L_1}$——符合事件中光子的探测位置；

$\overrightarrow{P_1}$——线源拟合线与扫描器第一个断面的交点；

$\vec{u}$——从 $\overrightarrow{L_1}$ 到 $\overrightarrow{L_2}$ 方向上的单位矢量；

$\vec{v}$——从 $\overrightarrow{P_1}$ 到 $\overrightarrow{P_2}$ 方向上的单位矢量。

如果 $|r| > (20 + \Delta r)$mm（Δr 为直方图中 r 维度单元大小），则符合事件的处理对计算时间分辨力无贡献，也无须进一步处理。增加 Δr 边界值是为了以后计算时间分辨力时做随机符合和散射符合校正，确保在 $r = \pm 20$mm 处可以适当的插值。

按照式(4.5.18) 计算 LOR 最接近线源的点：

$$\vec{I} = \overrightarrow{L_1} + \frac{(\overrightarrow{L_1} - \overrightarrow{P_1}) \cdot (\vec{u} - \vec{v}(\vec{u} \cdot \vec{v}))}{|\vec{u} \cdot \vec{v}|^2 - 1} \vec{u} \tag{4.5.18}$$

式中　$\vec{I}$——响应线（由 $\vec{u}$ 定义）至线源的最近距离点（由 $\vec{v}$ 定义）；

$\overrightarrow{L_1}$——符合事件中光子的探测位置；

$\overrightarrow{P_1}$——线源拟合线与扫描器第一个断面的交点；

$\vec{u}$——从 $\overrightarrow{L_1}$ 到 $\overrightarrow{L_2}$ 方向上的单位矢量；

$\vec{v}$——从 $\overrightarrow{P_1}$ 到 $\overrightarrow{P_2}$ 方向上的单位矢量。

按照式(4.5.19) 计算时间误差（以皮秒为单位），期望 TOF 基于线源和 LOR 最近点 $\vec{I}$ 计算得到。

$$t = (t_1 - t_2) - \frac{|\vec{L_1} - \vec{I}| - |\vec{L_2} - \vec{I}|}{c} \tag{4.5.19}$$

式中　t——测得的 TOF 数据与期望的 TOF 的差值；

t_1，t_2——一个符合事件中两个光子到达的时间，ps；

$\vec{L_1}$，$\vec{L_2}$——符合事件中光子的探测位置；

$\vec{I}$——响应线（由 $\vec{u}$ 定义）至线源的最近距离点（由 $\vec{v}$ 定义）；

c——光速。

由所有采集的符合事件可组合成一个二维直方图。二维直方图的 t 和 r 维度上均以 0 为中心。t 和 r 中的单元大小均宜小于空间分辨力和时间分辨力 FWHM 的四分之一。对于 $|r|$ $>(20+\Delta r)$mm 和 $|t|$ 大于期望时间分辨力 FWTM 一半的数据则无须处理。

④ 散射和随机去除

真符合事件只发生在离线源 20mm 的径向范围内，散射和随机等本底符合事件会扩展到超过 40mm 的宽度范围。为了从 TOF 时间分辨偏移曲线中去除散射和随机事件，在每次采集 j 和时间单元 t 中执行以下操作：a. 确定以中心位置 $C_j(t,r)$40mm 带宽边缘两个点的计数 $C_{L,t,j}$ 和 $C_{R,t,j}$。如果 $C_{L,t,j}$ 和 $C_{R,t,j}$ 不与 $C_j(t,r)$ 对应，可通过线性插值来确定。b. 一维直方图的形成：将 40mm 带宽内的所有径向单元的数据相加，并进行本底校正即得一维时间直方图 $C_j(t)$。

（3）数据分析

时间分辨力半高宽 FWHM 分析与本标准第 5.1.3 条中空间分辨力的分析方法相同。

（4）结果报告

报告有效比活度为 5.3 kBq/mL 时的 TOF 时间分辨力 $FWHM_{TOF}$（以皮秒为单位）。有效比活度 5.3kBq/mL 由 $a_{ave}(j)$ 线性插值得出。

11. 探测器工作状态检测

根据 PET 设备制造商提供的指南和手册进行探测器工作状态指标检测，检测结果显示在 PET 设备的终端控制台上，结果为"通过"或"未通过"。若测试结果显示为"未通过"，需要对 PET 设备进行维修或调试；待该指标测试结果显示为"通过"后，PET 设备方能投入临床使用。

对于 PET/CT，PET/MRI 多模态融合设备中的 CT 部分和 MRI 部分的性能检测参见本章第二节"X 射线计算机体层成像（CT）装置影像质量检测"和本章第三节"医用磁共振成像（MRI）设备使用质量检测"。

六、核医学影像设备检测结果记录

1. 将所检测结果记录建档

全部检测结束后，将性能检测结果数据记录到原始记录表中，见表 4.5.4～表 4.5.6。并建立记录档案。按照国家相关法规规定，在实现信息化管理的医院，应建立电子记录档案。检测记录保存期限不得少于规定使用期限或使用生命周期终止后 5 年。

2. 检测结果原始记录参考模板

SPECT、SPECT/CT、PET、PET/CT、PET/MR 使用质量检测原始记录表分别见表 4.5.4、表 4.5.5，供参考。

表 4.5.4　SPECT、 SPECT/CT 使用质量检测原始记录表

_____医院 SPECT、 SPECT/CT 使用质量检测原始记录表（参考模板）

检测报告编号：_____ 设备档案号_____　　　　　　检测类型：□验收检测；□周期检测；□状态检测

使用科室					使用责任人			
检测依据	WS/T 523—2019《伽玛照相机、单光子发射断层成像设备（SPECT）质量控制检测规范》				环境条件	温度：　　℃		相对湿度：　　%
项目类别	被检设备		检测设备					
名称			四象限铅栅		SLIT 铅栅	面源		其他
制造厂家								
型号								
出厂编号								

系统本底（k·min⁻¹）	采集程序			采集时间	采集计数	要求	是（√）否（×）通过	未通过采取措施
	任一静态程序	探头 1		1min		$\leq 2 \times 10^3 \, min^{-1}$		
		探头 2				$\leq 2 \times 10^3 \, min^{-1}$		

能峰/keV（每天/周）	采集程序			采集条件	检测结果	要求	是（√）否（×）通过	未通过采取措施
	Daily QC	探头 1		无		偏差在 ± 3keV 内		
		探头 2		无				

固有均匀性（%）（每周）		⁹⁹ᵐTc 点源活度			采集程序	Daily QC		
		探头 1	探头 2		验收检测	状态检测、稳定性检测	是（√）否（×）通过	未通过采取措施
	UFOV int				出厂指标	≤5.5%		
	UFOV Diff				出厂指标	≤3.5%		
	CFOV int				出厂指标	≤4.5%		
	CFOV Diff				出厂指标	≤3%		

固有空间分辨力（mm）（每半年）	四象限铅栅法（铅栅规格： ）				slit 铅栅法（slit 铅栅）			
	点源活度：			采集条件	计数：		计数率：	
		探头 1	探头 2	验收检测	状态检测、稳定性检测		是（√）否（×）通过	未通过采取措施
	UFOV				出厂指标	≤5.4%		
	CFOV				出厂指标	≤5.4%		

固有空间线性（mm）（每半年）	微分线性 UFOV				出厂指标	≤0.24%		
	微分线性 CFOV				出厂指标	≤0.24%		
	绝对线性 UFOV				出厂指标	≤0.84%		
	绝对线性 CFOV				出厂指标	≤0.6%		

系统平面灵敏度（s⁻¹·MBq⁻¹）（每半年）	面源参数		活度：　标记时间：时　分		采集条件（stat）	采集时间：300s，采集开始时间：　时　分		
	计数（三次平均）			探头 1：		探头 2：		
			探头 1	探头 2	验收检测	状态检测、稳定性检测	是（√）否（×）通过	未通过采取措施
	平面灵敏度				出厂指标	≥60s⁻¹·MBq⁻¹		

续表

固有最大计数率 （s⁻¹）（每半年）	^{99m}Tc点源活度			采集条件 （STA）	无特殊要求，卸除准直器				
		探头1	探头2	验收检测	状态检测、稳定性检测	是（√）否（×）通过		未通过采取措施	
	最大计数率			出厂指标	≥67×10³				
检测结果	□合格 □不合格				检测说明				

检测工程师签名：_____   使用科室签名：_____   检测日期：____年____月____日

表 4.5.5 PET，PET/CT，PET/MR 使用质量检测原始记录表

_____医院 PET，PET/CT，PET/MR 使用质量检测原始记录表（参考模板）

检测报告编号：_____ 设备档案号_____   检测类型：□验收检测，□状态检测，□稳定性检测

使用科室			使用责任人				
检测参考依据	WS 817—2023《正电子发射断层成像（PET）设备质量控制检测标准》		环境条件	温度：　℃		相对湿度：　%	
类别　项目	被检设备		检测设备				
名称			点源支架		毛细玻璃管	模体	其他
制造厂家							
型号							
出厂编号							
检查床移动	是（√）否（×）正常	有（√）无（×）噪声	有故障采取措施				
放射性污染检测	有（√）无（×）污染	有污染采取措施					
探测器工作状态（放射源外置）（每周）	放射源名称及使用期限	是（√）否（×）通过	放射源输送人/或制作人	问题描述	未通过采取措施	质控程序	
探测器工作状态（放射源内置）（每周）	放射源名称、活度	标定活度日期 是（√）否（×）通过	是（√）否（×）通过	问题描述	未通过采取措施	daily QC	
PET 定标因子（每半年）	检测流程	根据 PET 设备制造商提供的指南和手册进行定标因子指标检测					
	检测结果	验收检测流程	状态检测流程	稳定性检测	是（√）否（×）通过	未通过采取措施	
		—	—	按照设备制造商要求判定			

续表

空间分辨力检测（每半年）	^{18}F 点源		采集程序	机器随机附带空间分辨率检测程序		按标准布置 6 个点源：每个点源采集 1.0×10^5		
	检测值		验收检测项目	状态检测项目	稳定性检测	是（√）否（×）通过	未通过采取措施	
		横断面	轴向					
	1cm 半径			≤1.05×标称值	≤1.10×标称值	≤1.10×标称值		
	10cm 半径							
	20cm 半径							
灵敏度检测（每半年）	^{18}F 点源		采集程序	机器随机附带灵敏检测程序		按标准布置 5 个线源：		
	检测值		验收检测项目	状态检测项目	稳定性检测	是（√）否（×）通过	未通过采取措施	
	0cm 位置		≥0.95×标称值	≥0.90×标称值	≥0.90×标称值			
	10cm 位置							
散射分数和噪声等效计数率（每半年）（选做）	^{18}F 点源		检测条件	按标准要求准备模体、制作线源及测量				
	检测值		验收检测项目	状态检测项目	稳定性检测	是（√）否（×）通过	未通过采取措施	
	散射分数		≤1.05×标称值	≤1.10×标称值	≤1.10×标称值			
	噪声等效计数率峰值		≥0.95×标称值	≥0.9×标称值	≥0.9×标称值			
准确性（每半年）（选做）	^{18}F 点源		检测条件	按标准检测				
	检测值	验收检测项目		状态检测项目	稳定性检测	是（√）否（×）通过	未通过采取措施	
		≤1.05×标称值		≤1.10×标称值	≤1.10×标称值			
飞行时间（每半年）（选做）	^{18}F 点源		检测条件	按标准检测				
	有效比活度为 5.3kBq/mL 时的 TOF 时间分辨力	验收检测项目		状态检测项目	稳定性检测	是（√）否（×）通过	未通过采取措施	
		≤1.05×标称值		≤1.10×标称值	≤1.10×标称值			
检测结果	□合格 □不合格				检测说明			

检测工程师签名：_____　　使用科室签名：_____　　检测日期：____年___月___日

■ 第六节　医用超声成像设备使用质量检测技术

一、医学超声成像设备分类、基本原理与最新技术进展

医学超声成像设备利用超声波在人体组织中的传播特性和规律，使用超声探头向人体发射超声波，并接收从人体组织中反射的回波信息，根据回波信息成像进行医学诊断。

（一）医学超声成像设备分类

1. 按显示回波的方式（成像技术）划分

医学超声成像设备按显示回波的方式（成像技术）划分，可分为：A 型、M 型、B 型、D 型、C 型和 F 型、三维、超声全息诊断仪和超声 CT 等。

（1）A 型超声成像设备：是将超声回波信号以波形来显示组织信息特征的方法。

（2）M 型超声成像设备：主要应用于心超，显示的是运动回波信号按时间顺序展开的一维空间多点运动时序图，又称超声心动图，反映心脏一维空间组织结构的运动情况。

（3）B 型超声成像设备：为辉度调制显示，运用平面图形的显示形式来呈现探测组织器官的物理信息，可以实时显像，是目前使用最为广泛的超声诊断设备。

（4）D 型超声成像设备：多普勒频移信号成像。其基本原理是利用运动物体反射声波时造成的频率偏移现象来获取人体的运动信息，目前临床所用的工作模式分为脉冲多普勒（PW）显像，连续多普勒（CW）显像和彩色多普勒血流成像（CDFI）。

（5）三维超声成像设备：即显示出组织结构的立体超声图像，可分为静态三维重建技术和实时三维技术。

（6）C 型和 F 型超声成像设备：C 型探头移动及其同步扫描呈"Z"字形，显示的声像图与声束的方向垂直，即相当于 X 射线断层像；F 型是 C 型的一种曲面形式，由多个切面像构成一个曲面像，近似三维图像。

（7）超声全息诊断设备：沿引于光全息概念，其应用两束超声波的干涉和衍射来获取超声波振幅和相位的信息，并用激光进行重现出振幅和相位。

（8）超声 CT：超声 CT 是 X-CT 理论的移植和发展，用超声波束代替 X 射线，并将透射数据进行如同 X-CT 那样的影像重建，就成为超声 CT。

目前，上述医学超声成像设备已经不是独立使用，而是各种成像技术基本上集成在一台设备中，成为成像功能模块。

2. 按临床应用分类

医学超声成像设备按临床应用的不同，可以分为腹部超声、心脏超声、高频浅表超声、腔内超声、术中超声、内镜超声、血管内超声、介入超声（造影、导航）、肌骨超声、儿科超声、乳腺超声等。

不同领域应用主要通过使用不同频率、不同结构的超声探头实现，实质上是超声探头的应用分类。同样，上述医学超声成像设备应用技术分类很多情况下是同一台超声诊断设备配置不同超声探头实现的。

（二）医用超声成像原理和结构

1. 医用超声成像原理

医用超声设备是利用超声波在不同介质中传播时会产生波形的转换，而人体是一个非均匀介质，由骨骼、空气、体液、肌肉组织等组成。超声波在非均匀性组织内传播或从一种组织传播到另一种组织时、由于两种介质阻抗不同（介质的密度和声速不同形成声学界面），在界面上形成反射和投射，根据反射回来的超声波可以确定不同组织的边界。医学超声成像设备利用超声波在人体组织中的传播特性和规律，使用超声探头向人体发射超声波，并接收从人体组织中反射的回波信息，根据回波信息转换成图像，进行医学诊断。

2. 医用超声成像设备结构

医用超声成像设备主要包括探头、主机、操作面板和显示器。从功能上看，彩色多普勒超声诊断系统主要由 B 型超声成像和多普勒血流成像两大功能组成。B 型超声的二维灰阶图像是基础，显示人体断面结构；在此基础上采集多普勒频谱，或叠加彩色多普勒血流图显示血流信息。用于检查心脏的超声系统，均包含有 M 型成像功能。高档的医用超声多普勒成像设备还具有三维成像系统。

医用超声成像设备结构见图 4.6.1。

（三）医用超声换能器（超声探头）工作原理与分类

1. 超声探头结构

超声探头包括主体和壳体两部分，主体由压电振子、背材、声透镜和面材（又称匹配层）组成（图 4.6.2），壳体由外壳、接插部件和电缆线组成。

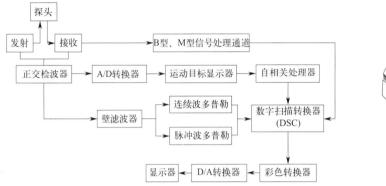

图 4.6.1 医用超声成像设备结构框图

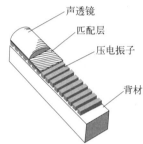

图 4.6.2 探头主体结构示意图

电子扫描方式的超声探头由多个压电振子单元组成，这些压电振子单元按照线阵、相控阵、凸面线阵及方阵排列，从而实现各种方式的扫描。多个压电振子通常是对压电材料采用切割法工艺制造，即将一定厚度的压电材料通过计算机程序控制开槽。压电材料厚度取决于探头的工作频率，厚度作为半波长所对应的频率叫作压电振子的基础共振频率。因此，探头频率越高，压电材料则越薄。开槽的深度影响阵元间的互耦，开槽浅则互耦大，阵元间相互干扰也大，使分辨力降低。

背材又称吸声背块或阻尼垫衬，为吸声材料，主要作用有：①衰减并吸收压电振子背向辐射的超声波，减少或消除超声波在两电极面之间及探头内的多次反射，以免对正常发射和接收产生干扰；②增大振子阻尼，缩小超声脉冲的宽度，提高纵向分辨力。吸声材料常用环氧树脂为基质，并加入声阻抗很大的钨粉或铁氧体粉加橡胶粉配合而成。优点是对超声波具有很强的吸收和衰减能力，同时具有与压电材料相近的声阻抗，二者之间不形成声学界面，使压电振子背向辐射的超声波完全进入背材而不发生反射。

声透镜对声波的聚焦原理与光学透镜对光波的聚焦原理一样，由于透镜材料和相邻介质的声速不同，入射的声波经过透镜后产生聚焦。二维成像电子扫描方式的探头在成像平面内主要采用电子聚焦，在声束厚度方向上则采用声透镜聚焦。

面材用于实现声学匹配并起保护作用。如果压电振子和人体直接接触，既不安全也会损伤振子，且两者之间的声阻抗差大，界面上将产生多次反射，增加能量损耗并影响分辨力。因此，需要采用匹配层来实现探头与人体之间的匹配，使超声能有效进入人体。理论上，匹配层厚度应为所发射超声波四分之一波长的奇数倍，其声阻抗 $Z_2 = \sqrt{Z_1 \times Z_3}$，$Z_1$ 和 Z_3 分别为匹配层两侧介质的声阻抗，超声波垂直入射时能量则可以完全穿过匹配层，从而实现声学匹配。

2. 超声探头工作原理

医用超声的超声探头是医用超声成像设备的重要组成部分，是用来发射和接收超声波的部件。医用超声成像设备工作时，首先向人体发射超声波，然后接收人体组织结构信息的反射回波转换成相应的电信号，回波信息是超声成像的基础。超声探头的作用是完成一种电-声和声-电转换功能。

超声探头的工作原理是利用超声探头中压电陶瓷（压电晶体）具有的压电效应。超声发射时，谐振于超声频率的压电晶体因压电效应将电信号转换为机械振动，从而推动与换能器机械振动系统相接触的介质发生振动，向介质中辐射超声波，完成电-声转换；接收超声波的过程正好与此相反，人体反射回来的超声声波作用在换能器的振动面上，从而使换能器的机械振动系统发生振动，根据反压电效应，换能器的电输出端产生一个相应于超声信号的电压和电流，完成声-电转换。

探头的发射频率是探头最重要的特性参数之一，超声诊断中常根据不同的受检对象和部位选择不同的探头，如2MHz、2.5MHz、5MHz、10MHz等，探头的发射频率是由晶体的厚度决定的，而晶片形状则确定了声束的形状和声场分布等重要特性。

3. 超声探头的分类

超声探头可以按照诊断部位、应用方式、换能器阵元数目、波束控制方式及探头的几何形状进行分类，具体介绍如下。

（1）按诊断部位分类：有眼科探头、心脏探头、腹部探头、颅脑探头、腔内探头及儿童探头等之分。

（2）按应用方式分类：有体外探头、体内探头、穿刺活检探头之分。

（3）按探头中换能器所用振元数目分类：有单元探头及多元探头之分。

（4）按波束控制方式分类：有线扫探头、弧扫探头、相控阵探头、机械扇扫探头及方阵探头等，见图4.6.3。

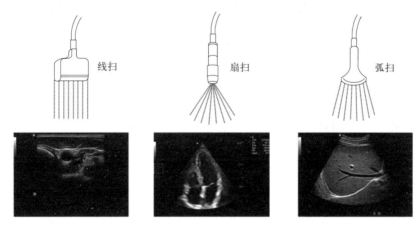

图4.6.3　按波束控制方式分类的超声探头

（5）探头的几何形状分类：这是一种惯用的分类方法，有矩形探头、柱形探头、弧形探头（又称凸形）、圆形探头等。还有其他的一些分类方法，这里不一一进行介绍。通常工作中，习惯使用较多的是按（1）、（4）、（5）的分类方法进行分类。

4. 临床常用超声探头

以下仅就最常见、典型的探头加以介绍（图4.6.4）。

（1）机械扇扫探头：全称机械扇形扫描探头，早期通用于腹部和心脏超声检查，现几乎仅用于眼科A/B超。

（2）平面线阵探头：在凸阵出现之前，是腹部检查的主力，频率大多为3.5MHz；凸阵出现并成为腹部检查主力后，主要用于小器官和表浅组织检查，频率一般在5～7.5MHz（甚至9MHz）。

（3）凸阵探头：凸阵的晶片曲率半径（R）大者，通常在30mm以上，用于腹部检查；晶片曲率半径（R）小者（10～20mm），医生们多称"微凸"，用于心脏检查。

（4）相控阵探头：用于彩超的心血管彩色血流成像，因该图像是镶嵌（叠加）在解剖结构的灰阶图像上的，故黑白、彩色图像及多普勒频谱是利用同一探头的不同工作模式获得。

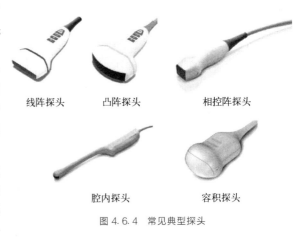

图4.6.4 常见典型探头

（5）容积探头：是在二维图像的基础上，将连续采集的空间分布位置，经过计算机重建算法，从而获得完整的空间形态。

（四）超声新技术进展

1.超声物理新参数的技术开发

超声物理新参数的技术包括：采用雷达原理的电子相控阵扫描技术、非线性二次谐波成像技术、可提高纵向（轴向）分辨力的高频超声成像技术、具有宽频载波的超宽频带成像技术、高密度振元探头技术和多维面阵的探头技术、多通道采集信号技术、超声CT（US-CT）衍射断层成像技术（按传播方式又分超声透射成像和超声反射成像技术）、利用超声干涉和衍射原理的全息超声成像技术、（又分为超声液面成像术和断面合成全息成像术）、超声显微镜技术，以及探头的动态聚焦和变频功能等新技术。

2.依托计算机硬件和软件开发的超声成像新技术

依托计算机硬件和软件开发的超声成像新技术包括：电子全程聚焦技术、三维空间超声技术、三维图形重建技术、用二维阵列式换能器进行容积式扫描技术、三维立体电影回放图像的四维超声技术，以及多普勒效应原理为基础的彩色技术。

3.超声医学临床应用延伸发展

超声成像技术根据临床需求，与其他医学技术整合运用，拓宽了医用超声成像设备的应用前景。

借助于内窥镜技术开发的医用超声内窥镜，结合了医学超声成像技术、内窥镜光学检查技术、微机电技术、计算机图像处理技术等高新技术，超声内窥镜已经从一种成像方式演变成活检和介入治疗的辅助手段。

介入式超声检查技术，如血管内超声成像（intravascular ultra-sound imaging）可通过心导管从血管内部显示管腔大小、管壁结构，以及粥样硬化斑块的病变程度，并可测定动脉内狭窄程度，为冠状动脉介入治疗及疗效评价提供了依据。

掌上超声是结合临床多元化需求而研发的一种可随身携带的医用超声成像设备，其原理是把传统超声设备的主机集成到一片长宽仅有几厘米的小电路板（包含多通道发射接收模块、放大模块、控制模块、转化模块、传输接口模块等）上，放置在探头中。图像数据通过内置Wi-Fi芯片传输至安装了超声APP软件的手机或平板电脑进行显示。尤其适用于基层和临床科室的应急检查、初步筛查、介入可视引导和远程会诊。

此外，还有如借助胶囊内镜技术的无线超声传输技术，超声监护技术，与心电、心音、心搏组成多参数同步显示的超声心动图技术，含气空腔超声造影技术，以及骨骼超声诊断技术等新技术。

4. 超声探头技术的发展

（1）压电单晶超声探头

超声探头压电材料是决定系统图像质量的基础，探头的机电转化效率是决定图像质量和穿透力的关键因素。压电单晶探头更为均质，缺点更少、损耗更小并且没有晶体边界。当这些晶体按照设定的方向极性还原时，可以实现几乎完美的对位（100%），与传统 pzt 陶瓷相比，机电转化效率增加了 68%～85%。

（2）新型工艺超声换能器

微加工超声换能器（micromachined ultrasonic transducers，MUT）利用微薄膜的弯曲振动发射和接收超声波，比传统换能器少了匹配层和背材。根据驱动原理的不同，MUT 可以分为两大类，即电容式微加工超声换能器（CMUT）和 压电式微加工超声换能器（PMUT），CMUT 由薄膜和硅基体组成，其超声源是一层很薄的薄膜，容易实现与人体组织的声阻抗匹配；PMUT 是微加工的多膜结构，通过一个压电层（常见 PZT）进行驱动，利用振膜的弯曲振动发射和接收超声波，易于与传统电路匹配，且寄生电容对传感器的影响小，目前已用于超声指纹识别等应用场景，在医疗超声中的产业化应用仍处于早期状态。

（3）生物黏附超声装置

国外报道，一种生物黏附超声（BAUS）贴片已经在开发应用的过程中，技术方面分为两种不同发展路径，一种是由一个薄而坚硬的超声探头组成，通过一个由柔软、坚韧、抗脱水和生物黏附性水凝胶-弹性体混合物制成的耦合剂层牢固地黏附在皮肤上，能够实现与皮肤超过 48 小时的黏附和持续的透射，换能器阵列可以实现高换能器密度，每平方厘米有 400 个换能器；另一种采用可拉伸材料制备的超声波贴片探头，目前正在研究这种贴片的无线版本，可以在身体的不同部位贴一些这样的超声波贴片，这些贴片可以与手机进行通信，然后借助 AI 算法分析这些贴片产生的图像，可以制成可穿戴的成像产品。

当前超声医学成像设备正向着专业化、智能化和柔性组合化发展。医用超声成像设备发展方向是能在一台超声设备内整合模拟和数字聚焦、单维和多维显示、幅度和频移转换、静态兼动态成像、全息和全身诊断、多功能和多种类的探头配备，并能融合 Windows 操作平台、数字化信息检测、网络化远程通信、多图像多功能存储系统、多系统并行工作，具有人工智能辅助诊断功能的超级医用超声诊断仪的新概念设计。

二、医用超声成像设备质量检测相关标准与要求

本节中介绍的医用超声成像设备质量检测相关的标准、规程和规范，见表 4.6.1。

表 4.6.1 超声成像设备质量检测相关的标准、规程和规范

序号	标准号	标准名称
1	GB/T 7966—2022	《声学 超声功率测量 辐射力天平法及其要求》
2	GB/T 14710—2009	《医用电器环境要求及试验方法》
3	GB/T 15214—2008	《超声诊断设备可靠性试验要求和方法》
4	GB/T 16540—1996	《声学 在 0.5～15MHz 频率范围内的超声场特性及其测量 水听器法》
5	GB/T 20249—2006	《声学 聚焦超声换能器发射场特性的定义与测量方法》
6	GB 9706.1—2020	《医用电气设备 第 1 部分:基本安全和基本性能的通用要求》
7	GB 9706.9—2008	《医用电气设备 第 2-37 部分:超声诊断和监护设备安全专用要求》
8	GB/T 16846—2008	《医用超声诊断设备声输出公布要求》
9	GB/T 20249—2006	《声学 聚焦超声换能器发射场特性的定义与测量方法》

续表

序号	标准号	标准名称
10	YY/T 0163—2005	《医用超声测量水听器特性和校准》
11	YY/T 0299—2022	《医用超声耦合剂》
12	YY/T 0642—2022	《超声 声场特性 确定医用诊断超声场热和机械指数的试验方法》
13	YY/T 0643—2008	《超声脉冲回波诊断设备性能测试方法》
14	YY/T 0703—2008	《超声实时脉冲回波系统性能试验方法》
15	YY/T 0704—2008	《超声脉冲多普勒诊断系统性能试验方法》
16	YY/T 0748.1—2009	《超声脉冲回波扫描仪 第1部分：校准空间测量系统和系统点扩展函数响应测量的技术方法》
17	YY/T 1084—2015	《医用超声诊断设备声输出功率的测量方法》
18	YY/T 1088—2007	《在0.5MHz至15MHz频率范围内采用水听器测量与表征医用超声设备声场特性的导则》
19	YY/T 1089—2007	《单元式脉冲回波超声换能器的基本电声特性和测量方法》
20	YY/T 1142—2013	《医用超声设备与探头频率特性的测试方法》
21	YY/T 0111—2005	《超声多普勒换能器技术要求和试验方法》
22	GB/T 15261—2008	《超声仿组织材料声学特性的测量方法》
23	YY/T 0458—2014	《超声多普勒仿血流体模的技术要求》
24	GB 10152—2009	《B型超声诊断设备》
25	YY 0767—2009	《超声彩色血流成像系统》
26	YY/T 0593—2022	《超声经颅多普勒血流分析仪》
27	YY 0448—2009	《超声多普勒胎儿心率仪》
28	YY 0449—2018	《超声多普勒胎儿监护仪》
29	YY/T 0749—2009	《超声 手持探头式多普勒胎儿心率检测仪 性能要求及测量和报告方法》
30	YY 0107—2005	《眼科A型超声测量仪》
31	YY 0773—2010	《眼科B型超声诊断仪通用技术条件》
32	JJG 639—1998	《医用超声诊断仪超声源检定规程》
33	GJB 7049—2010	《医用超声多普勒诊断设备超声源检定规程》

三、医用超声成像设备质量检测内容、各项指标的定义与解析

医用超声成像设备由于产品型号、配置不同，性能差异较大。因此，使用质量检测的项目、指标要求差异也很大。本节参照 JJG 639—1998《医用超声诊断仪超声源检定规程》的通用要求，结合医院实际质量检测的可操作性，选择关键性通用指标作为范例介绍，见表4.6.2。一些与超声成像设备配置相关的专用指标可以参照生产厂家使用说明书要求，医院可以根据实际情况选择，尤其在验收检测中。

表 4.6.2 医用超声成像设备使用质量检测的项目

检测内容（项目）	定义	指标			说明
图像质量指标					
盲区	盲区是指B型超声成像设备可以识别的最近回波目标深度	频率（MHz）	线阵、ρ≥60mm 凸阵（mm）	扇扫、相控阵、ρ＜60mm 凸阵（mm）	盲区小则有利于检查出接近体表的病灶，这一性能主要取决于放大器的特性。此外减小进入放大器的发射脉冲幅度和调节放大器时间常数，也会影响盲区大小。但是，对加有水囊的换能器（即探头）测试，其盲区无意义
		$f \leqslant 2.5$	≤4	≤8	
		$2.5 < f \leqslant 4.0$	≤3	≤8	
		$4.0 < f \leqslant 5.0$	≤3	≤7	
		$5.0 \leqslant f \leqslant 7.5$	≤2	≤7	

检测内容（项目）	定义	指标			说明
图像质量指标					
最大探测深度	最大探测深度是指 B 超设备在图像正常显示允许的最大灵敏度和亮度条件下所观测到回波目标的最大深度	频率(MHz)	线阵、$\rho \geqslant 60mm$ 凸阵(mm)	扇扫、相控阵、$\rho < 60mm$ 凸阵(mm)	该值越大,越能在生物体内更大范围进行检查。但是,影响这一性能的因素有换能器灵敏度、发射功率、接收放大器增益、工作频率
		$f \leqslant 2.5$	$\geqslant 190$	$\geqslant 180$	
		$2.5 < f \leqslant 4.0$	$\geqslant 180$	$\geqslant 160$	
		$4.0 < f \leqslant 5.0$	$\geqslant 120$	$\geqslant 80$	
		$5.0 \leqslant f \leqslant 7.5$	$\geqslant 80$	$\geqslant 60$	
轴向分辨力	轴向分辨力是指沿声束轴线方向,在 B 超图像显示中能够分辨两个回波目标的最小距离	频率(MHz)	线阵、$\rho \geqslant 60mm$ 凸阵(mm)	扇扫、相控阵、$\rho < 60mm$ 凸阵(mm)	该值越小,声像图上轴向界面的层理越清晰。对于连续超声波,可达到的理论分辨力等于半个波长。因此,频率越高,分辨力越好
		$f \leqslant 2.5$	$\leqslant 1$(深度$\leqslant 130$) $\leqslant 2$($130 <$深度$\leqslant 170$)	$\leqslant 1$(深度$\leqslant 80$) $\leqslant 2$($80 <$深度$\leqslant 170$)	
		$2.5 < f \leqslant 4.0$	$\leqslant 1$(深度$\leqslant 130$) $\leqslant 2$($130 <$深度$\leqslant 170$)	$\leqslant 1$(深度$\leqslant 80$) $\leqslant 2$($80 <$深度$\leqslant 170$)	
		$4.0 < f \leqslant 5.0$	$\leqslant 1$	$\leqslant 1$	
		$5.0 \leqslant f \leqslant 7.5$	$\leqslant 1$	$\leqslant 1$	
侧向分辨力	侧向分辨力是指在超声束的扫查平面内,垂直于声束轴线的方向上能够区分两个回波目标的最小距离	频率(MHz)	线阵、$\rho \geqslant 60mm$ 凸阵(mm)	扇扫、相控阵、$\rho < 60mm$ 凸阵(mm)	该值越小,声像图横向界面的层理越清晰。其影响因素包括声束宽度、系统动态范围、显示器亮度和媒质衰减系数
		$f \leqslant 2.5$	$\leqslant 3$(深度$\leqslant 130$) $\leqslant 4$($130 <$深度$\leqslant 160$)	$\leqslant 3$(深度$\leqslant 80$) $\leqslant 4$($80 <$深度$\leqslant 160$)	
		$2.5 < f \leqslant 4.0$	$\leqslant 2$(深度$\leqslant 130$) $\leqslant 3$($130 <$深度$\leqslant 160$)	$\leqslant 2$(深度$\leqslant 80$) $\leqslant 4$($80 <$深度$\leqslant 130$)	
		$4.0 < f \leqslant 5.0$	$\leqslant 2$	$\leqslant 2$	
		$5.0 \leqslant f \leqslant 7.5$	$\leqslant 1$	$\leqslant 1$	
几何位置示值误差	几何位置示值误差指 B 超设备显示和测量实际目标尺寸和距离的准确度	频率(MHz)	线阵、$\rho \geqslant 60mm$ 凸阵(%)	扇扫、相控阵、$\rho < 60mm$ 凸阵(%)	在实际应用中主要测量纵向几何位置示值误差和横向几何位置示值误差
		$f \leqslant 2.5$	横向$\leqslant 10$ 纵向$\leqslant 10$	横向$\leqslant 15$ 纵向$\leqslant 10$	
		$2.5 < f \leqslant 4.0$	横向$\leqslant 10$ 纵向$\leqslant 5$	横向$\leqslant 10$ 纵向$\leqslant 10$	
		$4.0 < f \leqslant 5.0$	横向$\leqslant 10$ 纵向$\leqslant 5$	横向$\leqslant 10$ 纵向$\leqslant 10$	
		$5.0 \leqslant f \leqslant 7.5$	横向$\leqslant 5$ 纵向$\leqslant 5$	横向$\leqslant 10$ 纵向$\leqslant 5$	

续表

检测内容（项目）	定义	指标			说明
图像质量指标					
声束切片厚度	声束切片厚度是指线阵、凸阵和相控阵换能器在垂直于扫描平面方向上的厚度	凸阵探头的声束切片厚度≤10mm 线阵探头的声束切片厚度≤5mm			切片越薄，图像越清晰，反之会导致图像压缩，产生伪像。切片厚度取决于晶片短轴方向的尺寸和固有频率。解决方法：通常在晶片前加装聚焦声透镜，以及在整机中采用聚焦技术
囊性病灶直径误差	囊性病灶直径误差指示了生物体内病灶尺寸的准确性，涉及诊断与治疗的一致性	纵向和横向均不超过±10%			影响因素主要为超声波工作频率设定和扫描形式，扇扫比线阵扫描的图像要差
血流参数指标					
多普勒频谱信号灵敏度	多普勒频谱信号灵敏度是指能够从频谱中检测出的最小多普勒信号	频率（MHz）	线阵、ρ≥60mm凸阵（mm/s）	扇扫、相控阵、ρ<60mm凸阵（mm/s）	
		f≤2.5	≤30	≤50	
		2.5<f≤5.0	≤25	≤40	
		5.0≤f≤15.0	≤20	≤30	
彩色血流灵敏度	彩色血流灵敏度是指能够从彩色血流成像中检测出的最小彩色血流信号	频率（MHz）	线阵、ρ≥60mm凸阵（mm/s）	扇扫、相控阵、ρ<60mm凸阵（mm/s）	
		f≤2.5	≤20	≤35	
		2.5<f≤5.0	≤20	≤30	
		5.0≤f≤15.0	≤15	≤20	
血流探测深度	血流探测深度是指在多普勒血流显示、测量功能中，超过该深度即不再能检出多普勒血流信号处的最大深度	频率（MHz）	线阵、ρ≥60mm凸阵（mm）	扇扫、相控阵、ρ<60mm凸阵（mm）	多普勒血流信号可以有三种表现方式：彩色血流图像、频谱图和音频输出
		f≤2.5	≥160	≥150	
		2.5<f<5.0	≥100	≥80	
		5.0≤f<7.5	≥50	≥50	
		7.5<f<15.0	≥40	≥40	
最大血流速度	最大血流速度是指在不计噪声影响的情况下，能够从取样容积中检测的血流最大速度	频率（MHz）	线阵、ρ≥60mm凸阵（mm/s）	扇扫、相控阵、ρ<60mm凸阵（mm/s）	
		f≤2.5	≤2500	≤5000	
		2.5<f<5.0	≤1800	≤4500	
		5.0≤f<15.0	≤1500	≤4200	
血流速度示值误差	血流速度示值误差是指彩超从模体或试件中测得的散射（反射）体速度相对其设定值的相对误差	频率（MHz）	线阵、ρ≥60mm凸阵（%）	扇扫、相控阵、ρ<60mm凸阵（%）	
		f≤2.5	≤15	≤15	
		2.5<f<5.0	≤10	≤10	
		5.0≤f<15.0	≤8	≤8	
血流方向识别能力	彩超辨别血流方向并以血流图和/或多普勒频谱相对于基线的位置予以表达的能力	多普勒频谱显示模式，应无方向颠倒和旁路现象。彩色血流成像模式，当血流朝向探头时，其应显示为红色；当血流背离探头时，其应显示为蓝色			—

四、医用超声成像设备质量检测设备

1. 仿组织超声模体

与 GB 10152—2009《B 型超声诊断设备》和 JJG 639—1998《医用超声诊断仪超声源检定规程》配套的仿组织超声模体，有很多型号。常用的 KS107 系列模体，包括 KS107BD 型低频超声模体和 KS107BG 型高频多用途仿组织超声模体（图 4.6.5），主要用于检测超声成像设备的探测深度、轴向分辨力、侧向分辨力、盲区、几何位置示值误差和囊性病灶直径误差等二维灰阶成像性能参数。

KS107BD 型在 TM 材料内嵌埋有尼龙线靶 8 群，有纵向靶群含靶线 19 根（有加长型25 根或 30 根），适用于 4MHz 以下彩超二维灰阶成像的盲区、190mm 内探测深度、5 个典型深度处轴向/侧向分辨力、纵向/横向几何位置示值误差的检测，以及囊肿、肿瘤、结石三种典型病灶成像质量检测。

KS107BG 型在 TM 材料内嵌埋有尼龙线靶 8 群，有纵向靶群含靶线 12 根，适用于5MHz 以上彩超二维灰阶成像的盲区、120mm 内探测深度、4 个典型深度处轴向/侧向分辨力、纵向/横向几何位置示值误差的检测，以及囊肿、肿瘤、结石不同直径仿病灶的成像质量检测。

KS107 系列模体中的 KS107BQ 型切片厚度模体是专用于测量 B 超设备切片厚度值的专用模体设备，如图 4.6.6 所示。模体设计为可以分别使用线靶法和面靶法对切片厚度进行测量。

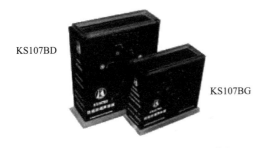

图 4.6.5　KS107 低频、高频仿组织超声模体

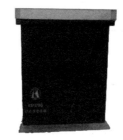

图 4.6.6　仿组织超声模体 KS107BQ

2. 多普勒仿血流模体和仿真血流系统

彩色超声多普勒血流性能检测要选择专用模体和仿真血流系统，如常用的 KS205D-1 多普勒模体和仿真血流控制系统（图 4.6.7），适用于彩色超声多普勒设备和各种血流检测设备。检测项目包括血流速度读数准确度、血流探测深度、取样游标准确度和方向识别能力等，其中，血流流速测定可覆盖 2～240cm/s。KS205D-1 型多普勒血流模体与仿真血流控制系统技术参数分为多普勒血流模体、超声仿真血液、恒流泵和流量计，其中，前三项合称为"多普勒测量系统"。

（1）多普勒血流模体

仿组织超声材料：声速：(1540 ± 10)m/s$(23℃)$；声衰减系数：(0.5 ± 0.05)dB/(cm·MHz)$(23℃)$。超声仿血管材料：密度：0.930g/cm^3；材料声速：1555m/s。

（2）超声仿真血液

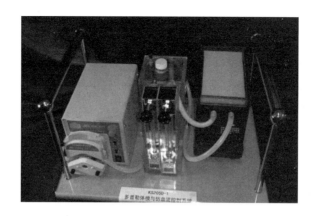

图 4.6.7　多普勒模体与仿真血流控制系统

密度：(1.03 ± 0.04)g/cm^3；声速：(1570 ± 30)m/s；衰减系数：小于 0.1dB/(cm•MHz)；背向散射：$(1\sim10)\times10^{-9}\times f^4$/(cm•MHz^4•sr)；黏度：$(4\pm0.4)\times10^{-3}$Pa•s。其中，$f$ 为超声波频率。

（3）恒流泵

转数：0.2～300RMP，流量范围：0.014～1140mL/min。

（4）流量计

数量：2，串联使用。量程：1～10L/h（即 0.278～2.78mL/s），6～60L/h（即 1.67～16.7mL/s）。

五、医用超声成像设备质量检测方法与作业指导

（一）检测前准备

1. 外观检查

检查超声系统主机外观是否清洁，探头连接是否紧固；电源线是否完好无破损；主机系统底部和周围地面是否清洁，以及过滤网是否清洁等。

2. 开机检查

开机预热，自检通过，显示屏无异常错误代码、报警信息，进入正常工作状态。

（二）性能检测

根据被检设备配接探头的标称频率选用相应的仿组织超声模体（以下简称"模体"）检测。

1. 盲区

将探头经水性凝胶型医用超声耦合剂或除气水（以下简称"耦合媒质"）垂直置于超声模体的声窗上。将探头顶端对准盲区靶群（图 4.6.8），调节被检设备的总增益、时间补偿增益（TGC）、对比度和亮度，将声窗近距离处的 TM 材料背向散射光点调弱或隐没，对具有动态聚焦功能的机型，使其在声

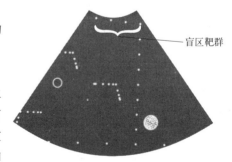

盲区靶群

图 4.6.8　盲区靶群

窗近距离处聚焦，保持靶线图像清晰可见，平移探头，观察距探头表面最近且其图像能被分辨的那根靶线，该靶线所在深度为该探头的盲区，应符合表 4.6.3 的要求。

表 4.6.3　盲区技术指标及要求

检测项目	技术指标			
	频率（MHz）	探头类型		
		线阵探头、$\rho \geqslant 60$mm 凸阵探头	机械扇扫探头、相控阵探头、$\rho <$ 60mm 凸阵探头	容积探头
盲区（mm）	$f \leqslant 2.5$	$\leqslant 4$	$\leqslant 6$	$\leqslant 5$
	$2.5 < f \leqslant 4.0$	$\leqslant 3$	$\leqslant 6$	$\leqslant 5$
	$4.0 < f < 5.0$	$\leqslant 3$	$\leqslant 5$	$\leqslant 5$
	$5.0 < f \leqslant 7.5$	$\leqslant 2$	$\leqslant 4$	$\leqslant 3$
	$7.5 < f \leqslant 15.0$	$\leqslant 2$	$\leqslant 2$	$\leqslant 2$

注：ρ 为凸阵探头的曲率半径。

2. 最大探测深度

将探头经耦合媒质垂直置于模体的声窗上。将探头顶端对准探测深度靶群（图 4.6.9），调节被检仪器的总增益、TGC、对比度和亮度等，在屏幕上显示出由 TM 材料背向散射光点组成的均匀声像图；对具有动态聚焦功能的机型，使其在远场聚焦，直至靶线目标群清晰显示，且无光晕和散焦，冻结图像。读取深度靶群图像中可见的最大深度靶线所在深度，即为被检仪器配接该探头时的最大探测深度，应符合表 4.6.4 要求。

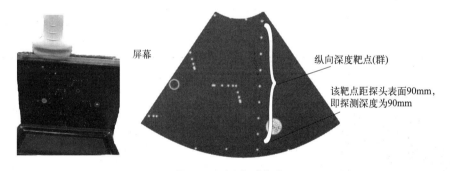

图 4.6.9　探测深度靶群

表 4.6.4　最大探测深度技术指标及要求

检测项目	技术指标			
	频率（MHz）	探头类型		
		线阵探头、$\rho \geqslant 60$mm 凸阵探头	机械扇扫探头、相控阵探头、$\rho <$ 60mm 凸阵探头	容积探头
最大探测深度（mm）	$f \leqslant 2.5$	$\geqslant 200$	$\geqslant 180$	$\geqslant 180$
	$2.5 < f \leqslant 4.0$	$\geqslant 180$	$\geqslant 160$	$\geqslant 160$
	$4.0 < f < 5.0$	$\geqslant 120$	$\geqslant 80$	$\geqslant 80$
	$5.0 < f \leqslant 7.5$	$\geqslant 80$	$\geqslant 60$	$\geqslant 60$
	$7.5 < f \leqslant 15.0$	$\geqslant 60$	$\geqslant 50$	$\geqslant 50$

注：ρ 为凸阵探头的曲率半径。

3. 几何位置示值误差

（1）横向几何位置示值误差

将探头经耦合媒质垂直置于模体的声窗上。将探头顶端对准横向线性靶群（图

4.6.10），并横向平移探头，使该靶群位于图像中央位置，调节被检仪器的总增益、TGC、对比度和亮度等，将声窗近距离处中的 TM 材料背向散射光点适当减弱；对具有动态聚焦功能的机型，适当调节焦点分布，直至靶线目标群清晰显示，冻结图像。每 20mm 为一段，用电子游标依次测量两靶线图像中心间距，按式（4.6.1）计算测量值与标准值的相对误差，取其中最大者作为被检仪器配接该探头时的横向几何位置示值误差，应符合表 4.6.5 的要求。

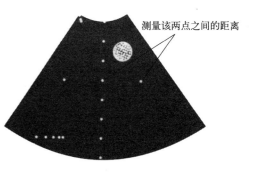

图 4.6.10　横向线性靶群

$$横向几何位置示值误差 = \max\left(\left|\frac{测量值 - 标准值}{标准值}\right| \times 100\%\right) \qquad (4.6.1)$$

式中，标准值 = 20mm；视野小于 40mm 时，标准值 = 10mm。

表 4.6.5　横向/纵向几何位置示值误差技术指标及要求

检测项目	技术指标					
	频率(MHz)	探头类型				
		线阵探头、$\rho \geq 60mm$ 凸阵探头		机械扇扫探头、相控阵探头、$\rho < 60mm$ 凸阵探头		容积探头
		横向	纵向	横向	纵向	横向	纵向
几何位置示值误差（%）	$f \leq 2.5$	≤10	≤10	≤15	≤10	≤10	≤10
	$2.5 < f \leq 4.0$	≤10	≤5	≤10	≤10	≤10	≤10
	$4.0 < f < 5.0$	≤10	≤5	≤10	≤10	≤10	≤10
	$5.0 \leq f \leq 15.0$	≤5	≤5	≤10	≤5	≤10	≤5

注：ρ 为凸阵探头的曲率半径。

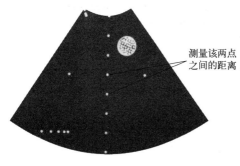

图 4.6.11　纵向线性靶群

（2）纵向几何位置示值误差

将探头经耦合媒质垂直置于模体的声窗上。将探头顶端对准纵向线性靶群（图 4.6.11），并横向平移探头，使该靶群位于图像中央位置，调节被检仪器的总增益、TGC、对比度和亮度等，将声窗近距离处中的 TM 材料背向散射光点适当减弱；对具有动态聚焦功能的机型，适当调节焦点分布，直至靶线目标群清晰显示，冻结图像。每 20mm 为一段，用电子游标依次测量两靶线图像中心间距，按式（4.6.2）计算测量值与标准值的相对误差，取其中最大者作为被检仪器配接该探头时的纵向几何位置示值误差，应符合表 4.6.5 的要求。

$$纵向几何位置示值误差 = \max\left(\left|\frac{测量值 - 标准值}{标准值}\right| \times 100\%\right) \qquad (4.6.2)$$

式中，标准值为 20mm；视野小于 40mm 时，标准值 = 10mm。

4. 轴向分辨力

将探头经耦合媒质垂直置于模体的声窗上。将探头顶端对准某一轴向分辨力靶群（图 4.6.12），调节被检仪器的总增益、TGC、对比度和亮度等将 TM 材料背向散射光点隐没；

对具有动态聚焦功能的机型，使其在所测深度或其附近聚焦，调整探头位置和角度，直至靶线目标群清晰显示。读取轴向分辨力靶群图像中可以分辨的最小靶线间距，即为被检仪器配接该探头时在所测深度处的轴向分辨力，应符合表 4.6.6 的相关要求。

表 4.6.6 侧/轴向分辨力技术指标及要求

检测项目	频率(MHz)	线阵探头、$\rho \geqslant 60$mm 凸阵探头 侧向	轴向	机械扇扫探头、相控阵探头、$\rho < 60$mm 凸阵探头 侧向	轴向	容积探头 侧向	轴向
侧/轴向分辨力 mm	$f \leqslant 2.5$	$\leqslant 3$[a] $\leqslant 4$[f]	$\leqslant 1$[a] $\leqslant 2$[g]	$\leqslant 3$[b] $\leqslant 4$[d]	$\leqslant 1$[b] $\leqslant 2$[e]	$\leqslant 3$[b] $\leqslant 4$[d]	$\leqslant 1$[b] $\leqslant 2$[e]
	$2.5 < f \leqslant 4.0$	$\leqslant 2$[a] $\leqslant 3$[f]	$\leqslant 1$[a] $\leqslant 2$[g]	$\leqslant 2$[b] $\leqslant 4$[c]	$\leqslant 1$[b] $\leqslant 2$[c]	$\leqslant 2$[b] $\leqslant 4$[c]	$\leqslant 1$[b] $\leqslant 2$[c]
	$4.0 < f < 5.0$	$\leqslant 2(D_1 \leqslant 80)$	$\leqslant 1(D_1 \leqslant 100)$	$\leqslant 2(D_1 \leqslant 60)$	$\leqslant 1(D_1 \leqslant 80)$	$\leqslant 2(D_1 \leqslant 60)$	$\leqslant 1(D_1 \leqslant 80)$
	$5.0 \leqslant f \leqslant 7.5$	$\leqslant 1(D_1 \leqslant 60)$	$\leqslant 1(D_1 \leqslant 80)$	$\leqslant 1(D_1 \leqslant 40)$	$\leqslant 1(D_1 \leqslant 40)$	$\leqslant 1(D_1 \leqslant 40)$	$\leqslant 1(D_1 \leqslant 40)$
	$7.5 < f \leqslant 15.0$	$\leqslant 1(D_1 \leqslant 40)$	$\leqslant 0.5(D_1 \leqslant 40)$	$\leqslant 1(D_1 \leqslant 40)$	$\leqslant 0.5(D_1 \leqslant 40)$	$\leqslant 1(D_1 \leqslant 40)$	$\leqslant 0.5(D_1 \leqslant 40)$

注：1. 注释字母表示深度条件，具体如下：a. 深度≤130mm；b. 深度≤80mm；c. 80mm<深度≤130mm；d. 80mm<深度≤160mm；e. 80mm<深度≤170mm；f. 130mm<深度≤160mm；g. 130mm<深度≤170mm。

2. D_1 为深度(mm)。

5. 侧向分辨力

将探头经耦合媒质垂直置于模体的声窗上。将探头顶端对准某一侧向分辨力靶群（图 4.6.12），调节被检仪器的总增益、TGC、对比度和亮度等，将 TM 材料背向散射光点隐没，对具有动态聚焦功能的机型，使其在所测深度附近聚焦，调整探头位置和角度，直至靶线目标群清晰显示。读取侧向分辨力靶群图像中可以分辨的最小靶线间距，即为被检仪器配接该探头时在所测深度处的侧向分辨力，应符合表 4.6.6 的要求。

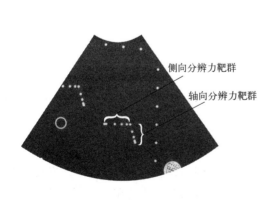

图 4.6.12 侧/轴向分辨力靶群

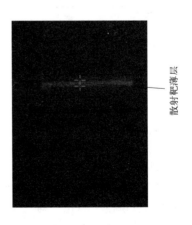

图 4.6.13 散射靶薄层

6. 切片厚度

（1）切片厚度技术指标：凸阵探头的切片厚度≤10mm；高频线阵探头的切片厚度≤5mm。

（2）检测方法：将探头经耦合剂置于模体（KS107BQ）声窗表面上，对准散射靶薄层（图 4.6.13），扫描平面垂直于超声模体。调整扫描平面和散射靶薄层的交线使之定位于特定深度，以电子游标测量散射靶薄层成像的厚度，并计算该深度处切片厚度。针对配备的探头，若其探测深度为 d，则在 $d/3$、$d/2$、$2d/3$ 深度处分别进行切片厚度的测量，取特定深度处散射靶薄层切片厚度的最大值作为该探头的切片厚度。计算公式为切片厚度＝测量值/2.747。

7. 囊性病灶直径误差

囊性病灶直径误差技术指标：纵向和横向均不超过±10%。

检测方法：参照几何位置示值误差检测方法。通过测量出模体横向、纵向标尺及囊肿直径的示值，再与模体标准值进行比较得出的比值就是示值误差。检测中需要注意的是测量时的操作手法，这是检测数据是否准确可靠的关键。

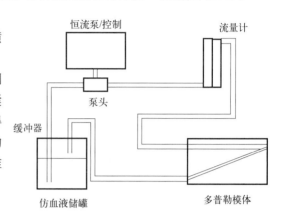

图 4.6.14　多普勒血流测量系统

8. 多普勒频谱信号灵敏度

按图 4.6.14 连接多普勒血流测量系统。将探头对准多普勒仿真血流模体中的仿真血液，调节被检设备的总增益、TGC、对比度和亮度等，将 TM 材料背向散射光点隐没，形成均匀声像图；对具有动态聚焦功能的机型，使其在被测深度聚焦。启用被检仪器频谱多普勒测量功能、彩色标尺、多普勒输出功率等功能，同时提高接收增益，并保持所显示的频谱无过度电子噪声。将多普勒测量系统中仿真血流速度从零逐渐增大直至被检仪器显示出频谱图，从多普勒测量系统读取此时的血流速度，即为被检仪器配接该探头时的多普勒频谱信号灵敏度，应符合表 4.6.7 的要求。

表 4.6.7　多普勒频谱信号灵敏度技术指标及要求

检测项目	技术指标			
	频率（MHz）	探头类型		
		线阵探头、$\rho \geqslant$60mm 凸阵探头	机械扇扫探头、相控阵探头、$\rho <$60mm 凸阵探头	容积探头
多普勒频谱信号灵敏度（mm/s）	$f \leqslant 2.5$	≤30	≤50	≤50
	$2.5 < f \leqslant 5.0$	≤25	≤40	≤40
	$5.0 \leqslant f \leqslant 15.0$	≤20	≤30	≤30

注：ρ 为凸阵探头的曲率半径。

9. 彩色血流灵敏度

按图 4.6.14 连接多普勒测量系统。将探头对准多普勒仿真血流模体中的仿真血液，调节被检仪器的总增益、TGC、对比度和亮度等，将 TM 材料背向散射光点隐没，形成均匀声像图，并保持靶线图像清晰可见；对具有动态聚焦功能的机型，使其在被测深度聚焦。启用被检仪器彩色多普勒测量功能、彩色标尺、多普勒输出功率等功能，同时提高接收增益，并保持所显示的彩色血流图无紊乱。将多普勒测量系统中仿真血流速度从零逐渐增大，直至被检仪器显示出彩色血流图，读取多普勒测量系统此时的血流速度，即为被检仪器配接该探头时的彩色血流灵敏度，应符合表 4.6.8 的要求。

表 4.6.8 彩色血流灵敏度技术指标及要求

检测项目	技术指标			
	频率（MHz）	探头类型		
		线阵探头、$\rho \geqslant 60$mm 凸阵探头	机械扇扫探头、相控阵探头、$\rho <$ 60mm 凸阵探头	容积探头
彩色血流灵敏度（mm/s）	$f \leqslant 2.5$	$\leqslant 20$	$\leqslant 35$	$\leqslant 35$
	$2.5 < f < 5.0$	$\leqslant 20$	$\leqslant 30$	$\leqslant 30$
	$5.0 \leqslant f \leqslant 15.0$	$\leqslant 15$	$\leqslant 20$	$\leqslant 20$

注：ρ 为凸阵探头的曲率半径。

10. 血流探测深度

按图 4.6.14 连接多普勒测量系统。调节多普勒测量系统，使仿真血液流速较高，将探头对准多普勒仿真血流模体中的仿真血液，调节被检仪器的总增益、TGC、对比度和亮度，将 TM 材料背向散射光点隐没，并保持血流图像清晰可见；对具有动态聚焦功能的机型，使其在被测深度聚焦。调节多普勒输出功率，同时提高接收增益，并保持所显示的频谱无过度电子噪声。沿模体表面平移探头，使其与仿真血管的距离由小变大，当频谱图形不断减弱直至消失时，停止移动。用电子游标沿其轴线方向测量声窗表面至仿真血管上表面的距离，即为血流探测深度，应符合表 4.6.9 的要求。需要注意的是，进行此技术指标检测时，应关闭谐波成像等影响深度的功能。

表 4.6.9 血流探测深度技术指标及要求

检测项目	技术指标			
	频率 MHz	探头类型		
		线阵探头、$\rho \geqslant 60$mm 凸阵探头	机械扇扫探头、相控阵探头、$\rho <$ 60mm 凸阵探头	容积探头
血流探测深度（mm）	$f \leqslant 2.5$	$\geqslant 160$	$\geqslant 150$	$\geqslant 140$
	$2.5 < f < 5.0$	$\geqslant 100$	$\geqslant 80$	$\geqslant 60$
	$5.0 \leqslant f \leqslant 7.5$	$\geqslant 50$	$\geqslant 50$	$\geqslant 50$
	$7.5 < f \leqslant 15.0$	$\geqslant 40$	$\geqslant 40$	$\geqslant 30$

注：ρ 为凸阵探头的曲率半径。

11. 最大血流速度

按图 4.6.14 连接多普勒测量系统。将探头对准多普勒仿真血流模体中的仿真血液，调节被检仪器的总增益、TGC、对比度和亮度等，将 TM 材料背向散射光点隐没，并保持靶群图像清晰可见；对具有动态聚焦功能的机型，使其在被测深度聚焦。逐渐增加多普勒测量系统仿真血流速度，调节被检设备的帧频、取样容积和位置等，使之测量血流速度达到最大，读取多普勒测量系统此时的血流速度，即为被检仪器配接该探头时最大血流速度，应符合表 4.6.10 的要求。

表 4.6.10 最大血流速度技术指标及要求

检测项目	技术指标			
	频率（MHz）	探头类型		
		线阵探头、$\rho \geqslant 60$mm 凸阵探头	机械扇扫探头、相控阵探头、$\rho <$ 60mm 凸阵探头	容积探头
彩色血流灵敏度（mm/s）	$f \leqslant 2.5$	$\leqslant 2500$	$\leqslant 5000$	$\leqslant 5000$
	$2.5 < f < 5.0$	$\leqslant 1800$	$\leqslant 4500$	$\leqslant 4500$
	$5.0 \leqslant f \leqslant 15.0$	$\leqslant 1500$	$\leqslant 4200$	$\leqslant 4200$

注：ρ 为凸阵探头的曲率半径。

12. 血流速度示值误差

按图 4.6.14 连接多普勒测量系统。将探头对准多普勒仿真血流模体中的仿真血液，调节被检仪器的总增益、TGC、对比度和亮度等，将 TM 材料背向散射光点隐没，并保持靶线图像清晰可见；对具有动态聚焦功能的机型，使其在被测深度聚焦。调节多普勒测量系统仿真血流速度，使被检仪器彩色成像最佳。分别读取多普勒测量系统和被检设备多普勒频谱功能测量的血流速度，按式(4.6.3)计算相对误差，即为被检仪器配接该探头时血流速度示值误差，应符合表 4.6.11 的要求。

$$\text{血流速度示值误差} = \left| \frac{\text{测量值} - \text{标准值}}{\text{标准值}} \right| \times 100\% \qquad (4.6.3)$$

式中：从多普勒测量系统读取的血流速度值为标准值。

表 4.6.11　血流速度示值误差技术指标及要求

检测项目	技术指标			
	频率(MHz)	探头类型		
		线阵探头、$\rho \geqslant 60$mm 凸阵探头	机械扇扫探头、相控阵探头、$\rho < 60$mm 凸阵探头	容积探头
血流速度示值误差（%）	$f \leqslant 2.5$	$\leqslant 15$	$\leqslant 15$	$\leqslant 15$
	$2.5 < f < 5.0$	$\leqslant 10$	$\leqslant 10$	$\leqslant 10$
	$5.0 \leqslant f \leqslant 15.0$	$\leqslant 8$	$\leqslant 8$	$\leqslant 8$

注：ρ 为凸阵探头的曲率半径。

13. 血流方向识别能力

按图 4.6.14 连接多普勒测量系统。将探头对准多普勒仿真血流模体中的仿真血液，调节被检仪器的总增益、TGC、对比度和亮度等，将 TM 材料背向散射光点隐没，形成均匀声像图；对具有动态聚焦功能的机型，使其在被测深度聚焦。多普勒频谱显示模式，应无方向颠倒和旁路现象。彩色血流成像模式，当血流朝向探头时，其应显示为红色；当血流背离探头时，其应显示为蓝色，即被检设备能识别血流方向。

六、医用超声成像设备质量检测结果记录与分析

（一）检测记录

全部检测结束后，将性能检测结果数据记录到原始记录表中，见表 4.6.12 质量检测原始记录表，并建立记录档案。按照国家相关法规规定，在实现信息化管理的医院，应建立电子记录档案。检测记录保存期限不得少于规定使用期限或使用生命周期终止后 5 年。

（二）检测结果的处理

被检项目全部符合技术要求者，判定被检仪器合格，粘贴专用合格标签。

对检测不合的设备，应立即停用，并进行维修，如果主机合格，其配接探头不合格，应对该探头进行维修或更换。

（三）检测结果原始记录格式

参见表 4.6.12。

表 4.6.12　医用超声诊断设备使用质量检测原始记录表

_____医院医用超声诊断设备使用质量检测原始记录表（参考模板）

检测报告编号：_____　检测流水号：_____　检测类型：□验收检测；□周期检测；□状态检测

第 1 页　共　页

使用科室		联系人		联系电话	
检测环境	温度：　　℃		相对湿度：　　%	大气压力：　　kPa	
检测参考依据					
项目　　　类别	被检设备		检测设备		
名称	医用超声诊断设备		仿组织超声模体	多普勒测量系统	
制造厂家					
型号规格					
编号					

检测流水号：_____　　　　　　　　　　　　　　　　　　　第 2 页　共　页

检测数据

探头类型	探头型号	探头编号	探头频率/MHz	探头尺寸/mm		
盲区（mm）						
最大探测深度（mm）						
几何位置示值误差		测量值（mm）		误差（%）		
	横向几何位置					
	纵向几何位置					
囊性病灶直径误差		测量值（mm）		误差（%）		
	横向几何位置					
	纵向几何位置					
侧/轴向分辨力	目标组深度（mm）	10	30	50	70	120	160
	侧向分辨率（mm）						
	轴向分辨率（mm）						
多普勒频谱信号灵敏度（mm/s）		最大血流速度（mm/s）				
彩色血流灵敏度（mm/s）		血流探测深度（mm）				
血流速度示值误差	标准值（mm/s）					
	测量值（mm/s）					
	误差（%）					
方向识别能力	能□　　否□					
检测结论	□合格　□不合格　偏离情况记录：					

　　注：上表是针对某一探头的检测结果记录。根据每台医用超声诊断设备所配的不同探头，对每一个探头逐一检测，记录可复制本页。

检测人：_____　　　　审核人：_____　　　　日期：____年____月____日

　　本章编写人员：牛延涛，路鹤晴，康天良，严浩，李庚，谢松城，吴剑威，管卫，张永县，许靖宇，苏琦，严其云，贾立民，薛斌，宋宏侃，孙辰，冯泽臣，洪浩，章浩伟，张率，郑蕴欣，郭要强，高鸣，贾龙洋，刘浩

参考文献

[1] 安玉林，周锡明，沙宪政．医用超声探头的研究进展［J］．中国医疗设备，2015，30（3）：72.

[2] 焦龙，于喜坤，刘师竺，等．低剂量CT成像质量控制检测实验研究［J］．中国医疗设备，2019，34（4）：21-24.

[3] 王笛，朱智明，周高峰，等．两种不同高端CT基于体模图像质量的比较研究［J］．影像研究与医学应用，2020，4（6）：112-114..

[4] 姚国庆，丁琴．某地区医疗机构CT性能状态检测结果分析［J］．中国医疗设备，2018，33（5）：97-99.

[5] 牛延涛，胡鹏志．放射物理与辐射防护学［M］，北京：科学出版社，2022.

[6] 陈晶，CT/MR特殊影像检查技术及其应用［M］，北京：人民卫生出版社，2020.

[7] 李士正，楚彩芳，李庆新，等．南阳市78台CT机质量控制检测与分析［J］．中国辐射卫生，2018，27（5）：476-478.

[8] 陶豹，闫欣，付园，等．山东省医用CT机质量状况分析［J］．中国医疗设备，2018，33（2）：158-160.

[9] 严昂，李琛伟，陈伟，等．医用计算机断层摄影装置性能基准数据采集［J］．中国医疗设备，2020，35（4）：20-22，32.

[10] 戴晨曦，宋丰言，张和华，等．医用CT机质量控制的标准化探讨［J］．中国医疗设备，2015，30（3）：114-117.

[11] 谭先健，姚国庆，李怡勇，等．医用CT机主要性能指标检测结果分析［J］．华南国防医学杂志，2017，31（3）：198-200.

[12] 谭先健，姚国庆，李怡勇，等．医用CT质量控制现状分析［J］．中国医学装备，2017，14（2）：106-109.

[13] 崔晶蕾，刘师竺，于喜坤，等．CT成像质量控制检测规范的研究［J］．中国医疗设备，2019，34（4）：14-17.

[14] 伍健，耿建华．CT设备质量控制的现状与展望［J］．中国医学装备，2018，15（11）：163-166.

[15] 房坤，陈玉俊．CT设备质量控制管理探讨［J］．中国医疗器械信息，2021，27（13）：169-171.

[16] 陈坚，陈自谦，刘冰川，等．CT设备质量控制检测及其处置界限建立［J］．中国医学装备，2018，15（12）：20-25.

[17] 庄晓璇，刘鸿翔．CT应用质量检测结果与分析［J］．中国医学装备，2019，16（10）：97-99.

[18] 钟宇彤，李梅．CT影像性能智能质控实验研究［J］．中国医疗设备，2019，34（4）：1-5.

[19] 李庚，高关心，夏慧琳．CT空间分辨率和低对比度分辨率的检测及其影响因素［J］．中国医疗设备．2010，25（1）：7-9.

[20] 杨正汉．磁共振成像技术指南［M］．北京：人民军医出版社，2010.

[21] 倪萍，孙钢．医用磁共振成像设备质量控制检测技术［M］．北京：中国质检出版社，2016.

[22] 刘俊松．医用超声技术的现状、发展趋势与新技术展望［J］．医疗设备信息，2005，20（12）：39-42.

[23] 刘嘉宁，耿建华．PET质量控制标准与性能测试研究进展［J］．中国医学装备，2021，18（7）：171-177.

[24] 谢松城，郑焜．医疗设备使用安全风险管理［M］．北京：化学工业出版社，2019.

[25] 梁永刚，付丽媛，陈自谦，等．磁共振成像系统质量控制检测标准及其评价指标［J］．中国医学装备，2018，15（12）：11-15.

[26] 刘迪，张默．磁共振质量控制标准对比研究［J］．北京生物医学工程，2022，41（6）：628-631.

[27] 姜楠．核磁共振成像系统日常质量控制方法研究进展［J］．中国医疗设备，2016，31（4）：85-86，80.

[28] 许文辉，林晓玲，李可．医用磁共振成像系统质量控制图像信噪比检测方法的研究［J］．中国医学装备，2022，19（3）：28-33.

[29] 王令珑，何悦琦，吴航，等．基于文献计量的我国MRI设备质量控制研究现状与趋势分析［J］．中国医学装备，2021，18（8）：182-190.

[30] 磁共振成像设备图像均匀性及层厚检测方法分析与评价［J］．工业计量．2021，31（3）：4-7.

[31] 王化鹏，秘超群，徐树兴．医用磁共振成像系统的工作原理及校准方法探究［J］．计量与测试技术．2020，47

（11）：49-51.

［32］ 储呈晨，王龙辰，毕帆，等 . 磁共振图像质量控制中的若干评价指标探讨 ［J］. 中国医疗设备，2016，31（7）：124-127.

［33］ De H，Torres R，Fernández-soto J M，et al. Physica Medica Objective criteria for acceptability and constancy tests of digital subtraction angiography ［J］. *Phys Medica*，*Elsevier Ltd*，2016，32（1）：272-276.

［34］ Nickoloff E L. AAPM/RSNA Physics Tutorial for Residents：Physics of Flat-Panel Fluoroscopy Systems ［J］. *RadioGraphics*，2011，31（2）：591-602.

［35］ 耿建华，陈英茂，陈盛祖 . 新政策下再议 PET/CT 设备的配置条件和选型方案 ［J］. 中国医学装备，2019，16（10）：100-104.

［36］ 耿建华，陈英茂 . 核医学成像设备的质量控制标准及中国现状 ［J］. 中华核医学与分子影像杂志，2015，35：（1）：75-78.

第五章
生命支持与急救设备使用质量检测技术

生命支持与急救医疗设备属于高风险医疗设备，主要应用于临床急救与生命支持相关的医疗和护理工作。在医院内生命支持与急救医疗设备种类和数量多，应用范围广，分布于临床各个科室，临床使用安全风险较高。因此，对这些设备的使用质量与安全有较高的要求。本章将针对多参数监护仪、体温测量设备、呼吸机与麻醉机、婴儿培养箱、血液透析系统、体外除颤器、输注泵、电外科手术设备及体外膜肺氧合器（extracorporeal membrane oxygenation，ECMO）9 类生命支持与急救医疗设备使用质量检测相关的标准、原理、技术、方法、实操等展开系统介绍。

■ 第一节　多参数监护仪使用质量检测技术

一、多参数监护仪设备分类、基本结构、原理与技术进展

多参数监护仪通过各种功能模块，可同时检测患者的心电信号、心率、血氧饱和度、血压、呼吸频率和体温等生命体征参数信息，实现实时连续监测患者生命体征信息、分析变化趋势，智能报警、信息存储、传输和打印，能为临床诊断提供重要的患者信息，是一种临床必不可少的监护患者的重要医疗设备。它在临床医疗中被广泛应用，尤其在重症监护、麻醉手术、术后复苏、急诊护理、呼吸护理、心脏护理、神经护理、透析护理、新生儿护理、老年人护理、产科护理、内科及外科护理等医疗场景中被使用。

（一）多参数监护仪的分类

1. 按监护功能参数分类

多参数监护仪按监护功能可以分为标准型和专用型。

标准型多参数监护仪的功能参数一般包含下面六项：心电（ECG）、无创血压（NIBP）、血氧饱和度（SpO_2）、呼吸频率（RESP）、脉率（PR）、体温（TEMP）。

专用多参数监护仪的功能参数除了标准型多参数监护仪的功能参数以外，还有可选择的功能，包括呼气末二氧化碳（$etCO_2$）、有创血压（IBP）、心排血量（CO）、连续心排血量（CCO/PiCCO）、麻醉气体（AG）、电阻抗心动描记（ICG）、脑电双频指数（BIS）、麻醉

深度指数（CSI）等重要参数。上述功能通常采用插件式功能模块的方式实现，可以灵活选择。

2. 按结构分类

多参数监护仪按结构可以分为便携式监护仪、插件式监护仪、遥测监护仪等。

（1）便携式监护仪：便携式监护一般采用功能固定的内置式功能模块，可以方便移动使用，在医院普通病区使用最为广泛。

（2）插件式监护仪：插件式监护除了常规监护功能以外，可以根据临床需要，以插件方式灵活选择配置各种专用功能模块。插件式监护一般在特定需求的环境中使用，如 ICU、CCU、手术麻醉科等。

（3）遥测监护仪：遥测监护是指在一定距离内（几十到几百米，甚至更远），通过射频、5G 等无线通讯的方法实现对患者生理参数如心电、血压和血氧等进行数据采集和传输的医疗设备。

（二）多参数监护仪的基本结构、原理

1. 基本结构

多参数监护仪的基本结构由信号采集、信号处理和信号显示输出三部分构成，如图 5.1.1 所示。

（1）信号采集部分包括各功能模块中与患者连接的各种传感器和电极，采集患者的生物信号并转换为可测量的电信号。

（2）信号处理部分是使用专用计算机处理系统，将传感器获得的各种信号加以放大，通过 A/D 转换，并通过软件计算、分析处理产生各项符合临床要求的患者生理参数、波形，如心率、血压、体温、血氧饱和度等。同时各种监测参数可通过计算机系统记录存储，作为患者的病历档案保存，也可以供显示、回顾和打印。

（3）信号显示输出部分包括信号的显示、报警。将各种被检测的患者生理参数、波形，准确地显示在屏幕上，能够实时提供临床治疗和抢救的参考依据。同时当被测参数超过某一设定标准值，就通过屏幕发出声、光警报，提示临床医务人员及时采取必要的临床干预措施。

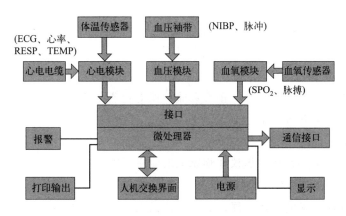

图 5.1.1　多参数监护仪的基本结构示意图

2. 工作原理

(1) 心电监护工作原理

心电监护一般都使用监护导联（3～12 个导联），能选择显示其中的一个或两个导联的波形并通过波形分析提取出心律参数，还可以对波形做进一步分析，提取出 ST 段的心律失常事件。

(2) 无创血压测量原理

人体的动脉血压是重要的生理参数。临床血压测量以人体上臂与心脏同高度处的动脉血管内对应心脏收缩期和舒张期的压力值来表征人体的血压，分别称为收缩压（SBP）和舒张压（DBP）。多参数监护仪无创血压测量方法目前普遍采用振动法（oscillatory method）。振动法是一种间接测量血压的方法，其原理是利用血压测量时袖带加压充气和放气进程中，动脉血管呈现完全阻闭→渐开→全开的变化，在这一过程中，动脉血管壁的搏动将在袖带内的气体中产生气体振荡波，这种振荡波与动脉收缩压、舒张压和平均压之间存在确定的对应关系。一般振荡波幅值最高点所对应的压力为平均压，而收缩压、舒张压是通过临床统计的经验公式计算得到的，对于各个厂家来说算法不尽相同。另外，肥胖患者和老年人血压测量可能误差较大。

(3) 血氧饱和度测量原理

血氧饱和度指血液中氧合血红蛋白占总血红蛋白的百分比。多参数监护仪血氧饱和度测量一般采用指套式光电传感器，根据血液中血红蛋白和氧合血红蛋白对光的吸收特性不同，光电传感器通过两种不同波长的红光（660nm）和红外光（940nm）分别透过组织中的氧合血红蛋白吸收后，再测定到达传感器光电探测器端接收的光通量，转换成电信号，来计算血氧饱和度。

(4) 呼吸测量原理

多参数监护仪中的呼吸测量大多是采用胸阻抗法。患者呼吸时，胸廓的活动会引起两个 ECG 电极间的胸廓阻抗发生变化，通过 ECG 导联的两个电极，用 10～100kHz 的载频正弦恒流源向人体注入 0.5～5mA 的安全电流，从而在相同的电极上拾取呼吸阻抗变化的信号，这种呼吸阻抗的变化图就描述了呼吸的动态波形，在屏幕上显示呼吸波，再根据波形周期计算出呼吸频率。

(三) 多参数监护仪的新技术进展

多参数监护仪的新技术进展主要体现在以下三个方面。

1. 功能模块的发展

近年来，随着功能模块的增加，多参数监护仪的功能不断扩大，包括前面所说的各种功能模块，如呼气末二氧化碳、有创血压、心排量、连续心排量、麻醉气体、电阻抗心动描记、脑电双频指数、麻醉深度指数、呼吸力学、连续无创血压监测等，这些功能模块的发展和运用，进一步扩大了多参数监护仪在临床上的应用范围。

2. 监护网络信息系统的应用发展

随着移动互联网技术的飞速发展，通过网络信息系统，可以将医院内各科室的多参数监护仪进行联网，构建中央监护系统。这一系统能实现对海量监护数据的存储、传输、回放和再分析，为临床提供更加全面的监护解决方案。其应用范围涵盖从院外转运到院内医护，从门诊患者到病房床边护理，从重症病房到手术室的无缝监控管理。医护人员只需通过移动终端，即可轻松访问患者的监护数据信息，从而快速了解患者状况。同时，系统还提供对比回顾功能，医护人员可以用不同的方式同时查看患者数据，进而更快、更准确地做出临床决策。

3. 智能化监护技术的发展应用

随着医用传感器技术的发展，传感器结合可穿戴、嵌入式软硬件技术与互联网通信技术，演变成了可穿戴监护医疗设备。这类设备是可直接穿戴在身上的便携式医疗或健康电子设备。可穿戴监护医疗设备整合了智能穿戴设备、智能网关、云计算和大数据分析等技术，旨在实现个人健康数据的采集、传输、存储和分析。通过这些设备采集的数据经智能网关传输至云端进行集中管理和处理，医护人员和用户可随时随地通过手机 APP 或网页平台访问相关健康数据，并获得个性化的健康建议和指导。在软件支持下，它们能感知、记录、分析、调控、干预甚至治疗疾病，或维护健康状态。这些设备可以实时监测多项人体健康指标，如血糖、血压、心率、血氧饱和度、体温、呼吸频率等，并提供基本的治疗指导，实现智能化监护。如今，市面上涌现出各种可穿戴式远程生理参数监护设备，如国外的生命衫（life shirt）和 Bioharness 便携式生理信号监护系统等，国内的相关研究也层出不穷，与此同时，与可穿戴设备兼容的智能手机医疗保健应用程序也日益增多。随着移动互联网基础条件的不断成熟，特别是 5G 时代的到来，未来可穿戴智能监护设备的应用将更加广泛，为医疗保健领域开辟更多可能性。

二、多参数监护仪使用质量检测相关标准和要求

（一）多参数测量设备使用质量检测相关参考标准

1. 多参数监护仪的计量检定规程

JJG 1163—2019《多参数监护仪检定规程》。

2. 多参数监护仪适用的安全标准

（1）国际标准

IEC 60601-1：2012《医用电气设备第二部分：心电监护设备专用安全要求》。

（2）国际标准

GB 9706.1—2020《医用电气设备 第一部分：基本安全和基本性能的通用要求》；GB 9706.227—2021《医用电气设备 第 2-27 部分：心电监护设备的基本安全和基本性能专用要求》。

（3）卫生行业标准

WS/T 659—2019《多参数监护仪安全管理》。

（二）多参数监护设备质量检测相关要求

1. 计量检测要求

根据国家市场监督管理总局发布的《关于调整实施强制管理的计量器具目录的公告（2020 年第 42 号）》，多参数监护设备列入国家强制计量器具目录，计量标准为 JJG 1163—2019，由计量部门定期进行计量检测，发给计量检定证书。

2. 使用质量检测要求

多参数监护仪临床使用量很大，使用科室广泛，在计量检测周期内临床使用中可能会出现各种问题。同时，计量检测的项目也不包括电气安全和一些功能性项目。为保证医疗设备临床使用的质量和安全，除了每年定期计量检测以外，还需要医学工程部门开展使用质量检测。在新设备进入医院后的验收评价、常规质量控制、维修后检测以及报废论证等环节都需要对多参数监护仪进行安全性能检测，用以评估其安全性和有效性。

三、多参数监护仪使用质量检测内容、各项性能指标定义

多参数监护仪使用质量检测内容包括性能检测、电气安全检测和功能性检测。

（一）性能检测指标与定义

多参数监护仪由于功能配置不同，性能检测指标也不相同，尤其是一些特殊功能模块的性能检测在医院条件下很难完成，这些特殊功能模块使用也不普遍，有的目前还没有检测标准，本章以基本型多参数监护仪的性能指标为例做介绍，其他特殊功能模块性能检测，可参照使用说明书要求单独处理。性能检测包括但不限于表 5.1.1 所示内容。

表 5.1.1　多参数监护仪性能检测指标与定义

	检测项目	定义	测量精度要求
心电监护部分	心率测量示值误差	心电模拟器设置心率值与监护仪显示心率值的示值误差	最大允许误差为±（显示值的 5% ＋1 次/min）
无创血压（NIBP）监护部分	静态压力示值误差	在静态压力检测模式下（维修模式），监护仪在充气加压并稳定后，显示的压力值和模拟器的设置压力值之间的差异	允许误差不大于：±0.4kPa（或±3mmHg）或者±2%读数（两者取其大）
	测量示值误差	监护仪显示的血压值（收缩压、舒张压）与模拟器设置的血压值（收缩压、舒张压）之间的差异	收缩压和舒张压测量最大允许误差不大于：±10mmHg
	无创血压测量示值重复性	连续 3 次测量无创血压，其结果的一致程度	血压测量示值重复性允许值：应≤0.7kPa（或5mmHg）
	气密性（泄漏率）	监护仪在无创血压测量时，加压、泄压过程中内部气路是否存在影响测量结果的泄漏值	允许值：不大于 0.8kPa/min（或 6mmHg/min）
血氧饱和度监测部分	血氧饱和度误差	监护仪检测显示的血氧饱和度值与血氧饱和度模拟信号发生器输出值的误差	血氧饱和度的测量范围不小于：75%～100%，最大允许误差为±3%
呼吸监测部分	呼吸频率误差	监护仪通过胸阻抗法测量呼吸波形周期，计算出的呼吸率与模拟器设置呼吸频率误差	最大允许误差为±（显示值的 5% ＋1）次/min

（二）电气安全检测

多参数监护仪安全性属于 CF 型，按照 CF 型医疗设备通用电气安全检测要求检测，具体参照 GB 9706.1—2020 和 GB 9706.227—2021 检测，详见本书第三章第一节。

（三）功能性检测指标

多参数监护仪的功能性检测指标包括报警功能检测和设置功能检测。

1. 报警功能检测

报警功能是指被监护或实施治疗的患者发生异常的生命体征变化或监护仪本身发生故障导致对患者的监护和治疗不能顺利进行时，监护仪能够通过声、光、文字等方式进行报警提示，根据严重程度，以不同的颜色和闪烁频率提示不同级别的报警。

报警功能分为生理报警和技术报警。

（1）生理报警功能检测：生理报警通常是由于患者的某个生理参数超过了设置的报警上下限，或者患者发生生理异常而引起。在显示屏生理报警区显示生理报警信息。内容包括但不限于心率上下限设置限值报警、无创血压上下限设置限值报警、呼吸频率上下限设置限值报警、血氧饱和度上下限设置限值报警、心律失常报警功能等。

（2）技术报警功能检测：技术报警也称为系统错误信息报警，是指因操作不当或系统故障而造成某种监护或治疗功能无法正常运行或监护结果出现异常时触发报警，并在屏幕发出声、光和故障代码提示等报警信息的功能。内容包括但不限于电极、传感器脱落报警功能，监护模块功能或工作状态异常报警功能，电池供电状态报警功能等。

2. 设置功能检测

设置功能检测是指多参数监护仪可以设置、调节的各种功能（包括软件功能）是否正常工作。通常按照使用说明书实际操作验证方式检测，验证是否具有各项功能，也可以在性能检测的操作步骤中，通过模拟工作状态检测。设置功能检测在不同配置、不同型号的监护仪上有很大差异，要按照使用说明书具体功能要求选择。内容包括但不限于警报静音功能设置，报警复位功能，屏幕波形冻结功能，"事件"和趋势表回顾功能，打印记录功能，存储、网络传输功能等。

四、多参数监护仪性能检测设备原理与要求

（一）性能检测设备原理与类型

1. 检测设备原理

多参数监护仪的性能检测，需要使用专业检测设备，通常多参数监护仪的性能检测设备为模拟信号发生器，如心电模拟仪、无创血压模拟仪、脉搏血氧饱和度模拟仪等，模拟信号发生器模拟人体各种生命体征信息，包括光、电、压力信号或波形。

2. 检测设备类型

多参数监护仪检测设备分为单一参数模拟器和多参数组合模拟器。单一参数模拟器可以分别模拟心电、无创血压、血氧饱和度等参数，需要多台检测设备分别、单独检测。而多参数组合模拟器可以同步模拟多个生理参数，如目前医院比较常用的 ProSim8/8P 生命体征模拟器，可以同时模拟 8 个生理参数，包括心电图（包括胎儿心电图与心律失常）、无创血压、血氧饱和度、呼吸、体温、有创血压、心输出量/心导管，以及 Rainbow 多波长波形，可以设置自动检测序列，节约检测时间，提高工作效率。因此，建议选择配置多参数组合模拟器。

（二）检测设备性能要求

为了保证检测达到多参数监护仪相关标准所要求的检测项目和精度要求，以基本型多参数监护仪的性能检测为例，多参数监护仪检测设备（生命体征模拟仪）的性能指标包括但不限于以下要求。

1. 心电性能检测信号模拟

模拟人体正常和异常心电波形，多导联输出（如 12 导），配置兼容各类心电导联。

（1）模拟人体正常和异常心电的波形，包括但不限于正常窦性心律、ST 段抬高、室上性心律不齐、室性心律不齐、心脏传导阻滞、各种心动过速、心动过缓、起搏性心律失常等。

（2）心电心率模拟范围和精度，与监护仪心率检测范围匹配，如 10～360bpm，步进 1bpm，±1%。

（3）心电波形模拟可选择，如 QRS 波宽度设定，成人（80ms）或小儿（40ms）。

（4）心电波形模拟幅度可调节，如可调范围：0.05～0.5mV（以 0.05mV 递增）；0.5～5mV（以 0.25mV 递增）。

2. 无创血压性能检测信号模拟

为监护仪提供动态血压模拟，包括成人和新生儿无创血压。

（1）分段模拟［收缩压/舒张压（平均压）］：如成人：60/30（40）mmHg、80/50（60）mmHg、100/65（77）mmHg、120/80（93）mmHg、150/100（117）mmHg、200/150（167）mmHg 及 255/195（215）mmHg；新生儿：35/15（22）mmHg、60/30（40）mmHg、80/50（60）mmHg、100/65（77）mmHg、120/80（93）mmHg 和 150/100（117）mmHg，重复性±1mmHg。

（2）漏泄测试：泄漏测试时间可调，如 0：30～5：00min，步进为 30s。泄漏率测量范围：0～200mmHg/min。

（3）静态压力测试：压力模拟目标压力范围与监护仪压力范围匹配，如压力范围 20～400mmHg，分辨率 1mmHg。

3. 血氧饱和度性能检测信号模拟

血氧饱和度模拟器是多功能监护仪血氧饱和度性能检测的多功能光模拟器，为血氧探头光学发射器和探测器提供生理性模拟手指，进行完整的血氧饱和度检测。

（1）模拟信号要求：能同时模拟运动和静止时的动脉含氧量。

（2）血氧探头匹配性要求：预置不同厂家和常用血氧探头的 R 曲线，并预留为不同脉冲血氧仪自定义新的 R 曲线的空间。

（3）血氧饱和度检测量程至少达到 30%～100%，分辨率精度至少达到 1%。

4. 呼吸检测模拟

模拟呼吸频率范围：0(OFF)、10～150bpm，步进 1bpm。

五、多参数监护仪性能检测操作步骤与作业指导

多参数监护仪性能检测中使用不同检测设备操作步骤会有差异，本节选择目前医院常使用的 ProSim 8/8P 生命体征模拟仪为例，介绍标准型多参数监护仪的使用质量检测的操

作步骤。

（一）检测前准备

1. 检测环境条件准备

（1）电源交流电压：220V，频率50Hz，确保电源线的接地导线连接到保护接地。

（2）环境：温度15～30℃，湿度≤75%。

（3）周围环境：无影响正常检测工作的机械振动和强电磁干扰。不存在爆炸性气体、蒸汽周围或潮湿环境。

2. 外观检查

（1）查看仪器出厂标签、医院资产标签或UDI标签是否完整，记录设备名称、生产厂商、规格型号、出厂日期、出厂序列号，以及使用科室、资产编号、启用日期等基本信息。

（2）检查监护仪外壳是否损坏，各功能按键、旋钮是否正常、完好。

（3）查看心电导联线、血氧电缆线、血压袖带、血氧饱和度探头等外观有无损坏。

（4）检查电源接口、插头是否连接牢靠，检查电源线是否有绝缘层损坏或有磨损迹象等。

外观检查发现有上述异常状况时，可能影响检测工作开展，应先处理、维修或更换后再进行检测。

3. 开机通电检查

（1）检查电源开关是否正常，电源指示灯是否正常亮起。

（2）检查监护仪开机屏幕显示是否正常，能否通过自检（如有自检功能），且是否出现故障代码、报警信息（声光报警）等。

（3）检查各个操作旋钮、按钮的调节、参数设置、调节功能是否可正常操作。

（4）检查屏幕显示亮度是否足够，在日常照度或灯光下能否保证屏幕显示内容清晰可辨，显示时间和日期是否正确。

通电发现有上述异常、故障状况时，可能影响检测工作正常开展，应先处理、维修后再进行检测。

（二）电气安全性检测操作步骤

电气安全性检测选择的测试项目和检测步骤详见本书第三章第一节，不再重复。

（三）性能检测操作步骤

1. ProSim8/8P与多参数监护仪连接

将ProSim8/8P与多参数监护仪按使用操作说明要求连接，包括将心电导联线按照标识连接至ProSim8/8P上端的接线柱上；将血氧指夹探头安放在右侧的模拟手指上；NIBP袖带绑在大小合适的模拟手臂上，通过三通软管、转接头连接袖带、监护仪并与模拟器前端接口连接；温度适配线连接到ProSim8/8P左侧接口上，如图5.1.2所示。

2. 性能检测操作模式选择

（1）逐项检测方式

逐项检测指对多参数监护仪的各项性能指标分项进行检测，检测参数设置广泛、全面，尤其适合在验收检测时使用。以下是ProSim8/8P的逐项检测。

① 心电、呼吸检测

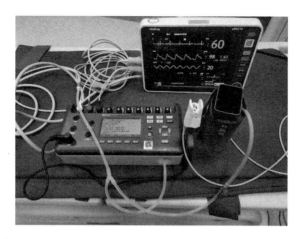

图 5.1.2　ProSim 8/8P 生命体征模拟器与多参数监护仪的连接示意图

生命体征模拟仪可模拟正常心电（ECG）信号及各种心律失常心脏信号，ProSim8/8P能模拟成人/新生儿的各种心律类型，包括正常窦性心律、心律失常波形及性能波等。测量监护仪的 ECG 性能时，将生命体征模拟仪连接至监护仪，如图 5.1.3 所示，通过生命体征模拟仪设定心率、患者类型、信号幅值、ST 偏移等参数，通常用生命体征模拟仪依次设置心率为 30 次/min、60 次/min、90 次/min、120 次/min、180 次/min，记录监护仪示值。利用生命体征模拟仪模拟输出心律失常波形，所有心律失常模拟波形均被划分为相关波形群。常见心律失常波群包括室上性心律失常（supraventricular arrhythmia）、房性期前收缩（premature atrial contraction）、室性期前收缩（premature ventricular beat）、心脏传导阻滞（cardiac block）等。记录监护仪显示相应的心律失常类型是否相符。

通过"SPECIAL FUNC"按键，进入"特殊功能"界面，选择"呼吸"，可分别设置呼吸频率：10 次/min、20 次/min、40 次/min、60 次/min、80 次/min，待监护仪呼吸参数显示稳定后，记录监测结果。

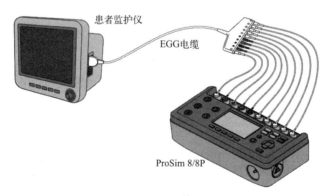

图 5.1.3　多参数监护仪心电检测连接方式示意图

② 无创血压检测

ⅰ. 无创血压检测及动态重复性测试

用配套橡胶管连接模拟器通气口，通过三通接头将其连入多参数监护仪血压袖带通路，并将血压袖套包覆于配套芯轴上，如图 5.1.4 所示。通过"NIBP"按键进入无创血压模拟参数设置，选择成人/小儿类型（一般成人设置 0.65mL、小儿设置 0.30mL），分别调节收缩压/舒张压（平均压）为 180/120（140）mmHg、150/100（117）mmHg、120/80（93）mm-Hg、100/65（77）mmHg、75/45（55）mmHg，连续 3 次记录监护仪相应的血压测量值，并按照如下公式计算重复性：

$$S = \frac{R}{2.33}$$

式中　S——收缩压（舒张压）示值重复性；

　　　R——3 次收缩压（舒张压）测量结果的最大值和最小值之差，mmHg。

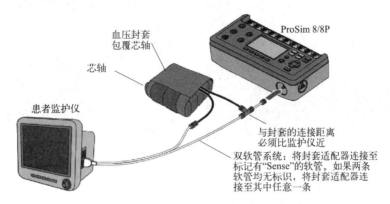

图 5.1.4　多参数监护仪无创血压检测连接方式示意图

ⅱ. 无创血压袖带泄漏测试

袖带泄漏测试是测试血压袖带是否漏气，在"NIBP"界面，按屏幕下方的"测试"F1 按键，进入"静态测试"界面。选择"泄漏测试"。调整目标压力，本例设为 250mmHg 以上，按下方的"测试用时"，调整测试时间为 1min。接下来，进入监护仪的维修模式，将 NIBP 阀门关闭（具体操作步骤请查看监护仪操作手册），如图 5.1.5 所示。然后模拟器上按"开始"，等待 1min 后，测试时间结束，读取泄漏率数据，单位为 mmHg/min，如图 5.1.6 所示。

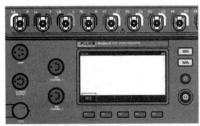

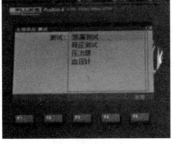

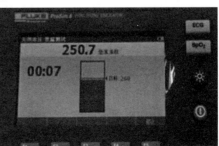

(a) 菜单设置界面　　　　　　　　　　(b) 参数设置界面

图 5.1.5　无创血压袖带泄漏测试

ⅲ. 无创血压静态准确性测试

静态准确性测试是测量监护仪内血压测量的传感器精度，先返回"静态测试"界面，选择"压力源"。调整目标压力（调整为150mmHg），进入监护仪的维修模式，将NIBP阀门再次关闭。模拟器上按"开始"，气路加压，保持。在保持状态下，与监护仪的压力显示的读数进行比较，测试界面如图5.1.7所示。

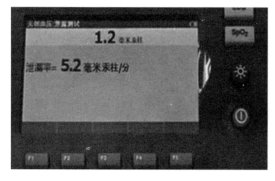
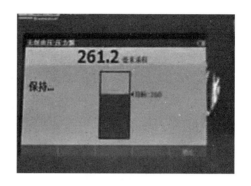

图5.1.6　无创血压袖带泄漏测试结果　　　　　图5.1.7　无创血压静态准确性测试界面

ⅳ. 无创血压释压测试

释压测试是过压保护测试，防止血压袖带充气压力过高造成患者伤害。先返回"静态测试"界面，选择"释压测试"。调整目标压力（如调整为350mmHg），进入监护仪的维修模式，将NIBP阀门再次关闭。分析仪上按"开始"，气路加压，得到释压最大压力，测试界面如图5.1.8所示。

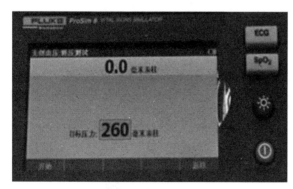
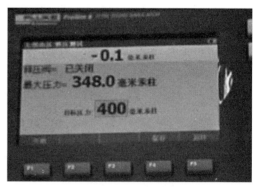

(a) 参数设置界面　　　　　　　　　　　　　　(b) 结果显示界面

图5.1.8　无创血压释压测试界面

③ 血氧饱和度检测

将血氧饱和度光学发射监测器（模拟手指）的电缆与主机相连，监护仪的指夹式血氧饱和度探头安放在模拟手指上，如图5.1.9所示，通过"SpO$_2$"按键进入血氧饱和度参数设置，根据不同厂家采用的血氧探头，选择相应的血氧探头类型：如Nellcor、Masimo、GE/Ohmeda、Nihon Kohden等，调整探头的位置，使模拟器监测到的信号值达到最大（模拟器显示信号条尽可能长）。由于每个厂家所用的血氧探头的血氧R曲线不尽相同，必须先正确选择曲线。调整血氧饱和度模拟值分别为80%、90%、95%、97%、100%，待监护仪血氧饱和度参数显示稳定后，记录检测结果。

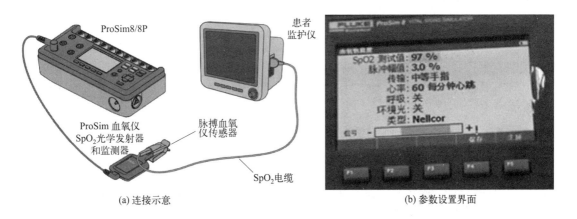

图 5.1.9　多参数监护仪血氧饱和度检测示意图

（2）程序操作模式

ProSim 8/8P 程序操作模式分为"正常"生命体征输出模拟测量，高血压患者生命体征模拟测量和低血压患者生命体征模拟测量及其他程序，可以通过设定这几类程序生命体征模拟参数为定值，来提高检测效率。具体可查询 ProSim 8/8P 操作手册进行设定操作。

（四）功能检测

1. 生理报警功能检测

（1）参数设置上下限报警功能检测：先设置被测监护仪的心率、无创血压、呼吸频率、血氧饱和度等上下限值，分别调节生命体征模拟仪的心率、无创血压、呼吸频率、血氧饱和度的模拟信号输出，当输出信号超出多参数监护仪设置的心率、无创血压、呼吸频率、血氧饱和度等参数的上下限值范围，检查监护仪是否发出声光报警和出现相应的屏幕提示。

（2）心律失常报警：在模拟器输入不同心律失常信号（如窦性心律失常、房性心律失常、房室传导阻滞等）后，检查监护仪显示屏是否显示相应的心律失常类型。

2. 技术性报警检测

（1）电极、传感器脱落报警功能：模拟监护心电电极、血氧饱和度探头脱落和 NIBP 状态，检查监护仪是否发出声光报警和出现相应的屏幕提示。

（2）监护模块功能异常报警功能：模拟监护模块监测参数的异常变化，检查监护仪是否发出报警信号。

（3）电池供电报警功能：带有内置电池供电的多参数监护仪，工作状态下拔下交流电源插头，检查是否有自动转入电池供电提示并能正常工作。

3. 设置功能检测

以下设置功能项目，对不同品牌、型号和配置的多参数监护仪会有差异，应查看使用说明书具体选择检测，包括但不限于下列项目。

（1）静音功能设置：检查监护仪的各种报警的音量是否可调及关闭（除特殊技术报警不

能被暂停或静音以外）。

（2）时钟准确性和设置功能：检测屏幕显示时间是否正确（精确到分），时钟是否可以手动调节、设置。

（3）报警复位功能：按下"报警复位"相关按键，是否可以对监护仪所有当前正在发生的报警进行复位（不可清除的技术报警除外）。

（4）屏幕波形冻结功能：按下波形冻结相应的按键，检查界面上所有波形是否可以被冻结和解除冻结。

（5）"事件"和趋势表回顾功能：选择进入相应菜单，检查是否可以回顾患者事件和导出相关数据。

（6）打印记录功能

① 记录时间设置功能：检查记录的时间长度是否可设置，检查是否按设定时间长度自动停止记录。

② 手动启动记录：通过手动启动打印机（记录仪），检查是否可启动和停止实时波形记录。

③ 触发事件记录输出功能：检查由参数超限或心律失常等触发的报警记录响应输出功能。

④ 打印记录仪工作状态检测：检查打印记录质量，打印效果是否清晰，是否存在打印记录缺行、走纸速度异常、卡纸等。

（7）存储和网络传输功能：选择进入相应菜单，检查是否可以对患者的数据进行存储和历史数据导出；对配置网络功能的多参数监护仪，检查是否可以通过有线网络和 WiFi 将监护仪上的数据实时发送到中心监护系统。

（五）设备重新投入使用

完成检测后，多参数监护仪所有的设置应恢复到其先前的临床设定状态。

将所有在功能测试中调整过的警报设定范围调整回原有状态，调整警报音量，使警报能在正常的工作环境中很容易被听到。

如果该监护仪是备用状态，电源线应插在电源插座上，确保电池保持充电状态，以便设备随时可以投入使用。

六、多参数监护仪检测结果记录与分析

检测完成后，应将设备外观、心电、无创血压、血氧饱和度以及呼吸频率等参数的检测结果记录到原始记录表中，如表 5.1.2 所示，并建记录档案。按照国家相关法规规定，记录保存期限不得少于规定使用期限或使用生命周期终止后 5 年。

参照设定的相关检测标准要求，对每台多参数监护仪检测数据进行分析、计算并审核，判定是否合格。对于检测合格的多参数监护仪张贴合格标签，合格标签上标明检测时间、有效期或下次检测时间周期（检测周期通常为 1 年）、参加检测人员等，将检测合格的多参数监护仪投入临床使用。对于检测不合格的多参数监护仪应立即停用并进行检修，待维修后重新检测合格方可投入临床使用。再次检测仍达不到合格要求的必要时可申请报废处理。

表 5.1.2　多参数监护仪质量控制检测原始记录表

_____医院多参数监护仪使用质量检测原始记录表（参考模板）

记录档案编号：_____　　　　　　　检测类型：□验收检测；□状态检测；□稳定性检测；□维修检测

被测设备型号			设备编号	
生产厂商			使用科室	
生产日期			启用日期	
软件版本			安全级别分类	（BF，CF）
检测设备型号			设备编号	
生产厂商			使用部门	
计量校正有效期			校正证书号	

性能检测

心率 （次/min）	设定值	60	120	180	100	30	允许误差：±（显示值的 5% + 1）次/min
	测量值						□合格　□不合格　□不适用
呼吸频率 （次/min）	设定值	20	60	80	40	15	允许误差：±（显示值的 5% + 1）次/min
	测量值						□合格　□不合格　□不适用
无创血压 （mmHg）	设定值	180/120 （140）	150/100 （117）	120/80 （93）	100/65 （77）	75/45 （55）	允许误差：（3次收缩压/舒张压最大值与最小值之差）≤ 10mmHg
	测量值 1						
	测量值 2						□合格　□不合格　□不适用
	测量值 3						
血氧饱和度 （%）	设定值	88	95	100	98	85	允许误差：±3%
	测量值						□合格　□不合格　□不适用
无创血压静态示值 设定值150mmHg	模拟器 设定值						允许误差：±3mmHg
	监护仪 测量值						□合格　□不合格　□不适用
无创血压气密性 设定值250mmHg	泄漏率 测量值		泄漏率 ≤6mm Hg/min □合格 □不合格 □不适用	释放压力 测试设定值 350mmHg	释压最 大压力	释放压力值≤330mmHg □合格 □不合格 □不适用	

功能检测

声光报警	□合格　□不合格　□不适用	报警限检查	□合格　□不合格　□不适用	静音检查	□合格　□不合格　□不适用
检测结果	□合格　□不合格	检测说明			

检测工程师签名：_____　　　　使用科室签名：_____　　　　检测日期：____年____月____日

■ 第二节　体温测量设备使用质量检测技术

一、体温测量设备分类、基本原理与新技术进展

体温是身体进行新陈代谢和正常生命活动的必要条件，因此，体温被视为观察生命活动的重要体征之一。临床应用场景中体温测量为快速判断病情、及时诊断和处理提供依据，测量体温首先需要准确，错误的体温测量结果可能会导致诊断延误及进行其他不必要的检查，因此需要选择适合的体温测量方式与设备。体温测量设备在《国家医疗器械分类目录（2017版）》中属于医用诊察和监护器械下生理参数分析测量设备的范围。

（一）临床体温测量方式

目前临床上用于患者体温测量的方式，包含有创体温测量和无创体温测量两种相应的体温测量设备不同。

1. 有创体温测量方式

有创体温测量是通过侵入性方式将体温测量工具部分或全部置入人体被测部位，从而测量人体某一部位的温度，如血液温度、鼻咽温度、膀胱温度、食管末端温度等。通过有创方式所测得的体温通常与体核温度具有良好的相关性，可以为临床提供更加准确的体温数据。但是这些体温测量方式会给患者带来一定的创伤，可能增加患者的感染风险，目前主要应用在专科 ICU、部分综合 ICU、胸外科、神经外科等科室中重症患者的生命体征监测。有创体温测量通常不作为单独的体温测量设备，而是与其他医疗设备配套使用或作为其他医疗设备的一个功能组件，如肺动脉温度的测定是通过留置肺动脉漂浮导管，导管末端的温度传感器测定肺动脉血液温度；又如在 ICU 应用越来越广泛的连续心排血量监护技术，其中有测定股动脉血液温度的功能，测温原理与肺动脉温度相同。

2. 无创体温测量方式

无创体温测量主要是通过测温工具直接或间接测定人体大血管所经过的血运丰富部位，如舌下、直肠、鼓膜、颞动脉等。根据测温工具是否直接接触测温部位可以分为直接方式和间接方式两种。直接方式是将测温工具直接放置在测温部位，如温度计置于舌下测得口温，置于直肠测得直肠温度；这种测温方式比较传统，测温计与被测者直接接触，有感染的可能性，测温时间较长，测温工具容易移位，不一定能准确地放置于所需的测温部位。间接方式主要是目前应用较广泛的红外线体温检测，这种方式是通过红外线测定测温部位的热通量后通过一定的算法得到体温值，如红外线鼓膜温度测量及红外前额温度测量，这种方式不但无创且不直接接触被测量者，可避免交叉感染的风险。

玻璃体温计、医用电子体温计、红外体温计是目前临床上比较常见的三类无创测温工具。

（1）玻璃体温计

玻璃体温计又称水银体温计，是传统的体温测量方式，由装有汞的真空毛细玻璃管制成。玻璃壁上标有刻度，管的一端为贮汞槽，当贮汞槽受热后，汞膨胀沿毛细管上升，其上升的高度与受热程度成正比，在毛细管和贮汞槽之间有一凹陷，防止汞柱遇冷时下

降，故可通过玻璃管的刻度值推测体温。玻璃体温计测量的温度范围为 35～42℃。在临床上大多使用其测量腋下、口腔及直肠等部位的温度。玻璃体温计由于测量准确、使用方便、价格低廉、受外界环境因素的影响小，一直在临床中得到广泛的应用；缺点是测温时间较长、需被测者很好配合，而且存在易碎、易发生汞泄漏等安全风险，会危害环境及患者健康。

WHO 向全球推行"医用汞消除计划"，2013 年 10 月 10 日，联合国环境规划署表决通过了旨在控制和减少全球汞排放的《关于汞的水俣公约》，全国人大批准自 2017 年 8 月 16 日起《关于汞的水俣公约》正式生效，2020 年 10 月 16 日，国家药监局综合司发布关于履行《关于汞的水俣公约》有关事项的通知，宣布自 2025 年 12 月 31 日对于含汞的医疗器械不再批准入市或续证，自 2026 年 1 月 1 日起，禁止生产含汞体温计和血压计，随着上述政策的颁布，玻璃体温计这种传统的测温方式将逐渐被淘汰。

（2）医用电子体温计

医用电子体温计是利用温度传感器感受被测温度的变化输出电信号值，直接输出数字信号或再将电流信号（模拟信号）转换成能够被内部集成的电路识别的数字信号，然后通过显示器（如液晶、数码管、LED 等）显示数字形式的温度，能记录、读取被测温度的最高值。

医用电子体温计能快速准确地测量人体体温，与传统的玻璃体温计相比，具有读数方便、测量精度高、能记忆并有蜂鸣提示的优点，尤其是电子体温计不含汞，对人体及周围环境无害。其不足之处在于示值准确度会受到电子元件及电池供电状况等因素影响。

（3）红外体温计

① 耳腔式红外体温计：简称耳温计，通过探测器测量与被测对象耳腔之间的红外辐射交换加以适当的修正值，输出显示人体某部位温度的一种医用光电仪器。人体体温是由下丘脑控制调节，而人耳的鼓膜与其具有同一血液供应来源，鼓膜较口腔、腋下、直肠等部位能够更快更准确地反映体温变化。耳温计采集外耳道和鼓膜的热辐射信号测量体温，在规范操作的前提下，通常可以为临床提供较为准确的体温数值，目前已在医院普遍替代玻璃体温计使用，应用十分广泛。其优点为响应快（2～5s）、便捷，使用一次性耳温套与被测对象隔离，可减少交叉感染风险。主要的局限表现在对操作人员要求较高，需要一手提拉耳郭一手进行测温；探头插入耳道的角度和位置，以及耳道内的状况（耵聍、炎症等）对测量结果会产生一定影响。此外，对于耳道狭窄稚嫩的幼儿，探头的插入具有一定的侵入性，美国儿科学会也不建议对 2 岁以下的儿童使用耳温计。

② 非接触式红外额温计：通过探测器接收人体皮肤发射的红外辐射，并将辐射功率转换为电信号，然后通过算法修正额头与实际体温差，显示体表温度。由于易受外界环境温度因素和手持距离角度不可控等影响，其准确度不高，只能作为体温的初步测量参考。

（二）体温测量设备技术进展

体温计作为测量人体最重要生命体征之一的医疗设备，长期以来技术上鲜有突破，直至 30 多年前出现的红外耳温计的临床使用。

1. 检测技术发展

目前以颞动脉体温计为代表。颞动脉体温计采用一种新的红外热扫描测温技术，以自校准系统排除测量距离、角度和环境杂波的干扰，以 1000 次/s 的采样频率，准确测定颞浅动脉部位的温度峰值，再通过动脉热平衡技术，根据对环境温度的同步测定自动补偿环境对皮肤温度的影响，还原真实的动脉血流温度，从而快速、灵敏地反映中心血流的温度变化，是目前唯一达到测温最大允许误差≤±0.1℃的红外测温设备。其测温方式无任何侵入性操作，仅接触完整皮肤，不接触黏膜，使用酒精擦拭消毒即可。测温方式患者接受度高，不易畏惧，尤其受到儿科医护人员和患者家属们的欢迎和认可。近几年发表的颞动脉体温计相关的国际性的研究文献较为丰富，但目前国内还没有相应的国家标准和计量检定规程，影响了应用推广。

2. 数据传输技术发展

带有数据输出的体温计是未来的发展趋势，其通过蓝牙和 WiFi 自动将体温数据传输到护士工作站和医院电子病历系统，可以避免人工记录的差错，减少护理人员的工作量。

同时，随着精准医疗和电子技术的迅猛发展，必将不断涌现新型的体温计产品，未来将有更多准确、快速、易用的体温测量适宜技术和设备来满足不同临床应用场景的多元化测温需求。

二、体温测量设备使用质量检测相关标准和要求

（一）体温测量设备质量检测相关标准

体温测量是疾病诊疗和护理的重要工作之一，必须确保其测量结果的准确可靠。国家根据体温计的不同分类，参考一些国际上通用的相关标准制定了我国相应的体温计国家标准或行业标准。这些标准是体温计在设计、生产、上市前注册检测及使用过程中必须满足的基本标准。国家把体温计列为实施强制计量管理的计量器具之一，并针对需要计量检测的设备发布了一系列以 JJG 开头的计量检定规程。医院体温计使用质量检测应考虑医院环境下实际检测条件，参考相关标准的检测项目、参数的要求选择合适的测试方法。具体相关标准如下。

1. 国际标准

国际上检测标准有：ASTM E1112《电子体温计标准》；ASTM E1965－98（2016）《间歇测定病人体温用红外温度计标准规范》；BSEN 12470-5-2003 Clinical thermometers—Part 5 Performance of infra-red ear thermometers（with maximum device）。

2. 国内标准和检定规程

玻璃体温计的国家标准是：GB 1588—2001《玻璃体温计》；计量检定规程：JJG 111—2019《玻璃体温计检定规程》。医用电子体温计国家标准：GB/T 21416—2008《医用电子体温计》；计量检定规程：JJG 1162—2019《医用电子体温计检定规程》。医用红外体温计的国家标准：GB/T 21417.1—2008《医用红外体温计第 1 部分：耳腔式》。耳腔式红外体温计的计量检定规程：JJG 1164—2019《红外耳温计》。

（二）体温测量设备使用质量检测的要求

由于临床使用的玻璃体温计即将淘汰，耳温计替代玻璃体温计已经成为趋势，本节讨论体温测量设备使用质量检测以耳温计为例。耳温计属于国家强制计量器具，由计量部门定期

进行计量检测，发给计量检定证书。耳腔式红外体温计在医疗机构临床使用量很大，且使用十分频繁，在计量检测周期内临床使用中可能会出现各种问题，为保证医疗质量、安全，需要医学工程部门除了每年定期计量检测外，还要开展使用质量检测。计量检定比较严格，检定装置、条件有统一规定，属于实验室检测。而使用质量检测属于使用单位内部质量控制，检测要求相对简单。

三、耳腔式红外体温计使用质量检测指标的定义

耳温计使用质量检测指标是参考医用红外体温计的国家标准 GB/T 21417.1—2008 和耳腔式红外体温计的计量检定规程 JJG 1164—2019 相关要求，结合实际可操作性和临床质量管理要求而设定的。

1. 性能检测指标

温度检测点设置：首次检定和后续检定的温度点为 35.0℃、37.0℃ 和 41.5℃；使用中检查的温度点为 37.0℃。性能检测指标定义及要求如表 5.2.1。

表 5.2.1　性能检测指标

性能检测指标	定义	检测指标要求
温度检测误差	在测试模式下,耳温计示值与检测设备显示温度值之差	在每个检定温度点的三次误差平均值不应超过 ±0.2℃
检测重复性	同一操作人员,在同一测试条件下,三次测量结果显示温度的标准偏差	重复三次显示偏差不超过 ±0.3℃

2. 功能检测指标

耳温计的功能检测应包含但不限于表 5.2.2 中的内容。

表 5.2.2　功能检测指标

功能检测指标	功能要求
自检功能	具有开机自动自检功能,正常操作时应能够显示自检通过标记
提示功能	测量工作提示:开机达到稳定时,测量体温时有听觉或视觉的提示信号
	超范围提示功能:测量值超出温度显示范围时,有听觉或视觉的提示信号
	低电压提示功能:内部电池供电电压低于规定限度,屏幕应有识别提示、报警或停止显示温度读数
	检测模式提示:有不同模式测试功能的耳温计应能切换和显示工作模式,如耳腔模式和校正模式
记忆功能	具有至少记忆最近一次测量温度值的功能
自动关机功能	电池供电的耳温计应具有自动关机功能,即待机一定时间后能够自动关机

四、耳腔式红外体温计检测方式、方法、检测设备

（一）耳温计检测方式、方法

1. 实验室检测

计量部门耳温计检定是实验室精度的检测。检定装置由耳温计黑体空腔、液体恒温槽、标准温度计及配套电阻测量仪表组成。黑体空腔处于液体恒温槽工作区，通过对液体恒温槽工作区工质的温度控制实现黑体空腔的温度控制。黑体空腔温度使用标准器测量的液体工质

温度表征。耳温计检定装置采用二等及以上等级的标准铂电阻温度计作为标准器，这是在实验室环境中对已知标准热源测温所必须达到的精度。保证在 35.0～42.0℃内，耳温计的实验室误差应不超过±0.2℃。实验室检测一般是由计量部门或专业检测机构完成，一般医疗机构的检测条件很难完成。

2. 临床使用质量检测

目前大部分医院设备科没有配备相应的实验室级别的恒温水槽和黑体条件，耳温计使用单位采用设备生产厂家提供或推荐的校准验证仪进行现场使用质量检测，作为耳温计使用质量控制和维修故障排除的一个验证工具，使用的是符合相关标准与法规的检测设备，模拟临床的检测方式。本节主要讨论医疗机构耳腔式红外体温计的临床使用质量检测的内容。

（二）耳温计使用质量检测设备

1. 耳温计使用质量检测设备性能指标要求

耳温计使用质量检测设备是一种经过特殊设计并符合相关标准与法规，提供模拟人类耳道高红外线放射率特定的黑体结构的红外耳温检测设备。

医院使用质量检测用的耳温计检测设备一般是耳温计厂家提供或推荐的，也可以是医院医学工程部门自行选择的型号；有便携式和台式多种类型，检测精度也有差别。为了保证测量达到相关标准所要求的检测精度，建议耳温计检测设备的性能指标达到下面要求（推荐）：

① 温度设定范围：35～45℃。

② 温度稳定性：≤(37±0.03)℃。

③ 温度显示精度：0.01℃（小数点后 2 位）。

2. 耳温计检测设备的计量检定、校正

耳温计检测设备属于计量器具，需要定期（1 年）到专业部门进行计量检定、校正，并取得计量检定、校正合格证书。对不合格的设备不能用于耳温计的使用质量检测。

五、耳腔式红外体温计使用质量检测流程与作业指导

（一）检测前耳温计检查

1. 外观检查

检查是否标有型号规格、制造厂（或商标）、出厂编号、UDI、计量器具型式批准标志和编号、医院设备编号等标签。

2. 光学系统检查

检查耳温计的光学系统是否清洁，有无损伤和松动；使用探头保护罩的耳温计，探头保护罩是否安装稳固。

3. 工作正常性检查

检查按键功能是否正常，如按键是否灵活可靠，禁锢键有无松动；屏幕显示是否正常，如数字有无叠字、乱码、错码和缺笔画现象。

4. 模式提示功能检查

具有多种模式的耳温计，所处工作模式应有提示信息。

（二）检测前准备

1. 检测环境温湿度

检测环境温湿度应符合检测设备使用说明书要求的适用温湿度范围，如环境温度 15～25℃，相对湿度 45％～75％（空调环境）。检测设备（装置）检定预热前，检测设备和被检耳温计须在检定环境条件下放置至少 20min。

2. 设备信息登录

检测前，在原始记录表中记录耳温计检测设备和每台被测耳温计的相关信息（如设备名称、型号、编号等）。

3. 被测耳温计准备

耳温计需要装好电池或充满电，如需使用耳套，应准备好。检测前将耳温计设置在测试模式或校正模式。开机自检通过显示正常。

（三）检测作业指导

1. 性能检测步骤

（1）温度检测点设置：检测设备开机，先设置检测温度点，检测温度设置点的设置温度依次为 35.0℃、37.0℃和 41.5℃三点。设置后设备自动加热，检测设备加热到显示温度（PV）与设置温度（SV）一致并稳定后方可开始测量，检测设备显示温度偏离设置温度不得超过±0.01℃，首次设置一般需要静置预热 15～20min。如图 5.2.1 检测设备设置温度为 35.00℃，显示温度稳定为 35.00℃，表示可以开始测量。

（2）被检耳温计放置：检测前被检耳温计放入检测设备的检测凹槽，如图 5.2.2 所示。保持测量位置。

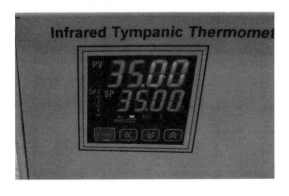
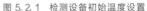

图 5.2.1　检测设备初始温度设置

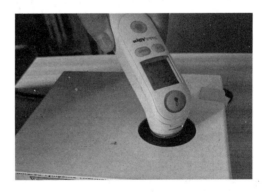

图 5.2.2　被检耳温计放入检测设备的检测凹槽

（3）操作步骤

① 按下耳温计测量键，保持测量姿势 1s，按下测试键，再发出"滴"的一声，耳温计显示温度值。如图 5.2.3 所示，35.0℃测试点测试结果，检测仪设置温度为 35.00℃，耳温计显示温度为 35.0℃。每个检定点需要重复测量 3 次，测量间隔在 1min 内，记录 3 次检测结果并将数据录入原始记录表，见表 5.2.1。

② 依次在 37.0℃和 41.5℃两个测试点进行前述同样步骤完成两次测试。如图 5.2.4、图 5.2.5 所示。注意：在改变温度测试点设置时，必须把检测设备加热到显示温度（PV）与设置温度（SV）一致并稳定后方可开始测量。

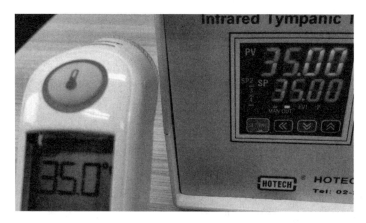

图 5.2.3　35.00℃测试点测试结果显示 35.0℃

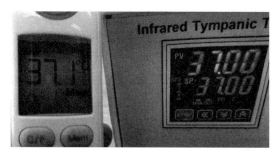

图 5.2.4　37.00℃测试点测试结果显示 37.1℃

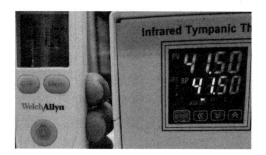

图 5.2.5　41.50℃测试点测试结果显示 41.5℃

③ 批量检测操作步骤：当多台耳温计同时检测时，可以在设置每一个温度检测点后，同时检测多台耳温计，然后再设置下一个温度检测点，再次检测多台耳温计。这样可以减少切换温度检测的等待时间，提高检测效率。

2. 功能检测

耳温计的功能检测应按照使用说明书的内容检测功能是否正常，具体包括以下功能检测内容。

（1）自检功能检测：耳温计开机后，检查是否自动执行自检功能，并显示自检通过，进入正常工作模式。

（2）提示功能检测：①测量工作提示：耳温计达到稳定时，在测量值位置，按下测试键，检测能否发出提示声并能显示测量的温度值。②超范围提示功能：模拟设置超过使用说明书规定的测量范围，检查耳温计有听觉或视觉上的超出温度范围提示信号。③低压提示功能：模拟内部电池供电压低于使用说明书规定限度，检查耳温计是否有识别提示、报警或停止显示温度读数。④检测模式提示：有不同模式测试功能的耳温计，按使用说明书操作，检查工作模式能否切换和提示，如耳腔模式和校正模式。

（3）记忆功能测试：耳温计正常测量操作，检查显示屏能否保持最近一次测量温度值。

（4）自动关机功能检测：电池供电的耳温计待机一定时间（按使用说明书规定）后，检测耳温计能否自动关机。

3. 耳温计重新投入使用

（1）完成检测后，耳温计的设置应恢复到其先前的工作模式。

（2）如果该耳温计是备用状态，电源线应插在电源插座上，确保电池保持充电状态，以便设备随时可投入使用。

六、耳腔式红外体温计使用质量检测记录与处理

（一）检测结果记录

检测结果记录到原始记录表中，记录表的参考格式见表5.2.3，并建立电子档案。记录保存期限不得少于规定使用期限或使用生命周期终止后5年。

（二）检测结果数据处理

1. 温度检测误差计算

检测记录中每个温度点的3次检测平均值误差作为温度检测误差。

2. 温度检测稳定性计算

检测记录中每个温度点的3次检测的最大偏差。

（三）检测合格的评定

温度检测误差不超过±0.2℃，判定检测误差合格。每个温度点的3次检测的最大偏差不超过±0.3℃判定稳定性合格。根据耳温计应有的功能判定功能检测是否正常。根据检测评定结果，给出检测结果合格与不合格的结论，见表5.2.3所示。

表 5.2.3 耳温计使用质量检测原始记录表

_____医院耳温计质量检测原始记录表（参考模板）

记录档案编号：_____　　　　检测类型：□验收检测；□状态检测；□稳定性检测；□维修检测

被测设备型号		设备编号	
生产厂商		使用科室	
生产日期		启用日期	
软件版本		安全级别分类	（BF，CF）
检测设备型号		设备编号	
生产厂商		使用部门	
计量校正有效期		校正证书号	

性能检测

外观检查	□符合；□不符合，不符合情况说明：					
	标称值	实测值1	实测值2	实测值3	平均误差	误差限值	合格判定
测量温度（℃）	35.0					
	37.0					（0.2℃）
	41.5					

功能检测

自检功能	□符合；□不符合，不符合情况说明：	
提示功能	测量工作提示：□有；□无	低压提示：□有；□无
	超范围提示：□有；□无	检测模式提示：□有；□无
记忆功能	□符合；□不符合，不符合情况说明：	
自动关机功能	□符合；□不符合，不符合情况说明：	
检测结论	□合格；□不合格	性能偏离情况记录

检测人签名：_____　　　使用科室签名：_____　　　检测日期：___年___月___日

（四）检测评定结果的处理

对检测结果合格的耳温计，粘贴检测合格标记，合格标签上标明检测时间、有效期或下次检测时间（检测周期通常为1年）、检测人等，送回临床使用。

对检测结果不合格的耳温计，不能继续使用，可以送修后再检测合格后使用。再检测仍达不到合格要求的应申请报废处理。

■ 第三节　呼吸机和麻醉机使用质量检测技术

一、呼吸机和麻醉机的分类、基本原理、组成与新技术进展

呼吸机是将医用空气和氧气混合，并按一定的通气模式和呼吸气道力学参数（潮气量、呼吸频率、吸呼比、气道峰压、呼气末正压和吸气氧浓度等），通过患者管路将空氧混合气体传送给患者，为生理上无法呼吸或者呼吸功能不足的患者提供呼吸支持和呼吸治疗的医疗设备。作为一种生命支持与急救设备，呼吸机广泛存在于医院ICU、急诊科、呼吸内科病房等临床科室。

麻醉机可将具有一定比例与相应流量的O_2、N_2O、空气等混合的气体和患者接受手术治疗时需要的麻醉药物有机结合在一起，将其制作成蒸气输入到患者的呼吸系统中，从而达到麻醉患者的目的，是手术过程中必不可少的医疗设备。

（一）分类

1. 呼吸机的分类

目前市场上呼吸机种类繁多，按照呼吸机与患者连接方式的不同，可分为有创呼吸机和无创呼吸机；按照呼吸机适用人群的不同，可分为婴儿呼吸机、小儿呼吸机及成人呼吸机；按照呼吸机应用场景的不同，可分为家用呼吸机、急救呼吸机、转运呼吸机及ICU呼吸机等；按照呼吸机通气频率的不同，可分为常频呼吸机和高频呼吸机；按照呼吸机驱动方式的不同，可分为电动电控呼吸机、气动气控呼吸机、气动电控呼吸机等。

2. 麻醉机的分类

麻醉机有多种分类方式，按功能结构分为多功能麻醉机、普通麻醉机和便携式麻醉机；按流量高低可分为高流量麻醉机和低流量麻醉机；按适用患者可分为成人麻醉机、儿童麻醉机及成人儿童兼用的麻醉机。

（二）呼吸机和麻醉机的基本原理和结构

1. 呼吸机的基本原理和结构

正常人呼吸时，吸气动作使胸腔产生负压，肺被动扩张使肺泡和气道也产生负压，从而构成了口鼻处与肺泡之间的压力差使气体进入肺泡；吸气后胸廓及肺弹性回缩，产生相反的压力差使气体从肺泡排出体外。因此，正常呼吸是由于人体通过呼吸动作产生口鼻处与肺泡"主动性负压力差"而完成吸气，吸气后的胸廓及肺弹性回缩产生肺泡与口鼻处"被动性正压力差"而呼气，以满足生理通气的需要，如图5.3.1、图5.3.2所示。图5.3.1以大气压为零压力点，呼吸过程中肺泡内压力在+2mbar和-2mbar之间浮动。图5.3.2显示呼气过程中肺泡内压力到约-2mbar时转为吸气，吸气到约2mbar再转为呼气。

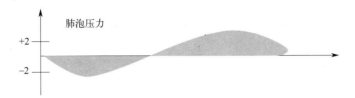

图 5.3.1　肺泡压力变化

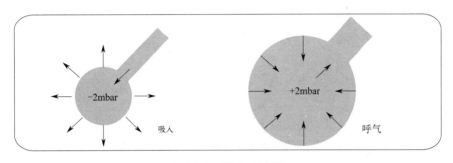

图 5.3.2　吸气和呼气过程

　　呼吸机作为辅助患者通气的设备，其工作原理也在于人机的气体压力差。目前使用的呼吸机大都采用产生气道正压的方式进行机械通气，即正压呼吸机。呼吸机通气时是由体外机械驱动使气道口和肺泡产生正压力差，而呼气时是在撤去体外正压驱动压后胸廓及肺弹性回缩产生肺泡与气道口被动性压力差而呼气，即呼吸周期均存在"被动性正压力差"而完成呼吸。

　　不管是何种类型的呼吸机，其结构基本一致，如图 5.3.3 所示，包括气源驱动部分和空氧混合器、控制部分、吸气部分、呼气部分、监测报警系统、呼吸回路及湿化和雾化装置。

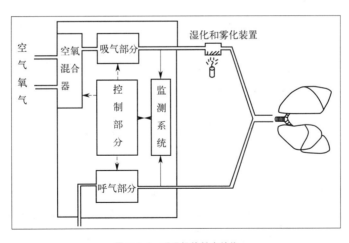

图 5.3.3　呼吸机的基本结构

　　（1）气源：大多数呼吸机均需高压氧和高压空气。高压氧可由中心供氧系统、氧气钢瓶等供气，高压空气可由中心供气系统、医用空气压缩机或呼吸机内置涡轮气动方式等供气。

　　（2）驱动装置和空氧混合器：呼吸机的主要作用是提供吸气压力，让患者吸入一定量的空氧混合新鲜气体。这一功能通过驱动装置和空氧混合器来完成。目前呼吸机通常采取高精度比例电磁阀、高压伺服阀、涡轮机及步进电机带动活塞泵这四种方式实现给患者提供混合吸入气流。

（3）控制部分：呼吸机的控制部分实现吸气相和呼气相两者之间的切换。根据所采用的原理不同，可分为气控、电控以及电控型中的微处理机控制。

（4）吸气部分：集中供应的氧气和空气经过滤、降压、稳压后进入比例电磁阀等，并以一定比例混合后由吸气部分送入患者体内。

（5）呼气部分：其主要作用是配合呼吸机作呼吸动作，气体只能从此回路呼出，而不能吸入。呼气部分通常在吸气时关闭，使呼吸机提供的气体全部供给患者；在吸气末，呼气阀仍可以继续关闭，使之屏气，在呼气时才打开，使之呼气；当气道压力低于呼气末正压（positive end-expiratory pressure，PEEP）时，呼气部分关闭以维持 PEEP，即呼吸末期在呼吸道保持一定的正压。

（6）监测和报警系统：机械通气时，对患者病情及呼吸机运行的监测非常重要，因此呼吸机的监测和报警系统越来越受到研制者、临床医护人员的重视。呼吸机监测系统主要用于监测患者的呼吸状况及呼吸机的功能状况，两者对增加呼吸机应用的安全性都有相当重要的作用。呼吸机常配有的监测装置有压力监测、流量监测、氧浓度监测等。

（7）呼吸回路：呼吸回路由吸气端和呼气端两大部分组成。在吸气端，一根呼吸管一端连接呼吸机气体输出口，另一端与湿化器相连；另一根呼吸管连接湿化器与患者近端的 Y 形管。在呼气端，一根呼吸管连接 Y 形管与贮水器，另一根呼吸管连接贮水器与呼出阀。

（8）湿化器与雾化器：呼吸机送出的是干冷气体，需由湿化器对此气体进行湿化和加温，以保持呼吸道的潮湿与温暖，降低分泌物黏稠度以促进痰液排出。雾化器内可放置雾化药物或水剂，利用压缩气源作动力将药物或水剂进行雾化后经由呼吸回路吸气端送至患者呼吸系统内进行治疗。

2. 麻醉机的基本原理和结构

麻醉机可将具有一定比例与相应流量的 O_2、N_2O、空气等混合的气体和患者接受手术治疗时需要的麻醉药物有机结合在一起，将其制作成蒸气输入患者的呼吸系统中，蒸气经过上呼吸道后进入患者的肺部，再运用毛细血管与肺部的肺泡之间进行气体的交换，从而使其进入患者的各个组织与器官之中。麻醉机在给予患者所需麻醉药物剂量基础上，使患者的中枢神经系统能够在接受药物的第一时间就可以将神经活动进行抑制，使患者能够在较短的时间内失去知觉与在接受外界刺激之后的反射功能，从而达到麻醉患者的效果。

麻醉机主要由气体供应输送系统、麻醉气体挥发罐、流量控制系统回路、麻醉回路、安全监测系统及残气清除系统组成，如图 5.3.4 所示。

（1）气体供应输送系统：是麻醉机为患者提供气流和动力的重要组成部分，因麻醉机的气源同时存在氧气、二氧化碳、一氧化二氮、空气等气源，为了提高患者使用各种气体的安全性，保障患者的生命健康安全和提高气源的使用效率，麻醉气体要经过压力调节器进行减压稳定到 0.3～0.6MPa 后输送给麻醉机，压力调节器包含稳压阀、安全阀和压力表。

（2）麻醉气体挥发罐：麻醉气体挥发罐是一种基于热力学的控制装置，可以将麻醉药转成麻醉蒸气并按一定量输入呼吸回路。麻醉气体挥发罐的种类很多，主要有加热蒸发罐、自然蒸发罐、鼓泡型蒸发罐等。随着电子技术、传感器技术和计算机技术的不断发展，电子控

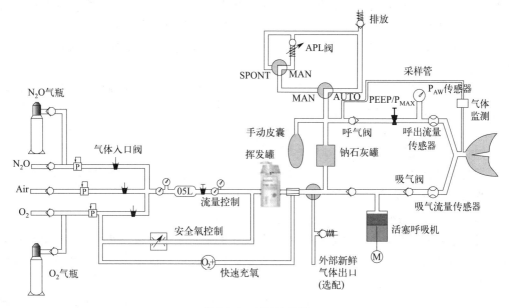

图 5.3.4　麻醉机气路图

制蒸发器得到了成功应用，可以实现自动化控制麻醉药物浓度，减少人为误操作，提高吸入麻醉的安全性。

（3）流量控制系统：流量控制系统是麻醉机的核心部件，主要包含流量控制阀和流量计等。流量控制阀用于调节流量，而流量计则用于测量和显示具体值。流量控制系统将控制后的气体输送到麻醉蒸发器和麻醉回路中，同时防止低氧混合气体的形成和输出。

（4）麻醉回路：麻醉回路系统是麻醉机与患者相连的气路装置，负责向患者输送麻醉混合气体，回收患者呼出的气体，并将多余的麻醉气体排入残气收集系统。主要包括吸气阀、呼出阀、APL 阀、PEEP 阀、CO_2 吸收器和呼吸管路。

（5）安全监测系统：安全监测系统包括低氧压自动切断装置及各种压力、容量和浓度监测部件，以及故障报警装置，以实时监测设备多项参数，如呼吸回路中气体流量、气体压力、呼吸次数、吸入端氧浓度和呼气末 CO_2 浓度等。

（6）残气清除系统：该系统的作用主要是对患者呼出的气体（主要是多余的麻醉气体，CO_2 由钠石灰罐吸收）进行处理，确保排出的气体对环境空气没有污染，防止伤害医务人员。残气清除系统包括残气收集装置、输送管道、连接装置、残气处理管等。清除方式主要有管道通向室外、化学吸附及真空泵吸引等。

（三）新技术进展

1. 呼吸机新技术进展

随着科技的发展，现代呼吸机越来越注重控制系统、气路系统、人机界面、监测以及软件功能的升级，出现了许多新的通气模式如 ASV、BIPAP、PRVC、ATC、PAV 等，以及一些新功能，如同步呼气、智能脱机、动态肺界面及 360°视听报警界面等。目前呼吸机的最新技术进展可分为以下几个方面。

（1）屏机分离设计，方便操作和屏幕监控、减少呼吸机的占地面积、增加床边的空间利用率等，满足特殊场合的使用场景。

（2）人机交互互联信息化，通过有线或无线技术连接监护中央站或医院信息系统，实现全方位掌握呼吸机使用过程中的各种信息，满足智慧医院的信息化管理。

（3）气动＋电动混合型呼吸机，根据不同临床环境或医务人员意愿自由选择气动或者电动供气方式。

（4）全面的治疗模式，有创＋无创＋高流量吸氧、成人＋儿童＋新生儿、抢救等各种使用场景、高效氧疗及安全的撤机决策等，提供全面的呼吸治疗。

（5）各种辅助监测支持，根据患者的自主呼吸情况自动调节吸气、呼气触发灵敏度等，使患者呼吸更加舒适。

（6）具有精准的计算工具，如能量代谢计算工具、功能残气量计算工具、肺泡通气量计算、牵张指数及肺过度膨胀系数等。

2. 麻醉机新技术进展

经过百余年的发展，麻醉机已经发展成为高度集成的医疗设备，其呼吸回路也开始更加趋向微小化和集成化，气体流量计和电子挥发罐的精度也越来越高。目前麻醉机的最新技术进展主要集中在以下几方面。

（1）一体化麻醉管理系统可以实现将两种或两种以上的麻醉药物混合使用，达到平衡适宜的麻醉效果，减少单一麻醉药的使用剂量和各自的不良反应，加速患者苏醒和康复。

（2）药氧伺服功能可以实现在维持目标吸入氧浓度的前提下降低过多的新鲜气体流量，有效减少麻醉药废气，降低医疗成本，保护环境。

（3）自动去除呼吸系统内残余的水汽，避免交叉感染。

（4）多样化通气模式：全面覆盖全麻插管手术和无插管手术，帮助患者安全平稳地度过围术期。

（5）数字化监测技术实现完整的气体和呼吸力学监测。

（6）采用信息化手段将麻醉数据导入手麻系统，全面提升科室运营效率，实现全科室精益管理。

二、呼吸机和麻醉机质量检测相关标准和要求

（一）呼吸机和麻醉机质量检测相关标准

1. 国家标准

GB 9706.212—2020《医用电气设备 第 2-12 部分：重症护理呼吸机的基本安全和基本性能专用要求》，GB 9706.213—2021《医用电气设备 第 2-13 部分：麻醉工作站的基本安全和基本性能专用要求》。

2. 计量检定规程

JJF 1234—2018《呼吸机校准规范》。

3. 行业标准

YY 0042—2018《高频喷射呼吸机》、YY 0600.1—2007《医用呼吸机 基本安全和主要性能专用要求 第 1 部分：家用呼吸支持设备》、YY 9706.272—2021《医用电气设备 第 2-72 部分：依赖呼吸机患者使用的家用呼吸机的基本安全和基本性能专用要求》、YY 0600.3—2007《医用呼吸机 基本安全和主要性能专用要求 第 3 部分：急救和转运用呼吸机》、WS/T 655—2019《呼吸机安全管理》、WS/T 656—2019《麻醉机安全管理》。

（二）呼吸机和麻醉机质量检测相关要求

呼吸机和麻醉机虽然不在强检目录内，但作为临床常用的生命支持类设备，在日常使用中可能会出现各种问题。为保证医疗临床使用质量、安全，需要医学工程部门定期自行开展使用质量检测。在新设备进入医院后的验收评价、常规质量控制、维修后检测以及报废论证等环节都需要对呼吸机和麻醉机进行安全性能检测，用以评估其安全性和有效性。

三、呼吸机和麻醉机使用质量检测内容、各项性能指标的定义

（一）呼吸机和麻醉机使用质量检测内容

根据 JJF 1234—2018、WS/T 655—2019 及 WS/T 656—2019，呼吸机和麻醉机的使用质量检测应包括性能检测、功能检测及安全性检测。性能检测是检查设备的技术参数与量值是否满足相关要求；功能性检测是检测设备的各项功能是否符合要求，包括外观检查、开机检查及报警功能；安全性检测是对设备的电气安全指标和使用环境等进行检测。

（二）各项性能指标的定义

1. 性能检测指标

呼吸机、麻醉机性能检测具体指标的定义及检测要求如表 5.3.1 所示。

表 5.3.1　呼吸机和麻醉机性能检测指标的定义及检测要求

性能检测指标	定义	检测指标要求
潮气量	患者单次吸入或呼出气体的体积，对呼吸机而言，指其每次向患者传送的混合气体的体积，单位为毫升(mL)或升(L)	成人型呼吸机：在 VCV 模式和 $f=20$bpm，$I:E=1:2$，PEEP $=2$cmH_2O，FiO_2 $=40\%$ 的条件下，分别对潮气量为 400mL、500mL、600mL、800mL 和 1000mL 的点进行检测，并记录呼吸机和分析仪吸气潮气量示值； 婴幼儿呼吸机：在 VCV 模式和 $f=30$bpm，$I:E=1:1.5$，PEEP $=2$cmH_2O，FiO_2 $=40\%$ 的条件下，分别对潮气量为 50mL、100mL、150mL、200mL 和 300mL 的点进行检测，并记录呼吸机和分析仪吸气潮气量示值
呼吸频率	每分钟以控制、辅助或自主方式向患者送气的次数，单位为次/min	在 VCV 模式和 $V_T=400$mL，$I:E=1:2$，PEEP $=2$cmH_2O，FiO_2 $=40\%$ 条件下，分别对呼吸机呼吸频率为 10bpm、15bpm、20bpm、30bpm、40bpm 的点进行检测，并记录呼吸机和分析仪呼吸频率示值
吸气氧浓度	患者吸入的混合气体中，氧气所占的体积百分比	在 VCV 模式和 $V_T=400$mL，$f=15$bpm，$I:E=1:2$，PEEP $=2$cmH_2O 的条件下，分别对呼吸机吸气氧浓度为 21%、40%、60%、80% 和 100% 的点进行检测，并记录呼吸机和分析仪氧浓度示值
气道峰压	气道压力的峰值，单位为千帕(kPa)	在 PCV 模式和 $f=15$bpm，$I:E=1:2$，PEEP $=0$cmH_2O，FiO_2 $=40\%$ 条件下，分别对呼吸机气道峰压为 10cmH_2O、15cmH_2O、20cmH_2O、25cmH_2O、30cmH_2O 的点进行检测，并记录呼吸机和分析仪气道峰压示值
呼气末正压	呼气末气道压力值，单位为千帕(kPa)	在 PCV 或 VCV 模式和 IPL $=20$cmH_2O 或 $V_T=400$mL、$f=15$bpm，$I:E=1:2$，FiO_2 $=40\%$ 的条件下，分别对呼吸机呼气末正压为 2cmH_2O、5cmH_2O、10cmH_2O、15cmH_2O、20cmH_2O 的点进行检测，并记录呼吸机和分析仪呼气末正压示值
麻醉气体浓度检测(麻醉机)	麻醉气体的浓度	麻醉机的呼吸频率为 15bpm，吸呼比为 1:20，测量麻醉机在流量设置为 (2 ± 0.2)L/min 和 (8 ± 0.8)L/min 的情况下，麻醉气体挥发罐在 OFF、零位以上最小刻度、10% 满刻度、20% 满刻度、50% 满刻度、75% 满刻度、100% 满刻度设置下，记录麻醉机和分析仪显示的麻醉气体浓度值

2. 电气安全检测

呼吸机、麻醉机的电气安全性属于 BF 型，按照 BF 型医疗设备通用电气安全检测要求检测，详见本书第三章第一节。

3. 功能检测指标

呼吸机和麻醉机的功能检测主要包括外观检查、开机检查及报警功能检查，包括但不限于表 5.3.2 的内容。

表 5.3.2　呼吸机和麻醉机功能检测的具体指标

功能检测指标	功能要求
外观检查	检查设备外观、电源线、其他电缆有无破损，并做好记录
	所有旋钮、开关、按键应牢固可靠，操作准确
	检查传感器、管路导线有无损坏，连接是否可靠、正确
	应保持设备外观清洁、干燥，严禁在设备表面摆放杂物及液体
	确保设备工作在适宜的环境条件下
开机检查	检查电源插头（包括呼吸机、湿化器和压缩机）是否插得牢固，确认供电正常
	开关正常，各种功能按键（旋钮）和指示，均可正常工作
	开机能通过自检，确认流量传感器正常工作、氧浓度探头工作正常
	通过气密性测试
	若使用充电电池供电，保证电池电量为 50% 或以上
	共同出气口检查（麻醉机）
	APL 阀功能正常（麻醉机）
	氧笑联动装置正常（麻醉机）
	快速供氧功能正常（麻醉机）
报警功能检查	电池报警：取出呼吸机内部电池，开机后，断开外部电源，观察呼吸机声光报警功能是否启动，并用秒表记录报警持续时间是否超过 120s。装入内部电池，开机后再次断掉外部电源，呼吸机应转换至内部电源供电，且报警信号不启动
	气源报警：分别切断氧气源和空气源，呼吸机应能出现声光报警
	患者回路过压保护功能：将压力报警上限设定为 $100cmH_2O$，增大潮气量，当气道峰值压力达 $100cmH_2O$ 时，应伴有声光报警，且过压保护功能启动，多余气体旁路排放，呼吸机切换至呼气相
	分钟通气量上/下限报警：呼吸机工作于 VCV 模式，参数设置为潮气量 $V_T = 400mL$，通气频率 $f = 20bpm$，将分钟通气量报警上限设定为低于 8L/min 的水平，应有分钟通气量上限报警；将分钟通气量报警下限设定为高于 8L/min 的水平，应有分钟通气量下限报警
	气道压力上/下限报警：将气道压力报警上限设定为 0.5kPa，呼吸机每次通气至气道压力上限时，伴有气道压力上限报警，并迅速切换至呼气相；将呼吸管路脱开，应有气道低压报警
	氧浓度上/下限报警：将氧浓度报警上限设定为低于 40% 时，呼吸机应有氧浓度上限报警；将氧浓度报警下限设定为高于 40% 时，应有氧浓度下限报警
	通气频率报警：将通气频率报警上限设定为低于 20bpm 时，呼吸机应有通气频率上限报警；将通气频率报警下限设定为高于 20bpm 时，应有通气频率下限报警
	窒息报警：将机械通气模式设置为辅助或自主通气，在无触发或呼吸回路开放的条件下，呼吸机应有窒息报警。同时，观察呼吸机是否自动切换到控制通气或后备通气模式

四、呼吸机和麻醉机的检测方式、方法及检测设备

（一）检测方式、方法

呼吸机的检测需要在连接空气和氧气的条件下、采用专业的检测设备进行，目前大部分医院都采用自行检测或第三方检测的方法进行。而麻醉机的检测在呼吸机的检测基础之上还增加了麻醉气体浓度的检测，目前只有少部分医院开展了此项目。检测时对周围环境的条件要求如表 5.3.3 所示。

表 5.3.3　呼吸机和麻醉机检测时的环境要求

环境项目	呼吸机	麻醉机
温度	$(23\pm5)℃$	$(23\pm2)℃$
相对湿度	$≤85\%$	$60\%\pm15\%$
大气压力	$86\sim106kPa$	
供电电源	$(220\pm22)V,(50\pm1)Hz$	
气源	校准用医用氧气和医用压缩空气应符合 GB/T 8982—2009《医用及航空呼吸用氧》和《中华人民共和国药典（2020 年版）》中规定的要求	
其他	周围无明显影响校准系统正常工作的机械振动和电磁干扰	

（二）呼吸机和麻醉机使用质量检测设备

1. 呼吸机和麻醉机使用质量检测设备性能指标要求

呼吸机、麻醉机使用质量检测设备是一种经过特殊设计并符合相关标准与法规、可以检测呼吸参数的设备。目前市面上有各种品牌和型号的检测设备，其测量精度也有差别，为了保证测量达到相关标准所要求的检测精度，建议呼吸机、麻醉机检测设备的性能指标须达到下面要求（推荐）。

（1）气流分析仪性能指标：①流量范围：$0.5\sim180L/min$；最大允许误差：$\pm3\%$；②潮气量：$0\sim2000mL$；最大允许误差：$\pm3\%$或者$\pm10mL$；③呼吸频率：$1\sim80$ 次/min；最大允许误差：$\pm3\%$；④压力范围：$0\sim10kPa$；最大允许误差：$\pm0.1kPa$；⑤氧浓度：$21\%\sim100\%$；最大允许误差：$\pm2\%$（体积分数）。

（2）模拟肺性能指标：①模拟肺容量：$0\sim300mL$，$0\sim1000mL$；②肺顺应性：$50mL/kPa$、$100mL/kPa$、$200mL/kPa$ 和 $500mL/kPa$，可根据需要进行选择；③气道阻力：$0.5kPa/(L\cdot s^{-1})$，$2kPa/(L\cdot s^{-1})$ 和 $5kPa/(L\cdot s^{-1})$，可根据需要进行选择。

（3）麻醉气体分析仪应符合表 5.3.4 给出的气体浓度测量准确水平。

表 5.3.4　气体浓度测量准确性

气体	测量准确性
卤化剂	$\pm(0.2\%$的体积百分比$+$气体浓度的 $15\%)$
二氧化碳	$\pm(0.43\%$的体积百分比$+$气体浓度的 $8\%)$
氧化亚氮（笑气）	$\pm(2.0\%$的体积百分比$+$气体浓度的 $8\%)$
氧气	$\pm(2.5\%$的体积百分比$+$气体浓度的 $2.5\%)$

2. 呼吸机和麻醉机检测设备的计量检定、校正

呼吸机、麻醉机检测设备属于计量器具，需要定期（通常为1年）到专业部门进行计量检定、校正，并取得计量检定、校正合格证书。对检测不合格的设备不能用于呼吸机和麻醉机的使用质量检测。

五、呼吸机和麻醉机使用质量检测流程与作业指导

（一）检测前准备

按照表5.3.3呼吸机和麻醉机检测时的环境要求准备检测环境。

按照表5.3.2功能检测的具体指标进行外观、开机检查及报警功能检查。

（二）性能检测流程与作业指导

本书以某品牌VT900气体流量分析仪为例说明性能检测过程。

1. 呼吸参数检测

（1）归零：将分析仪开机，卸下气路防尘盖，在气路参数界面点击"调零"以对气体流量进行归零，如图5.3.5所示。

（2）选择配置文件：根据被检设备选择相匹配的配置文件并加载，如图5.3.6所示。配置文件可根据需要进行设置，路径为"菜单"→"设置"→"气体"→"校正模式"→"呼吸测试"。

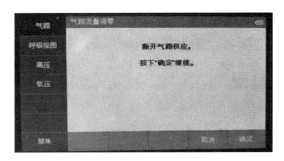

图5.3.5 气流分析仪"调零"界面

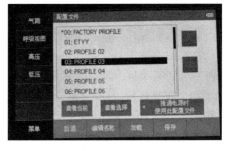

图5.3.6 配置文件界面

（3）设置"气体"：根据测试环境选择相应的气体类型，选择界面如图5.3.7所示，常规呼吸机选择为空气；"校正模式"：根据被测呼吸机选择相对应的校正模式（不同呼吸机厂家默认的补偿模式有所区别，需根据被测呼吸机选择对应的校正模式）；"呼吸测试"：设置好气流方向、触发源、患者类型及吸呼气阈值。设置好之后，选择"菜单"→"配置文件"，选定一个配置文件，按"编辑名称"之后保存。

（4）连接管路：将加湿器从患者回路中移除，Y形管直接与呼吸机进/出气口连接，模拟肺与分析仪出气口连接，Y形管通过过滤器与进气口连接。当检测小儿呼吸机时，需连接相应的儿童管路和儿童模拟肺。测试管路连接如图5.3.8所示。

（5）性能参数测量：将气流分析仪切换到呼吸示图，按照呼吸机质量检测原始记录表的测试项目，在被检呼吸机上选择控制模式（VCV模式或PCV模式），设置呼吸机的检测参数值，呼吸机屏幕会显示相应的示值，而气流分析仪上会显示呼吸参数的实际测量值，如图5.3.9所示，记录示值和实际测量值。

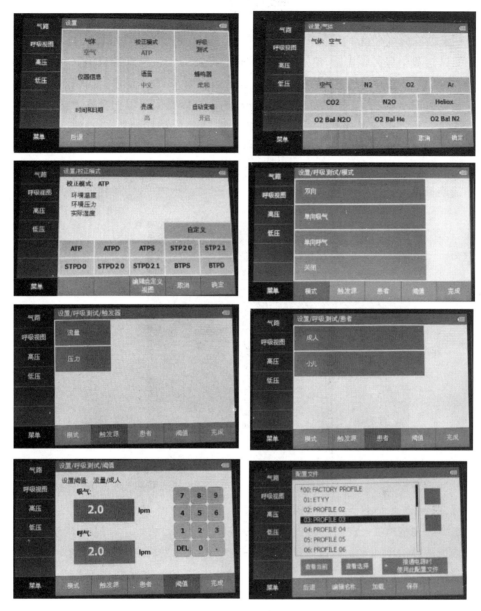

图 5.3.7　设置配置文件界面

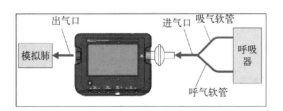

图 5.3.8　测试管路连接示意图

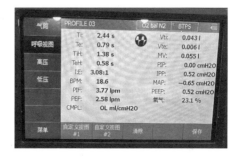

图 5.3.9　屏幕显示呼吸参数的实际测量值界面

2. 麻醉气体浓度检测

（1）测试前麻醉机准备：将麻醉机在环境温度为（23±2）℃的测试室内放置至少3h，并且在整个测试过程中保持该温度不变。将受试麻醉挥发罐安装在麻醉机上，用相应的麻醉剂灌充至最大可用容积的一半左右，并放置至少45min。如果制造商建议使用麻醉蒸发器前需要有一段预热时间，则在测试之前按建议进行预热，这段时间可以包括在上述45min之内。

（2）连接管路：将麻醉模块的接头与分析仪的麻醉模块接口连接，如图5.3.10所示，将T形转接头的鲁尔接头与麻醉模块的进气口连接，另一端连接至新鲜气体出口，根据麻醉机具体情况将新鲜气体接入呼吸模块或废气排放系统，取一根软管与麻醉模块出气口连接，另一端连接至废气排放系统。

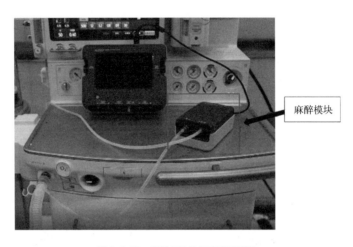

图 5.3.10 麻醉气体浓度检测连接图

（3）检测设备准备：完成连接后，启动分析仪，选择"麻醉机"，点击"自检"，麻醉模块将开始自检。自检完成后，进入预热精度状态，模块即可以开始测量，待预热完成后（约10分钟）状态变为完整精度，此时麻醉模块将在最高精度下进行测量，过程如图5.3.11所示。

（4）麻醉气体浓度测量：通过流量计调节流量，设定挥发罐麻醉气体浓度，待读数稳定后记录分析仪测量值，调节蒸发器，依次对其他浓度点及每个蒸发器进行检测，如图5.3.12所示。

六、呼吸机和麻醉机使用质量检测结果记录与分析

（一）检测结果记录表设计

呼吸机和麻醉机的检测结果记录表参考格式见表5.3.5、表5.3.6，并建立电子档案。记录保存期限不得少于规定使用期限或使用生命周期终止后5年。

（二）检测结果数据处理

采用多点测量法检测各项参数，分别记录被检测设备与检测设备的示值，并计算各测量点的相对示值误差，分别取各测量点误差的最大值作为该项参数的误差值。

$$\delta = \frac{Y - X}{X} \times 100\%$$

式中 δ——相对示值误差；

$\quad\quad$ X——检测设备实测值；

$\quad\quad$ Y——被检测设备示值。

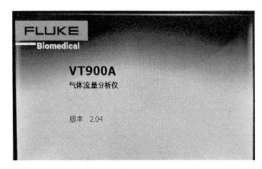
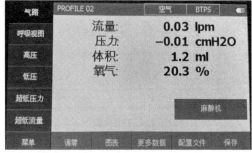

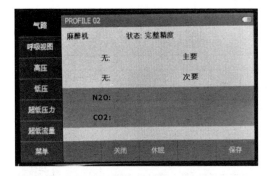
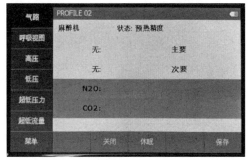

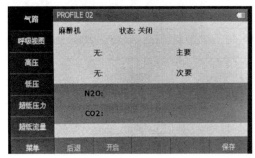

图 5.3.11 麻醉模块设置过程

图 5.3.12 屏幕显示麻醉气体浓度的实际测量值界面

表 5.3.5　呼吸机质量检测原始记录表

_____医院呼吸机质量检测原始记录（参考模板）

记录档案编号：_____　　　　　　检测类型：□验收检测；□状态检测；□稳定性检测；□维修检测

被测设备型号				设备编号		
生产厂商				使用科室		
生产日期				启用日期		
软件版本：				安全级别分类		（BF，CF）
检测设备型号				设备编号		
生产厂商				使用部门		
计量校正有效期				校正证书号		

性能检测

潮气量（成人呼吸机）（VCV 模式）f=20bpm、I：E=1：2、PEEP=2cmH$_2$O、FiO$_2$=40%	设定值（mL）	400	500	600	800	1000	最大允差	符合情况
	显示值						±10% 或 ±25mL	□符合 □不符合
	误差							
	实测值							
	误差							
潮气量（婴幼儿呼吸机）（VCV 模式）f=30bpm、I：E=1：1.5、PEEP=2cmH$_2$O、FiO$_2$=40%	设定值（mL）	50	100	150	200	300	最大允差	符合情况
	显示值						±10% 或 ±25mL	□符合 □不符合
	误差							
	实测值							
	误差							
强制通气频率（VCV 模式）V$_T$=400mL、I：E=1：2、PEEP=2cmH$_2$O、FiO$_2$=40%	设定值（bpm）	10	15	20	30	40	最大允差	符合情况
	显示值						±5%	□符合 □不符合
	误差							
	实测值							
	误差							
吸入氧浓度（VCV 模式）V$_T$=400mL、f=15bpm、I：E=1：2、PEEP=2cmH$_2$O	设定值（%）	21	40	60	80	100	最大允差	符合情况
	显示值						±5% （V/V）	□符合 □不符合
	误差							
	实测值							
	误差							
气道峰压（PCV 模式）f=15bpm、I：E=1：2、PEEP=0cmH$_2$O、FiO$_2$=40%	设定值（cmH$_2$O）	10	15	20	25	30	最大允差	符合情况
	显示值						±3cmH$_2$O	□符合 □不符合
	误差							
	实测值							
	误差							
呼气末正压（VCV 模式）V$_T$=400mL、f=15bpm、I：E=1：2、FiO$_2$=40%	设定值（cmH$_2$O）	2	5	10	15	20	最大允差	符合情况
	显示值						±2cmH$_2$O	□符合 □不符合
	误差							
	实测值							
	误差							

报警功能检测

电源报警	□符合 □不符合	氧浓度上/下限报警	□符合 □不符合
气源报警	□符合 □不符合	窒息报警	□符合 □不符合
气道压力上/下限报警	□符合 □不符合	患者回路过压保护功能	□符合 □不符合
分钟通气量上/下限报警	□符合 □不符合	通气频率报警	□符合 □不符合
检测结论	□合格 □不合格	性能偏离情况记录	

检测工程师签名：_____　　　　使用科室签名：_____　　　　检测日期：____年____月____日

表 5.3.6　麻醉机质量检测原始记录表

_____医院麻醉机质量检测原始记录表（参考模板）

记录档案编号：_____　　　　　检测类型：□验收检测；□状态检测；□稳定性检测；□维修检测

被测设备型号		设备编号	
生产厂商		使用科室	
生产日期		启用日期	
软件版本：		安全级别分类	（BF，CF）
检测设备型号		设备编号	
生产厂商		使用部门	医学工程部
计量校正有效期		校正证书号	

性能检测

潮气量（成人呼吸机）（VCV 模式）f=20bpm、$I：E$=1：2、PEEP=2cmH$_2$O、FiO$_2$=40%	设定值（mL）	400	500	600	800	1000	最大允差	符合情况
	显示值						±10% 或 ±25mL	□符合 □不符合
	误差							
	实测值							
	误差							
潮气量（婴幼儿呼吸机）（VCV 模式）f=30bpm、$I：E$=1：1.5、PEEP=2cmH$_2$O、FiO$_2$=40%	设定值（mL）	50	100	150	200	300	最大允差	符合情况
	显示值						±10% 或 ±25mL	□符合 □不符合
	误差							
	实测值							
	误差							
强制通气频率（VCV 模式）V_T=400mL、$I：E$=1：2、PEEP=2cmH$_2$O、FiO$_2$=40%	设定值（bpm）	10	15	20	30	40	最大允差	符合情况
	显示值						±5%	□符合 □不符合
	误差							
	实测值							
	误差							
吸入氧浓度（VCV 模式）V_T=400mL、f=15bpm、$I：E$=1：2、PEEP=2cmH$_2$O	设定值（%）	21	40	60	80	100	最大允差	符合情况
	显示值						±5%（V/V）	□符合 □不符合
	误差							
	实测值							
	误差							
气道峰压（PCV 模式）f=15bpm、$I：E$=1：2、PEEP=0cmH$_2$O、FiO$_2$=40%	设定值（cmH$_2$O）	10	15	20	25	30	最大允差	符合情况
	显示值						±3cmH$_2$O	□符合 □不符合
	误差							
	实测值							
	误差							
呼气末正压（VCV 模式）V_T=400mL、f=15bpm、$I：E$=1：2、FiO$_2$=40%	设定值（cmH$_2$O）	2	5	10	15	20	最大允差	符合情况
	显示值						±2cmH$_2$O	□符合 □不符合
	误差							
	实测值							
	误差							

续表

蒸发器检查（-20%~30%）或满刻度值的（-5%~7.5%）	麻醉气体浓度/流速	流量设置 2L/min±0.2L/min		流量设置，8L/min±0.8L/min		符合情况
	OFF（关闭）（≤0.1%）	浓度测量值%	浓度误差%	浓度测量值%	浓度误差%	
	零位以上最小刻度					□符合 □不符合
	10%满刻度					□符合 □不符合
	20%满刻度					□符合 □不符合
	50%满刻度					□符合 □不符合
	75%满刻度					□符合 □不符合
	100%满刻度					□符合 □不符合

报警功能检测				
电源报警	□符合 □不符合	氧浓度上/下限报警	□符合 □不符合
气源报警	□符合 □不符合	窒息报警	□符合 □不符合
气道压力上/下限报警	□符合 □不符合	患者回路过压保护功能	□符合 □不符合
分钟通气量上/下限报警	□符合 □不符合	通气频率报警	□符合 □不符合
检测结论	□合格 □不合格	性能偏离情况记录	

检测工程师签名：_____　　　使用科室签名：_____　　　检测日期：____年___月___日

（三）检测合格的评定

潮气量的评定：对于输送潮气量>100mL或分钟通气量>3L/min的呼吸机，相对示值误差不超过±15%（麻醉机为±20%）；对于输送潮气量≤100mL或分钟通气量≤3L/min的呼吸机，应满足使用说明书的相关要求。

呼吸频率的评定：设定值的±10%或±1次/min，两者取绝对值大者。

吸气氧浓度的评定：±5%（体积分数）。

气道峰压的评定：±(2%FS+4%×实际读数)cmH_2O。麻醉机为（±4%FS+4%×实际读数)cmH_2O。

呼气末正压（PEEP）的评定：±(2%FS+4%×实际读数)cmH_2O。麻醉机为（±4%FS+4%×实际读数)cmH_2O。

麻醉气体浓度的评定：挥发罐输出浓度误差应≤（-20%~30%）或最大刻度值的（-5%~7.5%），取大值；挥发罐在关闭位置时，输出浓度应≤0.1%（体积百分比）。

（四）检测评定结果的处理

对检测结果合格的呼吸机和麻醉机，粘贴检测合格标记，送回临床使用。

当对检测不合格的呼吸机和麻醉机，应由临床工程师或厂家工程师等对设备进行维修检测合格后重新使用。达不到合格要求的应予报废处理。

■ 第四节 婴儿培养箱使用质量检测技术

一、婴儿培养箱设备分类、基本原理与新技术进展

婴儿培养箱（infant incubator）是用于对新生儿、早产儿及病弱儿的保温及护理的婴儿保育设备，广泛应用于各级医疗机构的产科和新生儿科，对新生儿、早产儿及病弱儿进行培养，促进其在温湿度适宜的环境下生长、发育。

（一）婴儿培养箱分类

婴儿培养箱按用途，可分为普通婴儿培养箱及转运婴儿培养箱；按温度控制方式，可分为箱温控制培养箱和肤温控制培养箱，箱温控制培养箱的空气温度由空气温度传感器自动控制箱温到接近使用者的设定值，肤温控制培养箱的空气温度通过婴儿皮肤温度传感器，自动控制到接近使用者的设定值；按功能，可分为二合一婴儿培养箱及多功能婴儿培养箱等。

（二）婴儿培养箱基本原理与结构

1. 婴儿培养箱基本原理

婴儿培养箱的工作原理是采用"热对流"的原理调节温度。工作时，外界空气经过滤器过滤后，由风机吸入热风循环通道，经加热器加热后流经加湿装置，然后从风道循环结构的出风口进入婴儿舱内，从而实现对婴儿培养箱内的新鲜空气的持续补充，确保婴儿舱内的二氧化碳含量控制在较低的水平。风机吸入的空气除了外界的新鲜空气外，同时将原婴儿舱内的空气吸入与新鲜空气混合并再次加热，从而形成热风循环系统。工作过程采用计算机技术对婴儿舱内的温湿度实施自动伺服控制，使婴儿舱内的温湿度接近医护人员的设定值。为婴儿培养箱内的患者提供一个类似母体子宫的环境，适于早产儿、新生儿及病弱儿的培养和成长。

2. 婴儿培养箱结构

婴儿培养箱结构通常由婴儿舱、控制部分及辅助装置组成，如图 5.4.1。

（1）婴儿舱。婴儿舱是婴儿培养箱的核心部件，舱内包括恒温罩、LED 照明灯和婴儿床。由已加热的空气来控制婴儿环境。恒温罩为放置婴儿提供恒温环境，LED 照明灯能够提供柔和的光线，婴儿床通常采用柔软且透气的材料制成，为婴儿提供舒适的睡眠和休息空间。床垫的设计考虑到婴儿的身体曲线，提供良好的支撑，有助于婴儿骨骼的健康发育。

（2）控制部分，由计算机控制系统、操作控制显示面板和各种传感器（皮肤/空气温度传感器、氧浓度传感器、湿度传感器等）组成。控制面板可设置并显示温度、湿度、计时、加热功率百分比等控制参数以及各种报警控制。计算机对箱内温度（箱温/肤温）实施伺服控制，根据设置温度与实测温度进行比例加热，可以通过预热、自动、手动三种模式控制。

（3）辅助装置：可根据临床要求选择，包括输液架、移动机架、黄疸治疗装置（蓝光灯管）、称重装置和下置 X 射线拍片盒等。

（三）新技术进展

1. 功能集成与拓展

婴儿培养箱从最原始最简单的保温要求，逐步演变为集多功能于一体的婴儿保育设备。目前的婴儿培养箱除可以控制和监测培养箱内的温度、湿度、氧浓度等条件外，还集成了心电、血压、呼气末二氧化碳浓度等监护功能、网络监视功能、数据和网络通信功能、婴儿中心监护系统等功能，还有称重、X 射线拍片、升降功能、蓝光黄疸治疗等附加功能。

2. 人性化设计（人因工程设计）

婴儿培养箱设计采用人因工程设计理念，人性化设计使患儿更舒适、医护人员操作更便捷，如采用双层恒温罩机构，并且有自动保温风帘，

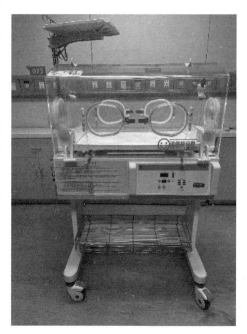

图 5.4.1　婴儿培养箱外观图

可有效避免打开舱门护理时箱内热量的散失；婴儿床采用 0～5°5 级可调升降结构，便于在婴儿护理时使用方便，更具临床实用性；如采用了超静音技术，避免因医护人员的护理而影响婴儿的休息或惊醒婴儿；温度显示采用设置温度与实测温度分屏显示方式，操作时可减少差错等。实现婴儿培养箱的智能化、自动化。

二、婴儿培养箱使用质量检测相关标准和要求

（一）婴儿培养箱使用质量检测相关标准

国家标准：GB 9706.219—2021《医用电气设备 第 2-19 部分：婴儿培养箱的基本安全和基本性能专用要求》。

计量检定规程：JJF 1260—2010《婴儿培养箱校准规范》。

行业标准：WS/T 658—2019《婴儿培养箱安全管理》。

（二）婴儿培养箱使用质量检测的要求

婴儿培养箱作为临床常用的婴儿保育设备，属于高风险、生命支持设备。基于使用对象的特殊性，必须确保婴儿培养箱的安全性和有效性，因此对其规范使用以及定期检测尤为重要。依据国家食品药品监督管理总局 2017 年 9 月颁布的《医疗器械分类目录》，婴儿培养箱管理类别为Ⅲ类医疗器械。在临床使用中发生安全不良事件的概率较高，根据国家重点监管医疗器械目录，婴儿培养箱被列为国家重点监管的高风险医疗器械产品，是医院医疗设备质量控制检测的重点设备。为保证临床使用质量安全，相关法律、标准及规章均要求医学工程部门进行全生命周期使用质量监控，定期开展使用质量检测，保证设备一直处于完好状态，以评估其安全性和有效性。

三、婴儿培养箱使用质量检测内容、各项性能指标的定义

(一) 婴儿培养箱使用质量检测内容

根据上述标准，婴儿培养箱的使用质量检测应包括性能检测、功能检测及安全性检测。性能检测是检查设备的技术参数与量值是否满足相关要求；功能性检测是检查设备的各项功能是否符合要求，包括外观检查、开机检查及报警功能；安全性检测是对设备的电气安全指标进行检测。

(二) 各项性能指标的定义与要求

1. 性能检测指标

婴儿培养箱的性能检测指标主要是温度控制，按温度控制方式分为箱温控制方式和肤温控制方式，不同的控制方式具有不同的性能检测指标，其具体指标的定义及检测要求如表 5.4.1 所示，本节描述的温度测试点用字母 A、B、C、D、E 表

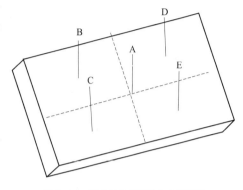

图 5.4.2　婴儿培养箱测试布点示意图

示，A 代表床垫中心点，B、C、D、E 分别代表床垫中心线划分的四块面积的中心点，具体位置如图 5.4.2 所示。

表 5.4.1　婴儿培养箱性能检测指标

性能检测指标		定义	检测指标要求
温度控制 (箱温控制方式)	温度偏差	在稳定温度状态下,显示温度平均值与培养箱平均温度测量值的差值	≤±0.8℃
	温度均匀度	婴儿培养箱的温度测量点 B、C、D、E 四点每一点的平均温度与平均培养箱温度之差	床垫水平时温度均匀度≤±0.8℃；床垫倾斜时温度均匀度≤±1.0℃
	温度波动度	在稳定温度状态下,培养箱温度与平均培养箱温度之差	温度波动度不超过±0.5℃
	平均温度与温控温度之差	在稳定温度状态下,平均培养箱温度与控制温度之差	平均培养箱温度与控制温度之差不超过±1.5℃
	温度超调量	调整控制温度后,培养箱温度超越控制温度的最大差值	温度超调量≤2℃
温度控制 (肤温控制方式)	皮肤温度传感器精度	—	±0.3℃内
	肤温传感器测得的温度与控制温度之差	在稳定温度状态下,皮肤温度传感器测量值和控制温度之差	皮肤温度传感器测得的温度与控制温度之差不超过±0.7℃
相对湿度偏差		在稳定温度状态下,培养箱显示湿度值与测量湿度值之间的偏差	相对湿度偏差不超过±10%
氧浓度示值误差		氧气分析器的显示值与实际氧浓度的偏差	氧浓度示值允许误差不超过±5%
噪声	婴儿舱内噪声	在稳定温度状态及相对湿度设为最大状态下,婴儿舱内床垫中心离床垫表面上方 10～15cm 处的噪声值	在正常使用情况下,婴儿舱内噪声(A 计权声压级)应≤60dB
	报警时舱内噪声	在稳定温度状态及相对湿度设为最大状态下,培养箱发出报警时舱内噪声 dB(A)	报警器报警时,婴儿舱内的噪声(A 计权声压级)应≤80dB,箱外噪声(A 计权声压级)应≥65dB

2. 电气安全检测

婴儿培养箱的电气安全性属于 BF 型，按照国家标准 GB 9706.1—2020《医用电气设备 第 1 部分：基本安全和基本性能的通用要求》和 GB 9706.219—2021《医用电气设备 第 2-19 部分：婴儿培养箱的基本安全和基本性能专用要求》的要求内容进行检测，详见本书第三章第一节。

3. 功能检测指标

婴儿培养箱的功能检测指标主要是报警及控制功能，应包含但不限于以下内容，见表 5.4.2。

表 5.4.2　婴儿培养箱功能检测指标

功能检测项目	功能描述
电源中断报警	婴儿培养箱运行状态下电源中断，报警器应发出相应的声光报警
风机报警及控制	婴儿培养箱应具有风机报警，当婴儿舱内风机停转或风道堵塞时，应自动控制切断箱体加热器电源，并发出相应的声光报警
箱温报警及控制（用于箱温控制方式）	当箱温超过控制温度±3℃时，培养箱应能发出相应的声光报警，当温度恢复到与控制温度接近时，培养箱应能自动消除声光报警
肤温报警及控制（用于肤温控制方式）	当接至皮肤温度传感器的连接器出现电气上不连接、有开路的连接或有短路连接等情况时，报警器应发出声光报警，同时自动断开加热器，或培养箱应自动切换到箱温控制模式，且控制温度为（36±0.5）℃或为使用者所设定的控制温度。当肤温超过控制温度的±1℃时，培养箱应能发出相应的声光报警，当温度恢复到与控制温度接近，培养箱应能自动消除声光报警
箱温控制方式下超温报警及控制功能	婴儿培养箱应具有过热切断装置，其动作必须独立于所有恒温器。它必须能使婴儿培养箱显示温度上升到 38℃时，启动过热切断装置，并发出相应的声光报警，超温报警应是手动复位。对于控制温度可越过 37℃而达到 39℃的培养箱，应另配备在培养箱温度为 40℃时动作的第二过热切断装置。在此情况下，38℃的过热切断作用应能自动地或通过操作者的特别操作而停止，对于控制温度可越过 37℃并达到 39℃的培养箱，38℃及 40℃两个超温监控传感器均须检查
肤温控制方式下的超温报警及控制功能	肤温方式控制的婴儿培养箱应具有过热切断装置，过热切断装置的动作应独立于婴儿培养箱所有的恒温器，应能使培养箱温度达到 40℃时就切断加热器的供电，培养箱同时应能发出声光报警

四、婴儿培养箱使用质量检测方式、方法、检测设备

（一）检测方式、方法

1. 实验室检测

实验室检测的检定装置是使用具有一定精度级别、可以计量溯源的标准器具，如婴儿培养箱检测分别使用：温度测量标准器、湿度计、声级计、气体标准物质等。检测需要在特定的环境要求下进行。实验室检测一般由计量部门或专业检测机构完成，计量部门计量检定/校正是实验室精度的检测，一般医疗机构的检测条件很难实现。

2. 临床使用质量检测

目前，医院医学工程部门基本上没有条件配备相应的实验室级别的检测设备，实际开展使用质量检测是在医院环境下现场检测，也不具备实验室检测条件，操作也不方便。医院临床使用质量检测中采用满足检测标准要求的自动、多参数检测设备，如婴儿培养箱分析仪。本节讨论使用婴儿培养箱分析仪对婴儿培养箱进行使用质量检测的方法和要求。

（二）婴儿培养箱使用质量检测设备性能指标要求

婴儿培养箱使用质量检测设备应该是一种特殊设计并符合相关标准与法规的专用设备。

为了满足相关标准所要求的检测项目和精度要求，建议婴儿培养箱检测设备的性能指标应达到表 5.4.3 所示要求。

表 5.4.3 婴儿培养箱检测设备性能指标要求（推荐）

检测项目	配置要求	测量范围(不小于)	测量精度(不小于)
婴儿舱温度测量	5 个温度传感器(热电偶)	0～50℃	±0.05℃
相对湿度	湿度传感器	0～100％	±3％RH(0～100％非冷凝)
气流	气流传感器	在 35℃,相对湿度 50％时,0.2～2.0m/s	±0.1m/s
噪声	声音传感器	30～100dB(A)	±5dB(A)
接触表面温度	K 型热电偶	5～60℃	±0.5℃
氧浓度测量	需单独氧气分析仪	0～100％	±3％(全量程)

五、婴儿培养箱使用质量检测流程与作业指导

婴儿培养箱的性能检测使用不同检测设备操作步骤会有差异，本节以医院常用的 INCU Ⅱ 婴儿培养箱分析仪（以下简称 INCU Ⅱ 分析仪）和 MAXO2＋AE 氧分析仪为例介绍婴儿培养箱的性能检测方法与作业指导。

（一）检测前准备

1. 检测环境条件

应符合检测设备检测工作条件要求，具体如下。

（1）电源交流电压：220V，频率 50Hz，电源接地线接地良好。

（2）环境：温度 15～30℃，湿度≤75％。

（3）周围环境：无影响正常检测工作的机械振动、噪声和强电磁干扰。

2. 外观检查

（1）查看被检测设备和检测设备的出厂标签、医院资产标签或 UDI 标签是否完整，记录下设备名称、生产厂商、规格型号、出厂日期、使用科室、资产编号、启用日期等基本信息；将上述信息登录在检测记录表中。

（2）检查整机面板、箱体门窗、温度传感器及电源接插头、插座等附件是否有破损，如有问题须马上维修或更换。

（3）检查婴儿舱内是否有异物，检查加热器、风机上是否积累灰尘；必要时清洁、更换过滤网。

（4）检查培养箱的机械部件功能是否正常。如培养箱的脚轮是否稳固，是否有轮子不平或卡死，升降功能是否正常，舱门、操作窗门打开关闭是否正常，检查婴儿床是否顺利进出婴儿舱，检查婴儿床左右倾斜是否正常，检查恒温罩是否能正常倾斜等。如有问题须马上维修或更换。

3. 开机检查

（1）被测婴儿培养箱开机检查，电源开关是否正常，开机电源指示灯是否正常亮起，面板显示是否正常，有无异常报警信息。

（2）检测设备开机检查，开机是否正常，检查内置电池电量和可用内存，如发现电池电量不足 70％和可用内存不足时应先充电和清理内存。

（二）性能检测流程与作业指导

1. 安放传感器

首先按颜色标识将 $T_1 \sim T_5$ 对流式温度传感器连接至分析仪上。其他气流、湿度、噪声、表面温度测量的 K 传感器连接至 INCU II 分析仪相应位置上，如图 5.4.3 所示。

2. INCU II 分析仪设置与安放

（1）INCU II 分析仪设置：开启 INCU II 分析仪，图 5.4.4 所示为分析仪主菜单，操作界面根据被测设备类型，在屏幕上选择"保育箱"。按"F1"选择"一般测试"，再选择温度传感器类型，当检测婴儿培养箱时选择"温度探头"，按"完成"。继续按"F3"采样间隔，调节各个探头的采样间隔时间，一般设置为120s，点击"完成"。

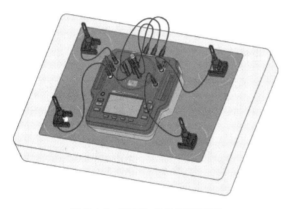

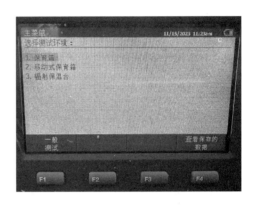

图 5.4.3　INCU II 分析仪连接示意　　　　图 5.4.4　婴儿培养箱分析仪主菜单界面

（2）INCU II 分析仪安放：当婴儿培养箱温度达到稳定状态时，打开婴儿培养箱，将放置垫置于婴儿舱中心，按照放置垫上的位置标识放置 INCU II 主机及各传感器，INCU II 的温度探头采用颜色编码，与对应端口的颜色一致。温度探头可安装到可拆卸探头支架上，然后可将其展开并安装在床垫上。传感器应放置在高出床垫表面上方10cm的平面上，以获得更准确的测量值。如图 5.4.5 和图 5.4.6 所示。关闭婴儿培养箱舱门。

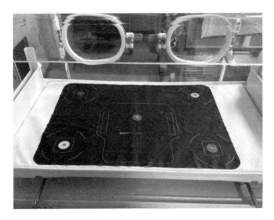

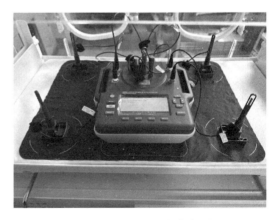

图 5.4.5　INCU II 分析仪放置垫安置　　　　图 5.4.6　INCU II 分析仪与传感器安置

3. 性能检测作业指导

待婴儿培养箱温度达到稳定后，开启 INCU II 分析仪。首次开启时，INCU II 分析仪将自动进行自检，当自检通过后，将显示主菜单。点击分析仪上的"TEST"开始测试，采集

30min 数据后按"停止"结束测试，再按"保存"，输入测试环境、培养箱编号等信息后按"完成"确认数据已经保存，测试过程中需同时记录婴儿培养箱温度示值。为排除前期操作带来的温度波动，可适当延长采集时间。该过程采集的数据可用于 32℃ 下温度偏差、温度均匀度，温度波动度和相对湿度偏差的计算。采集完成后，点击"停止"，选择"保存"，输入相关信息后点击"完成"，数据即保存在分析仪中，可将数据导入电脑进行计算分析。

（1）婴儿舱温度测试

INCUⅡ分析仪显示屏操作界面上按"Test"，开始测试。屏幕上将显示各温度点的实时测试温度和测试时间。INCUⅡ分析仪将以 120s 采样间隔自动检测一组（$T_1 \sim T_5$）温度数据。检测数据显示如图 5.4.7 所示。培养箱测试温度分别设为 32℃ 和 36℃。

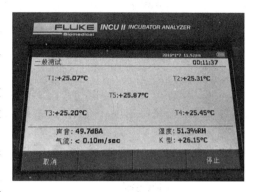

图 5.4.7　婴儿舱箱温测量界面

测试至少 15 组的数据后（大约 30min），按"停止"结束测试，再按"保存"。输入相关信息如测试环境、被测培养箱编号等信息，按"完成"确认数据已经保存。为了下面计算温度控制性能，需要同步记录婴儿培养箱屏幕显示温度值和 $T_1 \sim T_5$ 各测试点的测试温度值（15 次）。

（2）温度控制性能检测（计算值）

温度控制性能是通过婴儿舱箱体温度测试的结果数据计算得到，INCUⅡ婴儿培养箱分析仪可选择配套软件自动计算温度控制偏差，也可以按公式人工计算，计算公式如下分别说明。

① 温度偏差计算

控制温度分别设为 32℃ 和 36℃ 进行测量。根据温度测试记录的婴儿培养箱显示温度值和 $T_1 \sim T_5$ 各测试点的测试温度值（15 次），按下面公式计算婴儿培养箱显示温度平均值 T_{xa} 与测试平均温度 T_{5a} 之差：

$$\Delta T_d = |T_{xa} - T_{5a}|$$

式中　ΔT_d——温度偏差，℃；

　　　T_{xa}——培养箱显示温度 15 次记录平均值，℃；

　　　T_{5a}——培养箱中心测试温度（T_5 测量点温度）15 次测量的平均值，℃。

温度偏差要求≤±0.8℃。

② 温度均匀度计算

培养箱床垫托盘为水平方向，控制温度分别设为 32℃ 和 36℃ 进行测量。根据温度测试记录的婴儿培养箱显示温度值和 $T_1 \sim T_5$ 各测试点的测试温度值（15 次），分别计算 T_1、T_2、T_3、T_4 每一点的平均测量温度与培养箱中心点平均测量温度 T_5 之差，取最大的温度偏差作为温度均匀性数值，计算公式为：

$$\Delta T_{u1} = |T_{1a} - T_{5a}|$$
$$\Delta T_{u2} = |T_{2a} - T_{5a}|$$
$$\Delta T_{u3} = |T_{3a} - T_{5a}|$$
$$\Delta T_{u4} = |T_{4a} - T_{5a}|$$

式中　ΔT_{u1}、ΔT_{u2}、ΔT_{u3}、ΔT_{u4}——T_1、T_2、T_3、T_4 测试点的温度均匀度，℃；

T_{1a}、T_{2a}、T_{3a}、T_{4a}——T_1、T_2、T_3、T_4 测试点 15 次测量的平均温度，℃；

T_{5a}——培养箱中心点（T_5 测试点）15 次测量的平均温度，℃。

温度均匀度要求≤±0.8℃。

③ 温度波动度计算

控制温度分别设为 32℃和 36℃进行测量。根据温度测试记录的婴儿培养箱显示温度值和 $T_1 \sim T_5$ 各测试点的测试温度值（15 次）数据，按下式计算得的最大差值作为温度波动度 ΔT_f：

$$\Delta T_f = |T_{5s} - T_{5a}|_{max}$$

式中　ΔT_f——温度波动度，℃；

T_{5s}——培养箱中心点（T_5 测试点）15 次测量的温度值，℃；

T_{5a}——培养箱中心点（T_5 测试点）15 次测量的平均值，℃。

温度波动度要求≤±0.5℃。

④ 平均培养箱温度与控制温度之差

控制温度设为 36℃进行测量，根据温度测试记录的婴儿培养箱显示温度值和 $T_1 \sim T_5$ 各测试点的测试温度值（15 次），按下面公式计算平均培养箱温度与控制温度之差：

$$\Delta T_b = |T_k - T_{5a}|$$

式中　ΔT_b——平均培养箱温度与控制温度之差，℃；

T_k——培养箱温度（A 点温度）15 次测量的平均温度，℃；

T_{5a}——控制温度（36℃）。

平均培养箱温度与控制温度之差要求≤1.5℃。

⑤ 温度超调量

控制温度设为 32℃，达到稳定温度状态后，将控制温度调至 36℃，如图 5.4.8 所示。按下式计算温度超调量：

$$\Delta T_c = T_5 - 36$$

式中　ΔT_c——温度超调量，℃；

T_5——调整控制温度后测得的培养箱温度最大值，℃。

温度超调量要求≤2.0℃。

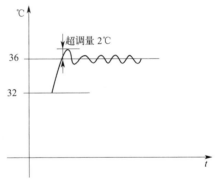

图 5.4.8　温度超调量示意图

（3）接触表面温度测量

INCUⅡ表面温度测量传感器为 K 型热电偶探头。先将 K 型热电偶探头连接到分析仪上，并将热电偶另一端可能接触到婴儿的各个表面进行检测，包括床垫、金属部分的温度，如图 5.4.9 所示。屏幕上将显示热电偶的实时检测温度。记录数据并保证金属部分≤40℃和其他部分≤43℃。

（4）湿度、气流、噪声检测

① 相对湿度检测

将噪声、湿度、气流传感器连接至 INCUⅡ相应的连接口上，并插放在分析仪中心插孔上。与上述操作相同，在菜单上选择一般测试，再进行测试环境、传感器类型，采样率等设置，再按 "TEST" 键进行测试。设定控制湿度（有此功能时），在稳定温度状态下，每120s 记录测量点的湿度和显示湿度，采集 3 次数据，共 6min，按下式计算湿度相对偏差。

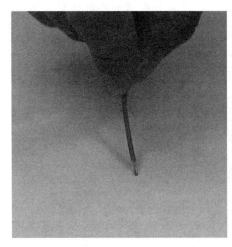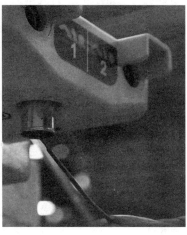

图 5.4.9　接触表面温度测量连接

$$\Delta H_{d} = | H_{xa} - H_{a} |$$

式中　ΔH_{d}——湿度相对偏差，%RH；

　　　H_{xa}——显示湿度 3 次记录平均值，%RH；

　　　H_{a}——a 点 3 次测量的平均值，%RH。

如果婴儿培养箱装备有相对湿度显示器，注意 INCU Ⅱ 上测量的相对湿度测量值相对培养箱显示值误差应在 10% 以内，对于 50% 的相对湿度示值，测量值应介于 45%～55% 之间。

② 气流检测

NCU Ⅱ 屏幕菜单上选择"空气流速阈值"，旋转气流传感器使之垂直于培养箱中气流，按"est"键。显示屏上显示测量的空气流速值。在各位置测得的空气流速不应超过 0.35m/s。

警告：如在供氧状态下不得使用气流传感器。传感器使用热导线技术测量空气流速，可能成为火源。

③ 噪声检测

培养箱运行在正常工作状态下测量婴儿舱内的背景噪声 3 次，取其算术平均值，并记录。测量中所有端口、门都应被关闭。培养箱内声级不应超过 60dB。

报警器报警时舱内噪声测量，通过断电等操作，使得婴儿培养箱进入报警状态。测量婴儿培养箱报警状态下的背景噪声并记录。测量 3 次，取其算术平均值。警报鸣响时培养箱内警报声必须比背景声高≥10dB(A)，且警报声级应≤80dB(A)。

（5）皮肤温度传感器精度

利用 INCU Ⅱ 经校准的加热器组件（选配件）测量皮肤温度传感器时，将皮肤温度传感器置于高出床垫表面中心上方 10cm 处，在 36℃控制温度时，计算皮肤温度传感器测量值和控制温度之差。

皮肤温度传感器置于高出床垫表面中心上方 10cm 处，在 36℃控制温度时，计算皮肤温度传感器测量值和控制温度之差。

（6）氧分析器示值误差

在测量范围内通入体积分数为 30%～40% 的氧标准气体，控制通入氧标准气体的流量

（在无特殊规定时按 300mL/min 的流量通入），记录氧分析器的实际读数，测量 3 次，计算氧分析器的示值误差。

$$\Delta_e = \frac{\overline{A} - A_s}{R} \times 100\%$$

式中　$\overline{A}$——氧分析器 3 次读数的平均值；

　　　A_s——标准气体的体积分数；

　　　R——满量程示值。

（三）报警功能检测流程与作业指导

1. 电源中断报警

在婴儿培养箱启动状态下中断电源。

2. 风机报警

（1）设定培养箱为箱温控制方式。

（2）设定控制温度为 34℃。

（3）待婴儿培养箱进入稳定温度状态后，将出风口与进风口分别用人为方式（如密织的布）堵塞，婴儿培养箱应能发出相应的声光报警。

3. 箱温报警

（1）设定箱温控制温度为 34℃。

（2）待培养箱进入稳定温度状态后，用热源（电吹风或电烙铁）使箱温传感器受热，箱温显示值迅速上升，当温度上升到比控制温度高 3℃时，培养箱应能发出声光报警。

（3）挪开加热工具，箱温显示值下降，当温度下降到与控制温度接近时，培养箱应能自动消除声光报警。

（4）在稳定温度状态下，打开婴儿舱正门、侧门，箱温显示值迅速下降，当温度下降到比控制温度低 3℃时，培养箱应能发出声光报警。

（5）关上婴儿舱正门、侧门，箱温迅速上升，当温度上升到与控制温度接近时，培养箱应能自动消除声光报警。

（6）对于控制温度允许越过 37℃达到 39℃的培养箱，应另配备在培养箱温度达到 40℃时动作的第二过热切断装置。在此情况下，38℃的过热切断作用应能自动或手动停止。

4. 肤温报警

（1）设定培养箱为肤温控制方式，控制温度为 36℃。

（2）待培养箱进入稳定温度状态后，用热源（电吹风或电烙铁）使肤温传感器受热，肤温显示值迅速上升，当温度上升到比控制温度高 1℃时，培养箱应能发出声光报警。

（3）挪开加热工具，肤温显示值下降，当温度下降到与控制温度接近时，培养箱应能自动消除声光报警。

（4）在稳定温度状态下，打开婴儿舱正门、侧门，肤温显示值迅速下降，当温度下降到比控制温度低 1℃时，培养箱应能发出声光报警。

（5）关上婴儿舱正门、侧门，肤温显示值迅速上升，当温度上升到与控制温度接近时，培养箱应能自动消除声光报警。

5. 箱温控制方式下的超温报警

（1）婴儿培养箱达到 38℃时的报警

① 设定箱温控制温度为 35℃。

② 待培养箱进入稳定温度状态后，使用热源（电吹风或电烙铁）对箱内或超温监控传感器加热。

③ 培养箱温度达到 38℃时，培养箱应能发出声光报警。

（2）婴儿培养箱达到 40℃时的报警

① 设定箱温控制温度为 38℃。

② 待培养箱进入稳定温度状态后，使用热源（电吹风或电烙铁）对箱内或超温监控传感器加热。

③ 培养箱温度达到 40℃时，培养箱应能发出声光报警。

6. 肤温控制方式下的超温报警

（1）设定培养箱为肤温控制的工作方式。

（2）将皮肤温度传感器另外保持在控制温度以下。

（3）使用热源（电吹风或电烙铁）对箱内或超温监控传感器加热。

（4）当报警器报警时，培养箱温度不应超过 40℃，而且培养箱加热器的电源应被切断。

六、婴儿培养箱使用质量检测结果记录与分析

（一）检测结果记录表设计

婴儿培养箱的检测结果记录如表 5.4.5 所示。将上述指标的检测结果记录在结果记录表中，并建立电子档案，记录保存期限不得少于规定使用期限或使用生命周期终止后 5 年。

（二）检测合格的评定

1. 箱温控制方式的婴儿培养箱检测项目及技术要求

（1）温度偏差不超过±0.8℃。

（2）床垫水平时温度均匀度不超过±0.8℃，床垫倾斜时温度均匀度不超过±1.0℃。

（3）温度波动度不超过±0.5℃。

（4）平均培养箱温度与控制温度之差不超过±1.5℃。

（5）温度超调量≤2℃。

（6）对具有湿度控制功能的培养箱，相对湿度偏差不超过±10%。

（7）在正常使用情况下，婴儿舱内的噪声（A 计权声压级）应≤60dB。

（8）报警器报警时，婴儿舱内的噪声（A 计权声压级）应≤80dB，箱外噪声（A 计权声压级）应≥65dB。

2. 肤温控制方式的培养箱检测项目及技术要求

（1）皮肤温度传感器的最小显示范围至少应包含 33～38℃区间。

（2）皮肤温度传感器精度应在±0.3℃内。

（3）皮肤温度传感器测得的温度与控制温度之差不超过±0.7℃。

（4）对具有湿度控制功能的培养箱，相对湿度偏差不超过±10%。

（5）在正常使用情况下，婴儿舱内的噪声（A 计权声压级）应≤60dB。

报警器报警时，婴儿舱内的噪声（A 计权声压级）应≤80dB，箱外噪声（A 计权声压级）应≥65dB。

（三）检测评定结果的处理

对检测结果合格的婴儿培养箱，粘贴检测合格标记，送回临床使用。

对检测不合格的婴儿培养箱，应由临床工程师或厂家工程师等对设备进行维修，检测合格后重新使用，达不到合格要求的应予报废处理。

表 5.4.4　婴儿培养箱使用质量检测原始记录表

_____医院婴儿培养箱使用质量检测原始记录表（参考模板）												
记录档案编号：_____					检测类型：□验收检测；□状态检测；□稳定性检测；□维修检测							
被测设备型号						设备编号						
生产厂商						使用科室						
生产日期						启用日期						
软件版本：						安全级别分类		（BF，CF）				
检测设备型号						设备编号						
生产厂商						使用部门		医学工程部				
计量校正有效期						校正证书号						
性能检测												
温度检测：32℃						温度检测：36℃						
次数	显示温度	T_1	T_2	T_3	T_4	T_5	次数	显示温度	T_1	T_2	T_3	T_4	T_5
1							1						
2							2						
3							3						
4							4						
5							5						
…							…						
平均值							平均值						
温度偏差（±0.8℃内）		□合格　□不合格					温度偏差（±0.8℃内）		□合格　□不合格				
温度均匀度（±0.8℃内）		□合格　□不合格					温度均匀度（±0.8℃内）		□合格　□不合格				
温度波动度（±0.5℃内）		□合格　□不合格					温度波动度（±0.5℃内）		□合格　□不合格				
平均培养箱温度与控制温度之差（±1.5℃内）		□合格　□不合格					平均培养箱温度与控制温度之差（±1.5℃内）		□合格　□不合格				
温度超调量（≤2℃）							□合格　□不合格						
皮肤温度传感器												
皮肤温度传感器显示范围（至少33~38℃）		皮肤温度传感器精度（±0.3℃内）					皮肤温度与控制温度之差（±0.7℃内）						

相对湿度检测			噪声检测			
显示湿度			舱内噪声 （≤60dB）		□合格　□不合格	
实测湿度			报警时舱内噪声 （≤80dB）		□合格　□不合格	
湿度偏差 （±10%内）		□合格　□不合格			□合格　□不合格	
婴儿舱内氧分析器示值误差						
次数		1		2	3	平均值
显示氧气体积分数（%）						
氧标准气体的体积分数（%）						
氧分析器示值误差（%）						
报警功能检查						
电源中断报警		□符合　□不符合	风机报警		□符合　□不符合	
箱温报警		□符合　□不符合	肤温报警		□符合　□不符合	
箱温控制下的超温报警		□符合　□不符合	肤温控制下的超温报警		□符合　□不符合	
检测结论		□合格　□不合格	性能偏离情况记录			

检测工程师签名：_____　　　使用科室签名：_____　　　检测日期：____年___月___日

■ 第五节　血液透析系统使用质量检测技术

一、血液透析系统基本原理、结构、分类与新技术进展

（一）血液透析系统基本原理、结构、分类

血液透析系统由血液透析机和血液透析用水处理系统两部分组成。

1. 血液透析机基本原理、结构和分类

血液透析机是一种基于体外循环的生命支持类医疗设备，血液透析是临床最普遍采用的用于急慢性肾功能衰竭患者肾脏替代治疗的方法。

（1）工作原理

血液透析机工作原理是将患者的血液从体内引出，将血液与合格的透析液送至透析器，利用透析器的弥散、对流、吸附和超滤原理进行血液净化处理，在处理后血液输回患者体内。在透析过程中，血液透析机需提供温度、压力、流量、离子浓度、pH值和生物品质等符合特定要求的透析液，并在处理过程中保证对患者的安全，如图5.5.1所示。

（2）血液透析机基本结构

血液透析机结构可分为体外循环和透析液供给、监控装置两部分（也称为血路部分和水路部分）。其中，体外循环控制和监测装置实现血液体外循环及血路相关指标的监测功能，由血泵、动-静脉压力传感器、气泡探测器、肝素泵等部件组成；透析液供给装置则实现透析液的配比、输送和监测作用，提供透析治疗所需要的合格的透析液，一般由透析液配比装

置、除气装置、透析液输送及超滤装置、水路中各种参数的监测装置等。两部分都具有安全监测和警报功能。

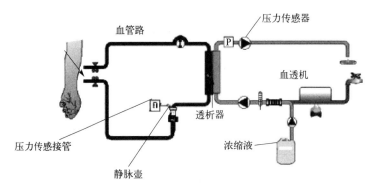

图 5.5.1　血液透析机结构原理图

（3）血液透析机分类

按结构的不同，分为单泵机和双泵机。

按工作（治疗）模式的不同，可以分为血液透析（HD）、血液滤过（HF）、血液透析滤过（HDF）、单纯超滤（ISO）、血液灌流（HP）和序贯透析（弥散透析＋单纯超滤）等。

2. 血液透析用水处理系统原理和结构

血液透析用水处理系统作为血液透析核心辅助设备，提供血液透析机的正常运行和透析治疗用水。血液透析用水处理的根本目的是去除水中的各种杂质成分和微生物，使水纯化，使其对人体和设备的损害降到最低程度。目前医院的血液透析用水是通过反渗透处理方法实现的。血液透析用水处理系统主要由进水预处理装置和反渗透装置组成。

（1）进水预处理装置原理：进水预处理的作用是防止供水中存在胶体物质及悬浮物固体微粒对系统影响，防止氧化物质对膜的损伤，延长反渗膜的使用寿命。预处理装置由初级过滤器、前级加压泵、多介质过滤器、树脂交换器（树脂罐和加盐罐）、活性炭罐等组成，如图 5.5.2 所示。某些设备还配置了去离子装置（EDI）、化学注入装置（消毒装置）等。

（2）反渗透装置原理：反渗透装置是水处理系统的核心，由反渗膜、加压泵、控制及监测软件，以及传感器等组成，如图 5.5.2 所示。利用反渗透原理，水处理系统用加压泵加压，通过反渗透膜将透析用水中的重金属、细菌、病毒、杂质等分离，经反渗透处理产生的反渗水去除绝大部分的无机盐和几乎全部的有机物及微生物，保证透析机的正常供水。现在医院使用的水处理系统大多是双级反渗透，无死腔，透析安全性和质量更高。

（二）血液透析系统最新技术进展

1. 新型血液透析设备进展

（1）便携式血液透析设备，解决了患者每周需要数次往返于家庭和医院的问题。

（2）透析液再生型血液透析设备基于透析液再生技术的应用，重新与血液进行物质交换，不需要额外的水处理系统。

（3）可穿戴血液透析设备可作为腰带佩戴且可安全连续运行。

（4）植入型血液透析设备利用肾小管辅助装置将非自体人近端肾小管上皮细胞接种在透析器中空纤维内表面，以患者自身血压作为驱动力，避免了对人工血泵及其相关能量供应的需要。

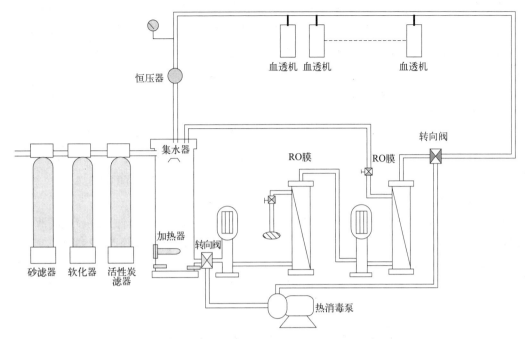

图 5.5.2　血液透析用水处理系统结构图

2. 血液透析机各类扩展模块应用进展

血液透析治疗参数如透析液温度、超滤率、透析液成分等都会对患者的生理指标如血压、体温、血容量、血液成分等产生直接影响。为了保证治疗中这些重要的生理参数处于一个安全的范围，这些参数必须得到测量并进行个体化控制。目前主流品牌的血液透析机已实现自动血压稳定、血液温度监控、血容量监控、联机清除率监控等功能。

3. 血液透析用水处理系统进展

（1）预处理装置的软化器采用双软化罐"并联"使用，可增加再生频率，有效提高软化效果。

（2）预处理装置的活性炭罐采用双罐"串联"使用，通过增加活性炭的容量，延长水与活性炭的接触时间来改善吸附的效果。

（3）水处理主机和管路采用"无死腔"构造，双级反渗透技术、可热消毒反渗透膜的使用、输水管路通过热消毒与化学消毒的联合应用等，可最大程度降低透析用水的微生物污染，抑制细菌内毒素，降低化学消毒的人工成本及残留风险，保证患者的安全。

4. 血液透析系统设备管理信息化进展

随着信息化技术、物联网技术的不断发展，血液净化管理信息系统已越来越多地应用于医院血液净化中心。血液透析机、血压计、体重秤等设备已实现了全联机。通过对血液透析机治疗数据的自动采集和监控，可实现对透析患者接诊、透前、透中、透后全过程的闭环管理，同时也实现了血液透析机和水处理设备的使用、消毒、保养、监测、维修、质控等的信息化管理。

二、血液透析系统使用质量检测相关标准和要求

血液透析系统使用质量检测主要包括外观检查、功能检测、性能检测，以及根据说明书

模拟使用等几个方面来展开。血液透析机在投入临床使用前必须对重要治疗参数及相关安全监测装置进行检测确认，如温度、电导率、空气探测器、超滤量测量等，在使用前应对血液透析机内部进行消毒。血液透析用水处理系统在设备投入临床使用前必须进行检测确认，如温度、电导率、产水量测量等，在使用前应对系统内部及供水管路进行消毒，并对微生物和化学污染物进行检测，以确保透析用水符合相关规定和标准要求。血液透析系统使用质量检测相关参考标准及规范如下。

1. 国家标准

GB 9706.216—2021《医用电气设备 第 2-16 部分：血液透析、血液透析滤过和血液滤过设备的基本安全和基本性能专用要求》，GB/T 13074—2009《血液净化术语》。

2. 行业标准

YY 0054—2023《血液透析设备》，YY 0267—2016《血液透析及相关治疗 血液净化装置的体外循环血路》，YY 0572—2015《血液透析及相关治疗用水》，YY 0793.1—2010《血液透析和相关治疗用水处理设备技术》，YY/T 1269—2015《血液透析和相关治疗用水处理设备常规控制要求》，YY/T 0793.1—2022《血液透析和相关治疗用液体的制备和质量管理 第 1 部分：血液透析和相关治疗用水处理设备》。

三、血液透析系统使用质量检测内容、各项性能指标的定义

（一）血液透析机检测内容

血液透析机的质量检测包括性能检测、电气安全检测和功能检测。

1. 性能检测

血液透析机相关性能检测指标的定义及要求见表 5.5.1。

表 5.5.1　血液透析机性能检测指标定义及要求

性能检测指标	定义	检测要求
透析液（置换液）温度误差	血液透析装置透析温度示值与检测装置温度测量值之差	检测仪器稳定后，血液透析装置的红、蓝快速接头与测试仪连接，建议设置检测点温度为 36℃、37℃、85℃，设定检测点稳定后记录被检测装置和检测装置温度显示值。在 35～38℃范围内，透析液温度控制精度为±0.5℃，其余温度范围的控温精度应符合制造商的规定
透析液电导率误差	血液透析装置电导率示值与检测装置电导率测量值之差	检测电导率前首先将透析液温度稳定在 37℃，透析液流量稳定在 500mL/min，建议电导率测试点为 13.5mS/cm、14.0mS/cm、14.5mS/cm，等待稳定后，记录被检测装置和检测仪上的电导率示值；透析液电导率指示值误差要求以检测机型维修说明书要求为准，一般为±5%
透析液流量误差	单位时间内，血液透析装置设置流量值与实测流量值之差	接入流量传感器，在血液透析装置待机模式下查看流量值；将量杯接在血液透析装置排水管出口，血液透析装置设置透析液流量为 500mL/min，计时 1min 移除量杯，读取量杯内水量刻度值，测试 3 次。误差要求以检测机型维修说明书要求为准，一般透析液流量的负误差不宜低于−10%
超滤（脱水）误差	血液透析装置的设置超滤（脱水）量与实际超滤（脱水）量之差	血液透析装置在标称的超滤（脱水）范围内，其超滤（脱水）误差应为±5% 或±100mL/h，两者取绝对值大者
血泵流量误差	设置血液流量值与实际检测的值之差	使用血泵管，将一端接液体，另一端接量杯，将血泵转速调至 250mL/min，计时 3min，测试 3 次，误差要求以检测机型维修说明书要求为准

性能检测指标	定义	检测要求
动脉压力误差	血液透析装置动脉压示值与检测装置各测量点压力测量值之差	用"三通"三头分别连接被检测装置的动脉压监测端口、检测装置压力检测端口和20mL注射器，打正（负）压，待稳定后，分别记录被检测装置和检测装置的压力值，建议设置检测点为 −200mmHg、−100mmHg、0mmHg 三个测试点。动脉压误差要求以检测机型维修说明书要求为准，一般为 10mmHg
静脉压力误差	血液透析装置静脉压示值与检测装置各测量点压力测量值之差	用"三通"三头分别连接被检测装置的静脉压监测端口、检测装置压力检测端口和20mL注射器，打正（负）压，待稳定后，分别记录被检测装置和检测装置的压力值，建议设置检测点为 0mmHg、100mmHg、200mmHg 三个测试点。静脉压误差要求以检测机型维修说明书要求为准，一般为 10mmHg
肝素泵流量误差	肝素泵设定流量值与输液泵质量检测仪测得流量值之差	检测装置稳定后，将肝素泵管路与输液泵检测仪连接。启动肝素泵，选取 1mL/h、2mL/h、5mL/h 三个测试点进行检测。肝素泵检测步骤与方法参照注射泵检测及方法作业指导，实际值与设定值误差小于 ±0.2mL 或者 ±5% 以内。具体以检测机型维修说明书要求为准
气泡探测器灵敏度	气泡探测器探测空气进入血液静脉管路内而引起安全方面危险的报警及防护功能	被检测装置保持稳定状态，使用 1mL 注射器将 0.05mL 的空气打入血路静脉壶内，当空气经过空气探测器时应触发声光报警，且静脉保护夹同步执行夹闭动作。具体以检测机型维修说明书要求为准
漏血探测器灵敏度	漏血探测器探测血液从血室泄漏到透析液室引起安全方面危险的报警及防护功能	在透析状态下，将被检测装置的透析液流量调至最大值，用 50mL 针筒将漏血检测液打入取样口，观察漏血报警。一般要求为透析器破膜流失血量达到 0.25～0.35mL 血红素/1L 透析液，触发声光报警证明漏血探测器正常。具体以检测机型维修说明书要求为准

2. 电气安全检测

血液透析机电气安全性属于 CF 型，按照 CF 型医疗设备通用电气安全检测要求检测，详见本书第三章第一节。

3. 功能检测

血液透析机的功能检测应包含以下内容。

（1）自检功能：血液透析机应具有开机自检功能，对自检的项目内容进行逐项自检，并能够显示自检通过的标记。

（2）监控及报警提示功能

监控及报警提示功能包括但不限于以下几个方面。

① 血液流量监控报警：在治疗模式下，血液流量不满足设定的限值时，应触发设备声光报警；流量≤0L/min 时，应触发设备声光报警；若血泵因意外停转，防护系统应立即开始工作。

② 动脉压力监控报警：应有高低限报警并符合制造商规定。在治疗模式下，患者因动脉压过高或过低时，应触发设备声光报警，停止血泵运转，中断置换液流动，并将超滤降到最小值。

③ 静脉压力监控报警：应有高低限报警并符合制造商规定。在治疗模式下，当静脉压报警的低限被调整为低于 10mmHg 时，应触发设备声光报警；若超出报警预设值，应停止血泵运转，阻断置换液流进血液，并将超滤降到最小值。

④ 透析液流量监控报警：治疗过程中，当透析液流量波动超过设定值的 10%，应触发设备声光报警。

⑤ 跨膜压监控报警：跨膜压应有高低限报警，超过限值应触发设备声光报警。允许误差应符合制造商的规定。

⑥ 透析液（置换液）温度监控报警：应有高低限报警，超出温度预设值时，设备应发出声光报警，阻止透析液流向透析器（或滤过器）；阻止置换液流进血液。

⑦ 透析液电导率监控报警：治疗过程中，当任一电导率测量装置的测量值超过设定值的±5%时，设备应发出声光报警，并阻止透析液流向透析器（或滤过器）；阻止置换液流进血液。

⑧ 气泡监控报警：治疗过程中，静脉管路内连续通过的气泡超过报警限值时，设备应发出声光报警，停止血泵运转，中断置换液流动，夹闭静脉回流管，超滤降到最小值。

⑨ 漏血监控报警：治疗过程中，在规定的最大透析液流量、超滤流量、置换液流量（若有）下，漏血速率达到或超过 0.35mL/min 时，设备应发出声光报警，停止血泵运转，中断置换液流动，超滤降到最小值。

⑩ 超滤监控报警：通过跨膜压测量、透析液压测量、超滤量测量等方式的防护系统，可使设备超滤量在偏离设定值允许范围时，触发设备声光报警。

⑪ 肝素流量监控报警：当肝素注入完毕或推注到预设时间，设备应发出声光提示；当肝素泵过载或速率不正确，设备应发出声光报警。

⑫ 后备电池供电功能及监控：在网电源供电中断的情况下，应使血液透析机血泵连续工作不小于 15min，并且血路系统应继续保持工作状态。

（二）血液透析用水处理系统使用质量检测

血液透析用水处理系统使用质量最终体现在所生产的水的质量，主要包括性能检测和日常监测两部分内容，相关指标需要符合表 5.5.2、表 5.5.3 的要求。

1. 性能检测

表 5.5.2　血液透析用水处理系统性能检测内容及要求

检测指标	定义	检测要求
出水硬度	水中钙离子和镁离子的总量	每日检测出水硬度，对流出软化器的水进行检测，要求＜1GPG（或17.1mg/L）
总氯	水中游离氯和化合氯的总和	每日检测出水总氯含量，对流出活性炭罐的水进行检测，要求＜0.1mg/L
微生物污染物（细菌）	透析用水中细菌的数量	在水分配输送系统中对透析用水细菌进行检测培养，允许的细菌总数应小于 100CFU/mL，干预水平是最大允许水平的 50%，即 50CFU/mL（YY 0572—2015 要求），检测频率为每个月至少 1 次
微生物污染物（内毒素）	透析用水中内毒素的含量	在水分配输送系统中对透析用水的内毒素进行检测，允许的内毒素含量应不超过 0.25EU/mL。干预水平是最大允许水平的 50%，即 0.125EU/mL，检测频率为每季度至少 1 次
透析用水化学污染物	透析用水中的有毒化学物、透析溶液电解质及微量元素的含量	取样部位为水处理供水管路靠近末端或反渗水回流端，取样 1000mL 反渗水后送矿产资源检测中心检测，透析用水化学污染物指标应符合 YY 0572—2015 的要求
消毒效果与消毒剂残留度	化学消毒和（或）热消毒装置的消毒效果；化学消毒剂的残留浓度	若采取化学消毒方式，根据不同消毒剂的使用方法，应监测化学消毒装置达到消毒效果的最小浓度、接触时间，每次消毒后测定消毒剂的残留浓度。若采取热消毒方式，应监测热消毒装置进行有效消毒时热水的温度和消毒时间

2. 日常监测

日常监测内容见表 5.5.3。

表 5.5.3 血液透析用水处理系统监测内容及要求

监测指标	定义	监测要求
进水压力	进水压力表压力示值	每日监测，一般应不低于 0.3MPa
罐式过滤器指标	罐式过滤器入口和出口的压降	每日监测入口和出口的压降，应小于 0.1MPa，目的是避免因过滤器堵塞引发的设备故障，根据情况确定滤芯更换的频次
砂滤器控制器时间	砂滤器控制器的反向冲洗时间设置误差	每日监测砂滤罐控制阀头工作情况，控制阀头的设定时间是否符合夜间反向冲洗时间，误差时间不应大于 30min，及时更正设定时间
再生循环时间	软化器控制器的再生循环时间设置误差	每日监测树脂罐（非自动再生功能）控制阀头工作情况，与控制阀头的设定再生循环时间是否相符合，误差时间不应大于 30min，及时更正设定时间，避免治疗期间树脂罐进入再生程序导致的水处理不能进入正常工作状态
盐溶液饱和度	盐水箱里未溶解盐的程度和盐溶液的供应量	每日监测确认盐箱内为再生饱和的盐溶液，粗盐和含碘盐不能用于软化器的再生
炭吸附器控制器时间	活性炭罐的反向冲洗时间设置误差	每日监测活性炭罐控制阀头工作情况，控制阀头的设定时间是否符合夜间反向冲洗时间，误差时间不应大于 30min，及时更正设定时间，避免治疗期间活性炭罐进入反冲洗程序导致的水处理不能进入正常工作状态
反渗透装置各参数	产水电导率、产水温度、产水流量、浓水流量、反渗透装置各点压力值	各个压力表符合说明书允许范围内的各种压力值，确保设备在制造商规定的参数范围内运行。每日监控电导率、温度、压力、产水量、浓水排水量、电磁阀等功能。运行时，电导率 $<10\mu S/cm$（一般在 $5\mu S/cm$），温度 $<35℃$。当电导率、温度数值大于安全值时将显示报警提示及报警音，触发保护性停机
紫外线消毒装置指标（若有）	紫外线消毒装置辐照器是否运行	每日监测辐照器输出指示灯，应正常显示
内毒素过滤器指标（若有）	内毒素过滤器入口和出口的压降	每日监测内毒素过滤器的入口和出口压降，通常应小于 0.1MPa

3. 电气安全检测

血液透析用水处理设备电气安全性属于 B 型，按照 B 型医疗设备通用电气安全检测要求检测，详见本书第三章第一节。

四、血液透析系统使用质量检测方法、检测设备

（一）血液透析机使用质量检测方法、检测设备

血液透析机检测维护设备及工具通常包括：血液透析机检测仪（可以同时测量温度、流速、电导率、pH 及压力），如图 5.5.3、图 5.5.4 所示；相关管路、三通、注射器、量杯、夹子，以及漏血检测液等。其中血液透析检测仪用于检测和校准血液透析设备相关参数。

血液透析机检测仪由电导率温度探头、压力探头、流量探头及 pH 探头组成。每个探头的校准数据独立保存在探头的存储芯片里，探头可以连接专用平板电脑，无须设置就能直接读数。探头采集血透机的数据后通过 USB 口传递给专用平板电脑，由平板电脑上的软件对采集的数据进行统计分析并显示在屏幕上。血液透析机检测仪的检测功能指标及参数要求可参考表 5.5.4。

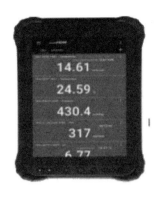

图 5.5.3 血液透析机检测仪

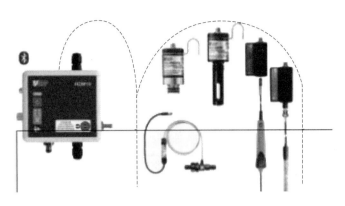

图 5.5.4 传感器模块及各类传感器

电导率温度探头是电导率计和温度计合二为一的探头（图 5.5.5）。电导液从探头底部输入口流经探头探测器部分，再从探头侧面流出。电导率的测量原理是将两块平行的极板浸在电导液中，在极板的两端加上一定的电势（通常为正弦波电压），然后测量极板间流过的电流。根据欧姆定律，电导率（G）为电阻（R）的倒数，换算成电导液的电导率。

流量探头采用一个带微型涡轮的流量传感器，当液体流过管路的时候，液体带动涡轮转动，涡轮叶片切割二极管光源，在接收器产生光脉冲信号。通过光脉冲信号的频率可计算出液体的流速（图 5.5.6）。

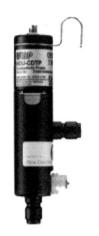

图 5.5.5 电导率温度探头

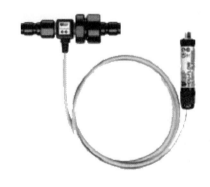

图 5.5.6 流量探头

表 5.5.4 血液透析机检测仪功能指标及参数表

检测功能指标	参数要求
pH 量程	0~14，精度≤0.02
电导率量程	0~200.0mS/cm，精度≤0.6mS/cm
温度量程	0~100℃，精度≤0.1℃
压力量程	−700~+1550mmHg，精度≤0.05%
流量量程	100~2000mL/min，精度≤1.5%
大屏幕显示	可显示全部检测数据和波形曲线
智能操作系统	APP 自动更新，并可管理和分析多台血液透析检测仪的检测数据

（二）血液透析机用水系统使用质量检测方法、检测设备

血液透析用水检测维护及工具通常包括透明带刻度取样瓶、总氯检测试剂、硬度检测试剂等。

五、血液透析系统使用质量检测流程与作业指导

（一）检测前准备

1. 检测环境条件

环境温度：（20±10）℃；相对湿度：≤80%；供电电源：（220±10%）V。周边无明显影响检测仪器正常工作的机械振动和电磁干扰。

2. 检测设备

血液透析检测仪。可以同时测量温度、流速、电导率、pH及压力。

3. 其他工具

相关管路、三通、注射器、量杯、夹子、漏血检测液。

4. 检测人员条件

熟悉血液透析装置的工作原理和操作技术，接受过血液透析装置的维修和检测专业培训。

5. 开机检查及设备自检

通电后检查设备电源指示灯是否正常亮起；设备按程序开机，检查面板及调节功能；血液透析装置控制面板标示和文字应清晰可见，控制和调节机构应灵活可靠，各种按键或调节旋钮应完好受控。检查面板时钟显示，校正时钟时间。观察设备自检状态，自检程序和结果是否正常。

（二）性能检测方法、流程与作业指导

1. 透析液电导率和温度检测

（1）透析液电导率和温度检测方法、流程

血透机主机开机后接入电导率传感器，在待机模式下查看数值。需要注意的是：在检测及校准电导率参数时，必须先将温度值稳定在37℃。

根据临床使用要求，检测范围应符合临床常用温度设置范围和消毒加热要求范围，如治疗时35~37℃，消毒时≥83℃。检测仪器稳定后，血液透析装置的红、蓝快速接头与测试仪连接，设置检测点温度为36℃、37℃、85℃。

设定检测点稳定后记录被检测装置和检测装置的温度显示值，透析液温度指示值误差要求以检测机型维修说明书为准，一般为±0.5℃。

透析液电导率和温度检测示意如图5.5.7。

检测透析液电导率连接与测试透析液温度是否相同，检测电导率前首先要将温度稳定在37℃，流量稳定在500mL/min。建议电导率测试点13.5mS/cm、14.0mS/cm、14.5mS/cm，等待稳定后，记录被检测装置和检测仪上的电导率示值，透析液电导率指示值误差要求以检测机型维修说明书要求为准，一般为5%或±0.3mS/cm。

（2）透析液温度和电导率检测作业指导（通用）

① 温度检测与校准

各品牌血液透析机的温度检测和校准主要涉及透析治疗温度37℃，如有必要，也可对

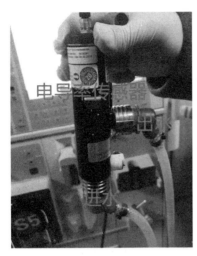
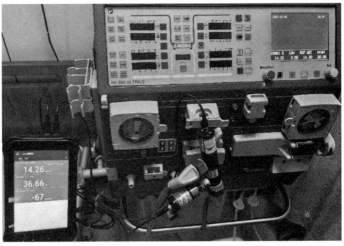

图 5.5.7 透析液电导率和温度检测示意

消毒温度 85℃进行检测和校准，一般操作步骤如下（根据不同机型，以厂家说明书为准）。

ⅰ.将血液透析机上的红、蓝快速接头连接在检测仪的电导率/温度模块两端（图 5.5.8）。

ⅱ.进入维修模式，在维修菜单中选择"温度检测"项目。

ⅲ.设定需要检测的温度值，如 36℃、37℃、85℃（具体以实际机型的检测要求为准）。

ⅳ.打开透析液流量并运行 5min 以上，待检测点温度稳定后，观察血液透析机上温度显示值和检测仪上的温度示值，并作记录。

ⅴ.如两者温度显示值偏差超过 0.5℃，则需对温度传感器进行校准。将血液透析机的当前温度值调至与检测仪温度示值一致，待设定温度值稳定后保存并记录数据。

② 电导率检测与校准

ⅰ.将血液透析机上的红、蓝快速接头连接在检测仪的电导率/温度模块两端。

ⅱ.血液透析机连接外部浓缩液（A 液和 B 液）。

ⅲ.首先将透析液温度稳定在 37℃，透析液流量稳定在 500mL/min。

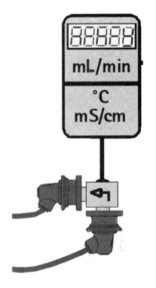

图 5.5.8 透析液温度和电导率检测连接示意

ⅳ.进入维修模式，在维修菜单中选择"电导率检测"项目。

ⅴ.设定要检测的电导率值，运行 5min 以上，待稳定后，血液透析机上显示的电导率即为预设电导率对应的电导率值。

ⅵ.观察血液透析机显示的电导率数值和检测仪上的电导率数值，待稳定后做记录。

ⅶ.如两者电导率显示值偏差超过 0.3mS/cm，则需对电导率传感器进行校准。将血液透析机的当前电导率值调至与检测仪电导率示值一致，待设定的电导率值稳定后保存并记录数据。

2. 透析液流量检测

（1）透析液流量检测方法、流程

① 接入流量传感器，在待机模式下查看数值。

② 将量杯接在血液透析装置排水管出口，血液透析装置设置透析液流量为 500mL/min，计时 1min 移除量杯，读取量杯内水量刻度值，测试 3 次，误差要求以检测机型维修说明书要求为准，一般为 $-5\%\sim+10\%$。

（2）透析液流量检测作业指导

① 透析液流量检测作业指导（以 4008S 血液透析机为例）

ⅰ进入维修模式，打开"FLOW"开关，选择"CALIRATION"。

ⅱ分别选择 CAL. FLOW 300mL/min、CAL. FLOW 500mL/min、CAL. FLOW 800mL/min 进行流量检测。

ⅲ用量杯在机器的排水口接水，1min 后取出排水管，读取量杯中水的数值并记录。

ⅳ如果量杯中水的数值与对应的流量值偏差超过了 10%，则需对透析液流量进行校准。

② 透析液流量检测作业指导（以 AK 96 血液透析机可变流量检测为例）

ⅰ. 开启 AK 96 透析机，进入"Service"菜单并选择"Calibrations"。

ⅱ. 将 A 液吸管放入 A 浓缩液中。

ⅲ. 选择"Other/Variableflow"，启动校准。

ⅳ. 在校准过程中将提示以下信息：

> STEPS：XXX FLOW：- - - - mL/min
> Please wait. Press BACK to abort

ⅴ. 经过调校，当透析机找到了新的校准值时，它会自动将该值存储在安全内存中，且会出现以下提示信息：

> ADJUSTING VARIABLE DIALYSIS FLOW
> Please wait XX seconds

ⅵ. 在校准结束时，显示新的校准数据：

> VAR. FLOW MOTOR POSITION STORED
> NEW VALUE:XXX OLD VALUE:YYY

ⅶ. 按返回键完成校准。

3. 超滤检测

模拟透析状态下设置超滤量，模拟时间大于 15min，模拟完成后看超滤的水量是否符合设置值，其误差要求以检测机型维修说明书要求为准（图 5.5.9）。

4. 血泵流量检测

使用血泵管，一端接液体，另一端接量杯，将血泵转速调至 250mL/min，计时 3min，测试 3 次，误差要求以检测机型维修说明书要求为准。

5. 动脉压与静脉压检测

（1）动脉压与静脉压检测方法、流程

要准确查看压力需进入血液透析机的维修模式，通过三通管打气，观察标准器和设备的压力值；通过三通调节开关，查看压力稳定值（图5.5.10）。

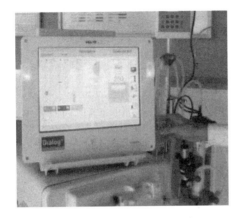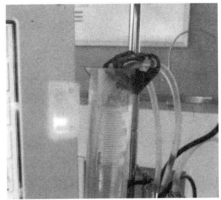

图5.5.9　血液透析机超滤检测示意

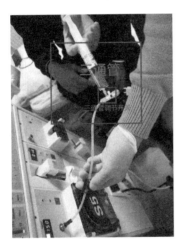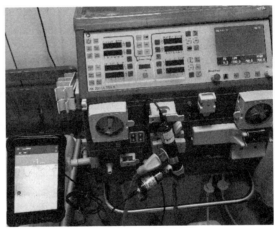

图5.5.10　动脉压与静脉压检测示意

① 动脉压检测：用三通三头分别连接被检测装置的动脉压检测端口、检测装置压力检测端口和20mL注射器，打正（负）压，待稳定后，分别记录被检测装置和检测装置的压力值，建议设置检测点为−200mmHg、−100mmHg、0mmHg。动脉压误差要求以检测机型维修说明书要求为准，一般为10mmHg。

② 静脉压检测：用三通三头分别连接被检测装置的静脉压检测端口、检测装置压力检测端口和20mL注射器，打正（负）压，待稳定后，分别记录被检测装置和检测装置的压力值，建议设置检测点为0mmHg、100mmHg、200mmHg。静脉压误差要求以检测机型维修说明书要求为准，一般为10mmHg。

（2）动脉压与静脉压检测作业指导（以4008S血液透析机为例）

① 将血液透析机的动脉压/静脉压检测口与血液透析机检测仪压力模块的GAUGE端口连接，其ref端口必须与大气连通，同时在连接管中接入三通阀与注射器相连，以此来产生

正压或负压。

② 进入维修模式，打开"FLOW"开关，选择"CALIRATION"。

③ 依次选择"CAL. ART. PRESSURE""Art. PRESS. CHECK"（动脉压检测）；或依次选择"CAL. VENOUS. PRESSURE""Ven. PRESS. CHECK"（静脉压检测）。

④ 调整三通阀旋钮方向，使得动脉压/静脉压检测口与大气连通，待稳定后记录血液透析机此时显示的压力值与血液透析机检测仪所检测的压力值。

⑤ 调整三通阀旋钮方向，使得动脉压/静脉压监测口与注射器连通，通过注射器抽一个负压值（动脉压检测）；通过注射器打一个正压值（静脉压检测），待稳定后记录血液透析机此时显示的压力值与血液透析机检测仪所检测的压力值。

⑥ 如果血透机检测仪检测的压力值与血液透析机显示的压力值偏差超过了 10mmHg，则需对动脉压/静脉压进行校准。

6. 肝素泵流量检测

使用输液泵检测仪（图 5.5.11）检测肝素泵流量。检测装置稳定后，将肝素泵管路与输液泵检测仪连接。启动肝素泵，选取 1mL/h、2mL/h、5mL/h 三个测试点进行检测。记录输

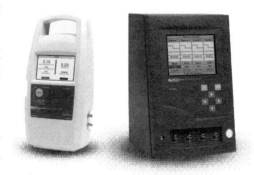

图 5.5.11　输液泵检测仪

液泵检测仪测量值，肝素泵检测步骤与方法参照注射泵检测及方法作业指导。

7. 气泡探测器检测

被检测装置保持稳定状态，使用 1mL 注射器将 0.5mL 的空气打入血路静脉壶内，当空气经过空气探测器时应触发声光报警，且静脉保护夹同步执行夹闭动作。

以 AK96 血液透析机为例，空气探测器校准方式为全自动，需准备无损注水静脉壶一个，水温 37℃左右，安装放置于静脉壶模组中，进入血路（BM）维修调校模式下进行调校。校准值许可范围为 30～40。

8. 漏血探测器检测

（1）漏血探测器检测方法、流程

在透析状态下，将被检测装置的透析液流量调至最大值，用 50mL 针筒将漏血检测液打入取样口，观察漏血报警。如有声光报警证明漏血探测器正常。

（2）Dialog＋机型血液透析机漏血探测器校准

以 Dialog＋血液透析机为例介绍如下。

① 在进入漏血传感器测试和定标之前，应首先使用 50％的柠檬酸对机器消毒脱钙，并排出管路气泡。

② 消毒完成后，关机，打开机器后门，查看侧板冲洗桥处的漏血传感器，判断漏血传感器型号，Dialog＋机型为 V3 的漏血传感器。

③ 调节数字板上服务开关 S1 至 S2（8.2x 及以下版本机器旋转监测板上的服务开关旋钮 K1 至 K2）。

④ 配比定标液：准备一支 2mL 漏血定标液，加 RO 水（30℃室温）至 2L。

⑤ 开机进入如下 TSM Main Menu 界面：依次选择"Manual Test ＆ Calibration""LLC Manual Calibration""Calibration 2.7 Bood Leak"。

⑥ 点击"Calibration"，打开定标界面，设置 FPA 转速为 1000rpm，等 TSD 温度达到 (40±2)℃时，缓慢将 PFA 转速降为 0。

⑦ 调整 Ref. Value 值，输入 0.1～0.2 之间的数值（提高基本点，避免漏血误报警）。

⑧ 点击"Calibration"，等待完成定标。

⑨ 把红色快速接头小心放入配好的定标液中，保证快速接头完全浸没在定标液中。

⑩ 缓慢增加 FPA（Out flow Pump Speed）到 1000rpm，定标液吸入约 1L 时，缓慢降低 FPA 的速度至 0。

⑪ 确认 Ref. Value 值为 1.00。

⑫ 待 Actual Status Controller 值稳定，确认 Blood Concentration［‰］的 ActualStatus Controller 处在设置范围，后按"Calibration"确认定标。

⑬ 点击"OK"确认并保存定标数据。

9. 透析用水硬度检测

透析治疗结束前取样检测，水处理设备运转状态下，打开树脂罐（软水器）的出水取样阀，放水至少 60s 后，采用滴定法检测，用总硬度 EDTA 试剂测试，透明取样管取样 5mL，滴一滴 Duroval 试剂到试管里，盖好试管盖子，摇匀；若为绿色则说明硬度为 odH（或合格），若非绿色则说明硬度过高，需要进一步测试硬度值。采集样本进行测定并记录结果。透析用水硬度检测流程见图 5.5.12。

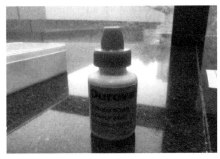
(a) Duroval硬度试剂

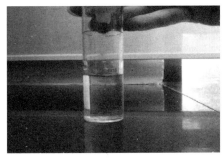
(b) 取样5mL加入硬度试剂

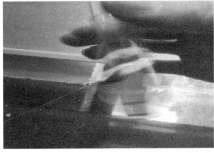
(c)搅拌

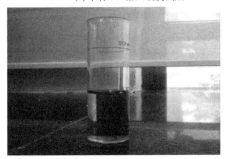
(d) 静置

图 5.5.12　透析用水硬度检测流程图

10. 透析用水总氯检测

在透析治疗前取样检测，水处理设备运转至少 15min 后开启活性炭罐出水取样阀，排放 60s 后，用透明容器取水 15mL，滴入总氯测试剂，10min 后观测水样的颜色变化，与比色板对比，总量＜0.1mg/L 为合格。其他还有使用 DPD 和基于传感器的电化学法能提供相同结果的检测方法。取样进行测定并记录（图 5.5.13）。

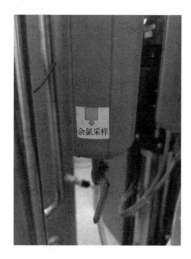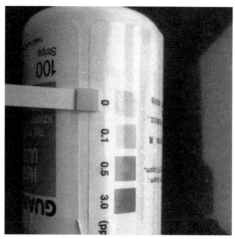

图 5.5.13　透析用水总氯检测图

11. 透析用水细菌检测

采样点应包括水处理系统中反渗水管道循环的第一个和最后一个供水点，通常在反渗机出水端和回水端取样。取样方法：打开取样口冲水至少 1min，用酒精对取样口消毒，待完全挥发后，再次打开取样口，冲水 1min 后取样。血液透析机通过透析器入口端（新鲜液）取样。样本一般在 2h 内检验，方法首选薄膜过滤法，选用胰化蛋白胨葡萄糖培养基（TGEA）或 R2A 琼脂培养基，17～23℃的培养温度和 168h（7d）的培养时间。

12. 透析用水内毒素检测

采样点应包括水处理系统中反渗水管道循环的第一个和最后一个供水点，通常在反渗机出水端和回水端取样。血液透析机通过透析器入口端（新鲜液）取样。用内毒素检测仪或鲎试剂法。

13. 消毒效果与消毒剂残留度检测

化学消毒装置达到消毒效果的最小浓度、接触时间可根据不同消毒剂的使用方法并结合水处理设备厂家的建议确认。每次化学消毒后应测定消毒剂的残留浓度，可使用精密 pH 试纸进行测试。消毒完成未经消毒剂残留量检验合格时，严禁将处理水用于透析。热消毒装置进行有效消毒时热水的温度和消毒时间的确认，根据水处理设备使用说明书及 YY 0793.1—2022《血液透析和相关治疗用液体的制备和质量管理 第 1 部分：血液透析和相关治疗用水处理设备》。

六、血液透析系统使用质量检测记录与处理

（一）检测结果记录表设计

血液透析机检测结果记录表的格式参考表 5.5.5，血液透析用水处理检测结果记录表的格式参考表 5.5.6、表 5.5.7。

表 5.5.5 血液透析机质量检测原始记录表

_____医院血液透析机使用质量检测原始记录表（参考模板）

记录档案编号：_____　　　　检测类型：□验收检测；□状态检测；□稳定性检测；□维修检测

被测设备型号		设备编号	
生产厂商		使用科室	
生产日期		启用日期	
软件版本		安全级别分类	
检测设备型号		设备编号	
生产厂商		使用部门	
计量校正有效期		校正证书号	

质量检测内容

开机检查及设备自检

检查面板及调节功能：血液透析装置控制面板标示和文字应清晰可见，控制和调节机构应灵活可靠，旋钮应完好受控	□合格　□不合格	备注
检查面板时钟显示，校正时钟时间	□合格　□不合格	备注
检查静脉夹、空气探测器、动静脉测压口、血泵、肝素泵、置换液泵及泵门	□合格　□不合格	备注
设备自检	□合格　□不合格	备注

性能检测

透析液温度检测	设置值（℃）	36	37	38	示值相对误差（％）
	血透装置显示值				
	测试仪器显示值				
透析液电导率检测	设置值（mS/cm）	13.5	14.0	14.5	
	血透装置显示值				
	测试仪器显示值				
透析液流量检测	设置值（mL/min）	300	500	800	
	血透装置显示值				
	测试仪器显示值				
动脉压力检测	设置值（mmHg）	0	−100	−200	
	血透装置显示值				
	测试仪器显示值				
静脉压力检测	设置值（mmHg）	0	100	200	
	血透装置显示值				
	测试仪器显示值				
肝素泵流量检测	设置值（mL/h）	1	2	5	
	血透装置显示值				
	测试仪器显示值				

超滤检测	□合格　□不合格　□备注	
血泵流量检测	□合格　□不合格　□备注	
气泡探测器检测	□合格　□不合格　□备注	
漏血探测器检测	□合格　□不合格　□备注	
检测结论　□合格　□不合格	性能偏离情况记录	

检测工程师签名：_____　　　使用科室签名：_____　　　检测日期：____年____月____日

表 5.5.6　透析用水处理系统日常监测记录单

记录档案编号：＿＿＿＿＿		检测类型：□验收检测；□状态检测；□稳定性检测；□维修检测						
被测设备型号		设备序列号						
生产厂商		使用科室						
生产日期		启用日期						
软件版本		安全级别分类						
检测设备型号		设备编号						
生产厂商		使用部门						
计量校正有效期		校正证书号						
检测项目	日期							
	1日	2日	3日	4日	5日	6日	7日	
进水压力								
罐式过滤器指标								
砂滤器控制器时间								
再生循环时间								
盐溶液饱和度								
炭吸附器控制器时间								
反渗透装置各参数								
紫外线消毒装置指标（若有）								
内毒素过滤器指标（若有）								
检测结论	□合格　□不合格		性能偏离情况记录					

检测工程师签名：＿＿＿＿＿　　使用科室签名：＿＿＿＿＿　　检测日期：＿＿年＿＿月＿＿日

表 5.5.7　血液透析用水处理使用质量定期检测记录表

记录档案编号：＿＿＿＿＿		检测类型：□验收检测；□状态检测；□稳定性检测；□维修检测	
被测设备型号		设备编号	
生产厂商		使用科室	
生产日期		启用日期	
软件版本		安全级别分类	
检测设备型号		设备编号	
生产厂商		使用部门	
计量校正有效期		校正证书号	
质量检测			
检测内容	检测结果	允许值	
透析用水硬度检测		< 1GPG 或 17.1mg/L	
透析用水总氯检测		< 0.1mg/L	
透析用水细菌检测		< 100 CFU/mL（若 > 50 CFU/mL 干预处理）	
透析用水内毒素检测		< 0.25 EU/mL（若 > 0.125 EU/mL 干预处理）	
消毒效果与消毒剂残留度		需符合水处理设备使用说明书及 YY 0793.1—2022 标准要求	
仪器现状	□正常　□有部分问题，可以使用　□故障，需进一步维修　□不能使用		
检测结论	□合格　□不合格	性能偏离情况记录	
备注			

检测工程师签名：＿＿＿＿＿　　使用科室签名：＿＿＿＿＿　　检测日期：＿＿年＿＿月＿＿日

（二）血液透析机检测合格的评定

透析液温度误差评定：透析液温度误差为血液透析装置透析液温度示值与检测装置温度测量值之差不超过±0.5℃（或以检测机型维修说明书要求为准），判定检测误差合格。

透析液电导率误差评定：透析液电导率误差为血液透析装置透析液电导率示值与检测装置测量值之差不超过5％（或以检测机型维修说明书要求为准），判定检测误差合格。

动脉压、静脉压误差评定：动脉压、静脉压误差为血液透析装置动脉压示值与检测装置各测量点压力测量值之差不超过10mmHg（或以检测机型维修说明书要求为准），判定检测误差合格。

透析液流量检测误差评定：误差要求以检测机型维修说明书要求为准，根据设置流量，一般在−5％～＋10％范围内波动，判定检测误差合格。

肝素泵流量检测误差评定以检测机型维修说明书要求为准，判定是否合格。

血泵流量检测误差评定以检测机型维修说明书要求为准，判定是否合格。

超滤检测误差评定以检测机型维修说明书要求为准，判定是否合格。

监测及报警功能检测结果评定：根据血液透析机应有的检测测及报警功能判定是否工作正常（具体以检测机型维修说明书要求为准）。

（三）透析用水处理系统记录内容

1. 预处理部分

预处理部分包括硬度、总氯、自来水压力、砂滤罐压力差、树脂罐压力差、活性炭罐压力差、砂滤罐反向冲洗、活性炭罐反向冲洗、树脂再生情况、加盐量，以及滤器更换。预处理部分的压力检测参考图 5.5.14。

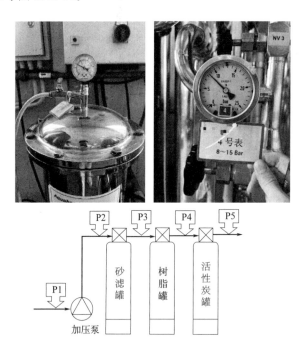

图 5.5.14　预处理部分压力监测示意

P1—自来水压力；P2—砂滤罐进水压力；P3—树脂罐进水压力；

P4—活性炭罐进水压力；P5—活性炭罐出水压力

2. 反渗透装置

反渗透装置包括高压泵进水压力、高压泵出水压力、膜排水压力、膜产水压力、进水电导率、产水电导率、产水量、排水量、进水温度、供水压力（双级）。反渗透装置压力、电导率和水量监测参考图 5.5.15。

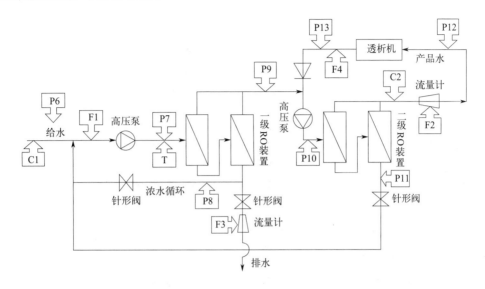

图 5.5.15 反渗透装置压力、电导率和水量监测示意

水压力：P6—水机进水压力；P7—一级膜进水压力；P8—一级膜排水压力；P9—一级膜产水压力；

P10—二级膜进水压力；P11—二级膜排水压力；P12—二级膜产水压力；P13—产水回水压力。

电导率：C1—进水电导率；C2—产水电导率。水量：F1—进水量；F2—产水量；

F3—废水量；F4—回水量。水温：T—进水温度

（四）检测评定结果的处理

对检测结果合格的血液透析机，粘贴检测合格标记，送回临床使用。

对检测结果不合格的血液透析机，不能继续使用，可以送修理后再检测合格后重新使用。达不到合格要求的应予报废处理。

血液透析用水化学污染物、硬度、总氯、细菌、内毒素等指标检测不通过时，应立即对水处理系统相关的部件进行维护、更换。必要时需对水处理装置进行全面消毒处理，理化与生物污染检测达标后，方可重新投入使用。

■ 第六节　除颤器使用质量检测技术

一、除颤器原理、组成、分类与技术进展

（一）除颤器工作原理

用于心脏电除颤的设备称为除颤器，它能产生瞬时高能脉冲电流作用于心脏，实施电击治疗，消除心律失常，使心脏恢复窦性心律。除颤器大多采用 RLC 阻尼放电的方法，其充放电基本原理如图 5.6.1 所示。电压变换器将直流低压变换成脉冲高压，经高压整流后向储能电容 C 充电，使电容获得一定的储能。除颤治疗时，控制高压继电器 K 动作，由储能电

容 C、电感 L 及人体（负荷）串联接通，使之构成 RLC 串联谐振电路。

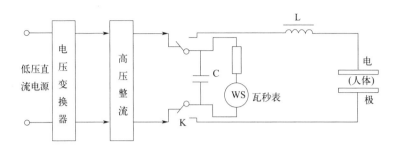

图 5.6.1 除颤器充放电原理图

当患者发生严重快速心律失常时，如心房扑动、心房纤颤、室上性心动过速或室性心动过速等，往往会造成不同程度的血液动力障碍。尤其当患者出现心室颤动时，由于心室无整体收缩能力，心脏射血和血液循环终止，如不及时抢救，常造成患者因脑部缺氧时间过长而死亡。使用除颤器控制一定能量的电流通过心脏，能消除某些心律失常，可使心律恢复正常，从而使上述心脏疾病患者得到抢救和治疗。

（二）除颤器的基本组成结构

除颤器一般由心电检测部分、高压除颤部分、主控电路部分及其他附件部分组成，其组成如图 5.6.2 所示。

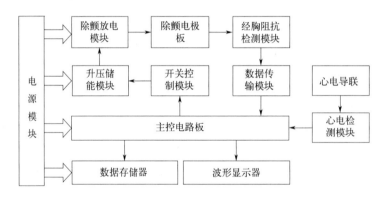

图 5.6.2 除颤器系统组成图

1. 心电检测部分

心电检测部分包括心电检测模块、心电导联等，是除颤器的重要组成部分。通过心电检测部分能够准确检测室速、室颤等心律异常状态，及时对患者进行除颤治疗。

2. 高压除颤部分

高压除颤部分包括升压储能模块、除颤放电模块、除颤电极以及经胸阻抗模块等部分，是除颤器的关键核心部分。除颤放电过程先由变压器将直流低压升为高压，然后经高压整流器为电容充电，待电容中的能量达到预设值时将能量通过电极板释放到人体。经胸阻抗模块检测经胸阻抗大小，经胸阻抗决定了除颤时经过心脏的电流和能量大小，从而影响除颤的成功率。胸阻抗正常范围为几十欧姆到几百欧姆，当胸阻抗过大时表明电极与人体接触较差不能放电；过小时说明人体有短路也不能放电。

3. 主控电路部分

主控电路部分包括主控制电路板、数据传输模块、开关控制模块等，是除颤器的主要控制部分。数据传输模块将检测到的心电信号与胸阻抗信号传输到主控制电路板进行分析处理，主控制电路板可根据分析结果对开关控制模块进行控制，从而控制充电能量、放电波形、放电时间等除颤参数。

4. 其他附件部分

其他附件部分包括电源、显示器、数据存储器，以及相关接口电路和隔离保护电路等部分。电源部分为系统提供电力；显示器用于显示所有的系统信息；数据存储器可将患者数据和操作记录存储下来方便日后查阅；接口电路提供各个模块之间的连接接口；隔离保护电路用以将高压部分与低压部分隔离，从而保证操作者和患者的安全。

（三）除颤器的分类

1. 按电极板的放置位置分类

按电极板的放置位置可分为体内除颤器和体外除颤器。

体内除颤器是将电极放置在胸腔内直接接触心肌进行除颤。早期体内除颤器结构简单，主要用于开胸心脏手术时直接对心肌电击。现代的体内除颤器是埋藏式的，其结构和功能与早期除颤器大不相同，它除了能够自动除颤外，还能自动进行监护、判断心律失常、选择疗法进行治疗。

体外除颤器是将电极放置于胸壁处进行除颤，目前临床使用的除颤器大都属于这一类型。体外除颤器根据使用方式的不同又可分为手动体外除颤器和自动体外除颤器（automated external defibrillator，AED）。手动体外除颤器主要由受过专业培训的医护人员使用，需由操作者选择特定的电击能量，并由操作者手动实施电击。在医院或救护车上发生心脏骤停的患者可以使用手动体外除颤器进行治疗。AED 可以自动鉴别心室纤颤和无脉性室性心动过速，如果机器检测到任何一种不规则的心律，它就会进行电击以恢复患者的正常心率。与单纯心肺复苏相比，AED 大大提高了患者的存活率。

2. 按经过心脏的电流脉冲方向分类

按经过心脏的电流脉冲方向，可将除颤器分为单相波除颤器和双相波除颤器。

单相波除颤器可分为单相衰减正弦波形（monophasic damped sine waveform，MDS）除颤器和单相切角指数波形（monophasict runcated exponential waveform，MTE）除颤器。MDS 除颤器所释放的电流脉冲强度是逐渐衰减至基线水平，波形宛如半个正弦曲线；而 MTE 则是急速下降的，如图 5.6.3 所示。目前仍在临床使用的单相波除颤器，绝大多数属于 MDS 除颤器。单相波除颤器主要有两个缺点：①除颤需要的能量水平比较高，电流峰值比较大，对心肌功能可能造成一定程度的损伤；②对人体经胸阻抗的变化没有自动调节功能，特别是对高经胸阻抗者除颤效果不佳。单相波除颤器的电击能量一般采用 360J。

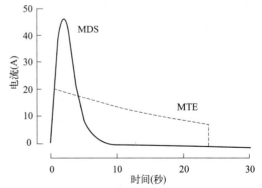

图 5.6.3　单相衰减正弦波与单相切角指数波

双相波除颤器可分为双相切角指数波形（biphasic truncated exponential waveform，BTE）除颤器和双相方波形（rectilinear biphasic waveform，RBW）除颤器，除颤波形如图5.6.4所示。与单相波除颤器相比，双相波除颤器可以维持一定的有效电流，提高了首次除颤的成功率；由于电流峰值较低，因此它对心肌功能的损害程度也较轻。另外，针对人体经胸阻抗的变化，它可以通过一定方式给予补偿，使高经胸阻抗者的除颤成功率得到提高。总的来说，双相波除颤器具有以下优势：①随经胸阻抗而变化，首次电击成功率较高；②选择的能量较小，电流峰值较低或相对"恒定"，对心肌功能的损伤轻微。由于具有上述优势，双相波取代单相波是除颤器与电除颤技术的发展趋势。双相波除颤器成人的除颤能量一般为150~200J。

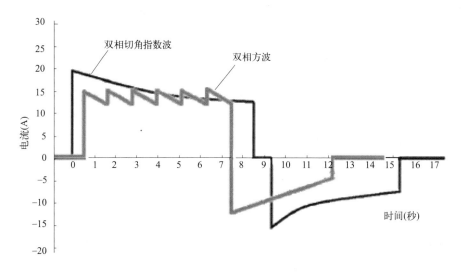

图 5.6.4　双相切角指数波与双相方波

3. 按是否与 R 波同步分类

按是否与 R 波同步可分为非同步型除颤器和同步型除颤器两种。非同步型除颤器在除颤时与患者自身的 R 波不同步，可用于心室颤动或扑动。而同步型除颤器在除颤时与患者自身的 R 波同步，它利用人体心电信号 R 波控制电流脉冲的发放，使电击脉冲刚好落在 R 波下降支，而不是易激期，从而避免心室纤颤的发生，主要用于除心室颤动和扑动以外的所有快速性心律失常，如室上性心动过速等。

（四）除颤器的技术进展

1947 年 Dr. Beck 通过电击患者心脏，成功实现了临床上第 1 例人体电击除颤。1955 年 Zoll 完成了第 1 例交流电经胸体外除颤，这是第 1 例体表除颤的报道，首次记载了心脏骤停患者心肺复苏过程中成功使用除颤器，掀开了急救医学史上崭新的一章。

1960 年左右，医学界进行了有关直流电和交流电除颤的争论。Edmark 及 Lown 等人发现直流电或脉冲式的除颤比交流电除颤更加有效、副作用更小。直流电的脉冲式波形在 20 世纪 60 年代后得到了进一步的发展。1961 年出现同步电复律。Lown 等人发明了应用 R 波触动同步电除颤，该方法有效地防止了刺激落在心动周期的易激期上，应用 100J 的同步放电可以终止多种心律失常的发作，故安全可靠。Lown 将该法命名为心脏电除颤或电复律法。直流电除颤除了并发症更少外，除颤器使用的电容器可以储存电能，因此可以用电池为除颤器供电，从而大大改善了除颤器的可移动性。1969年世界上首台可移动除颤器上市。1996年飞利浦推出了第一台双相波除颤器，将除颤带入双相波时代。1999年美国相关机构认证了 AED，AED 开始进入市场。

21世纪以来，除颤技术一直在迅猛发展，人们一直在探索更安全、更有效的除颤方法，已经发展出现了除颤监护仪、自动除颤器、植入式体内除颤器，以及可穿戴式体外自动除颤器等一系列具有除颤功能的产品，相关的技术仍在不断发展中。

二、除颤器使用质量检测相关标准和要求

（一）除颤器使用质量检测相关参考标准

1. 除颤器的计量校准规范

JJF 1149—2014《心脏除颤器校准规范》，JJF 1860—2020《除颤器分析仪校准规范》。

2. 行业标准

YY 0989.6—2016《手术植入物 有源植入医疗器械 第6部分：治疗快速性心律失常的有源植入医疗器械（包括植入式除颤器）的专用要求》、YY/T 1874—2023《有源植入式医疗器械 电磁兼容 植入式心脏起搏器、植入式心律转复除颤器和心脏再同步器械的电磁兼容测试细则》。

3. 除颤器适用的安全标准

国际标准：IEC601-2-4《医用电气设备第2-4部分：心脏除颤器基本安全和基本性能的特殊要求》。

国家标准：GB 9706.8—2009《医用电气设备 第2-4部分：心脏除颤器安全专用要求》、GB 9706.1—2020《医用电气设备 第1部分：基本安全和基本性能的通用要求》、GB 9706.204—2022《医用电气设备 第2-4部分：心脏除颤器的基本安全和基本性能专用要求》

行业标准：WS/T 603—2018《心脏除颤器安全管理》

（二）除颤器使用质量检测相关要求

除颤器不属于国家强制计量器具，但在医疗机构临床使用量很大，而且属于生命支持设备，为保证医疗临床使用质量、安全，需要医学工程部门自行开展使用质量检测。在新设备进入医院后的验收评价、常规质量控制、维修后检测，以及报废论证等环节都需要对除颤器进行使用质量检测，用以评估其安全性和有效性。

三、除颤器使用质量检测内容、各项性能指标定义

除颤器使用质量检测内容包括性能检测、电气安全检测和功能性检测。

（一）性能检测指标与定义

除颤器使用质量检测项目参照上述标准的内容和要求，性能检测包括但不限于表5.6.1中的内容。

表 5.6.1　除颤器性能检测指标与定义

序号	检测项目	定义	检测要求
1	能量释放误差	除颤器设定能量与检测仪能量示值的误差	设定值 10J、20J、50J、100J、150J、200J 6 个挡位，每个挡位的误差不应超过设定值的 ±15% 或 ±4J（二者取较大值）
2	心率示值误差	检测仪设置心率值与监护仪心率示值的误差	心电信号选择 30 次/min、60 次/min、100 次/min、120 次/min、180 次/min 5 个挡位检测心率示值各挡最大允许误差为 ±（显示值的 5%）
3	充电时间	除颤器从 0J 充电到最大能量输出值所需的时间	充电时间应 ≤20s
4	同步除颤延迟时间	在同步模式下，测量同步脉冲信号到除颤脉冲信号之间的延时时间	同步除颤延迟时间 ≤60ms
5	充放电次数	对除颤电极进行充电，通过除颤器自身的放电电阻（常见为电极板固定座）释放能量	将除颤器能量设置为 100J，应至少（10s 间隔）连续 3 次正常充放电
6	内部放电时间	对除颤电极进行充电，充电完成后不放电，等待并观察除颤器内部释放电能	将除颤器能量设置为 100J，自充电完成至内部放电完成，时间不超过 2 分钟
7	自动体外除颤器（AED）功能模式	除颤器能正确识别可电击的心律并充电，AED 功能模式下设定能量与检测仪能量示值的误差	能正确识别可电击心律，发出语音并提示开始充电。释放能量最大允许误差：设置值的 ±15% 或 ±4J（二者取较大值）

（二）电气安全检测内容

除颤器电气安全属于 CF 型，按照 CF 型医疗设备通用电气安全检测要求检测，详见本书第三章第一节。

（三）功能性检测指标

除颤器的功能性检测内容主要是报警功能的检测。

1. 声光报警

检查所有报警功能是否功能正常、足够响亮，确保相关指示灯正常运行。如在工作期间关掉外部供电电源，除颤器应有声光报警并能通过自带电池继续供电工作。

2. 静音功能

除颤器出现报警后，可以通过按键或旋钮接触警报并静音。

3. 心率限值报警

利用除颤器分析仪的心电模拟功能，模拟低于报警下限的心率，如报警下限值为 35 次/min，可设置模拟值为 30 次/min，被测除颤器应该出现声光报警。同理，增加心率至高于报警上限的心率，被测除颤器也应该出现报警。

4. 心律失常报警

利用分析仪模拟严重心律失常波形（如室颤、极端室速或室缓等），被检除颤器应发出警报。

四、除颤器性能检测设备原理与要求

（一）性能检测设备原理

除颤器的性能检测，需要使用专业检测设备，通常除颤器性能检测设备为模拟信号发生器以及脉冲能量测量仪，模拟信号发生器模拟人体心电信号，脉冲能量测量仪通过在除颤能量释放过程中同步采集电压、电流信号，根据电压和电流采样值计算瞬时功率，再对功率进行时间积分得出脉冲能量值。

（二）检测设备性能要求

为了保证检测达到除颤器相关标准所要求的检测项目和精度要求，除颤器检测设备的性能应达到如下性能要求，以手动除颤器检测设备为例，包括但不限于以下内容。

1. 脉冲能量输出测量

（1）兼容除颤器波形：包括 Lown、Edmark、梯形、DC 双向和 AC 脉冲双向。

（2）能量测量范围及精度：范围为 0.1～600J；0.1～360J 时，精度为±(1%的读数＋0.1)J；360～600J 时，精度为±(1%的读数＋0.1)J；对于双相脉冲除颤器，两种量程的精度为±(1.5%的读数＋0.3)J。

（3）负载电阻：电阻 50Ω，精度±1%（无感）。

（4）脉冲宽度：范围 1.0～50.0ms，精度±0.1ms。

（5）电压：范围 20～5000V，精度±(1%的读数＋2)V。

（6）电流：范围 0.4～100.0A，精度±(1%的读数＋0.1)A。

（7）充电时间测量：范围 1～100.0s，精度±0.05s。

（8）同步测试：范围－120～＋380ms；分辨率 1ms，精度±1ms。

2. 心电波形模拟

（1）导联配置：12 导模拟，RA、LL、LA、RL、V1～V6 独立。

（2）ECG 窦性心律：振幅 0.2V/mV，精度±5%。

（3）ECG 性能波：方波 2.0Hz、0.125Hz，三角波 2.0Hz、2.5Hz，正弦波 0.05Hz、0.5Hz、5Hz、10Hz、40Hz、50Hz、60Hz、100Hz、150Hz 和 200Hz，脉冲 30bpm 和 60bpm，60ms 脉冲宽度。

（4）心律失常波形：室上性心律不齐、室性心律不齐、心房扑动、房性心动过速、窦性心律失常、早搏、心室纤颤、心搏停止、心脏传导阻滞、起搏性心律失常等。

五、除颤器使用质量检测方法、步骤与作业指导

（一）手动体外除颤器的检测方法

检测内容由性能检测、电气安全检测和功能检测三部分组成。

1. 性能检测

本部分将对各项参数的检测方法进行介绍，并以 Impulse 7000DP 为例描述具体检测过程。如未进行特殊说明，所有项目测试负载均为 50Ω。

（1）释放能量检测

对释放能量进行检测时，至少选择 6 个点进行测量，且需涵盖最大能量点。比如对于可设置能量范围为 2J～200J 的除颤器，可选择 10J、20J、50J、100J、150J、200J 进行检测。释放能量相对误差按如下公式计算：

$$\delta_{Er} = \frac{E_0 - E}{E} \times 100\%$$

式中　δ_{Er}——释放能量的相对误差，以%表示；

　　　E_0——除颤器的预设能量，J；

　　　E——释放的能量，J。

检测过程如下：

① 在分析仪上按下 DEFIB 功能键，进入除颤器测试功能选择界面，如图 5.6.5 所示。

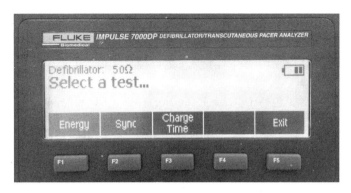

图 5.6.5　除颤仪测试功能选择界面

② 选择"Energy"进入能量测试界面，如图 5.6.6 所示。

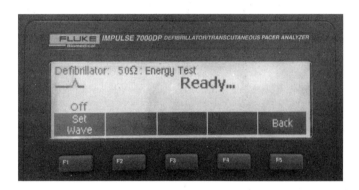

图 5.6.6　除颤仪能量测试界面

③ 设置除颤器能量值，手握除颤器手柄，使电极紧贴分析仪输入部分，如图 5.6.7 所示。

④ 对电极进行充电，然后放电。在分析仪上读取能量测量值并填写入检测记录表相应位置。

（2）充电时间

在被检设备电池充满状态下，使用内部电源工作，测量其充电时间。将已完全放电的储能装置充电至最大能量的时间应不大于 20s。

检测过程如下：

① 在除颤器测试功能选择界面（图 5.6.5），选择"Charge Time"进入充电时间检测界面。

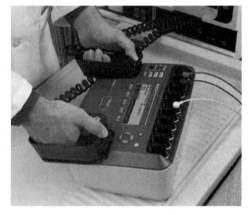

图 5.6.7　除颤能量释放检测示例

② 设置除颤器至最大能量值。选择"Measure"开始 5s 倒计时，如图 5.6.8 所示。

③ 倒计时结束后立即充电，充电完成后立刻放电。记录分析仪充电时间示值。

（3）同步除颤延迟时间

当被检测设备处于同步模式时，应有清楚的视觉指示或听觉提示。心电监视器所显示的

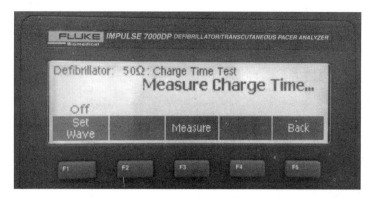

图 5.6.8 充电时间测试界面

心电波形应有同步触发标志,且除颤脉冲应只在出现同步触发标识时才能释放。如果同步信号为心电信号,同步延迟时间应不大于 60ms;如果同步信号来自信号输入部分,同步延迟时间应不大于 25ms。检测过程如下。

① 将被检设备心电导联按照标识连接至分析仪,并将心电信号来源选择为导联Ⅱ。

② 在除颤器测试功能选择界面,选择"Sync"进入同步延迟时间检测界面(图 5.6.5)。

③ 将除颤器调至同步模式,对电极进行充电。

④ 充电完成后长按放电按钮,直至分析仪显示同步延迟时间数值并记录(图 5.6.9)。

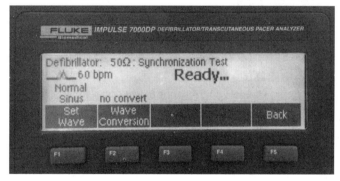

图 5.6.9 同步除颤延迟时间测试界面

(4)充放电次数测试

将除颤器能量设置为 100J,对电极进行充电。充电完成后,通过除颤器自身的放电电阻释放能量。间隔 10s 后,重复上述充放电操作。应至少连续 3 次顺利完成测试。

(5)内部放电测试

将除颤器能量设置为 100J,对电极进行充电。充电完成后不放电,等待并观察除颤器能量提示信号,除颤器应在 2min 内自动完成内部放电。检测过程如下。

① 将除颤器能量设置为 100J,并对电极进行充电。

② 充电完成后开始计时,并将分析仪调至能量测试界面。

③ 2min 后进行放电,分析仪应检测不到能量输出。

(6)心率准确性检测

使用心电模拟器模拟正常窦性心律。分别设置心率模拟值为 30 次/min、60 次/min、100 次/min、120 次/min 和 180 次/min,观察并记录被检设备心率示值。心率示值误差按如下公式计算:

$$\delta = \frac{Y - X}{X} \times 100\%$$

式中　δ——相对示值误差；

　　X——被检设备显示值；

　　Y——分析仪模拟值。

检测过程如下。

① 保持同步模式检测时心电连接和信号来源不变。

② 在分析仪前面板上按下 ECG 功能键，进入心电模拟界面，如图 5.6.10 所示。

③ 选择"Normal Sinus"以模拟正常窦性心律，调整心率模拟值，如图 5.6.11 所示。

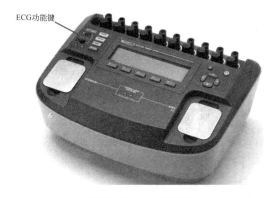

图 5.6.10　ECG 功能键

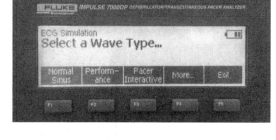

图 5.6.11　模拟正常窦性心律界面

④ 查看除颤器心率示值并记录。

（7）自动体外除颤器功能测试

将除颤器调至自动体外除颤模式，除颤电极片贴附于除颤器测试仪电极板，除颤器测试仪输出可电击心律至除颤器，除颤器应检测到该心律、发出语音提示并开始充电。完成充电后将有语音提示操作者放电或自动放电，实施放电后观察除颤器分析仪所显示的放电能量值，与使用说明书所规定的预置值之间的误差应不超过±4J 或±15%（二者取较大值）。检测过程如下。

① 保持同步模式检测时心电连接和信号来源不变。

② 在除颤器测试功能选择界面，选择"Energy"进入能量测试界面（图 5.6.5）。

③ 选择"Set Wave"，进入波形选择界面（图 5.6.12）。

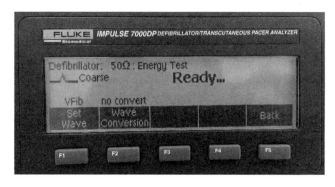

图 5.6.12　波形选择界面

④ 选择"VFib"以开始模拟室颤波形。

⑤ 将除颤器调至自动模式。除颤器在识别波形后，将发出语音提示并进行充电。

⑥ 除颤器语音提示进行放电操作或自动放电。

⑦ 放电完成后，记录分析仪检测能量示值。

2. 安全报警功能检测

（1）声光报警：检查所有报警功能是否正常，报警音是否足够响亮，确保相关指示灯正常运行。如在工作期间关掉外部供电电源，除颤器应有声光报警并能通过自带电池继续供电工作。

（2）静音功能：除颤器出现报警后，可以通过按键或旋钮查看警报并静音。

（3）心率限值报警：利用除颤器分析仪的心电模拟功能，模拟低于报警下限的心率，如报警下限值为 35 次/min，可设置模拟值为 30 次/min，被测除颤器应该出现声光报警。同理，增加心率至高于报警上限的心率，被测除颤器也应出现报警。

（4）心律失常报警：利用分析仪模拟严重心律失常波形（如室颤、极端室速或室缓等），被检除颤器应发出警报。

（二）AED 的检测方法

上述性能检测方法适用于医用的手动体外除颤仪以及具备 AED 功能的手动体外除颤仪，而公共场合配备的 AED 在结构及功能上与上述设备并不相同，比如除颤手柄由一次性粘贴式电极片代替、无手动能量选择旋钮、全自动检测异常心律并自主决策是否除颤等，所以对这种 AED 的性能检测方法与手动体外除颤仪性能检测方法有一定区别，现将检测方法与过程举例说明如下。

1. 设备连接

将 7000DP 除颤电极接触板移除，将 AED 通过测试线直接与 7000DP 的除颤测试插孔连接，如图 5.6.13 所示。若无测试线时，则可将 AED 自用电极片贴于除颤器分析仪电极接触板上进行测试，如图 5.6.14 所示。需要注意的是，在用电极片时，需确保电极片上的导电凝胶层无干裂、缺失的情况，以避免放电时由于接触不良导致分析仪电极接触板损坏。

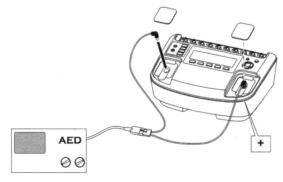

图 5.6.13　AED 与 7000DP 连接示意

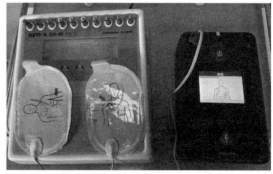

图 5.6.14　AED 电极片与除颤器分析仪连接示意

2. 性能检测

（1）释放能量检测：如果 AED 能量点可以选择，可在整个量程范围内均匀选择 5 个点进行测试；如果 AED 能量点不可选择，在测试 AED 能量释放前，需要知道 AED 的预置能量序列，然后按照 AED 释放能量的顺序进行测试。如某型号 AED 对于成人的除颤预置序列为 150J、200J、200J，则我们仅需对 150J 和 200J 这两个能量点进行检测。在 7000DP 能量测试界面（图 5.6.6），模拟室颤波形至 AED。在检测到可除颤信号后，AED 将提示对第一能量点（该型号为 150J）进行充电或自动充电，然后自动或手动放电，在分析仪上读取能量测量值。保持 7000DP 输出室颤信号不变，等待 AED 再次分析心律，在识别到可除颤信号后，对第二能量点（该型号为 200J）进行充放电，读取能量测量值。每次测量的能量偏差应不超过 15％或±4J（二者取较大值）。

（2）充电时间测量：如果 AED 能量为内置序列，比如 150J、200J、200J，则可在 200J 能量点进行测量，即最大能量点下测量。在 7000DP 能量测试界面，模拟室颤波形至 AED。完成第一次放电后，等待 AED 再次识别心律。在成功识别可电击心律后，将发出语音提示，此时开始计时，AED 在语音提示后进行充电。充电完成后，AED 将发出语音提示手动或自动放电。在听到声音提示时可认为充电完成，结束计时。总时间不应超过 35s。

3. 功能检测

（1）声音提示功能检查：在 7000DP 能量测试界面，模拟室颤波形（V-Fib）至 AED。AED 检测到可电击心律时，应发出相应语音提示。对于全自动 AED，检测到可电击心律后可自动放电，在启动电击前 5s，应发出声音警示。

（2）心律识别正确性测试：在 7000DP 能量测试界面或 ECG 模拟界面，模拟以下心电信号至 AED，AED 应给出电击与否的正确判断，如表 5.6.2 所示。

表 5.6.2　心电信号种类与判别结果

心电信号	正确识别结果
心室纤颤（V-Fib）	需电击
正常窦性心律（normal sinus）	不电击
房颤（A-Fib）	不电击
停搏（asystole）	不电击
室速（MonoVTach） （频率大于 AED 内置心率限值）	需电击

六、除颤器使用质量检测结果记录与分析

将检测结果记录到质控检测的原始记录表中，如表 5.6.3 所示，并建立电子档案，不断完善记录表格。

参照相关检定依据，对每台除颤器进行检测数据分析、判断并审核，对于检测合格的除颤器张贴合格标签，合格标签上标明检测时间、有效期、检测人等，将检测合格的除颤器投入临床使用，对于检测不合格的除颤器进行维修处理，待维修后检测合格方可投入临床使用。

表 5.6.3　除颤器质量检测原始记录表

_____医院除颤器使用质量检测原始记录表（参考模板）

记录档案编号：_____　　　　　　检测类型：□验收检测；□状态检测；□稳定性检测；□维修检测

被测设备型号		设备编号	
生产厂商		使用科室	
生产日期		启用日期	
软件版本		安全级别分类	（BF，CF）
检测设备型号		设备序列号	
生产厂商		使用部门	医学工程部
计量校正有效期		校正证书号	

性能检测

	标称值（J）	测量值（J）	误差	标称值（J）	测量值（J）	误差	结果
释放能量（J）± 15% 或 ±4J（二者取较大值）	10			100			□符合 □不符合
	20			150			
	50			最大值			

心率示值（次/min）	设定值（次/min）	30（28~32）	60（57~63）	100（95~105）	120（114~126）	180（171~189）	结果
	测量值（次/min）						

充电时间（s）							

充放电次数	□符合 □不符合		□符合 □不符合	自动体外除颤器功能	心律识别 □符合 □不符合	声音提示 □符合 □不符合	能量误差 □符合 □不符合

报警功能检测

声光报警	□符合　□不符合　□不适用	静音检查	□符合　□不符合　□不适用
心率限制报警	□符合　□不符合　□不适用	心律失常报警	□符合　□不符合　□不适用
备注			
检测结论	□合格　□不合格	性能偏离情况记录	

检测工程师签名：_____　　　使用科室签名：_____　　　检测日期：____年____月____日

第七节　输注泵使用质量检测技术

一、输注泵分类、原理、结构与技术进展

输注泵是指通过静脉、硬脑膜外或皮下通路，向患者进行可设置达到精确的液体输注，保证液体输注流速、流量精准且安全进入患者体内的专用医疗设备。输注泵是临床使用的工作输液设备的总称。

（一）输注泵的分类

国内输注泵通常分为输液泵和注射泵两大类。在很多国家和地区，并不区分输液泵和注射泵，他们被统称为输液泵，而将注射泵作为输液泵的一个种类。在临床使用中，输液泵和注射泵的应用有各自的特点。

1. 输液泵的分类

（1）按用途分类

①输液泵：用于需要严格控制输液量和药量的药物静脉输液或静脉麻醉。

②输血泵：用于临床精确输注血液或血液制品。

③营养泵：用于临床精确输注营养液。

（2）按工作原理分类

输液泵可分为指状蠕动泵或轮盘状蠕动泵。

（3）按控制原理分类

①容积控制型输液泵：只测定实际输入的液体量，不受溶液的浓度、黏稠度及导管内径的影响，输注剂量准确。实际工作中只需选择所需输液的总量及每小时的速率。

②滴数控制型输液泵：利用控制输液的滴数调整输入的液体量，可以准确计算滴数，但因滴数的大小受输注溶液的黏稠度、导管内径的影响，故输入的液体量不够精确。

2. 注射泵的分类

（1）按用途分类

① 普通恒速注射泵：用于精准控制注射液药液的流速/剂量速度。

② 全凭静脉麻醉注射泵（TIVA）：带有全凭静脉麻醉控制软件的注射泵，用于全凭静脉麻醉。

③ 靶控泵（TCI）：根据药物的药效动力学和药代动力学调节目标或靶位的药物浓度来精准输注，用于静脉麻醉精确调控。

④ 患者自控镇痛泵（PCA）：允许患者在感觉疼痛时控制微量泵按压按钮，并按照医生事先设定的药物剂量向体内注射，进行镇痛。

⑤ 高压泵：可以用来输注高度黏稠的液体，典型的应用是造影剂注射。

（2）按工作模式分类

注射泵可分为单推动、单向推拉和双向推拉。

（3）按构造分类

注射泵可分为分体式和组合式两种。

（4）按通道数分类

注射泵可分为单通道和多通道，多通道包括2通道、4通道、6通道、8通道等。

（二）输注泵的工作原理

输注泵是输液泵和注射泵的统称。在临床使用中，输液泵和注射泵的工作原理和使用范围有各自的特点。

输液泵一般称作容量泵，与输液管配套使用，对患者进行静脉药液、血液等输注，替代传统的重力式吊瓶输液，适用于输血、输营养液、输电解质液等场景，具有大容量、流速范围宽、精度要求相对较低等特点。

注射泵一般称作微量泵，与注射器配套使用，可实现长时间恒定给药速率和精确给药量，适用于血管活性药、抗心律失常药、麻醉药等场景，具有小容量、低流速、高精度等特点。

1. 输液泵的工作原理

输液泵是一种能精确控制输液滴数或输液流速，保证药物速度均匀、药量准确、安全地进入患者体内的医疗设备。输液泵通常是机械或电子的控制装置，主要由控制系统、泵装置、检测装置、报警系统和显示装置组成。

输液泵的基本工作原理是使用蠕动泵装置（指状蠕动泵或轮盘状蠕动泵）为动力源，跟随步进电机的转动来带动凸轮轴转动，并且按一定顺序上下反复振动滑块的运动规律，依次按下静脉输液管路，控制输液按一定方向及流速注入患者静脉血管，通过作用于输液导管达到控制输液速度的目的。

输液泵使用的蠕动泵装置有指状蠕动泵和轮盘状蠕动泵两类，其工作原理不同。

（1）轮盘状蠕动泵工作原理：轮盘状蠕动泵工作时，步进电动机拉动中心轮旋转，中心轮又拉动其周围的挤压轮旋转，挤压轮围绕中间公转的同时，又会绕着本体的中线进行自转运动，多个挤压轮环绕中间轮周而复始按压输液管，令药液按照一定的方向流动。

（2）指状蠕动泵工作原理：指状蠕动泵的关键机件是凸轮轴，由具有一定间隔距离的多个凸轮（通常为12个）组成，其中的各凸轮在轴线上都相差设定的角度。当步进电机驱动凸轮轴旋转时，凸轮驱使叶片（相当于手指）按照一定顺序和规律垂直往复运动，如同波浪一样依次挤压输液管，使输液管中的液体以一定的速度定向流动。指状蠕动根据工作机制又分为全挤压蠕动和半挤压蠕动，如图5.7.1所示。

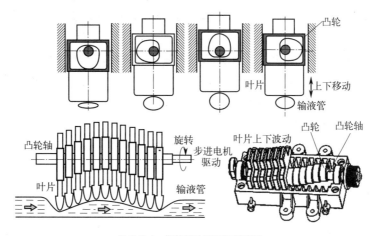

图 5.7.1 指状蠕动泵工作原理图

2. 注射泵的工作原理

注射泵由控制系统、电机传动装置、检测装置、报警装置、显示屏等组成。当设备启动工作时，控制系统将发出控制信号，使电机传动装置中的步进电机保持旋转，步进电机带动螺杆旋转，从而将旋转运动转化为直线运动，最终实现驱动注射器活塞将注射液稳定向前推动。通过设定电机的旋转速度，控制螺杆的旋转速度可以调整其对注射器的推进速度，从而调整所给液体的抽取和注射量，最终实现液体注射到人体。注射泵工作原理如图5.7.2所示。

（三）输注泵的基本组成结构

1. 输液泵的基本组成结构

（1）控制系统：控制系统是整个输液泵系统的核心，它可以对输液泵系统进行控制以对检测到的信号进行自动处理。控制系统通常采用单片机系统。

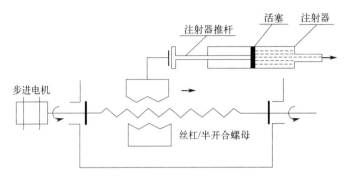

图 5.7.2　注射泵工作原理图

（2）泵装置（蠕动泵）：泵装置是整个设备的动力来源。通常使用蠕动泵作为动力源，指状蠕动泵使用滚动轮转动，让输液泵管路的某一个位置被按下，造成管路蠕动，从而促进药液向前流动。

（3）检测装置（传感器）：检测装置主要是由多种传感器构成，如超声波传感器、压力传感器、红外传感器等，这些传感器能感应到相应的微弱信号，经信号放大器放大后，送入微机系统进行信号处理，计算出一系列的中间数据和控制数据。

（4）报警装置：传感器通过检测设备对传感信息进行快速处理后，最终得到报警的控制指令，然后报警装置根据指令发出报警。报警装置由声音报警和光电报警两种方式组成。

（5）显示屏：显示屏由输出显示装置和输入显示装置组成。输入部分可以设置初始注射系统的各种参数，如注射总量、注射速度等。显示屏可以显示各种参数的信息和当前设备的工作状态。一般情况下，显示屏多采用 LCD 或 LED 显示。

2.注射泵的基本组成结构

注射泵一般由主控装置、阻塞压力检测装置、电源装置、速度反馈装置、报警装置以及电机推进装置等组成。

（1）主控装置：主控制装置由单片机对整个装置进行控制，包括信息处理、任务调度、自动报警和性能检测等功能。

（2）阻塞压力检测装置：检测输液管中的压力变化。当输液管内的压力超过预设的阈值时，传感器会发送信号给控制系统，控制系统随后触发报警机制。

（3）电源装置：注射泵的电源装置由充电电压模块、电源模块两部分组成，不仅可以输出其他装置的工作功率，还可对内置电源和外接电源进行智能切换。

（4）速度反馈装置：由步进电机及其驱动器、传感器、控制系统等关键组件组成，通过协同工作，确保注射泵能够以精确、稳定的速度输送液体。

（5）报警装置：通过各种传感器和报警系统，能够在药物输注异常时发出警报，以便医护人员及时采取相应措施。

（6）电机推进装置：注射泵的电机推进装置就是马达系统，在马达驱动系统的实际操作过程中，最可能出现问题的位置就是插装针管与后推杆之间的接触部分。

（四）输注泵的技术进展

输注泵未来会向自动化、网络化、智能化管理方向发展，目前主要有以下两个方面。

1. 输注工作站

输注工作站是通过网络技术、计算机控制和数据库信息管理等手段，实现对患者输液过程进行动态监护和集中管理的设备，一般由多台输液泵、注射泵和输液监护站组成。根据临床输液要求，配合输液泵、注射泵或二者的任意组合形成多通道输注系统，通过组合系统集中对输注单元的状态进行监视和管理，优化设备使用空间（多通道也可床旁使用）。计算机对输液过程的精确控制有效提高了输液的安全性。

2. 智能输注信息化管理

智能输注信息化管理是目前发展趋势之一，通过软硬件的智慧互联，引导输液管理系统的建立。支持通过互联网协议（Wi Fi/Lora/4G/5G/NB-IOT）接入医院 HIS/手术麻醉信息系统，可根据科室实际布局绘制实景病房，实时显示各病床输液进度和输注泵报警情况，方便快速定位对应病床的实际区域，同时还能同步监控每个患者的多组泵，大大提高工作效率。通过 Wi Fi 联网，多个组合系统形成的输注单元信息又可以整合到医院 HIS 中，实现科室乃至全院的输注规范化管理。

二、输注泵使用质量检测相关标准和要求

（一）输注泵使用质量检测相关参考标准

1. 输注泵的计量校准标准

国家计量检定规程：JJG 1098—2014《医用注射泵和输液泵检测仪检定规程》。

国家计量校准规范：JJF 1259—2018《医用注射泵和输液泵校准规范》。

2. 输注泵适用的安全标准

国际标准：IEC 60601-2-24：2012《医用电气设备 第 2-24 部分：输液泵和输液控制器的基本安全和基本性能专用要求》。

国家标准：GB 9706.1—2020《医用电气设备 第 1 部分：基本安全和基本性能的通用要求》、GB 9706.224—2021《医用电气设备 第 2-24 部分：输液泵和输液控制器的基本安全和基本性能专用要求》。

行业标准：WS/T 657—2019《医用输液泵和医用注射泵安全管理》。

（二）输注泵使用质量检测相关要求

输注泵不属于国家强制计量器具，但在医疗机构临床使用量很大，而且属于生命支持设备，为保证医疗临床使用质量、安全，需要医学工程部门自行开展使用质量检测。新设备进入医院后的验收评价、常规状态检测、日常稳定性检测及维修后检测、设备报废论证等环节都需要对输注泵进行使用质量检测，以评估其安全性和有效性。状态检测的周期通常为 1 年。

三、输注泵使用质量检测内容、各项性能指标定义

输注泵使用质量检测内容包括性能检测、电气安全检测和功能性检测。

（一）输注泵性能检测指标与定义

输注泵使用质量检测项目参照上述标准的规定，性能检测包括但不限于表 5.7.1 中的内容。

表 5.7.1　输注泵性能检测指标与定义

检测项目	定义	检测要求
流量基本误差（流量准确性）	输注泵设定流量值与输注泵分析仪检测显示值之间的误差	注射泵检测时使用 5mL/h（误差±6％）及 25mL/h（±5％）；输液泵检测时使用 25mL/h（±6％）及 100mL/h（±6％）
阻塞报警压力误差	阻塞压设置阈值与输注泵出现阻塞报警时输注泵分析仪上阻塞压力示值之间误差	阻塞报警压力最大允许误差：±100mmHg 或设定值的±30％，两者取大者

（二）电气安全检测内容

输注泵安全性属于 CF 型，按照 CF 型医疗设备通用电气安全检测要求检测，具体内容详见本书第三章第一节。

（三）输注泵功能检测指标

输注泵的功能性检测内容主要是报警功能的检测。报警功能的检测除上面阻塞报警压力误差检测外，通常是模拟触发报警状态的定性检测，包括但不限于以下内容。

1. 开门报警

输液泵工作过程中，在不停机状态下打开门，输液泵应产生相应的声光报警，该功能只有输液泵具有。

2. 气泡报警

输液泵工作过程中，在输液管路中用微量进样器打进大于生产厂规定尺寸的气泡。当气泡经过输液泵时，输液泵应产生相应的声光报警，该功能只有输液泵具有。

3. （临近）结束报警

设定注射泵流速为 100mL/h（或其他高流速），输液总量为 2mL，启动泵，应在 2 分钟内完成输注。在此之前泵发出临近结束报警和结束报警，表示该项报警合格。一些注射泵输注结束后显示为阻塞报警，也视为合格。该功能只有注射泵具有。

4. 注射完毕报警

选用一支注射器，用标准介质进行实验，当注射器中液体注射完毕时，应产生相应的声光报警。在输液泵工作前设置输液量，当输液量达到设置值时，输液泵应停机并报警。

5. 电源线脱落报警

将注射泵或输液泵（有内置电源或备用电源）接通交流电源，仪器使用交流电供电工作状态，此时断开电源线，应能自动切换内置电源或备用电源并报警。

6. 操作遗忘报警

打开泵的电源开关，在未启动输注泵的情况下静置几分钟，如输注泵发出警报，表示操作遗忘报警合格。

7. 低电量报警

在使用内部电源（供电电池）的工作状态下，当电池临近耗尽时输注泵发出警报，表示该功能合格。

四、输注泵性能检测设备原理与要求

（一）性能检测设备原理与类型

1. 输注泵检测设备原理

输注泵的性能检测主要是测量流量、容积和压力。输注泵的性能检测设备工作原理如下。

（1）容积测量是用红外传感器探测定体积容器内水位的变化，通过定体积容器内液体体积变化，测量出容积值。

（2）流量测量是计算值，测量一定时间内流过的液体容积，计算出瞬时流量和平均流量。

（3）阻塞压力的测量则通过内置压阻式压力传感器直接测量。

2. 输注泵检测设备类型

输注泵检测设备可以是独立的流量计、压力表，有一定精度要求，可以计量溯源，适合在实验室条件下使用，但不适合医院条件下现场检测。在医院质量检测中使用的输注泵检测设备通常是集成流量、容积与压力测量功能的一体化便携式设备，能适用医院使用的各种输液设备现场检测，如目前医院比较常用的 IDA-5 四通道输液设备分析仪，可以自动测量流速、容积以及输液线路中闭塞或堵塞所产生的压力，还可以设置自动检测序列，节约检测时间，提高工作效率。

（二）检测设备性能指标要求

为了保证检测达到输注泵相关标准所要求的检测项目和精度要求，建议选择用于输注泵使用质量检测的设备指标达到表 5.7.2 所示的要求。

表 5.7.2　输注泵检测设备性能指标要求（建议）

检测项目	测量范围	测量精度	测试最长持续时间
流量测量（mL/h）	0.1～1500mL/h	容积超过 20mL 且流速为 16～200mL/h 时，为读数的 1%±1LSD；容积超过 10mL 时，为读数的 2%±1LSD	100h
容积测量（mL）	0.06～9999mL	容积超过 20mL 且流速为 16～200mL/h 时，为读数的 1%±1LSD；容积超过 10mL 时，为读数的 2%±1LSD	100h
压力测量	0～45psi，或等效 mmHg 和 kPa 值	实验室条件下为量程的 1%±1LSD	1h

五、输注泵使用质量检测步骤与作业指导

性能检测中使用不同检测设备操作步骤会有差异，本节以目前医院常用的 IDA-5 四通道输液设备分析仪为例，介绍输注泵使用质量检测操作步骤及流程作业指导。

（一）检测前准备

1. 检测环境条件准备

（1）电源交流电压：220V，频率 50Hz，确保电源线的接地导线连接到保护接地。

（2）环境：温度 15～30℃，湿度≤75％。

（3）周围环境：无影响正常检测工作的机械振动和强电磁干扰，周围不存在爆炸性气体、蒸汽等。

2. 外观检查

（1）查看仪器出厂标签、医院资产标签或 UDI 标签是否完整，记录下设备名称、生产厂商、规格型号、出厂日期、出厂序列号以及使用科室、资产编号、启用日期等基本信息。

（2）检查设备外观是否干净整洁，注射泵槽有无污迹，输液泵门内有无污迹，传感器部位有无污痕。

（3）检查泵体及其余组件有无损坏，泵的所有部件（箱体、电源接口、拉栓、架杆、夹钳、泵门等）是否处于完好状态。

（4）检查电源接口、插头是否连接牢靠，电源线绝缘层是否损坏或有磨损迹象。

若外观检查发现有上述异常状况，可能影响检测工作开展，应先处理、维修或更换后再进行检测。

3. 开机检查

（1）开机后电源指示是否正常，设备外部电源和内部电源（供电电池）供电时是否指示正常。

（2）检查通过自检（如有自检功能）是否出现故障代码、报警信息（声光报警）等。

（3）检查各个控制开关是否正常，各种按键或调节旋钮应能否正常对设备相关参数进行设置。

（4）检查屏幕日常显示亮度是否足够在日常照度或灯光下保证屏幕显示内容清晰可辨，显示时间和日期是否正确。

通电发现有上述异常、故障状况，可能影响检测工作正常开展，应先处理、维修后再进行检测。

（二）性能检测操作步骤与作业指导

1. 测试相关器具与管路准备

（1）输液泵用管道装置与管道连接的储液器（袋或瓶）。

（2）20mL 或更大容积注射器。

（3）三通阀，连接 IDA-5 四通道输液设备分析仪用管道、连接器。

输注泵检测时宜使用专用配套耗材，否则有可能影响检测结果。

2. 检测前设备连接与设置

首先分别连接输液泵、注射泵的输液容器和注射器，然后将输液管分别连接至输注泵分析仪的输液口，分析仪的排液口通过废液管将排出的废液回收至废液容器中；输液泵的输入端与检测系统的输出端应保持在同一高度，注射泵的输出端与输注泵分析仪的液体输入端口应在同一高度；设备的连接必须使用输注泵分析仪说明书所要求的输液容器、注射器及输液管。输注泵分析仪和待检输注泵的连接方法如图 5.7.3 所示。注意：为了防止损坏分析仪或被测设备，请使用蒸馏水或纯净水进行测试。同时为了保证测试结果的准确，请保证整个液体回路一直保持顺流而下的状态。

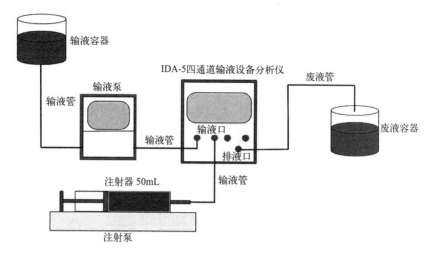

图 5.7.3 输注泵使用质量检测连接示意图

此外，应通过三通将注射器与输液管路和分析仪相连。输注泵检测仪开机自检，进入主界面，选择流量测试功能，使用注射器对分析仪进行预灌注（图 5.7.4）。

3. 流量检测步骤

在 IDA-5 四通道输液设备分析仪主菜单下，按方向键使通道 1 "SETUP" 呈高亮状态，按下 "ENT" 健。再用方向键使 "FLOW" 呈高亮状态，按下 "ENT" 健。选择 "PRIME" 功能。关闭三通阀连接输液管的端口，使 IDA-5 四通道输液设备分析仪与注射器连通。注入注射器内溶液直到 IDA-5 四通道输液设备分析仪显示屏出现 "START"。

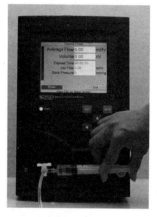

图 5.7.4 输液泵质量检测预灌注图

（1）连通输注泵分析仪与输液管路三通阀，设置输注泵的流速和容量并启动输液。选择 AutoStart，分析仪将在检测到液体流动时自动开始测量，并显示实时数据，包括平均流速、容积、测量时间、瞬时流速、背压，见图 5.7.5(a)。

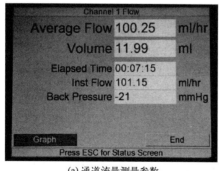

(a) 通道流量测量参数

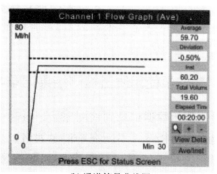

(b) 通道流量曲线图

图 5.7.5 流量检测结果界面

（2）在测试界面选择 "Graph"（曲线图），切换至流量曲线视图，等待平均流速稳定后记录测量值。然后按 "ENTER" 键显示流量波形图，再通过右下角的图标切换显示瞬时和平均流速，数据和图形显示如图 5.7.5（b）所示。待测试完成时，按"End"结束测量，并记录平均流速。

（3）流量偏差计算

注射泵检测时使用 5mL/h 及 25mL/h 两种流速，每种流速重复测量 3 次；输液泵检测时使用 25mL/h 及 100mL/h 两种流速，每种流速重复测量 3 次。

对流量参数的检测，采用多点测量法。各测量点的误差应满足该测量点所处流量范围的误差要求，误差计算如下式所示。

$$\delta = \frac{Y - X}{X} \times 100\%$$

式中　δ——相对示值误差；

　　　X——分析仪测量值；

　　　Y——分析仪模拟值。

4. 阻塞压力检测

（1）保持流量测试时连接状态不变，在主界面上选择阻塞压测试功能"Occlusion"。进入阻塞压测试界面，设置阻塞压力值，按"Start"开始。可以选择分别对最低值、中间值、最高值阻塞压力进行检测。阻塞压力在不同型号的泵有所不同，参考使用说明书。

（2）设置输液设备的流速（输液泵为 25mL/h，注射泵为 5mL/h），并启动输液设备。此时输注泵分析仪将堵塞管路，以产生堵塞压力。分析仪屏幕将显示：设置阻塞压力值（设置显示压力值，由操作员设定或为用户默认值）、测试时间、峰值压力、峰值压力所用时间（感知到最高压力的时间），见图 5.7.6。当阻塞压力达到峰值，屏幕将保持峰值压力数值，并泄压。按"End"结束测量，记录阻塞报警出现时间与分析仪捕捉阻塞压力示值，并保存结果。

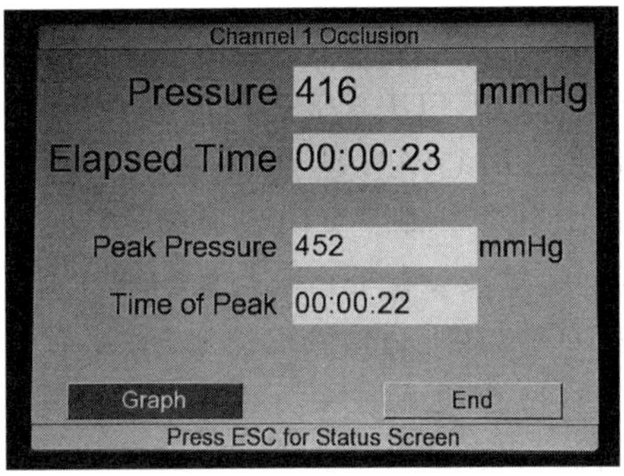

（三）功能检测

输注泵的功能检测主要是报警功能，检测方法是模拟触发报警的状态（报警因素），验证报警功能是否正常。详见上述功能检测指标的相关内容。

图 5.7.6　输液泵阻塞压力测量结果显示

六、输注泵使用质量检测结果记录与分析

将检测原始数据记录到检测原始记录表中，记录表的参考格式见表 5.7.3、表 5.7.4 所示，并建立电子档案，不断完善记录表格。

参照相关检定依据，对每台输注泵检测原始数据进行分析、判断并审核，对于检测合格的输注泵张贴合格标签，合格标签上标明检测时间、有效期、检测人等，将检测合格的输注泵投入临床使用，对于检测不合格的输注泵进行维修、校正，重新检测合格方可投入临床使用。按规定，记录保存期限不得少于规定使用期限或使用生命周期终止后 5 年。

表 5.7.3　注射泵使用质量检测原始记录表

_____医院注射泵使用质量检测原始记录表（参考模板）

记录档案编号：_____　　　　　　　检测类型：□验收检测；□状态检测；□稳定性检测；□维修检测

被测设备型号		设备编号	
生产厂商		使用科室	
生产日期		启用日期	
软件版本		安全级别分类	（BF，CF）
检测设备型号		设备序列号	
生产厂商		使用部门	医学工程部
计量校正有效期		校正证书号	

性能检测

		设定流量值（mL/h）	实测值（mL/h）	示值误差	允许误差	备注
流量基本误差	第一次测定值	5			±6%	
	第二次测定值	5				
	第三次测定值	5				
	平均值	5				
	第一次测定值	25			±5%	
	第二次测定值	25				
	第三次测定值	25				
	平均值	25				

	设定阻塞报警压力阈值（mmHg）	阻塞报警出现时间（min）	实测阻塞报警压力阈值（mmHg）	误差（mmHg）
阻塞报警压力检测				±100mmHg（或设定值的±30%）

安全报警功能检测

临近结束报警	□符合　□不符合　□不适用	注射完毕报警	□符合　□不符合　□不适用
电源线脱落报警	□符合　□不符合　□不适用	操作遗忘报警	□符合　□不符合　□不适用
低电量报警	□符合　□不符合　□不适用		
备注			
检测结论	□合格　□不合格	性能偏离情况记录	

检测工程师签名：_____　　　使用科室签名：_____　　　检测日期：____年___月___日

表 5.7.4 输液泵使用质量检测原始记录表

_____医院输液泵使用质量检测原始记录表（参考模板）

记录档案编号：_____　　　　　　检测类型：□验收检测；□状态检测；□稳定性检测；□维修检测

被测设备型号		设备编号	
生产厂商		使用科室	
生产日期		启用日期	
软件版本		安全级别分类	（BF，CF）
检测设备型号		设备序列号	
生产厂商		使用部门	医学工程部
计量校正有效期		校正证书号	

性能检测

		设定流量值（mL/h）	实测值（mL/h）	示值误差	允许误差	备注
流量基本误差	第一次测定值	25			±6%	
	第二次测定值	25				
	第三次测定值	25				
	平均值	25				
	第一次测定值	100				
	第二次测定值	100				
	第三次测定值	100				
	平均值	100				

	设定阻塞报警压力阈值（mmHg）	阻塞报警出现时间（min）	实测阻塞报警压力阈值（mmHg）	误差（mmHg）
阻塞报警压力检测				±100mmHg（或设定值的±30%）

安全报警功能检测

开门报警	□符合 □不符合 □不适用	气泡报警	□符合 □不符合 □不适用
电源线脱落报警	□符合 □不符合 □不适用	输液完毕报警	□符合 □不符合 □不适用
低电量报警	□符合 □不符合 □不适用	操作遗忘报警	□符合 □不符合 □不适用
备注			
检测结论	□合格　　□不合格	性能偏离情况记录	

检测工程师签名：_____　　　　使用科室签名：_____　　　　检测日期：____年___月___日

■ 第八节 高频电外科手术设备使用质量检测技术

一、高频电外科手术设备分类、基本原理与新技术进展

电外科手术设备 (electrosurgery unit，ESU)，最早是指高频电外科手术设备，俗称高频电刀，定义为应用于外科手术室、通过高频电流达到手术切割、止血和凝血效果，取代机械手术刀的电外科器械。现在广义的电外科手术设备包括利用高频或其他能量达到对组织的切割、分离、止血等手术目的的设备。这类电外科手术设备品类很多，俗称为各种"刀"，如高频电刀、氩气刀、超声刀、内镜电切刀、大血管闭合系统、射频刀、激光刀、水刀 (海博刀) 等。如今电外科手术设备已成为外科手术室中必不可少的设备之一，是外科医生手术的重要工具。但是，目前医院最普遍使用的电外科手术设备还是以高频电外科手术设备为主。本节主要介绍高频电外科手术设备的使用质量检测的技术。

(一) 高频电外科手术设备分类

1. 单极电刀

早期高频电外科手术设备的临床使用最基本功能是电切和电凝。单极电刀是为医疗机构提供外科手术的基本应用支持，代替传统手术刀，实现切割和止血的基本手术操作。单极技术在目前临床应用中最为广泛，所以单极电刀也称为基础电刀。

2. 双极电刀

双极电刀是具备双极功能的电刀，大部分双极电刀仅具有双极电凝的功能，通常又称为双极电凝器 (bipolar electrocoagulation，BE)。部分双极电刀同时具有双极电切和双极电凝功能。双极技术是通过高频高压电流在两极器械的两极间流动，实现电凝和电切功能的外科手术技术。双极电刀因其热损伤小、电切速度和电凝深度可控等特点，广泛应用于各类精细外科手术。

3. 大血管闭合系统

大血管闭合系统是一种应用组织热融合技术的智能双极电凝系统。高频电外科手术设备配合特殊设计的双极钳形血管闭合器械如百克钳，通过物理加压与电流的烧结，使得血管壁的胶原蛋白和纤维蛋白溶解变性融合在一起，直接使血管闭合，可以闭合大约 7mm 的血管和组织束。而且血管被闭合后，可直接离断闭合带，大大缩短手术时间，减少出血，将手术风险降至最低。血管闭合完成时，系统会自动停止工作，并发出提示音。

4. 氩气增强电外科系统

氩气增强电外科系统又称氩气刀，是一种配合高频电外科手术设备进行氩气增强下的电外科手术设备。手术过程中能够直接从刀头喷射氩气离子，使得大量凝血因子通过氩等离子被传递到出血创面，从而达到非常好的止血效果。与标准的电凝相比，氩气刀的优点有：使用中明显减少组织碳化，利于伤口的治愈；由于电极和组织之间不直接接触，不会产生组织粘连现象；氩气刀穿透深度小于 3mm，将手术穿孔风险降至最低；手术过程烟雾少，手术视野更加清晰。

(二) 高频电外科手术设备组成及原理

高频电外科设备由主机 (含高频功率源)、手术电极 (刀头)、中性电极 (单极模式) 和

控制系统组成。

1. 高频电外科设备工作原理

高频电外科设备（高频电刀）的工作原理主要分为单极电切模式、双极电凝模式和混合切割模式。

（1）单极电切模式：工作时主机输出高频电流频率采用 0.3MHz 以上，以避免由低频电流引起的不必要的神经和肌肉刺激。电流通过单极刀头传导至靶组织，再经由人体传导至中性电极，最终流回到设备主机，见图 5.8.1。单极电切模式利用高电流密度放电产生的热能达到对人体组织进行切割、止血的功能。而大面积的中性电极则收集作用于人体的高频电流，可将电能量高效分散，减小电流密度，控制产热，减少中性电极处组织发生热损伤的风险。

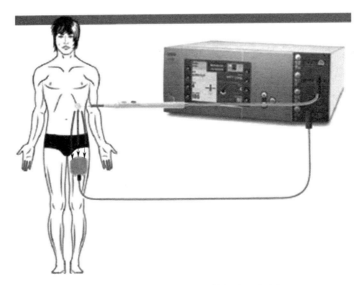

图 5.8.1　单极模式工作回路（箭头指示方向）

电切模式下切割电流的波形通常为一个连续输出的无阻尼正弦波，细胞吸收热能膨胀直至破裂、汽化。

（2）双极电凝模式：双极电凝模式工作时，设备主机产生的高频电流通过双极器械（双极镊）的一极发出，通过人体组织到达另一极，最终回流至设备主机，形成工作回路。电流在两极之间放电所产生的热能使两极间的组织及细胞破裂或凝固干燥，达到对人体组织进行电凝止血的作用。双极模式下的电极一端为作用电极，另一端为接收电极，使用双极器械时无需使用中性电极，它的作用只限于器械两极间，对人体组织的影响范围远比单极模式小。因此双极技术通常应用于神经外科、显微外科、五官科，以及使用腹腔镜等较精细的微创手术。常用的双极电凝器械见图 5.8.2。

对于电凝模式，电凝电流呈现为一个间断的阻尼波形，细胞可以在波形输出时被加热干燥，在波形停止输出时冷却，细胞被干燥收缩而非汽化。

（3）混合切割模式：混合切割是一种含有较高止血能力的切割模式，它使用的是一种调制即间断波形，在相同的平均功率下，调制脉冲宽度愈窄峰值电压越高，在维持切割效果的同时，透入组织的电流和能量愈多，透入深度也愈大，使离开切口的凝血作用愈强，可封闭的血管愈粗。当选择混合切割波形时，高频电流对人体组织的热效应介于"电切"和"电凝"之间，如较常用的无血电切（dry cut）等。关于混切模式中电切和电凝成分的比例，因不同厂家产品不同，故不同模式切凝成分比例各异，且不同工作模式输出高频电流波形不同，见图5.8.3。

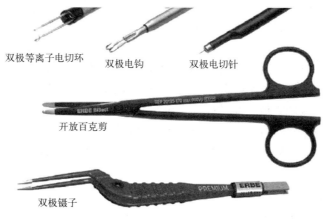

图 5.8.2　常见的双极电凝器械

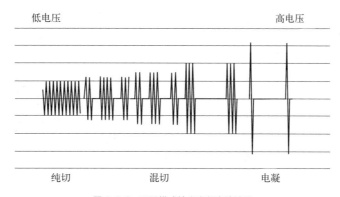

图 5.8.3　不同模式输出高频电流波形

2. 氩气增强电外科系统原理

氩气增强电外科系统，又称氩气刀，与高频电外科手术设备配合使用。其基本原理是当高频电外科设备主机电极输出高频电流时，从电极根部喷出的氩气在电极和创面之间会形成氩气流柱，在高频电压下，产生大量氩气离子，氩气离子则将电极输出的电流以电弧的方式持续传递到出血创面，达到止血、消融等目的。氩气在手术电极周围流动，达到减轻组织烟雾和碳化形成的目的。由于采用非接触式工作模式，可对病变区域表面起到凝固作用，达到区域内表浅止血的效果，操作相对安全。

（三）电外科技术发展趋势展望

随着科技的不断进步和创新，电外科技术也在不断发展和进步，主要有以下几个方面。

1. 集成化趋势

随着医疗技术的发展和临床需求的不断提高，集成化电外科设备成为未来发展的重要趋势。电外科手术设备的集成化应用比较典型的是电外科工作站，也称为高频全能电外科手术系统。电外科工作站融合了智能高频电刀、大血管闭合系统、氩气刀、LEEP刀、超声刀、双极等离子水下电切、内镜电切等众多功能，成为一台手术的能量平台。在手术过程中，医生可以根据不同的手术需求使用不同的电外科器械，完成和达到各种切割和止血目的，提高工作效率。电外科工作站还可以配合一体化手术室系统实现远程操作和调控，并可配合机器人手术操作的智能化外科手术设备。

2. 功能精细化趋势

微创手术已经成为外科手术的主流趋势，它通过小切口或穿刺的方式进行手术，减少了术后疼痛和恢复时间，同时还减少了手术创伤和感染的风险。电外科技术将应用于微创手术中，通过电子器械和电热刀等工具，实现更加精细和准确的手术操作。如治疗宫颈疾病的LEEP 刀，它是一种采用高频无线电刀通过 LOOP 金属丝由电极尖端产生 3.8MHz 的超高频（微波）电波，在接触人体组织的瞬间，由组织本身产生阻抗，吸收电波产生高热，使细胞内水分形成蒸汽波来完成各种切割、止血等手术目的，可以达到传统电刀达不到的非常精细的手术效果。因此，电外科设备向精度更高、电流控制更稳定的方向发展，提高手术效率和减少手术风险。

3. 智能化技术应用趋势

随着技术的迅速发展，电外科技术将更加智能化。如智能高频电刀，采用新一代自适应技术，可以快速自动感知切割病变组织阻抗，智能调整输出参数，智能输出满足需要的输出功率，使切割更顺畅，效果更好。

电外科技术通过与手术机器人远程操作的配合使用，已在手术中广泛应用，手术机器人将是电外科设备智能化技术融合的新趋势。

未来，电外科技术将与人工智能技术相结合，根据患者的基因组信息和生理特征，利用大数据和智能算法，对患者的临床数据进行分析和预测，实现早期干预和精准治疗。例如，通过基因编辑技术和电磁刺激技术，可以修复或调节患者的遗传缺陷或异常信号，达到治愈或改善病情的效果。如经颅磁刺激（rTMS）及直流电刺激（tDCS）作为两种无创治疗脑功能性疾病的技术，属于智能化电外科设备，具有安全有效、无创、简便、经济等特点，在精神科、神经科及康复科等科室的脑相关疾病治疗中具有不可替代的重要作用，rTMS 设备已经在美国获得 FDA 批准。

综上所述，电外科技术将在集成化、精细化、智能化方面得到进一步发展。这将为医疗行业带来革命性的变化，提高手术效率和治疗效果，改善患者的生活质量。然而，随着技术的进步，也需要关注伦理和安全等问题，并加强相关的监管，确保电外科技术的安全可靠应用。

二、高频电外科手术设备使用质量检测相关标准和要求

（一）高频电外科手术设备相关的质量检测标准

1. 电高频外科手术设备适用的通用标准

国家标准：GB 9706.1—2020《医用电气设备 第 1 部分：基本安全和基本性能的通用要求》（等同于国际标准 IEC 60601-1）

2. 高频电外科手术设备适用的专用标准

国家标准：GB 9706.202—2021《医用电气设备 第 2-2 部分：高频手术设备及高频附件的基本安全和基本性能专用要求》。

计量校准标准：JJF 1217—2009《高频电刀校准规范》。

卫生行业标准：WS/T 602—2018《高频电刀安全管理》。

（二）高频电外科手术设备使用质量检测要求

高频电外科手术设备属于高风险的Ⅲ类医疗器械，与外科手术患者的安全高度相关，医院医疗器械使用管理要求在使用过程中需要定期进行检测和预防性维护。按照《医疗器械监督管理条例》规定："医疗器械使用单位对需要定期检查、检验、校准、保养、维护的医疗器械，应当按照产品说明书的要求进行检查、检验、校准、保养、维护并予以记录，及时进行分析、评估，确保医疗器械处于良好状态，保障使用质量。"高频电外科手术设备使用质量检测应包括性能检测、电气安全检测及功能检测。目前高频电外科手术设备使用质量检测没有卫生行业标准，医院医学工程部门可以参照国家标准、计量校准制定具体使用质量检测的内容，包括检测项目、检测操作方法、检测指标等，本节下面几部分将提供可操作的参考性指导方案。

三、高频电外科手术设备（高频电刀）使用质量检测内容、各项性能指标定义

高频电刀检测内容包括性能检测、电气安全检测及功能检测。

（一）性能检测

按照上述标准，高频电刀性能检测项目包括但不限于表5.8.1中的内容。

表5.8.1　高频电刀性能检测指标与定义

性能检测指标	定义	检测要求
输出功率检测误差	各种工作模式下，高频电刀实际输出功率与设定值的相对误差	不同工作模式下设置的各个测量点，负载阻抗值设置按照不同设备技术资料给出的数值。相对误差要求≤±20%
高频漏电流	高频电刀的输出电极对地的非功能性电流	中性电极高频漏电流：从中性电极经200Ω无感电阻流向地的高频漏电流≤150mA； 单极电极高频漏电流≤150mA（直接从输出端测量）； 双极电极高频漏电流： $\leqslant \sqrt{0.01 \times \dfrac{P_0}{200}}$ mA，其中 P_0 为最大额定输出功率

（二）电气安全检测

目前，国内医疗机构使用的高频电刀绝大部分是CF型，但也有少量属于BF型。在检测过程中如果高频手术设备技术资料中或仪器上标签说明是CF型设备，则按照CF型医疗设备通用电气安全检测要求检测，详见本书第三章第一节。如果测试的结果不符合CF型而符合BF型则评定为不合格。

（三）功能检测

1. 自检功能

高频电刀应具有开机自检功能，正常操作时应能够显示自检通过标记。

2. 中性电极接触质量检测报警功能

可兼容双回路中性电极的高频手术设备，通常具有中性电极接触质量检测功能。在检测到中性电极回路阻抗超出阈值时，接触质量检测（CQM）功能将会触发警报并终止能量输出，避免因设备或人为引起的中性电极故障造成患者烧伤等有害效应。

四、高频电外科手术设备性能检测设备与要求

（一）性能检测设备工作原理与类型

1. 工作原理

高频电外科设备使用性能检测设备是一类高频电物理量测量仪器，测量高频电刀输出的高频电压、高频电流、高频功率和阻抗等，工作频率带宽要求不小于 0.3～5MHz。

2. 检测设备类型

① 专项检测设备

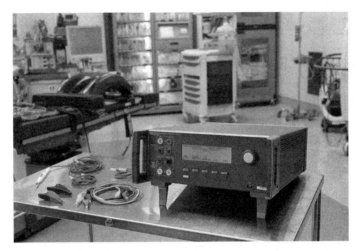

图 5.8.4　高频电刀分析仪

高频电刀检测可以由多台专项检测设备配合完成，如高频功率表、高频电流表、无感电阻箱、泄漏电流测试仪等，这些设备属于实验室标准计量检测设备，有一定准确度等级要求，可以量值溯源，但使用环境要求严格。一般适合在专业检测机构和生产企业实验室条件下使用。

② 一体化检测设备

在医院现场检测条件下，一般选择使用一体化、便携式检测设备，如高频电刀分析仪，如图 5.8.4。

（二）检测设备的性能指标要求

高频电刀检测设备的性能指标，包括测量范围、检测精度必须大于检测标准的要求，可以从产品说明书中了解具体检测性能指标，选择合适的检测设备。如表 5.8.2 为某高频电刀分析仪主要性能指标，可做参考。

表 5.8.2　高频电刀分析仪主要性能指标

检测项目	测量范围	准确度要求
输出功率测量	带宽 30Hz～5MHz， 不小于 0～500W 有效值	10～500W：±5％读数， <10W：±5％读数＋1W
高频漏电流测量 （单极、双极和中性电极检测）	不小于 0～5500mA(有效值)	±(读数 2.5％＋1)mA

检测项目	测量范围	准确度要求
回路阻抗（CQM）检测（报警检测）	0～475（增量 1）	0～10Ω：±0.5Ω ≥11Ω：±5%
负载电阻范围	可变，0、10、20、25～2500（增量 25），2500～5200（增量 100）	±2.5%
存储测试记录	不小于 5000 个	

　　高频电外科设备性能检测除主机外，通常还要对附属配件进行检测，主要有脚踏开关、单极刀头、双极器械和中性电极连线的通断情况。然而，常用的普通万用表来测量并不规范，因此，需要选择适当的工具并正确操作，建议使用专门用于附属配件检测的测试盒，所有附属配件均可在此测试盒上进行测量，并有相应的指示灯显示检测结果，如图 5.8.5 为高频电刀附属配件测试盒。

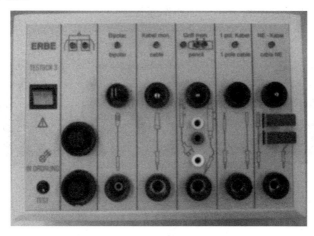

图 5.8.5　高频电刀附属配件测试盒

五、电外科手术设备质量检测操作步骤与作业指导

（一）检测前准备

1. 检测环境条件准备

（1）电源交流电压：220V，频率 50Hz，保证电源接地良好。

（2）环境：温度 15～30℃，湿度≤75%（建议）。

（3）周围环境：无影响正常检测工作的机械振动和强电磁干扰。

2. 外观检查

（1）查看被检设备和检测设备的出厂标签、医院资产标签或 UDI 标签是否完整，将被检设备和检测设备名称、生产厂商、规格型号、出厂日期、出厂序列号以及使用科室、资产编号、启用日期等基本信息录入检测原始记录表。

（2）检查高频电刀外壳是否损坏，各功能按键、旋钮是否正常、完好。

（3）查看检测中使用的附件（单极刀头、双极镊子、中性电极等）外观有无损坏；检查电源接口、电源导线、插头是否连接牢靠及外观是否有明显的电线裸露或破损等。

　　发现有上述异常状况，可能影响检测工作开展，应先处理、维修或更换后再进行检测。

3. 开机通电检查

（1）检查电源开关是否正常，开机电源指示灯是否亮起。

（2）开机后屏幕显示是否正常，是否通过自检（如有自检功能），以及是否出现故障代码、报警信息（声光报警）等。

（3）检查各个操作旋钮、按钮的调节、参数设置、调节功能是否可正常操作；激发启动手术电极和脚踏开关测试，观察功能是否正常。

发现有上述通电异常、故障状况，可能影响检测工作正常开展，应先处理后再进行检测。

（二）性能检测

高频电刀性能检测需要专用电分析仪，不同型号的检测设备操作会有差异，本节以QA-ES Ⅲ为例作具体介绍，供参考。

1. QA-ES Ⅲ电刀分析仪操作面板

使用 QA-ES Ⅲ电刀分析仪应先熟悉面板的各个接口、调节旋钮、按钮的操作功能，具体如图 5.8.6 操作面板示意图和表 5.8.3 操作面板说明。

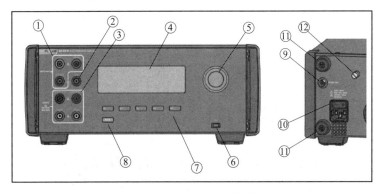

图 5.8.6　QA-ES Ⅲ 电刀分析仪操作面板示意图

表 5.8.3　QA-ES Ⅲ电刀分析仪操作面板功能说明

编号	说明
①	脚踏开关连接口：CUT（切割）、COAG（电凝）、COMMON（公用端）
②	CQM 测试连接口
③	功率测试负载连接口： VARIABLEHI（红色）、VARIABLELO（黑色）、FIXED（固定）
④	LCD 显示屏
⑤	旋转选择器旋钮
⑥	USB 设备端口
⑦	功能键（F1～F5）
⑧	BACK（返回）键
⑨	测量
⑩	电源连接插座和开关
⑪	用于保护后面板的防护装置
⑫	接地端口

操作安全提示：高频电刀工作状态下，有高频高压输出，测量时存在人员安全风险。检

测人员在检测时不得触摸电极或负电极的导线、接头，也不能使其接触到导电表面。调整或移除连接前须先关闭电源暂停工作。

2. 输出功率测量

（1）单极输出功率测量

1）测量原理：高频电刀工作时，手术电极与中性电极输出高频电压接入分析仪内的负载电阻（可调），分析仪通过测量负载电阻上的电压、电流，计算得到高频电功率值，如图 5.8.7 所示。

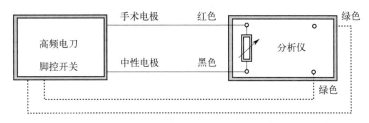

图 5.8.7　单极输出功率测量原理图

2）测量连接：如图 5.8.8，用连接线和鳄鱼夹（电刀分析仪附件），将电刀的手术电极插口连接至分析仪面板的红色插孔②；将电刀的负极板（中性电极）插孔连接至分析仪面板的黑色插孔③，中性电极两个插口之间用跳线短接④。

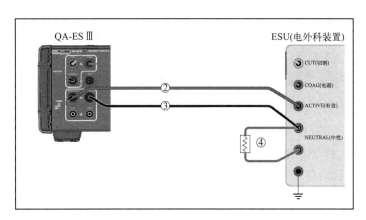

图 5.8.8　单极模式输出功率测量连接图

3）测量步骤

QA-ES Ⅲ 电刀分析仪开机自检，屏幕将显示版本，随后进入主菜单，如图 5.8.9。在主菜单中按 F1 键，进入输出功率测试界面。

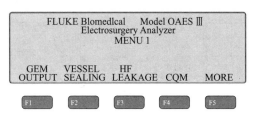

图 5.8.9　QA-ES Ⅲ 电刀分析仪开机屏幕主菜单

用面板右侧旋钮将 Load（负载电阻）调整，并对延迟时间进行设置，见图 5.8.10。不同产品高频电刀的负载电阻要求不相同，具体应查看被测高频电刀机身的铭牌或说明书，了解被检高频电刀在不同模式下的额定负载，如图 5.8.11 所示的电刀单极负载电阻 300Ω，使用右侧旋钮将 Load（负载电阻）调整为被检设备模式的额定负载电阻值。

再按电刀分析仪 F3 或者 F4 键，触发电刀电切和电凝功能，分别在各个功率测试点进行检测。电刀输出功率测试点设置，功率测量点可以设置为高频电刀输出功率最大值的 100%、75%、50%、25%，也可以按照产品使用说明书要求，如：单极电切分别为 40W、60W、120W、200W、300W，单极电凝为 40W、60W、120W。

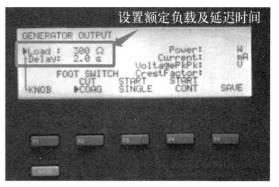

图 5.8.10　额定负载及延迟时间设置

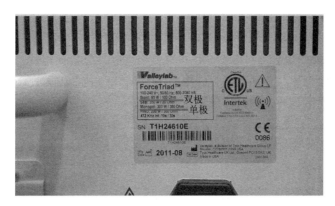

图 5.8.11　不同模式下的额定负载（高频电刀铭牌）

QA-ES Ⅲ 电刀分析仪有单次测量和连续测量两种测量方式，可任选其中一种方式测量。按 F3 进行单次测量，测量数据将在延迟时间后显示在 LCD 显示屏上并停留。按 F4 进行连续测量，测量数据将连续显示在 LCD 显示屏上。在各个测试点逐个测量，并将 LCD 显示屏上的显示值记录。按 F3 停止测量。测量数据显示包括输出功率、工作电流、峰峰电压、波峰因子。按"F5"保存数据，记录输出功率测试结果（设置值和测量值）。

（2）双极模式输出功率测量

1）测量原理：电刀双极工作模式时，两个电极输出高频电压接入电刀分析仪内的负载电阻（可调）上，分析仪通过测量负载电阻上电压、电流计算得到高频电功率值，连接方式如图 5.8.12 所示。

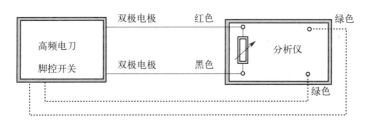

图 5.8.12　双极输出功率测量原理图

2）测量连接与设置：用连接线将双极电刀输出接口分别与电刀分析仪面板上的红色插孔②和黑色插孔③连接，中性电极两个插口之间用跳线短接④，如图5.8.13所示，被测高频电刀连接好脚踏开关。在分析仪上用面板旋钮把测试负载设定为双极模式下的额定负载（双极、见铭牌），延迟时间设置为2s。

3）测量步骤：电刀分析仪在功率测量界面按F3或F4开启测量，利用脚踏开关触发电刀。双极电刀输出功率测试点设置为40W、80W、120W，分别读取电刀分析仪屏幕显示的示值。按"F5"键保存数据。记录输出功率测试结果（设置值和测量值）。

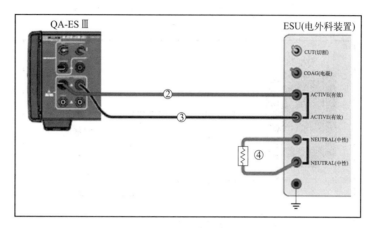

图5.8.13　双极输出功率测量连接图

3. 高频漏电流测量

先返回主菜单（图5.8.9），按菜单F3按钮，选择高频漏电流"HF Leakage"模式，如图5.8.14，此时负载默认为200Ω，延迟时间设为2s。

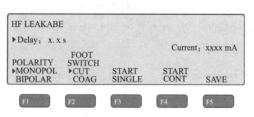

图5.8.14　高频漏电流"HF Leakage"测试界面

（1）单极模式的手术电极高频漏电流测量

1）测量原理：单极模式的手术电极漏电流测量是手术电极通过分析仪内部的负载电阻（200Ω无感电阻）接地，以地为基准测量手术电极在不同工作模式下的流过电阻的最大高频电流。如图5.8.15所示。

2）测量连接：用连接线和鳄鱼夹（附件），将电刀刀柄接口与分析仪的红色插孔②连接，将电刀的接地端子与分析仪的黑色插孔③相连，中性电极两个插口之间保持跳线短接④，图5.8.16。

3）测量步骤

返回主菜单（图5.8.9），按菜单F3按钮，选择高频漏电流"HF Leakage"模式，此时负载默认为200Ω，延迟时间设为2s，在高频电刀上分别设置最高的电切功率和最高的电凝功率。按F3或F4键进行单次或连续测量，通过脚踏开关触发电刀，在电刀分析仪屏幕

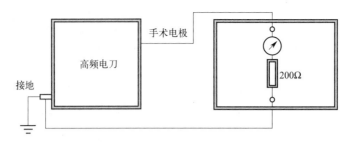

图 5.8.15　电刀单极模式的手术电极高频漏电流测量原理图

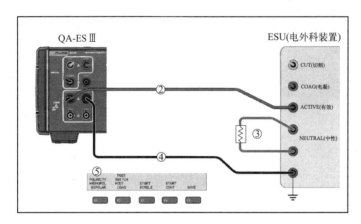

图 5.8.16　单极模式的手术电极高频漏电流测量连接图

读取显示值并记录高频漏电流数值。

（2）单极模式的中性电极对地绝缘高频漏电流

1）测量原理：单极模式的中性电极高频漏电流测量是中性电极通过电刀分析仪内部的负载电阻（200Ω 无感电阻）接地，以地为基准测量中性电极在不同工作模式下流过电阻的最大高频电流，如图 5.8.17 所示。

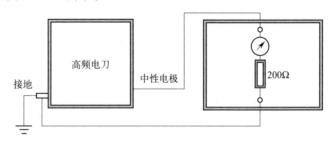

图 5.8.17　单极模式的中性电极高频漏电流测量原理图

2）测量连接：用连接线和鳄鱼夹，将电刀的中性电极（负极板）接口与分析仪的红色插孔③连接，将电刀的接地端子与分析仪的黑色插孔④相连，中性电极两个插口之间保持跳线短接，电刀刀柄保持连接，如图 5.8.18。

3）测量步骤：保持在高频漏电流测试界面，在高频电刀上分别设置最高的电切功率和最高的电凝功率。按 F3 或 F4 键进行单次或连续测量，通过脚踏开关触发启动电刀，在电刀分析仪屏幕读取显示值并记录电切或电凝模式下中性电极高频漏电流测量值，如图 5.8.19 所示。

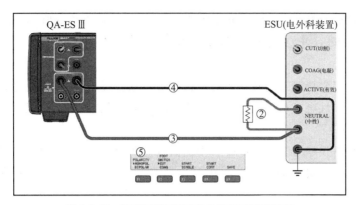

图 5.8.18　电刀单极模式的中性电极漏电流测量连接

（3）双极输出高频漏电流测量

1）测量原理：高频电刀设置为最高电凝功率时，电刀双极手术电极通过电刀分析仪内部的负载电阻（200Ω 无感电阻）接地，以地为基准测量双极电极在不同工作模式下的最大高频漏电流，作为双极输出高频漏电流，如图 5.8.20（两个电极分别测量）。

2）测量连接：用连接线和鳄鱼夹（附件），将电刀的两个电极插口依次连接至电刀分析仪面板的红色插孔③，将电刀的接地端子与分析仪的黑色插孔⑤相连，中性电极两个插口之间保持跳线短接，如图 5.8.21。

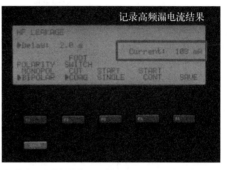

图 5.8.19　高频漏电流测试结果界面

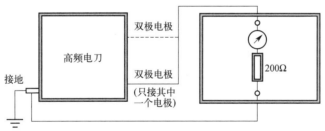

图 5.8.20　双极输出高频漏电流测量原理图

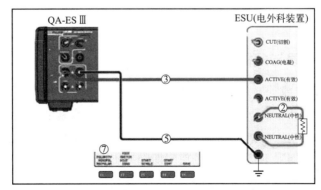

图 5.8.21　双极输出高频漏电流测量连接图

3）检测步骤：保持在高频漏电流测试界面，在高频电刀上设置最高的电凝功率，按 F3 或 F4 键进行单次或连续测量，读取电极 1 的高频漏电流数值。将红色电缆连接另外一个双极电极上，按 F3 或 F4 键进行单次或连续测量，读取电极 2 的高频漏电流数值。记录高频漏电流数值。

（三）功能检测（中性电极回路阻抗报警功能检测）

1. 检测原理

中性回路阻抗报警检测是通过电刀分析仪带有自动模拟中性电极连接回路触点之间电阻值的变化功能，当中性电极回路阻抗超过一定的范围时高频电刀将发出报警信号。

2. 测试连接与设置

用高频电刀分析仪一分二的 CQM 专用测试线（附件），将电刀的中性电极两个端口连接到分析仪面板上的 CQM 插孔③和黑色插孔④上（图 5.8.22）。高频电刀保持开机状态，设为单极工作模式。

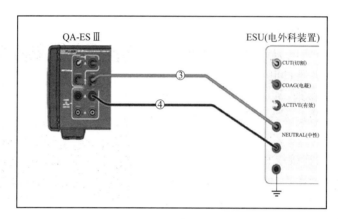

图 5.8.22　回路阻抗报警检测连接图

3. 检测步骤

从主菜单界面按 F4 进入 CQM 测试界面。在 CQM 测试界面再按 F1 键，并使用面板调节旋钮设置负载电阻范围和切换电阻的时间间隔（建议设为 2s）。按 F4 键开启自动测量，在自动模式下，电阻值从当前值开始自动切换，然后在每增加指定的时间间隔时都会自动增加阻值（步进值 1Ω）。当高频电刀发出报警时停止测试并记录报警时的阻值。

（四）设备重新投入使用

完成检测后，高频电刀与电刀分析仪的所有连接线撤除，高频电刀所有的设置应恢复到其先前的临床设定状态。

六、检测结果记录与分析

（一）检测结果记录

检测结果包括输出功率、高频漏电流和回路阻抗报警等参数的检测数据，包括设置值和结果显示值，全部记录到原始记录表中，如表 5.8.4，并建检测记录档案。按照国家相关法规规定，检测记录保存期限不得少于规定使用期限或使用生命周期终止后 5 年。

（二）检测评定结果分析及处理

参照设定的检测标准要求，对每台电外科手术设备的检测结果数据进行分析，判别各项性能检测数值或误差是否在正常的范围内，审核判定是否合格。

对于检测合格的电外科手术设备张贴检测合格标签，合格标签上标明检测时间、有效期或下次检测时间（电外科手术设备检测周期通常为 1 年）、参加检测人员等信息。检测合格的电外科手术设备重新投入临床使用。

对于检测不合格的电外科手术设备应立即停用，并进行检修。待维修后重新检测合格方可投入临床使用，再次检测仍达不到合格要求的必要时可申请报废处理。

表 5.8.4 高频电外科手术设备使用质量检测原始记录表

____医院电外科手术设备使用质量检测原始记录表（参考模板）

记录档案编号：_____ 　检测类型：□验收检测；□状态检测；□稳定性检测；□维修检测

被测设备型号			设备编号	
生产厂商			使用科室	
生产日期			启用日期	
软件版本			安全级别分类	（BF，CF）
检测设备型号			设备序列号	
生产厂商			使用部门	医学工程部
计量校正有效期			校正证书号	

性能检测

输出功率检测

设置负载电阻（Ω）								
单极电切功率（W）	设置值	40	60	120	200	300	相对误差	允许值
	测量值							
单极电凝功率（W）	设置值	40	60	90	120			额定负载下输出功率与设定值的相对误差应≤±20%
	测量值							
双极输出功率（W）	设置值	40	80	120				
	测量值							

高频漏电流测试

单极中性电极高频漏电流 电切（mA）	
单极中性电极高频漏电流 电凝（mA）	
单极模式电极高频漏电流 电切（mA）	＜150mA
单极模式电极高频漏电流 电凝（mA）	
双极模式电极 1 高频漏电流（mA）	
双极模式电极 2 高频漏电流（mA）	

功能测试

中性电极回路阻抗报警功能（CQM）	可启动报警□；　　警报启动电阻值　　　Ω
开关启动功能测试	单脚控启动电凝□；　双脚控启动电切/电凝□； 单极手柄按钮启动□；　电切/电凝启动□
检测结论	□合格　□不合格	性能偏离情况记录	

检测工程师签名：_____　　使用科室签名：_____　　检测日期：_____年___月___日

■ 第九节　体外膜肺氧合（ECMO）设备使用质量检测技术

一、 ECMO 基本原理与最新技术进展

（一）ECMO 的治疗原理及工作模式

体外膜肺氧合（extracorporeal membrane oxygenation，ECMO），又称体外生命支持系统（extracorporeal life support，ECLS），体外膜肺氧合作为一种重要的持续体外生命支持技术，临床上主要用于心脏和（或）呼吸功能不全患者的支持，目前已成为治疗难以控制的严重心力衰竭和呼吸衰竭的关键技术。ECMO 起源于体外循环，是该技术在急诊室、ICU 等手术室外领域的应用延伸。ECMO 的核心部件包括离心泵及膜式氧合器。ECMO 的工作原理与体外循环相似，均是通过动力泵（离心泵）将患者的血液从体内引流至体外，通过膜式氧合器进行氧合，置换出二氧化碳，后将富含氧气的血液输回人体内，以减轻患者的心肺负担，从而在一段时间内部分或完全替代患者的心肺功能，并对脏器进行有效的保护。

目前 ECMO 治疗工作模式有：静脉-静脉（V-V）ECMO 模式、静脉-动脉（V-A）ECMO 模式和动脉-静脉（A-V）ECMO 模式等。

1. V-V ECMO 模式

V-V ECMO 模式为血液经氧合器氧合后灌注入患者静脉系统的治疗模式。主要用于体外呼吸支持，将静脉血在流经肺之前完成部分气体交换，弥补肺功能的不足。V-V 转流经静脉将静脉血引出经氧合器氧合并排出二氧化碳后泵入另一静脉。通常选择股静脉引出，颈内静脉泵入，也可根据患者情况选择双侧股静脉。V-V 转流适合单纯肺功能受损，无心脏停搏危险的患者。V-V 转流只部分代替肺功能，因为只有一部分血液被提前氧合，并且管道存在重复循环现象。重复循环现象是指部分血液经过 ECMO 管路泵入静脉后又被吸入 ECMO 管路，重复氧合。

该模式仅对患者有呼吸支持作用。临床上该治疗模式多采用股静脉引流、同侧或对侧颈内静脉回输的血液循环方式。V-V ECMO 模式可稳定呼吸衰竭患者的氧合，尤其对于机械通气患者，能最大限度地降低呼吸机支持力度，从而减少该类患者呼吸机相关性肺损伤的发生风险，并为其呼吸功能的恢复赢得时间。

2. V-A ECMO 模式

V-A ECMO 模式为血液经氧合器氧合后灌注入患者动脉系统的治疗模式，该模式既可用于体外呼吸支持，又可用于心脏支持。血泵可以代替心脏的泵血功能，维持血液循环。V-A 转流从静脉引出静脉血，经氧合器氧合并排出二氧化碳后，泵入动脉。V-A 转流是一种同时支持心肺功能的连接方式，适合心功能衰竭、肺功能严重衰竭并有心脏停搏可能的患者。临床上该治疗模式多采用股静脉引流、同侧或对侧股动脉回输的血液循环方式。V-A ECMO 可稳定心脏功能衰竭患者的血流动力学、保证其各组织脏器的灌注，从而最大限度地减少该类患者儿茶酚胺类药物的应用，减少该类药物对患者心脏的进一步消耗与损害，因为 V-A 转流的体外循环管路与心肺并联，运转过程会增加心脏后负荷，并减少了流经肺的血液量，长时间运行可出现肺水肿甚至粉红色泡沫痰。另外，心脏完全停搏时，V-A 模式

下心脏血液滞留，容易产生血栓而导致不可逆损害。

3. A-V ECMO 模式

近年来 A-V ECMO 模式亦逐步在临床上推广使用，该模式采用动静脉压力梯度驱动患者血液流经阻力相对较低的氧合器，从而完成气体交换，使肺得到充分的休息，主要用于呼吸功能的支持。该模式需要相对特殊的 ECMO 设备方能实施。

上述三种治疗模式中，V-V 及 V-A 模式为常用的治疗模式。随着体外循环技术的不断发展与演进，目前临床上从上述两种常用模式中又衍生出 V-V-A、V-A-V 等杂合治疗模式，可满足不同患者的治疗需求。

（二）ECMO 设备的组成

ECMO 设备由主设备、一次性耗材套包、外围设备等部分组成。主设备主要包括动力泵（人工心脏）、监测系统（控制台与传感器），一次性耗材套包包括离心泵泵头、氧合器/人工肺、血管内插管、连接管、供氧管等，外围设备有空氧混合器、变温水箱等等，如图 5.9.1 所示。

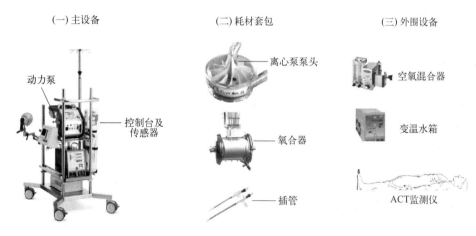

图 5.9.1 ECMO 设备组成

1. 动力泵（人工心脏）

动力泵用于提供驱动血液在管道中流动的动力。临床上主要有两种类型的动力泵，即滚压泵和离心泵。滚压泵不易移动，管理困难。与滚压泵相比，离心泵最大的优势是驱动血液循环所需的动力较少，通常不会产生过大的负压而造成血液空泡，也不会产生过大的正压而导致血液成分因"挤压"作用而遭到破坏，离心泵还可捕捉、积聚体外循环中因各种原因所产生的气泡。同时，离心泵具有安装移动方便、易于管理的优势，目前 ECMO 以离心泵为主。

离心泵通过磁力耦合为离心泵泵头（一次性耗材）提供动力，辅助泵头将体内的血液引出体外，经过氧合器氧合后注入患者动脉或静脉系统，起到部分心肺替代作用，维持人体脏器组织氧合供血。

2. 氧合器（人工肺）

氧合器的工作原理是简单地弥散，就像自然肺的功能。在氧合器中，气体在纤维内腔流动，而血液则透过纤维外部纤维束之间的空间流动。氧气沿其浓度梯度穿过纤维壁弥散到血液中，而二氧化碳则沿其浓度梯度从血液中分离，弥散到穿过纤维流动的气体中。氧合器将输入的血液进行氧合，输出氧合后的动脉血，如图 5.9.2 所示。

氧合器作为一次性使用耗材，通常包含在耗材套包组件中。氧合器产品分为硅胶型与中空纤维型两种。硅胶型的生物相容性好，血浆渗漏少，血液成分破坏小，适合长时间使用，缺点是预充时间较长、较麻烦，不能应用肝素涂层。中空纤维氧合器主要有两大类，即含微孔型的聚丙烯材质氧合器，其优点是预充方便，可应用肝素涂层，更容易控制出血，但泵内容易出现血栓；另一类为 PMP 中空纤维膜（聚甲基戊烯）氧合器，

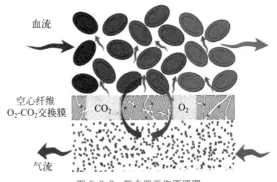

图 5.9.2 氧合器工作原理图

它有效地结合了硅胶膜和微孔中空纤维膜的优势，是目前氧合器较优的介质。

3. 控制台及传感器

控制台用于辅助临床使用人员进行 ECMO 运转参数设置，包括可设定离心泵转速等关键参数，并且通过传感器实时监测血液回路的参数，带有屏幕显示。常规 ECMO 应配备以下监测传感器。

（1）流量测定装置：流量测定装置一般采用非接触式超声流量测定装置，它可以精确测定血液的流量，尤其在 ECMO 系统中有旁路的血液过滤装置时非常有用。其原理是根据液体的流动得出超声波从一个感测器穿行到另一个感测器的精确时间，通过超声透过时间来测定血流的体积，然后计算并显示流量值。

（2）气泡探测器：ECMO 是一个密闭系统，若空气进入将会产生严重后果，尤其是在 V-A ECMO 模式中，空气进入动脉系统会导致心脑动脉血管的栓塞。气泡探测器常使用超声或红外技术。超声感测器可检测出体积最小为 $300\sim600\mu L$ 的气泡，但快速输入不同密度的液体（如血小板）也会触发报警。红外感受器应能检测体积最少为 $500\mu L$ 的气泡。

（3）压力监测器：正压监测器监测进出气体交换装置血液的压力与压力差，以了解患者血容量多少、血压高低、动脉插管是否通畅、氧合器和循环管路中是否有血块等。静脉引流不足会导致泵后管路负压过大，且负压绝对值$>30mmHg$ 易造成溶血，因此负压监测器可监测静脉引流是否足够，判断患者血量是否足够，静脉插管位置是否正确。

4. 耗材套包组件

耗材套包组件包含插管、一次性管路、离心泵泵头、氧合器等，均为一次性耗材，各组件通过人工血管连接。

（1）离心泵泵头是安装在离心泵泵槽内的密闭圆形容器，其圆心和圆周各开一孔，分别与体外循环管路相连接而形成回路。当离心泵内圆锥部高速转动时，圆周部产生正压，将血液"甩出"，而圆心中央部则为负压，持续将患者体内的血液吸入，如此周而复始，实现体外循环的血流动力来源。目前几款主流 ECMO 品牌的离心泵参数相似，最大流量在 $8\sim10L/min$，泵头预充量在 $16\sim57mL$，流量调节精度在 $\pm0.01\sim\pm0.1L/min$ 之间，多配有紧急驱动手柄，可在紧急情况下进行手动操作。

（2）各种一次性管路，包括血管内插管、连接管、供氧管等。

5. 外围设备

外围设备是指 ECMO 进行治疗所需要的空氧混合器、变温水箱及其他配套检测设备。

（1）空氧混合器的功能是将空气、纯氧混合，并可按照调节的氧气浓度和气体流量输送给氧合器进行氧合。

（2）变温水箱有加温和泵水作用，可将水箱内的水加热并快速泵至热交换器内。可据需要选择合适的温度进行加热。温度控制器在加热至 42℃时应能自动停泵和停止加热，超温报警灯亮，以防血液温度过高给患者造成严重后果。

（3）其他检测设备一般包括血气分析仪、血氧饱和度检测仪及 ACT 检测仪等。通过血气分析与氧饱和度监测器持续监测动静脉血液的酸碱值（pH）、血氧饱和度（SpO_2）、氧分压（PO_2）和二氧化碳分压（PCO_2）等。血液中氧气和二氧化碳的分压反映了泵流量、氧合器功能和患者状态，也是评判 ECMO 支持治疗效果的重要指标。ECMO 系统中动脉血氧分压（PaO_2）、动脉氧饱和度（SaO_2）和动脉二氧化碳分压（$PaCO_2$）直接反映气体交换装置的性能，同时也能间接反映患者的心肺功能。静脉血氧饱和度（SO_2）直接反映氧气输送的有效性、患者氧耗状况与肺脏功能。ACT 监测器监测血液肝素化的抗凝程度，是判断是否需要追加肝素的指标。

（三）ECMO 最新技术进展

国内外多家 ECMO 厂商及科研机构正积极开展 ECMO 领域相关新技术研究，包括 ECMO 膜式氧合器、离心泵头、血液接触类材料抗凝抗菌涂层、插管等关键技术研究及结构优化，以提升 ECMO 的有效性及安全性。同时，ECMO 主机系统向便携、信息化、智能化等方向发展，扩展院内外救治场景、帮助临床医护人员实时精准监控患者治疗全流程，保障临床应用的安全有效。

1. 膜式氧合器（膜肺）技术发展

（1）材料工艺改进：其发展方向主要为开发混合型膜材料、改进膜材料制备工艺、膜材料表面物理或化学改性等领域积极探索，不断提高膜材料的血液相容性、气体渗透性、氧合效率等性能，以减少 ECMO 治疗中血栓形成等问题的发生。对血液接触类抗凝、抗菌涂层多个细分技术领域积极探索，包括涂层材料、涂层制备、涂层涂覆方式等，提升涂层抗凝血活性、结构稳定性、抗凝血持续性等，有效降低 ECMO 血液接触类材料在临床使用中血凝、血栓、感染等风险发生。如 ECMO 的膜肺要求长时间的气体交换能力，硅胶膜肺在这方面虽有特长，但其交换能力有限，预充量大，阻力高，无抗凝涂层。传统中空纤维膜肺又由于抗血浆渗透能力弱，限制其在 ECMO 中的应用，现在的一些中空纤维经过涂层处理后，不仅可保持长时间良好的气体交换能力，还具有抗凝、抗血浆渗透的功能，从根本上克服了硅胶膜肺的一些缺陷，其应用越来越广。

（2）应用技术领域探索：应用技术领域探索包括集成式膜式氧合器的开发、氧合器氧合效率优化、新生儿膜式氧合器、体外二氧化碳清除氧合器等领域的应用拓展。如动静脉压差可驱动无泵 ECMO 膜肺进行血气交换，目前已在国外上市的有 iLa 膜肺，应用于 $ECCO_2R$。密歇根大学研发了两款无泵 ECMO 设备，M-lung 和人工肺，M-lung 可驱动高达 2L/min 血流量，后者放置在肺动脉和左心房之间，经动物试验证实可实现高于 7L/min 血流量，如能验证可长期应用，将为等待肺移植的患者争取时间。

目前的科技与创新促进膜肺未来向生物化和小型便捷化发展。新型 ECMO 的膜肺阻力更小，具有很强的抗凝能力和抗血浆渗透能力，以利于更长时间的气体交换。ECMO 作为生命支持手段将可用于多脏器衰竭的长期支持。

2. 离心泵头技术发展

离心泵头是 ECMO 的关键部件，老式离心泵头驱动力小，血液损伤大，易发热，在基底易产生血栓。新型离心泵头以涡轮设计，增加血液驱动力，对血液摩擦力小，减轻了热量和血栓的产生，其流量控制较为精确，克服了老式泵头存在的上述问题。此外，新型泵头通过流量监测反馈系统，使离心泵头保持一定转速，防止血液倒流。如 Skorckert Ⅲ 型离心泵有温度监测、压力监测等功能；Jostra 离心泵设计轻巧，可实现将整个 ECMO 系统变成手提式，利于野外急诊抢救；Medos 离心泵头体积小，预充量小，且可进行非同步或同步搏动灌注。

3. 整机向智能化、小型化方向发展

随着医疗技术的不断进步，ECMO 系统作为生命支持设备，在技术上也正经历着一场革新。智能化、小型化、集成化成为了 ECMO 系统技术发展的关键词。

（1）智能化：为了满足现代医疗对于精准、实时的需求，ECMO 系统的技术发展更趋向于智能化。这不仅仅体现在在线监测系统的升级，更表现在搭建故障报警系统、建立智能控制系统等方面的探索。这些探索旨在帮助临床医护人员实时精准监控患者治疗全过程，提升临床人员应急响应能力。此外，智能化的 ECMO 系统能够自动反馈并整合各种监测设备采集的参数。无线通信技术使得 ECMO 患者的各种信息上传至管理中心和特定的网站成为可能，这为医生会诊并制订最佳的治疗方案提供了数据支持。

（2）小型化革新：传统的 ECMO 系统往往体积庞大，不易搬运。随着技术的发展，新型的 ECMO 进一步向小型化发展。例如，将膜肺与离心泵集成一体，儿科使用的便携式泵肺甚至可轻至 280g。这种小型化的设计大大减少了血液接触表面积和预充量，使得 ECMO 更加便携，适用于更多的场景。国外研发的一种体外非卧床辅助肺就是一个很好的例子。它将膜肺与离心泵集成至可穿戴尺寸，研究证实能维持高达 3.5L/min 的血流量，如图 5.9.3。这种革新的设计为医疗领域带来了新的可能性。

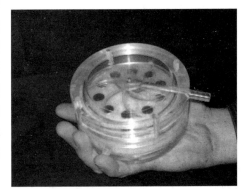

图 5.9.3　体外非卧床辅助肺模型

ECMO 设备的智能化和小型化是医疗技术发展的必然趋势。它们不仅提高了治疗效果，还为医护人员带来了更多的便利。未来，我们期待看到更多的技术创新在医疗领域绽放光彩。

4. 管路涂层技术发展

ECMO 管路涂层分为肝素涂层和非肝素涂层。目前应用最广泛的 ECMO 体外管路涂层为肝素涂层，但是患者依然需要应用肝素抗凝，凝血现象和炎症反应仍然存在。新型涂层体外管路表面将来的发展方向是类似血管表面的具有抗血栓形成特性的涂层材料。内皮细胞可以产生前列环素和一氧化氮，抑制血栓形成，目前已经开发成功带有可释放一氧化氮的聚合物涂层的体外循环管路。动物试验另外发现，管路局部释放凝血酶抑制物可以进行局部抗

凝，但不会影响全身凝血状态。

其他新型涂层还包括类似于荷叶的仿流体微纹理表面材料超疏液 omniphobic 和管路内皮化。内皮化的管路表面是理想的管路表面类型，可以加强内皮祖细胞功能，抑制血栓形成，并可以长期使用。随着生物分子技术的发展，管路涂层的生物相容性将更加接近人类，ECMO 运行中的凝血现象、炎性介质反应将降至最低水平。

5. 功能模式发展

随着医疗技术的进步，ECMO 设备也在不断发展，以满足临床需求。基于建立可视化信息界面及在线监测系统，ECMO 设备将会有更多的功能模式，如 ECMO 模式、CO_2 排除模式，以及微型体外循环功能，心室辅助功能集中在一个 ECMO 中、搭建故障报警系统、建立智能控制系统等领域也在持续探索，帮助临床医护人员实时精准监控患者治疗全程，提升临床人员及时响应能力，减少临床人员对 ECMO 设备使用的经验要求，提高 ECMO 临床应用的有效性及安全性。

二、设备质量检测要求及相关标准

近几年多项 ECMO 专家共识集中发布，如《不同情况下成人体外膜肺氧合临床应用专家共识(2020 版)》《成人体外膜氧合循环辅助专家共识》《新生儿呼吸衰竭体外膜肺氧合支持专家共识》《新型冠状病毒肺炎体外膜肺氧合支持治疗专家共识》等。这些专家共识针对成人、儿童与新生儿及特殊疾病的患者，在 ECMO 治疗、患者转运、特殊病症治疗等方面提出了具体的治疗策略及实践标准，保障 ECMO 技术使用安全、有效。在质量检测方面目前国内没有针对 ECMO 的专门质量检测标准，但是 ECMO 作为体外循环的一个分支，动力泵可以参照 YY 1412—2016《心肺转流系统 离心泵》。

三、 ECMO 设备使用质量检测内容、各项性能指标的定义与解析

ECMO 设备使用质量检测内容包括性能检测、电气安全检测和功能检测。

（一）性能检测

ECMO 设备性能检测具体指标的定义及检测要求如表 5.9.1 所示。

表 5.9.1　性能检测指标定义与要求

性能检测指标	定义	检测要求
离心泵流量检测误差	在测试条件下，ECMO 屏幕显示设置的流量值与检测设备流量示值之差	流量误差应符合制造商的规定要求
压力传感器误差	ECMO 检测到的压力值与检测设备模拟的压力值之差	压力检测应在制造商规定的范围内，示值误差应符合制造商的规定
温度误差	ECMO 检测到的温度值与检测设备模拟的温度值之差	温度检测应在制造商规定的范围内，示值误差应符合制造商的规定
供气氧浓度误差	空氧混合器设置氧浓度值与检测设备氧浓度示值之差	误差应小于制造商的规定要求
供气气体流量误差	设置流量值与流量计实际检测的示值误差	误差应小于制造商的规定要求

注：供气氧浓度误差和供气气体流量误差是测量 ECMO 配套的空氧混合器性能指标。

（二）电气安全检测

ECMO 的电气安全性属于 CF 型，按照 CF 型医疗设备通用电气安全检测要求检测，详见本书第三章第一节。

（三）功能检测指标

ECMO 的功能检测应包含以下内容。

1. 自检功能

ECMO 应具有开机自检功能，正常操作时应能够显示自检通过标记。

2. 报警提示功能

报警功能包括但不限于以下内容。

（1）流量报警：流量不满足设定的限值时，应触发听觉和视觉报警。流量等于或低于 0L/min 时，应触发听觉和视觉报警。

（2）转速报警：离心泵转速不满足设定的限值时，应有相应防护措施，并触发相应报警。

（3）压力报警：离心泵压力不满足设定的限值时，应触发相应报警。

（4）气泡报警：出现在动脉管路内的气泡超过制造商的规定时，应触发相应报警。

（5）电池电量报警：外部电源供电中断的情况下，离心泵应能连续工作不小于 30min，并应同时触发听觉和视觉报警。

四、 ECMO 设备质量检测设备

ECMO 设备质量检测的设备可以选择符合检测参数要求的流量计、压力模拟器、温度模拟器等第三方检测设备，也可以采用 ECMO 厂家提供的模拟套包及配套检测设备。

1. 配套的流量计、压力模拟器及温度模拟器套件

配套的流量计、压力模拟器及温度模拟器套件如某品牌 ECMO 专用配套的 XENIOS 测试工具箱，包含流量计及压力、温度模拟器、数据连接盒和数据线等，如图 5.9.4 所示。

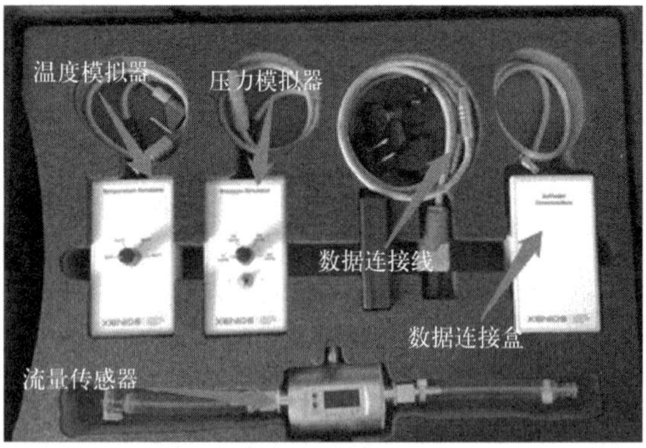

2. ECMO 模拟套包

厂家提供的各个型号 ECMO 模拟套包用于 ECMO 设备实际运行模拟，如图 5.9.5 所示为某品牌 ECMO 模拟套包。

3. 气流分析仪

图 5.9.4 XENIOS 测试工具箱

气流分析仪用于检测配套设备空氧混合器的氧浓度及气体流量的准确度。

气流分析仪可选择通用的氧浓度计及流量计，但检测精度应高于制造商要求的氧浓度及流量精度要求。如某品牌 VT900 气流分析仪（图 5.9.6），可检测气体氧浓度和气体流量，检测范围：流量检测范围±300lpm，检测精度±1.7%或±0.04lpm；氧浓度 0～100%，精度±1%。

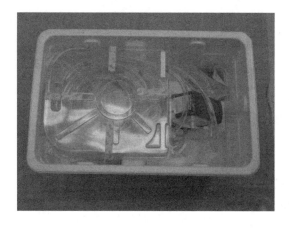
图 5.9.5　ECMO 模拟套包

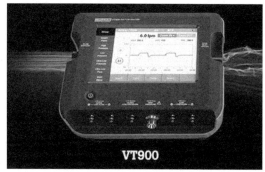
图 5.9.6　气流分析仪

五、 ECMO 设备使用质量检测步骤与作业指导

因各个品牌和型号不同，以下仅以某厂家的 ECMO 设备检测为例进行介绍。

（一）检测前准备

主要通过视觉观察和简单操作来检查设备主机、控制台、显示器、各连接组件、传感器等部件的完好性。所有部件的目视检查包括以下几个方面。

1. 外观检查

外观检查包括但不限于以下内容。

（1）检查所有标志/标签的完整性与易读性。

（2）检查外壳部件是否有污垢和损坏。

（3）检查控制台是否有影响操作和性能的划痕。

（4）检查所有附件和支架的完整性和功能性。

（5）检查所有电缆和连接器是否有明显损伤。

（6）检查接地线（如果适用）是否有明显损坏。

（7）检查推车功能是否完好，推行是否顺畅，脚轮锁定是否牢固。

（8）检查电池盖是否可以顺利打开，电池组件是否有渗漏、液体和鼓包，连接头是否有过度氧化。

2. 开机检查

开机检查包括但不限于以下内容。

（1）通电后检查设备电源指示灯是否正常亮起。

（2）设备按程序开机，观察设备自检状态，自检程序和结果是否正常。

（3）检查设备主要按键、控制旋钮、触摸屏等输入部分是否工作正常。

（二）性能检测及功能检测

1. 离心泵检测

在专用的 XENIOS 工具箱里有配置的流量检测仪和附属匹配的管路，将流量检测仪直接与 ECMO 离心泵头连接，如图 5.9.7 所示。

（1）离心泵性能检测

调节 ECMO 离心泵转速，调整流量参数变化，分别调节设置 ECMO 流量分别为 2.5L/min、5.0L/min 和 7.5L/min，分别读出并记录在 2.5L/min、5.0L/min 和 7.5L/min 流量时检测仪的流量值，比较设置流量值与检测值，最大允许误差不大于±8%。

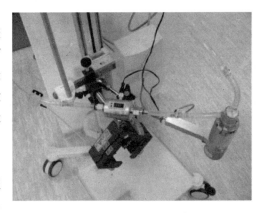

图 5.9.7　流量测试连接示意图

（2）离心泵报警功能检测

① 流量高低限报警功能：设定设备流量报警低限为 2.0L/min，报警高限为 6.0L/min，分别调节流量低于 2.0L/min 和高于 6.0L/min，检查设备是否发出报警或提示。

② 转速高低限报警功能：设定设备转速报警低限为 3000rpm，报警高限为 7000rpm，分别调节转速低于 3000rpm 和高于 7000rpm，检查设备是否发出报警或提示。

③ 测试流量自动调节功能：调节设备转速至 5000rpm，调节流速至 4.0L/min，用一个夹钳夹住管路以降低流速，检查设备转速是否相应增加，并发出相应报警。

2. 压力检测

（1）压力性能检测

将 ECMO 设备压力传感器与压力模拟器相连接，需要工具箱内压力模拟器和数据交换器通过数据线与装有服务软件的 PC 连接，如图 5.9.8 所示。

检测时，先调零校准，检查设备是否正常通过调零程序。然后分别调节设备压力至 0mmHg、100mmHg、−100mmHg、200mmHg、−200mmHg、400mmHg 和 −400mmHg，读出并记录检测仪压力值，最大允许误差为±4%。如有多个压力传感器时，依次测量每一个传感器。

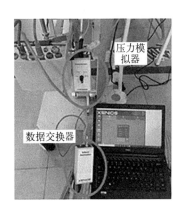

图 5.9.8　压力测试连接示意图

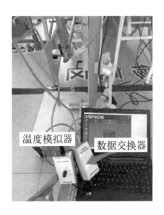

图 5.9.9　温度测试连接示意图

（2）压力报警功能检测——高低限报警

设定设备压力报警低限为−50mmHg，报警高限为 380mmHg，分别调节模拟器压力至 −100mmHg 和 400mmHg，检查设备是否发出报警或提示。

3. 温度检测

（1）温度性能检测

将设备温度传感器连接温度模拟器，需要工具箱内的温度模拟器和数据交换器通过数据线与装有服务软件的 PC 连接，如图 5.9.9 所示。

分别调节温度模拟器至 9.9℃、25.0℃、39.9℃、45.2℃，读出并记录温度值，最大允许误差为不大于±1℃。如有多个温度传感器时，依次测量每一个传感器。

（2）温度报警功能检测——高低限报警

设定设备温度报警低限为 20℃，报警高限为 40℃，检查模拟器设置温度低于或超过报警限时 ECMO 设备是否发出报警或提示。

4. 气泡传感器检测（功能检测）

（1）打开流量传感器，检查设备是否发出报警。

（2）重新关闭流量传感器，检查设备是否发出报警。

（3）按下报警静音按钮，检查气泡报警是否被重置。

5. 电池检测（功能检测）

（1）在设备开机状态下，断开设备外部电源，检查设备是否发出报警并自动切换至电池模式，同时不影响正常功能。

（2）将外部电源恢复，检查设备报警是否消除。

（3）取下电池组（如有多个电池组时，依次逐个取下电池组），检查设备是否有对应电池组缺失报警，且不影响功能。

6. 空氧混合器检测（配套设备）

（1）氧浓度检测

将空氧混合器连接气源后，输出口连接气流分析仪，如图 5.9.10 所示。

将两种气体供应压力都设置为 50psi（344kPa），将流量设置为 8L/min。

设置 FiO_2 分别为 20%、40%、60%、80% 和 100%，比较气流分析仪和空氧混合器的氧浓度读数误差，误差允许范围应小于±4%。

（2）气体流量检测

① 将供气压力设置到 50psi（344kPa），将 FiO_2 设置为 60%。

② 调节设置气流量为 500mL/min、2L/min、4L/min、6L/min、8L/min 和 10L/min，记录流量计实际检测的值，误差允许范围应小于±4%。

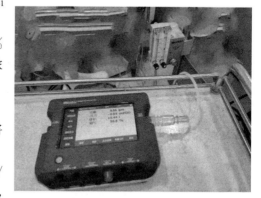

图 5.9.10　氧浓度、气体流量测试图

（3）供气压力警报功能检测

① 将供气压力设置为 50psi（344kPa），将 FiO_2 设置为 60%。

② 将空气供应压力降低到 24psi（166kPa），在压力范围 24～28psi 内时，应能发出报警声音。

③ 缓慢将空气供应压力增加到 50psi（344kPa），报警声音应停止，并且供应压力达到

40psi（276kPa）前报警复位。

4）将氧气供应压力降低到24psi（166kPa），在压力范围24～28psi内时，应能发出报警声音。

5）缓慢将氧气供应压力增加到50psi（344kPa），报警声音应停止，并且在氧气供应压力达到40psi（276kPa）前报警复位。

（三）设备恢复设置

完成检测后ECMO所有的设置应恢复到其先前的临床设定状态。

将所有在功能测试中调整过的报警设定调整回原有状态，调整报警音量，使报警声音能在正常的工作环境中被听到。

如果该ECMO是备用状态，电源线应插在电源插座上以确保电池保持充电状态，以便设备随时可投入使用。

六、检测记录与处理

（一）检测结果记录

完成上述检测后，ECMO设备质量检测的结果记录到原始记录表中，记录表的参考格式如表5.9.2所示，并建立电子档案。记录保存期限不得少于规定使用期限或使用生命周期终止后5年。

（二）检测合格的评定

ECMO泵流量误差不超过厂家设定范围，判定检测误差合格。ECMO各个压力传感器误差不超过厂家设定范围，判定检测误差合格。ECMO各个温度传感器误差不超过厂家设定范围，判定检测误差合格。报警功能检测结果评定：根据ECMO应有的报警功能判定是否工作正常。空氧混合器氧浓度误差不超过厂家设定范围，判定检测误差合格。空氧混合器气体流量误差不超过厂家设定范围，判定检测误差合格。

（三）检测评定结果的处理

根据所有检测内容的结果评定最终检测结果，给出检测结果合格与不合格的结论。

对于检测合格的ECMO设备应贴合格标签，合格标签上标明检测时间、有效期或下次检测时间（检测周期通常为1年）、检测人等，送回临床使用科室。

对检测结果不合格的ECMO设备，不能继续使用，可以送修后再检测合格后重新使用。再次检测仍达不到合格要求的，必要时可考虑申请报废处理。

表5.9.2 ECMO使用质量检测原始记录表

_____医院ECMO使用质量检测原始记录表（参考模板）			
记录档案编号：_____	检测类型：□ 验收检测；□ 状态检测；□ 稳定性检测；□ 维修检测		
被测设备型号		设备编号	
生产厂商		使用科室	
生产日期		启用日期	
软件版本		安全级别分类	（BF, CF）

续表

检测设备型号							设备序列号			
生产厂商							使用部门	医学工程部		
计量校正有效期							校正证书号			
被测设备型号							设备序列号			

性能检测

控制台及离心泵检测

流量检测	设定值（L/min）	2.5		5.0		7.5		最大允差符合情况（±8%）		
	实测值							□符合　□不符合		
压力检测	设定值（mmHg）	0	- 100	100	- 200	200	- 400	400	最大允差符合情况（±4%）	
	传感器 1 实测值								□符合　□不符合	
	传感器 2 实测值								□符合　□不符合	
温度检测	设定值（℃）	9.9		25.0		39.9		45.2	最大允差符合情况（±1℃）	
	传感器 1 实测值								□符合　□不符合	
	传感器 2 实测值								□符合　□不符合	

空氧混合器检测

氧浓度 FiO_2 准确度[空氧供气压力 50psi（344kPa），流量 8L/min]	设定值（%）	20	40	60	80	100	最大允差符合情况（±4%）
	实测值						□符合　□不符合
流量准确度[供气压力 50psi（344kPa），FiO_2 = 60%]	设定值（L/min）	0.5	2	4	6	8	10	最大允差符合情况（±4%）
	实测值							□符合　□不符合

功能检测

电源报警	□符合　□不符合　□不适用
压力上/下限报警	□符合　□不符合　□不适用
流量上/下限报警	□符合　□不符合　□不适用
温度上/下限报警	□符合　□不符合　□不适用
气泡报警	□符合　□不符合　□不适用
空氧混合器气源报警	□符合　□不符合　□不适用

检测结果

检测结论	□合格　□不合格	性能偏离情况记录	

检测工程师签名：_____　　　使用科室签名：_____　　　检测日期：____年___月___日

本章编写人员：万国锋，方良君，朱隽典，张乔冶，李正定，李庚，李清举，刘立汉，杨斐，汪佶，沈云明，罗林聪，金伟，陈宏文，陈珍珠，查敏，赵皓青，郑彩仙，郑焜，夏慧琳，姬慧，钱雷鸣，崔飞易，郭锐，谢松城，黄天海，虞成，管青华

参考文献

[1] 贾鹏飞. 医用多参数监护仪工作原理及维护保养探讨［J］. 医疗器械，2019，19(79)：214，218.

[2] 黄秀兰. 监护仪的基本原理与质量控制［J］. 医疗装备，2021，34(16)：123-124..

[3] 张德云，陈荟宇，黄鹏，等. 多参数监护仪的质量控制检测分析及保养［J］. 医疗卫生装备，2016，37(8)：119-120，125.

[4] 商萍. 基于 ProSim 8 的多参数监护仪的质量控制检测与分析［J］. 中国医疗器械信息 2017，23(15)：45-47.

[5] 姜文娟，任国荣，祝树森. 基于 FLUKEProsim 8 的多参数监护仪无创血压质量控制与数据分析［J］. 中国医疗设备，2020，35(11)：70-72.

[6] 付莹. 无创连续血压测量技术的研究进展分析［J］. 中国医疗器械信息，2017，23(15)：11-47.

[7] 郭勇. 医学计量(上册)［M］. 北京：中国计量出版社，2002.

[8] 罗小金. 人体体温测量设备综述［J］. 计量与测试技术 2019，46(1)：49-50.

[9] 丁陶然，洪静芳，王江华. 电子耳温仪和水银体温计在成人患者体温测量的对比研究［J］. 新疆医学，2017，47(7)：786-787.

[10] 刘相花，徐力，颜乐先，等. 国内医用体温计临床使用计量质控现状分析［J］. 医疗卫生装备，2020，41(1)：74-77，108.

[11] Edward P，Farnell S，Maxwell L，et al. Temperature measurement：comparison of non invasive methods used in adult critical care［J］. Journal of Clinical Nursing，2007，16：215-219.

[12] Lefrant JY，Muller L，Coussaye JE，et al. Temperature measurement in intensive care patients：comparison of urinary bladder，esophageal，rectal，axillary，and inguinal methods versus pulmonary artery core method［J］. Intensive Care Med，2003(29)：414-418.

[13] Balog J P，Mackie T R，Wenman D L，et al. Multileaf collimator interleaf transmission［J］. Med Phys，1999，26(2)：176-186.

[14] 张峰. 医院呼吸机的使用原理、分类、故障及科学管理［J］. 医疗装备，2018，31(4)：143-144.

[15] 柳明，赖金滔，余展聪，等. 医用麻醉机常见故障与维护对策之研究［J］. 中国医疗器械信息，2021，27 (7)：174-175.

[16] 张瑜. 简论麻醉机的原理及其发展趋势［J］. 世界最新医学信息文摘，2015，15(22)：177-178.

[17] 陈天然，冯定，景佳雄. 麻醉机的基本结构与故障分析［J］. 科技与创新，2020，(14)：124-125.

[18] 朱子孚，马胜才，牛航舵，等. 呼吸机的研制进展［J］. 中国医疗器械杂志，2021，45 (4)：406-409，468.

[19] Pablo R，Carlos M，Juan R C. Historical development of the anesthetic machine：from Morton to the integration of the mechanical Ventilator［J］. Brazilian Journal of Anesthesiology，2021(71)：148-161.

[20] 谢松城，郑焜. 医疗设备使用安全风险管理［M］. 北京：化学工业出版社，2019.

[21] 王思思. 呼吸麻醉机的麻醉气体输出浓度检测方法研究［J］. 中国检验检测，2022，30 (6)：22-25.

[22] 唐浩然. 现代麻醉机检测方法［J］. 仪器仪表用户，2020，27 (7)：102-104.

[23] 叶剑飞. 婴儿培养箱校准中存在问题及列入强检探讨［J］. 计量与测试技术，2017，44 (3)：57-58.

[24] 王文，王振国，范颖，等. 婴儿培养箱温度偏差与湿度偏差的不确定度评定［J］. 现代测量与实验室管理，2015，23(3)：33-34，8.

[25] 蔡宝林. 基于婴儿培养箱温度监测实验研究［J］. 中国标准化，2018，(14)：190-191.

[26] 周峰，唐火红，骆敏舟. 婴儿培养箱温度场和流场均匀性的分析优化［J］. 中国医疗设备，2019，(6)：44-48.

[27] 万小梅. 婴儿培养箱的临床应用质量控制及安全性［J］. 医疗装备，2019，32(3)：51-53.

[28] 刘焕舒. 婴儿培养箱的质控与维护［J］. 现代制造技术与装备，2018，(12)：179-180.

[29] 徐奕锋，尹建兵. 婴儿培养箱产品临床使用不良事件风险分析［J］. 中国医疗器械信息，2019，25(13)：56-59.

[30] 杨俊，杨燕. 婴儿培养箱监控系统综述［J］. 医疗装备，2022，35 (1)：191-193.

［31］ 王文丰，彭敦陆，顾楠 . 基于物联网技术的婴儿培养箱监控系统研制 ［J］. 中国医疗器械杂志，2017，41(3)：181-184.

［32］ 孙少平，张俊，李元峻，等 . 基于云平台的新生儿培养箱中央智能监护系统的设计与应用 ［J］. 中国医疗设备，2019，34(12)：84-87.

［33］ 王辰，高瑞 . 浅谈血液透析用水处理设备的风险控制 ［J］. 中国设备工程，2023，(2)：249-250.

［34］ 李斌方，徐勋，张烽柱 . 水处理机日常状态监测在保障血液透析运行安全中的作用 ［J］. 中国医学装备，2023，20(6)：181-183.

［35］ 王玉沐 . 持续质量改进循环管理模式在医院新建血液透析中心透析水质量控制中的应用 ［J］. 中国消毒学杂志，2022，39(1)：78-80.

［36］ 朱雪芹，丁勇，唐涛，等 . 血液透析室水处理系统的监测与质控维护 ［J］. 医疗装备，2021，34(5)：135-136.

［37］ 谢章欢，李湘宜 . 血液透析用水处理设备与感染控制的关系 ［J］. 医疗装备，2021，34(5)：119-120.

［38］ 黄华敏，陈知昊，柯晓洁，等 . 血液透析临床工程师相关设备维护培训与职责探究 ［J］. 中国医学装备，2021，18(3)：154-157.

［39］ 黄华敏，柯晓洁，宋羽成，等 . 透析用水处理系统的基本组成与日常维护管理 ［J］. 中国医疗设备，2020，35(S1)：142-146.

［40］ 邓英钊，欧智杰 . 血液透析水处理系统的工作原理、维护保养及质量控制 ［J］. 医疗装备，2020，33(1)：123-124.

［41］ Lim YG, Kim KK, Park KS. ECG measurement on a chair without conductive contact ［J］. IEEE Transactions on Biomedical Engineering，2006，53(5)：956-959.

［42］ Johannesen L, Grove USL, Sørensen JS, et al. A wavelet-based algorithm for delineation and classification of wave patterns in continuous holter ECG recordings ［J］. Computing in Cardiology，2010，37(573)：979-982.

［43］ 陈康 . 心电除颤器概况及新进展 ［J］. 中国医疗器械信息，2005，(6)：27-28，32.

［44］ 肖烨，吴文珍 . 心脏除颤器的临床应用特点及质量控制研究 ［J］. 中国医疗设备，2019，34(S2)：8-9.

［45］ 王春苗，刘秀丽，赵凯峰，等 . 心脏除颤器的校准及质量控制注意事项 ［J］. 中国计量，2021，(11)：114-116.

［46］ 张华，宋宁宁，徐路钊，等 . 心脏除颤器的质量检测实践 ［J］. 中国医疗设备，2020，35(2)：46-48，59.

［47］ 廖彦昭，陈子奇，张焕基 . 自动体外除颤仪的研究及应用进展 ［J］. 中国心脏起搏与心电生理杂志，2018，32(1)：82-84.

［48］ 王可伍 . 自动体外除颤仪性能参数测试方法研究与实现 ［D］. 燕山大学 . 2016.

［49］ 徐东 . 医疗器械输液泵的工作原理及其维护保养方法 ［J］. 化学工程与装备，2022(7)：238-239.

［50］ 陈彤 . 医用输液泵的工作原理与质量控制 ［J］. 计量与测试技术，2012，39(5)：16-17.

［51］ Saladow J. Ambulatory infusion pump technologies new developments and how they might affect alternate site care ［J］. 2007，18 (4)：17-22.

［52］ 赵云杰 . 输液泵的使用安全与发展趋势 ［J］. 医疗装备，2017，30(6)：24-25.

［53］ 李娟娟 . 医用输液泵校准相关问题及讨论 ［J］. 计量与测试技术，2022，49(8)：71-72，75.

［54］ 王国庆，崔宏伟，祁严严 . 医用输液泵和注射泵的质量控制检测及影响因素 ［J］. 医疗装备，2022，35(15)：18-21.

［55］ 王晶 . 输液泵应用中的安全隐患及对策 ［J］. 中国医疗器械信息，2022，28(10)：39-41，163.

［56］ 邓智强 . 注射泵输液泵流量误差校准影响因素研究 ［J］. 仪器仪表标准化与计量，2022(2)：32-34.

［57］ Taheri A, Mansoori P, Sandoval LF, et al. Electrosurgery：part II. Technology, applications, and safety of electrosurgical devices. J Am Acad Dermatol. 2014，70(4)：607.

［58］ 崔骊 . 高频电刀的质量检测 ［J］. 中国医学装备，2016，13(1)：25-28.

［59］ 吴萌，周松涛 .ERBE 高频电刀的质量控制检测 ［J］. 中国医疗设备，2011，26(9)：64-66.

［60］ 詹志强，于磊，高建强 . 高频电刀的高频漏电流校准的要点 ［J］. 上海计量测试，2020，47(5)：2-4.

［61］ 房坤，徐国庆，褚友群，等 . 高频电刀质量控制检测结果分析及探讨 ［J］. 中国医疗器械信息，2020，26(19)：34-35，129.

［62］ 马继鹏，周朋超，郑冉冉 . 医院在用高频电刀的质量控制与数据分析 ［J］. 中国医疗设备，2018，33(11)：51-54.

［63］ 赖冰洁，纪茗馨，吕慧，等 .ECMO 国内应用现状 ［J］. 中国实验诊断学，2020，24(6)：1045-1048.

［64］ 叶佳宜，李澍 . ECMO 系统质量评价思路研究 ［J］. 中国医疗设备，2021，36(12)：42-44，61.

［65］ 谢春苓 . 便携式 ECMO 专利申请现状及未来发展趋势分析 ［J］. 中国发明与专利，2020，17(5)：71-82.

［66］ 徐东紫，欧阳昭连 . 国内外体外膜肺氧合标准化现状浅析 ［J］. 中国医疗设备，2020，35(6)：150-153.

［67］ 陈凯，唐汉韡，侯剑峰 . 体外膜肺氧合在心脏外科领域的应用 ［J］. 中国循环杂志，2019，34(12)：124.

［68］ Alinier G，Hassan IF，Alsalemi A，et al. Addressing the challenges of ECMO imulation ［J］. Perfusion，2018，33 (7)：568-576.

［69］ Khalid N，Javed H，Ahmad SA，et al. Analysis of the food and drug administration anufacturer and user facility device experience database for patient- and circuit-related adverse events involving extracorporeal membrane oxygenation ［J］. Cardiovasc Revasc Med，2020，21(2)：230-234.

［70］ 王淑芹，孙兵，张春艳，等 . 体外膜肺氧合支持危重患者进行转运的不良事件的分析 ［J］. 中国实用护理杂志，2020，36(27)：2124-2128.

［71］ 钱英，吴方迪 . 急救及生命支持类医疗设备质控管理指南 ［M］. 北京：人民卫生出版社，2022.